"十四五"时期国家重点出版物出版专项规划项目

湖北省公益学术著作出版专项资金资助项目

神 经 外 科 亚 专 科 学 丛 书

名誉主编　赵继宗

总 主 编　赵洪洋　王　硕　毛　颖

立体定向
放射神经外科

LITI DINGXIANG FANGSHE SHENJING WAIKE

主　编 ◆ 孙时斌　吴瀚峰　姚东晓

华中科技大学出版社

http://press.hust.edu.cn

中国·武汉

内 容 简 介

本书是"神经外科亚专科学丛书"的分册。

本书根据神经外科亚专科分类,对立体定向放射神经外科的发展史、放射生物学及放射物理学基础、临床病理学研究、立体定向放射神经外科设备,以及各类神经外科疾病的立体定向放射外科治疗进行了全面系统的介绍,结合编者自身的临床经验,参考和借鉴了当今国内外最新的指南、专家共识等资料,紧贴临床实践,具有明确的指导意义。

本书适合广大有志于投身放射治疗领域的年轻医生阅读,也可作为其他亚专科同道们了解放射外科的窗口,还适合用作临床一线的放射外科医生全面提升自己专业水平的参考书。

图书在版编目(CIP)数据

立体定向放射神经外科/孙时斌,吴瀚峰,姚东晓主编.—武汉:华中科技大学出版社,2023.6
(神经外科亚专科学丛书)
ISBN 978-7-5680-9521-1

Ⅰ.①立… Ⅱ.①孙… ②吴… ③姚… Ⅲ.①放射疗法-应用-神经外科手术 Ⅳ.①R651

中国国家版本馆 CIP 数据核字(2023)第 109055 号

立体定向放射神经外科   孙时斌   吴瀚峰   姚东晓   主 编
Liti Dingxiang Fangshe Shenjing Waike

总 策 划:车 巍
策划编辑:车 巍
责任编辑:毛晶晶
封面设计:原色设计
责任校对:刘小雨
责任监印:周治超
出版发行:华中科技大学出版社(中国·武汉)   电话:(027)81321913
         武汉市东湖新技术开发区华工科技园   邮编:430223
录　排:华中科技大学惠友文印中心
印　刷:湖北新华印务有限公司
开　本:889mm×1194mm　1/16
印　张:24
字　数:738 千字
版　次:2023 年 6 月第 1 版第 1 次印刷
定　价:268.00 元

丛书编委会

丛书序

神经外科发展至今，随着科学技术的进步，人们对中枢神经系统疾病的治疗效果和减少并发症发生的要求越来越高，精准化和精细化治疗是满足这一要求的必经之路。神经外科亚专科学的建立和发展正是顺应了这一要求，采用了精准化和精细化的组织形式，以利于对精准化和精细化治疗研究的不断深入进行。

在这一大背景下，我们组织了全国神经外科亚专科学的领军人物，分别主编"神经外科亚专科学丛书"的十一个分册。本丛书介绍了相关亚专科学的理论知识和临床实践经验，除了强调规范化的传统治疗外，重点阐述了近年来在神经外科亚专科学领域出现的新技术、新业务，并指导性地提出了这些新技术、新业务的应用要点和注意事项。本丛书是神经外科医生、护士和相关领域工作人员临床诊疗必备的重要参考书。术业专精，才能术业精进，博而不精已不能满足当前科学技术迅速发展的需求，我们需要培养在神经外科亚专科学领域深入钻研、熟练掌握先进设备操作技术等的专家。将时间和精力集中于焦点，突破的机会就会大大增加，这也是早出人才、快出人才的路径，同时可为患者带来先进的治疗手段和更好的治疗效果。

我国的神经外科事业在一代又一代奋斗者的努力下，已跻身世界先进行列。这套"神经外科亚专科学丛书"反映了当今中国神经外科的亚专科学水平。本丛书为"十四五"时期国家重点出版物出版专项规划项目、湖北省公益学术著作出版专项资金资助项目。本丛书的出版必将极大地推动我国神经外科学及其亚专科学的发展进步，为神经外科从业人员带来一部系统的集神经外科学及其亚专科学之大全的鸿篇巨制。

华中科技大学同济医学院附属协和医院原神经外科主任
湖北省医学会神经外科分会原主任委员
湖北省医师协会神经外科医师分会原主任委员
二级教授，博士研究生导师

首都医科大学神经外科学院副院长
中华医学会神经外科学分会主任委员
教授，博士研究生导师

复旦大学附属华山医院院长
中华医学会神经外科学分会候任主任委员
教授，博士研究生导师

2023年5月

序　一

　　编写任何一本放射外科图书都是非常不容易的事,尤其是当需要写的内容主要集中在神经外科相关的放射外科治疗领域时。神经外科虽然是专业性很强的学科,但随着科技进步以及前辈们坚持不懈地推陈出新,神经外科诊疗领域变得越来越宽广。广袤的神经外科领域为放射外科大放异彩提供了良好的舞台,同时也提出了更高的要求。随着亚专科和微创理念的深入发展,相关的诊疗技术有了较大的发展,有的甚至发生了颠覆性改变。这难免让初学者以及非本亚专科同道有"盲人摸象"的焦虑。

　　赵洪洋、王硕和毛颖教授牵头编写的这套丛书为我们创造了良好的条件,让我们至少在自己的专科中不再深陷管中窥豹的困境,有了全面了解自身专业/专科的机会。同时,对于放射外科这个集神经外科、放射治疗、影像学、物理学、计算机技术等于一体的边缘学科,我们也有了系统了解和学习的机会。本书的大多数作者是国内长期从事放射外科临床和科研工作的中青年专家,对放射外科临床治疗和研究有极深的造诣,是我国放射外科的中流砥柱。他们热爱放射外科亚专科事业,能把各自的临床经验和成熟的最新研究进展一一展现在读者面前,这真是国内同道之幸。

　　本书经过国内诸多专家的精心打造,不仅适合广大有志于投身放射外科领域的年轻医生阅读,也可作为其他亚专科同道们了解放射外科的窗口,还适合用作临床一线的放射外科医生全面提升自己专业水平的重要参考书。

　　由于历史原因,我国放射外科起步较晚。神经外科王忠诚、周良辅、赵继宗三位院士均亲自参与了各自单位放射外科设备的引进、临床应用和科学研究,为放射外科规范化健康发展做出了重大贡献,发挥了示范引领作用。本人作为第一批从事放射外科临床治疗与研究的人员,至今已进入第 30 个年头,亲身经历了放射外科从萌芽、成长到发展的艰辛历程。本次受邀为本书作序,深感荣幸。在此,谨向奋战在放射外科战线上的同道们表示深深的敬意!都说编书如同登山,读书也是如此,越接近顶峰越困难,但能看到的风光越雄奇。本书最终得以完成,也只是万里长征迈出的第一步。任重而道远。我愿与诸君共勉,充分利用此书,一览放射外科的无限风光,更好地服务于患者,为进一步提升国内放射神经外科的整体水平尽自己的绵薄之力。

复旦大学附属华山医院神经外科教授

潘力

序 二

立体定向放射外科(SRS)从概念的形成到临床实践已经走过 70 年,设备几经变迁,仍不改初衷,一直秉承外科手术的"简约"风格,采用射线精准聚焦,一次性摧毁颅内靶区的病变组织。伽玛刀放射外科技术从早期手术大师们的"不屑"和放射治疗专家们的"不解",到如今成为神经外科不可或缺的治疗手段;立体定向放射治疗(SRT)在各个亚专科广泛开展,多学科交叉融合,为患者提供了更加安全、有效的治疗选择。

首都医科大学附属北京天坛医院、北京市神经外科研究所的伽玛刀治疗中心由王忠诚教授于 1994 年组建,赵继宗教授亲自带队赴瑞典完成培训。医院强大的神经外科平台,使我们从"比着葫芦画瓢"的学者成为真正"富有临床经验"的放射外科专家。国内几家较大的伽玛刀治疗中心,每年为数千例患者完成伽玛刀治疗,无论是对颅内动静脉畸形(AVM),还是对良、恶性肿瘤等的治疗,均有出色的表现。

近年来,国际立体定向放射外科学会(ISRS)主导的多中心研究,发表了多个病种的伽玛刀放射外科临床实践指南,为临床抉择提供可靠的循证医学数据,协助医生提高放射治疗的效果,促进医疗资源的有效利用。SRS 良好的临床实践结果,改变了一些传统的治疗策略,促进了放射生物学的发展,同时也促进了神经外科学、放射肿瘤学、神经病理学、影像学等相关学科人员的知识更新,多学科人员的互相学习、知识渗透。随着临床实践经验的积累和理论上的不断完善,SRS 的治疗会更加规范,技术水平会达到新的高度。

"神经外科亚专科学丛书"与读者见面值得祝贺,这套丛书中的《立体定向放射神经外科》主要由我国最早从事伽玛刀放射外科工作的专家、学者编写。我们总结自己的经验,并分享他人的经验,从实践到认识,再实践,再认识;愿读者受益,让后来者更上一层楼。

首都医科大学附属北京天坛医院

北京市神经外科研究所

主任医师

刘阿力

序　三

　　首先，我要祝贺"神经外科亚专科学丛书"中《立体定向放射神经外科》分册的出版发行，这是我们从事立体定向放射外科的医务人员盼望已久的事情。本书详细介绍了立体定向放射外科领域的国内外理论和临床治疗研究的最新进展，同时也把编者的丰富临床创新和多年积累的治疗经验推荐给读者，这必将推动中国立体定向放射外科事业健康、规范、蓬勃发展。

　　改革开放以来，我国临床医疗技术发展迅速。我国立体定向伽玛刀技术，也就是第二代伽玛刀技术是为数不多的与世界微创和精准医疗几乎同时起步的先进医疗技术。我们有幸成为探索该技术在我国应用的先行者。这一技术的出现为神经外科提供了崭新的武器，为颅脑疾病患者带来了微创和精准治疗的福音。我要特别提到复旦大学附属华山医院的潘力教授，他的专业素养和专业水平使他成为这一领域的领军人物。潘力教授于伽玛刀在国内应用的早期就特别注意到伽玛刀使用中的严格适应证，他对疗效和副作用进行客观评价，同时注意加强临床研究，注重推荐好的治疗经验和研究成果，避免不适当的医疗行为和伽玛刀的不适当应用，给中国陆续建立的伽玛刀治疗中心的临床工作者树立了良好的榜样。

　　另外要提到的是首都医科大学附属北京天坛医院的刘阿力教授，她为我国的伽玛刀规范治疗和合格的伽玛刀执业人员的培训付出了巨大努力。

　　立体定向放射外科设备和精准技术在不断改进和创新，我们的知识水平也在日益提高，患者从中的受益是显而易见的。

　　我们相信，《立体定向放射神经外科》分册的出版会进一步丰富立体定向放射外科从业人员现有的临床知识，给患者带来更好的治疗效果，并大大减少治疗带来的并发症。

　　祝中国立体定向放射外科事业蒸蒸日上，人才辈出。

华中科技大学同济医学院附属协和医院原神经外科主任

湖北省医学会神经外科分会原主任委员

湖北省医师协会神经外科医师分会原主任委员

二级教授，博士研究生导师

前　言

　　立体定向放射神经外科是将放射治疗与立体定向技术相结合,用于治疗神经外科疾病的一门学科。1951 年,瑞典 Lars Leksell 教授首先提出立体定向放射外科的概念,并将其应用于临床治疗中。在这一概念被提出后,立体定向放射神经外科便开始了迅速、蓬勃的发展。进入 21 世纪,随着现代影像技术的迅速发展,治疗设备的持续更新,以及临床经验的不断积累,立体定向放射神经外科有了长足的发展,现已成为神经外科领域不可或缺的一个重要分支学科。

　　《立体定向放射神经外科》是"神经外科亚专科学丛书"的分册。本书根据神经外科亚专科分类,对立体定向放射神经外科的发展史、放射生物学及放射物理学基础、临床病理学研究、立体定向放射神经外科设备,以及各类神经外科疾病的立体定向放射外科治疗进行了全面系统的介绍,结合编者自身的临床经验,参考和借鉴了当今国内外最新的指南、专家共识等文献资料,紧贴临床实践,具有明确的指导意义。

　　本书由 40 位立体定向放射神经外科专家编写。在编写过程中,各位专家力求书稿内容的科学严谨、翔实准确和与时俱进。在此由衷感谢丛书总主编和顾问的倾心指导,感谢华中科技大学出版社的大力支持与指导,并感谢在编写过程中给予我们无私帮助和支持的朋友们。

　　本书的编写以中华国际医学交流基金会肿瘤精确放疗星火计划中的伽玛刀放射外科治疗听神经瘤的多中心临床研究,以及伽玛刀放射外科治疗无功能性垂体腺瘤的多中心临床研究这两项研究作为课题支撑。

　　立体定向放射神经外科发展迅速,治疗理念仍在持续更新,由于编者学识和经验有限,看法不尽一致,本书内容可能存在疏漏或不足之处,敬请广大同仁不吝批评与指正。

编　者

目　录

第一章　立体定向放射神经外科的溯源与展望

　　立体定向放射外科的诞生始于立体定向仪的发明与立体定向外科手术的成功开展。早在 1908 年，Horsley 和 Clarke 首先设计出基于动物实验的立体定向仪，并利用动物颅骨标志（如内听道、眼眶下缘、中线等）作为参考点，绘制出第一套用于动物实验的脑定向图谱，最终成功地在猴子体内进行了神经组织电极毁损效应的研究。然而，人类颅骨标志与脑内结构之间存在较大差异，不能直接利用这种方法进行人类的定向手术。有趣的是，当时与 Horsley 和 Clarke 合作的一位工程师 Mussen 曾根据动物立体定向仪的原理，于 1918 年设计了用于人类立体定向手术的定向仪。遗憾的是，他未能说服他的神经外科同事在临床上使用这种定向仪。他将自己的发明珍藏在储藏室内，直到 60 年后才被他的家人发现。

　　真正意义上达到足够准确性、可以在人类临床使用的立体定向仪最早由 Spiegel 和 Wycis 于 1947 年设计并使用。这种定向仪是将个体化的石膏帽固定在患者头部，并将立体定向仪头环悬挂于石膏帽底部。这样的方式使得颅内结构与立体定向仪之间建立了一种恒定的位置关系。操作器可以在立体定向仪上进行水平、侧方及上下方向的任意移动，从而完成对颅内结构的相应操作（图 1-1）。Spiegel 和 Wycis 的另一独特贡献是利用脑内自身的结构作为参考标志点，对其他靶结构进行定位。在 Spiegel 和 Wycis 最早绘制的原始脑立体定向图谱中，参考标志点为松果体和门氏孔，它们的位置通过术前或术中气脑造影得以确定。随着脑室造影技术的出现，前连合、后连合以及连合间线成为脑内较常使用的参考标志点。即使是在计算机技术和医学影像技术已有较大进步的今天，人们仍在使用上述方法对脑内不可见靶点进行定位。在此后数年，数十台立体定向仪相继问世。其中具代表性的有 Lars Leksell 教授于 1949 年（图 1-2）、Narabayashi 教授于 1951 年、Riechert 教授于 1951 年、Mundinger 教授于 1955 年改良的立体定向仪等多个立体定向仪或系统。

　　另一促进立体定向放射外科诞生的契机是电离辐射现象的发现和医学应用。1895 年 11 月，伦琴发现了电离辐射现象，仅仅三个月后，X 线就被用于治疗皮肤癌和乳腺癌。1896 年，贝克勒尔发现了放射性同位素。之后不久，居里夫人发现了镭。正是这些伟大的发现，开启了人类利用放射线治疗人类疾病的崭新篇章。1906 年，人们已经开始使用 X 线对垂体瘤进行治疗，与此同时，放射性镭的间质内放射治疗也开始用于垂体瘤患者。尽管对放射治疗的结果仍心存疑虑，但是作为美国神经外科之父的 Harvey Cushing 教授还是在当年使用了这两种放射治疗方法。虽然当时的放射生物学和剂量学仍欠发达，治疗也未标准化，但仍有不少神经外科医生坚持探索。到 1950 年前后，多种新的放射治疗方法及设备相继问世。

　　正是因为头部固定技术和放射治疗技术的不断发展，加上影像技术的进步，立体定向放射外科诞生。

　　最早提出立体定向放射外科概念的是瑞典著名神经外科专家 Lars Leksell 教授。1951 年，神经外科手术并发症的发生率相当高，仅手术死亡率就高达 40%。为了延长患者的生存期，提高生活质量，Lars Leksell 教授第一次从技术和临床应用方面对立体定向放射外科进行了描述。他首次将 280 kV 的 X 线球管安装在 1949 年发明的第一代立体定向导向装置上，并让该装置沿弧形轨道绕患者头部旋转，最终将射线中心聚焦于三叉神经半月节上，成功地对三叉神经痛患者进行了治疗，开创了立体定向放射外科治疗的先河（图1-3）。之后，Lars Leksell 教授与在乌普萨拉（Uppsala）大学回旋加速器中心工作的放射生物学家 Börje Larsson 教授合作，对作为神经外科工具的聚焦质子射线进行了系列的动物实验和人体试验（图1-4）。然而，由于质子治疗设备相当复杂，难以在医院内使用。之后他们又与在隆德大学的医学物理师 Kurt Liden 教授合作，对放射外科的设备进行了深入的研究。

　　与此同时，美国加利福尼亚伯克利（Berkeley）回旋加速器中心于 1954 年应用重粒子射线照射垂体，

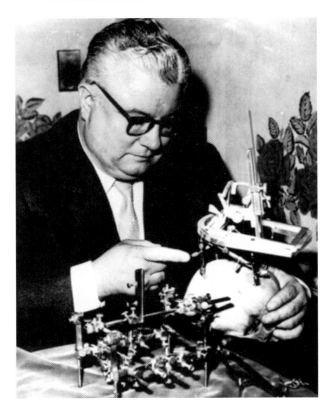

图 1-1　Spiegel 和 Wycis 设计的用于人类的立体定向仪，
Horsley 和 Clarke 最先设计的基于动物实验的立
体定向仪同时位于桌上

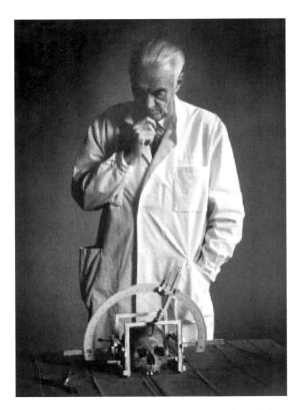

图 1-2　Lars Leksell 教授和他设计的立体定向仪

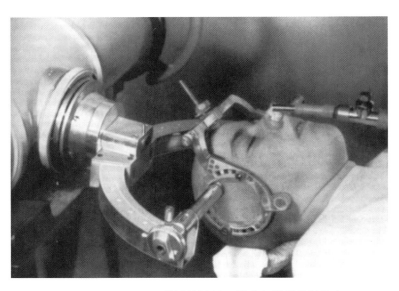

图 1-3　Lars Leksell 教授最早用 X 线进行放射外科治疗

以治疗因乳腺癌引起的癌性疼痛。1959 年，Raymond Kjellberg 教授在访问瑞典后在美国麻省总医院回旋加速器中心开始应用质子射线进行立体定向放射外科治疗（图 1-5）。这位神经外科医生利用布拉格（Bragg）峰效应治疗了大量的动静脉畸形（arteriovenous malformation，AVM）患者和垂体瘤患者。20 世纪 60 年代，苏联也有数个中心［如莫斯科（Moscow）治疗中心、列宁格勒治疗中心］将回旋加速器用于医学治疗。由于重粒子射线治疗所需的技术支持及设备费用相当昂贵，一定程度上限制了相关技术和设备的推广使用。

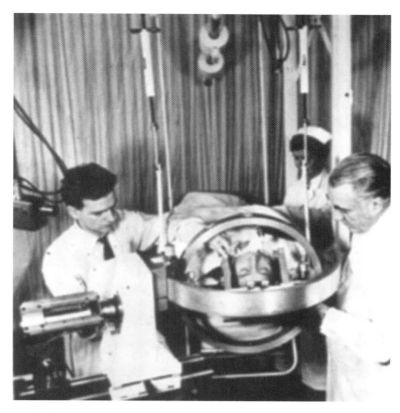

图 1-4　Lars Leksell 教授与放射生物学家 Börje Larsson 于 1958 年用重粒子加速器行立体定向放射外科治疗

直至 1967 年,Lars Leksell 教授及其同事终于研制出世界上第一台神经外科治疗专用设备——Leksell 伽玛刀。该设备的放射源选用 ^{60}Co。179 个放射源呈半球状排列,所有射线在球心集中形成焦点,使照射组织经一次性极量照射后产生盘形坏死灶,而周围组织因放射剂量锐减可免受损害。由于该设备机械精度高,放射性损毁灶边界清晰,犹如刀割,加之 ^{60}Co 释放伽玛射线,故称之为伽玛刀。伽玛刀设计的初衷主要是用于破坏脑内神经核团以治疗帕金森病及精神病等,然而有意思的是,在 1967 年 10 月接受伽玛刀治疗的第一例患者是颅咽管瘤患者。1969 年,Lars Leksell 教授首次使用伽玛刀治疗听神经瘤患者(图 1-6)。1975 年,改进后的第二代伽玛刀采用 201 个 ^{60}Co 放射源,照射后可产生类球形的损毁灶,且可选用多个等中心照射点,并可通过更换准直器的型号来治疗不同大小及不同形状的病变,适应证范围扩大到脑血管疾病和颅内肿瘤。

尽管放射外科技术及设备已经开始在临床上使用,但由于当时影像定位技术只能依靠 X 线片、气脑造影、脑室造影、血管造影以及立体定向图谱,靶区的位置多数需要通过间接影像推导,精准性不高,应用范围受到限制。1970 年以后,随着 CT 的问世以及在之后 10 年间 MRI 的出现,颅内软组织结构及病灶已经能够在 CT 或 MRI 影像上直接显示,影像引导下的立体定向手术有了较大的发展。临床上开始广泛地使用定向活检、定向血肿清除、定向囊性病灶内置管、定向开颅、定向引导的肿瘤切除、定向激光病灶切除以及功能神经外科手术。

1980 年后,随着 CT、MRI、DSA 的发展,第三代伽玛刀应运而生,机械误差缩小到 ±0.1 mm,靶点定位多采用 CT、MRI 等无创或高分辨率血管造影技术。与之相配套的计算机控制系统、剂量计划系统日臻完善。第三代(第三台)伽玛刀首先于 1984 年安装在阿根廷首都布宜诺斯艾利斯(Buenos Aires),之后于 1985 年在英格兰的谢菲尔德安装了第四台伽玛刀。

1984 年,师从 Lars Leksell 教授的美国医生 Lunsford 教授,在瑞典卡罗林斯卡(Karolinska)医院完成他的专科医师培训后回到美国,与他的同事一起开始了说服美国政府同意伽玛刀进入美国的艰苦历程。经过他们不懈的努力,克服了重重障碍后,美国第一台伽玛刀终于在 1987 年成功地引进并安装在匹

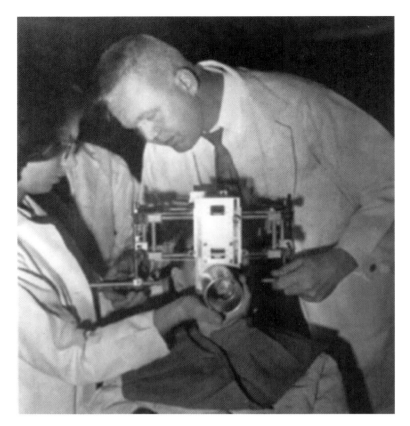

图 1-5 Raymond Kjellberg 教授用质子射线治疗 AVM

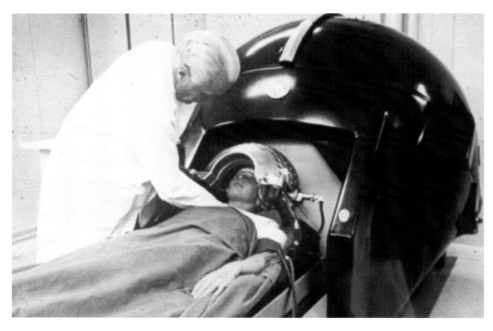

图 1-6 1969 年，Lars Leksell 教授首次使用第一台伽玛刀治疗听神经瘤患者

兹堡大学医学中心。按照美国政府的要求，所有射线必须射向地面。因此，所有早期进入美国市场的伽玛刀均为 U 型，而在其他国家使用的伽玛刀为 B 型。在之后的数十年间，Lunsford 教授和他的团队对伽玛刀的放射物理学、放射生物学、动物实验、定位方法、治疗流程、临床适应证、随访及疗效评估、并发症及处理等进行了全方位的研究，极大地推动了伽玛刀及放射外科的发展。可以这样说，诞生于瑞典的伽玛刀，在美国得到了充分的发展。

1998年，Elekta公司又推出了Leksell C型伽玛刀。这种伽玛刀的自动化程度有了极大提高。其特点是可根据剂量计划结果，自动完成多个等中心照射点坐标的变换以及验证工作。治疗时，只要将治疗计划传输至控制台，并按剂量计划结果选择安装相应的准直器头盔。缓慢将患者头部放入头盔内，并将基环锁定在始泊位。同一轮次治疗中坐标的变换将由自动摆位系统（automatic positioning system，APS）自动完成。轮次是指使用相同的准直器头盔、等中心照射点的距离在2 cm之内的数个靶点的序列照射。Leksell C型伽玛刀的治疗就是多个轮次治疗的总合。

2006年，Elekta公司又推出了Perfexion伽玛刀。这是一种真正意义上的全自动伽玛刀，该伽玛刀拥有192个^{60}Co放射源。准直器呈圆锥状，分为八个扇区，其上分别有孔径为0 mm、4 mm、8 mm、16 mm的准直孔。通过改变准直器扇区的步进位置，可达到选择准直器大小的目的。八个扇区可同步滑动，也可分别移动。由此，准直器孔径的搭配理论上有数万种以上的选择，可以最大限度地满足放射外科治疗的适形性要求，使整个伽玛刀治疗工作进入常规程序化、自动化临床应用阶段。

为了进一步达到无创、实时影像引导以及分次治疗的要求，Elekta公司又于2015年推出了全新的Icon伽玛刀。这种伽玛刀除了可以继续使用金属框架定位外，最大的特点是可以采用无框架、无创的热塑面罩固定患者头部，通过远红外系统持续追踪患者头部的参考标志点，确定患者头部的位置信息。锥形束CT（CBCT）可以在任何需要的时间进行检查，以确定治疗靶点的相对位置。将实时的CT图像与事先做好的MRI图像或预计划图像融合，即可引导精确的放射外科治疗；此外，由于一体化立体定向CBCT成像系统的应用，分次治疗可以轻松地实现，同时使在线自适应剂量调控成为现实。

立体定向加速器是近30年来发展起来的一种立体定向放射外科治疗设备，最早由Betti和Colombo于1982年分别在法国和意大利改良成功并进入临床使用。由于CT定位影像技术的引进，治疗者可以通过旋转加速器机架和治疗床，对靶点进行等中心拉弧旋转照射，从而达到放射外科治疗要求。Winston和Lutz报道的商业化立体定向加速器框架于1992年开始批量生产并在临床推广应用。Loeffler和Alexander也在同期报道了专用的立体定向放射外科加速器系统。也是在1992年，曾在瑞典卡罗林斯卡医院完成专科培训的美国斯坦福大学神经外科医生John R. Adler教授，受Lars Leksell教授的影响，他对放射外科理念和伽玛刀治疗技术十分着迷。在影像技术、计算机技术和机器人技术等不断发展的前提下，他致力于将神经放射外科技术从颅内扩展到全身其他部位。通过潜心研究，他终于成功地发明了全身无框架立体定向放射外科治疗系统——射波刀（cyber knife）。射波刀于1994年正式用于临床（图1-7）。射波刀采用6 MV高能直线加速器，安装于机器人手臂顶端。头部病灶治疗时采用热塑面罩固定，体部病灶治疗时使用真空垫固定。两种固定方式均有较好的重复性。利用位于治疗室顶壁的一对X线球管，可以对靶区进行实时定位。剂量计划系统采用逆向计算方法。此外，射波刀还拥有呼吸追踪系统，可以在正常呼吸状态下对活动器官进行不间断治疗。在同一时期，还有数种基于直线加速器的立体定向放射治疗或放射外科设备问世，如Radionics公司生产的X刀、NOMOS公司生产的孔雀刀等。我国的研究人员也在1996年研制出旋转式^{60}Co立体定向放射治疗装置，并成功地用于临床。

立体定向放射外科技术和设备的不断进步与发展，使原本仅用于神经系统治疗的放射外科适应证向颅外疾病扩展。最早是将伽玛刀用于颅底肿瘤的治疗，之后，立体定向加速器又开始用于治疗胰腺肿瘤。1994年，Lax利用改良的真空垫作为固定装置，对全身肿瘤进行放射外科治疗。Hamilton和他的同事于1995年描述了真正意义上的颅外立体定向放射外科体部定位框架系统，这套系统依靠骨性固定体架方式定位，主要用于脊髓、脊柱疾病的放射外科治疗。但事先需要通过手术在棘突上安装固定夹，治疗时患者采用俯卧位。此后，类似的用于全身的立体定向放射外科系统陆续出现。较有代表性的有Elekta公司生产的专用于体部治疗的定位框架。

随着肿瘤放射治疗科医生对单次大剂量放射外科治疗的理念的逐渐接受，神经外科医生也逐渐接受了分割治疗的方式。计算机技术和影像技术（如PET-CT、fMRI等）的不断发展，为全身立体定向放射外科治疗奠定了可靠的基础。为适应临床治疗的需求，不少学者和生产厂商开始将注意力集中到影像引导的无框架立体定向放射外科技术。至今为止，已经有多种全身或局部无框架立体定向放射和放射外科治疗系统问世,如质子刀、射波刀、X刀、速锋刀,以及新型的伽玛刀——Icon。相信不久的将来,放射外科的设备将更加精良。表1-1是立体定向放射外科发展史中具有里程碑意义的历史事件。

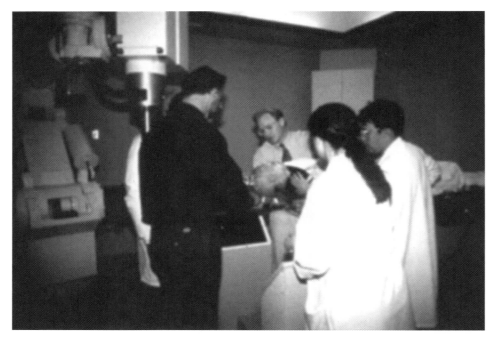

图 1-7 1994 年,John R. Adler 教授将射波刀用于临床治疗

表 1-1 立体定向放射外科发展史中具有里程碑意义的历史事件

时间/年	作者	地点	事件
1951	Leksell L	Stockholm	对立体定向放射外科进行了描述并治疗第一例患者
1954	Lawrence J	Berkeley	用重粒子射线照射垂体,治疗因乳腺癌引起的癌性疼痛
1958	Larsson B	Uppsala	将质子射线用作神经外科工具
1959	Kjellberg R	Boston	开始应用质子射线进行治疗
1965	Koroshkov V	Moscow	开始使用质子治疗
1967	Leksell L	Stockholm	发明第一台伽玛刀
1970	Steiner L	Stockholm	第一次用伽玛刀治疗动静脉畸形(AVM)
1975	Leksell L	Stockholm	第二代伽玛刀问世
1980	Fabrilant J	Berkeley	氦离子射线用于治疗血管畸形
1982	Barcia-Solario J	Madrid	^{60}Co 放射治疗颈内动脉海绵窦瘘
1982	Betti O	Paris	改良直线加速器用于放射外科治疗
1982	Colombo F	Vicenza	临床应用改良直线加速器
1984	Bunge H	Buenos Aires	第三代伽玛刀发展使用
1986	Lutz W	Boston	改良加速器得到进一步发展
1992	Loeffler J,Alexander E	Boston	第一台商业化建造、专用于放射外科治疗的加速器安装
1992	John R. Adler	Stanford	研制出射波刀
1998	Elekta	Stockholm	Leksell C 型伽玛刀问世
2006	Elekta	Stockholm	Perfexion 伽玛刀问世
2015	Elekta	Stockholm	Icon 伽玛刀问世

经过 60 多年的发展,放射外科已经成为一种主流的治疗方法。以 Leksell 伽玛刀为例,到 2015 年年底,全球已累计治疗超过 95 万例患者。毫无疑问,由于固定技术、影像技术、放射物理和放射生物学技术的发展,放射外科治疗已经成为一种相当精确、微创或无创、易于接受和非常有效的治疗手段。与 60 年前的早期放射外科治疗相比,现代放射外科治疗不再是试验性或新的、简单的治疗方法,而是不断发展壮大。放射外科治疗已广泛地被神经外科医生、肿瘤放疗医生等所接受,意味着放射外科治疗已不仅是放射外科医生的一项技术,其已经成为一种标准的治疗方法。

参 考 文 献

[1]　Adler Jr J R,Colombo F,Heilbrun M P,et al. Toward an expanded view of radiosurgery[J]. Neurosurgery,2004,55(6):1374-1376.

[2]　Columbo F,Benedetti A,Pozza F,et al. External stereotactic irradiation by linear accelerator[J]. Neurosurgery,1985,16(2):154-160.

[3]　Hamilton A J,Lulu B A,Fosmire H,et al. Preliminary clinical experience with linear accelerator-based spinal stereotactic radiosurgery[J]. Neurosurgery,1995,36(2):311-319.

[4]　Lax I,Blomgren H,Naslund I,et al. Stereotactic radiotherapy of malignancies in the abdomen:methodological aspects[J]. Acta Oncol,1994,33(6):677-683.

[5]　Leksell L. Stereotactic radiosurgery[J]. J Neurol Neurosurg Psychiatry,1983,46(9):797-803.

[6]　Lunsford L D,Flickinger J,Linder G,et al. Stereotactic radiosurgery of the brain using the first United States 210 cobalt-60 source gamma knife[J]. Neurosurgery,1989,24(2):151-159.

[7]　Olivier A,Bertrand G,Picard C. Discovery of the first human stereotactic instrument[J]. Applied Neurophysiology,1983,46(1-4):84-91.

[8]　Pollock B E,Lunsford L D. A call to define stereotactic radiosurgery[J]. Neurosurgery,2004,55(6):1371-1373.

[9]　Steiner L,Leksell L,Greitz T,et al. Stereotaxic radiosurgery for cerebral arteriovenous malformations[J]. Acta Chir Scand,1972,138(5):459-464.

（潘　力）

第二章　立体定向放射神经外科的放射生物学基础

　　放射生物学的基本原理：在辐照后，细胞内遗传物质（主要是 DNA）受到破坏，造成细胞传代停滞或者程序性死亡，导致靶细胞被杀灭或者被长期控制。由于任何放射治疗都无法避免对靶区周边正常组织产生影响，因此放射生物学研究的内容不仅包括靶区内病灶的控制情况，还包括周边正常组织受到辐照后产生的病理反应。

　　本章主要讨论立体定向放射外科相关的中枢神经系统放射生物学基础，而并非放射生物学的全面介绍，相关知识可以参考专门的图书或者肿瘤放疗学的相关章节。

第一节　立体定向放射外科的放射生物学原理

　　立体定向放射外科（stereotactic radiosurgery，SRS）的放射生物学原理体现在多个层面：首先为亚细胞层面，主要表现为细胞核内的遗传物质发生变化；其次为细胞层面，表现为靶区内细胞在辐照后发生不同反应；再次为临床层面，表现为肿瘤的控制、动静脉畸形（AVM）的闭塞和脑组织的辐射后效应等。关于 SRS 治疗的细胞层面以上的放射生物学原理仍有一些争议。

　　在亚细胞层面的研究中，争议较少，DNA 受损是辐射产生作用的根本原因。近年来，人们发现利用蒙特卡罗模拟法可以很好地模拟实验数据，结果显示，辐射造成的双链 DNA 损伤的比例平均为13.6％，而造成的碎片分布的比例平均为34.8％。

　　在细胞层面的研究中，争议较多，其中以 Brown 的观点最具代表性，他认为无需"新的理论"，基于传统放射治疗的肿瘤放射生物学的 5Rs 理论足以解释 SRS 治疗肿瘤的放射生物学原理。5Rs 理论内容包括细胞亚致死损伤的修复（repair），辐照后细胞种群的再增殖（repopulation），肿瘤细胞周期的再分布（redistribution），存活细胞的再氧合和肿瘤细胞的放射敏感性（radio-sensitivity）。Brown 还认为传统放射治疗使用的线性二次方程（LQ 方程）同样适用于 SRS 治疗后的肿瘤控制模型的剂量评估。部分研究者认同该观点并进行了进一步阐述，主要依据如下：①在动物模型研究中，研究者发现 SRS 治疗对肿瘤细胞的直接杀伤作用才是最主要的放射生物学作用，而不是原先认为的血管闭塞作用；②理论上完全消灭靶区内肿瘤细胞的单次剂量需要达到 50 Gy，然而多数恶性肿瘤接受 SRS 治疗时的剂量仅为 20 Gy，因此理论上并不能"根除"肿瘤，只能延缓其进展；③目前研究未发现抑制 ATM 基因或者该基因缺失会导致放射敏感性增加，因此"常规"剂量的 SRS/SBRT（stereotactic body radiation therapy，立体定向体部放射治疗）在没有放射增敏剂协同作用的情况下很难达到根治肿瘤的效果。

　　2020 年，Brown 发表了关于辐射导致内皮细胞损伤，最终引起肿瘤复发的综述。该综述认为，SRS/SBRT 造成肿瘤内部血管损伤，引起肿瘤细胞缺氧，肿瘤细胞缺氧和其他一些因素最终导致肿瘤分泌低氧诱导因子-1（hypoxia inducible factor-1，HIF-1），该因子又提高了肿瘤内基质细胞衍生因子-1（stromal cell-derived factor-1，SDF-1，又称 CXCL 12）的水平，SDF-1 的受体为 CXCR 4，单核-巨噬细胞可表达 CXCR4，被 SDF-1 激活后成为肿瘤相关巨噬细胞（tumor-associated macrophages，TAMs），而 M2 型极化 TAMs 可诱生血管，促进肿瘤内血管重建，最终造成肿瘤复发。上述路径的任何一步被抑制都可以最终抑制血管的形成。这似乎从另一侧面证实 SRS 治疗肿瘤的过程中，血管损伤因素仍然是不可忽视的因素。其中值得注意的是 HIF-1 的作用，研究发现抑制 HIF-1 可以有效控制动物模型中的肺纤维化。

HIF-1 的抑制剂是 2-甲氧基雌二醇(2-ME),该药物已获得美国 FDA 批准,但仅能在放射治疗前短期内抑制 HIF-1,长期使用该药物抑制 HIF-1 反而没有效果。

也有学者并不认同 Brown 的 SRS/SBRT 治疗肿瘤时血管因素不重要的理论。Song 认为最好的例子就是脑动静脉畸形(AVM)。他的论点是每立方厘米内的肿瘤细胞数为 $10^8 \sim 10^9$ 个,假设 10% 的肿瘤细胞是克隆源性的,理论上剩余的肿瘤细胞可以被射线直接杀死,那么单次照射理论上可以杀死 $10^7 \sim 10^8$ 个肿瘤细胞。但所有的细胞培养结果都不支持该数据,因为 SRS 治疗常用的单次剂量为 20 Gy 或 30 Gy,只能杀死 $10^3 \sim 10^4$ 个肿瘤细胞,远低于 10^8 个肿瘤细胞的水平,而要达到该水平照射剂量需要达到 70~80 Gy,对于某些肿瘤,照射剂量甚至要达到 90 Gy。因此 Song 认为常规剂量(15~50 Gy)/(1~5 Fx)的照射无法达到长期控制肿瘤的目的。基于基础研究的数据表明,单次剂量为 10 Gy 或以上的照射,可以使肿瘤内的血管至少在 12 天内失去正常功能,剂量分割(即便是低分割)照射也可造成血管功能下降,但效果没有单次大剂量照射效果理想。Song 认为肿瘤细胞受到辐照后存在继发性死亡的现象,该现象可能是由血管损伤造成的:直径为 80 μm 的血管横截面可以灌注 3000 个细胞,因此在血管全长上有大量的细胞,一旦血管闭塞,这些细胞可能会死亡。此外,辐照可以直接导致细胞死亡,死亡的肿瘤细胞可诱导机体免疫反应,免疫反应可以进一步杀伤残存的肿瘤细胞(参见后文)。Song 在文章最后还讨论了临床急需解决的问题即 LQ 模型在 SRS/SBRT 生物等效剂量计算中的作用。Song 也同意 LQ 模型目前仍然是最佳的剂量换算模型,但他认为,LQ 模型之所以还能适用,完全是由于对实际效应过低或者过高的估计可能正好被继发损伤的作用抵消。不出意外的是,Brown 等马上就对该结论进行了"评价",同时也得到了 Song 等的"回应"。但双方似乎都忘了 AVM 的例子而纠结于肿瘤杀伤的剂量和血管是否受损。

目前 SRS 进行生物等效剂量(BED)计算时主要使用的便捷方法仍然是 LQ 方程,但目前已经有更适合 SRS 的计算方程。研究的主要结果是基于单次或者低分割 SRS 治疗的 BED 计算结果,$BED = x \cdot nd(1 + (nd/k - d/k) f(\mu_1 T) + d/k \cdot f(\mu_1 t)) + (1-x) \cdot nd(1 + (nd/k - d/k) f(\mu_2 T) + d/k \cdot f(\mu_2 t))$。其中 k 为 α/β,BED 分为快速修复 x 和慢速修复 $(1-x)$ 两个部分,n 为靶点数,d 为 t 内的剂量,T 为总治疗时间,μ_1、μ_2 为快速和慢速修复系数,$f(\mu T)$ 是亚致死损伤修复方程。由此可见,放射外科的 BED 主要由快速修复和慢速修复组成,其中系数可以通过半衰期求得,而 $f(\mu T)$ 方程为 $2/\mu T (1 - (1 - \exp(-\mu T))/\mu T)$。也可以使用更为简便的单次指数方程和线性方程。方程为一个表格,为各个剂量对应的独立的指数方程和线性方程,如剂量为 12 Gy 时,计算 BED 的简化公式中单次指数方程为 $65.37 e^{-0.0032T}$,线性方程为 $65.37 (1 - 0.0032T)$,T 为总治疗时间,由该方程可以发现 BED 和总治疗时间呈负相关,时间越长,BED 越低,对于需要提高控制率的治疗,过长的时间只能导致疗效更差,因此不能为了追求适形性使用过小的靶点,避免治疗时间过长而降低 BED。根据完整公式,如 $T > 60$ min,且单个等中心照射时间也很长,那么 $f(\mu t)$ 趋近于 0,$f(\mu T)$ 也趋近于 0,BED 计算公式简化为 $BED = nd$ 或者 D 即等于给予的剂量本身,而如果 T 足够长,而 t 很短,则公式简化为 LQ 方程。运用该原理,如已知某确定生物等效剂量值 BED_{REF},则可以通过 $BED_{REF} = {}_{REF0} d_{eq} (1 + {}_{REF0} d_{eq}/k)$ 计算 ${}_{REF0} d_{eq}$ 来获得相应的剂量。

即便如此,仍然需要解决 α/β 值(上文中 k 系数)的问题。

第二节 α/β 值的推算

近年来,无论是针对中枢神经系统疾病还是针对体部疾病,诸多研究对病灶相应的 α/β 值进行了推算。更精确的 α/β 值有利于更精确地计算生物等效剂量(BED),便于不同剂量分割方案间进行比较或者转化。但必须注意的是,任何进行 BED 换算的公式中使用的 α/β 值都是平均数,是病灶内所有 DNA 成分活细胞对射线的平均反应,每种不同的细胞各自的 α/β 值不同。

近年来,关于中枢神经系统疾病的主要研究结果见表 2-1。非中枢神经系统研究较多集中于肺癌和前列腺癌,此处不再赘述。

表 2-1　中枢神经系统疾病 α/β 值研究小结

作者	年份	研究对象	α/β 值
Kocher	2004	AVM(小)	4.6～6.4
Qi	2007	AVM(大)	2.2±1.6
Vernimmen	2010	脑膜瘤	3.76
		听神经瘤	2.4
		AVM	14.7
Speckter	2020	无功能腺瘤	5.81
		颅咽管瘤	2.42
Jones	2020	脑组织	2.47

第三节　放射生物学的生物等效剂量临床研究

如前文所述,生物等效剂量(BED)与治疗时间和设备均有关。研究表明,B 型伽玛刀与 Perfexion 伽玛刀治疗相比,B 型伽玛刀治疗时间延长,85 Gy(α/β 值为 2.47)BED 仅能覆盖 65% 的体积。

放射外科 BED 临床研究参见表 2-2。表中研究主要关注垂体瘤和 AVM 的治疗。多数研究结果表明,BED 与疗效的好坏和副作用的发生有一定的关系。

表 2-2　放射外科 BED 临床研究小结

作者	年份	研究对象	BED 计算方法	主要结论
Balossier	2021	GH 腺瘤	Jones-Hopewell 法	BED 与疗效无关
Balossier	2021	ACTH 腺瘤	Jones-Hopewell 法	BED 与疗效有关
Graffeo	2021	垂体功能减退	Jones-Hopewell 法	BED 与垂体功能减退有关
Nesvick	2021	AVM	Jones-Hopewell 法	BED>133 有利于 AVM 闭塞

第四节　放射性诱导的中枢神经系统改变

一、直接反应

放射性诱导的中枢神经系统改变包括直接作用于治疗范围的改变,以及作用区域之外的改变。前者可以统称为直接反应,后者称为间接反应。直接反应又可以根据有无影像学的明显改变而分为功能性改变和器质性改变。

功能性改变中讨论最多的是认知功能障碍,也称为放射诱导的认知功能下降(radiation-induced cognitive decline,RICD)。对于认知功能障碍的研究最早来源于全脑放射治疗,一般认为全脑放射治疗引起的认知功能障碍是与患者生存期相关的中枢神经系统反应。患者生存期超过 4 个月,认知功能障碍发生率为 30%,患者生存期超过 6 个月,认知功能障碍发生率高达 50%。在老年患者和已有白质脑病的患者中,如进行全脑放射治疗,可能使认知功能障碍更为严重。

多数放射外科研究表明,SRS 治疗引起的认知功能障碍并不多见,这在垂体瘤和特定个数的脑转移瘤患者的治疗中得到验证。而下丘脑错构瘤患者进行 SRS 治疗后,患者的认知功能甚至可以好转。值得注意的是,脑转移瘤患者在治疗前可能就已经有不同程度的认知功能障碍,总体发生率可能高达 50%。对脑转移瘤患者可以利用诸多量表进行认知功能评估,因此,对于患者认知功能的评估,应充分说明使用的具体方法和研究认知功能的哪些部分。在脑转移瘤患者中,如要进一步保护患者的认知功能,也可以考虑对海马结构进行保护。目前的研究表明，在 SRS 治疗后，脑转移瘤患者如能长期生存，其认知功能也能得到改善。

二、间接反应

间接反应主要有辐射诱导的旁观者效应（RIBE）和远隔效应（RIAE）。RIBE 主要是邻近组织的反应，而 RIAE 则是中枢神经系统外的其他肿瘤的反应。RIBE 的发生可能与细胞间紧密连接的孔道导致的细胞通信有关，也有研究认为 RIBE 的发生与外泌体的 microRNA（miRNA）有关。不同类型的 miRNA 可以通过影响 Bcl-2、MMP2、P21-Akt/mTOR 通路和 EGFR/Akt/mTOR 通路等影响 DNA 损伤应答、DNA 双链断裂修复、细胞增生、肿瘤迁移、放射抵抗和细胞自噬，机制较为复杂。

RIAE 在肺癌和黑色素瘤患者中都有发现。关于 RIAE 的机制，一般认为是脑内转移瘤细胞被射线杀死后释放抗原物质，诱导机体产生肿瘤杀伤性细胞毒性 T 淋巴细胞，进而对肿瘤进行杀伤。RIAE 发生的时间可以在放射治疗后的 2 周到 3 个月，可发生在皮肤、肾脏、盆腔和肺部等部位，部分患者发生 RIAE 的同时在使用伊匹单抗。

三、原理

发生放射性中枢神经系统改变的原因有很多，主要包括：①血管相关因素，如血管透明样变、内皮细胞老化、纤维素样坏死和血脑屏障破坏。②神经细胞相关因素，如脱髓鞘病变，神经细胞直接损伤，星形细胞老化导致衰老相关分泌表型（senescence-associated secretory phenotype，SASP）细胞因子的分泌，干细胞耗竭导致海马神经细胞再生功能丧失，神经祖细胞死亡导致认知功能障碍和脑内微环境改变。近年来的报道比较侧重于脑内免疫和炎症反应。

动物实验也已证实，SRS 治疗脑肿瘤后，肿瘤崩解可以造成神经系统炎症加重并导致持续性的认知功能障碍。在健康状态下，中枢神经系统的神经细胞表达和分泌一系列的分子，其中有 CD47、CD55、CD20 和 CX3CL1，这些分子使得神经细胞周边的小胶质细胞保持静息状态，同时也使内皮细胞保持静息状态，这样血管内的淋巴细胞和髓细胞不会移行到血管之外。神经细胞在受到辐射损伤后，通过诱导 5 种不同的机制导致放射损伤：①通过 NF-κB 通路激活小胶质细胞，小胶质细胞活化，CD68 表达水平上调，进一步分泌炎性细胞因子。受损的神经细胞会释放高速泳动族蛋白 1（HMGB1）分子到细胞外环境中，而激活的小胶质细胞表面有其受体 TLR4。②受到辐射损伤的神经细胞还会在细胞表面表达钙网蛋白，使活化的小胶质细胞吞噬受损和健康的神经细胞。③活化的小胶质细胞会分泌趋化因子 CCL2，会吸引血管内表达 CCR2（CCL2 受体）的巨噬细胞来吞噬，同时也会破坏血脑屏障。④受到辐照的脑血管内皮细胞上也可能表达黏附分子（ICAM-1 和 P 选择素等），诱导血管内的淋巴细胞和单核细胞附着在内皮细胞上，并从血管壁中游走到组织间隙。⑤受损的神经细胞和活化的小胶质细胞可以表达炎症信号前体分子和 HMGB1，上述因子可以激活脑内驻守的树突状细胞，而后者可以游走到附近淋巴结从而诱导免疫反应。

此外，近年来人们还发现 Δ133p53α 可能是辐射诱导脑损伤的一种重要介导分子，它是 P53 的一种天然异构体，具有调节星形细胞和内皮细胞增殖的作用。该分子可调节细胞的复制性衰老（replicative senescence），即细胞在有限次数的分裂后失去分裂能力而进入衰老状态。在星形细胞中，如缺失 Δ133p53α，则会导致星形细胞分泌 SASP 细胞因子，如 IL-6 和 IL-1β 等，造成细胞的死亡和变性，引起神经毒性。反之，如导入健康的星形细胞或 Δ133p53α 则可逆转神经毒性，机体可通过分泌 NGF 和 IGF-1 等因子而产生神经保护作用。

如前文所述，microRNA 和 microRNA 外泌体介导中枢神经系统放射治疗靶区和非靶区内的辐射后效应，microRNA 也可以作为中枢神经系统放射反应的生物标志物，或用于增强放射治疗的效果。

四、其他罕见反应

辐射诱导海绵状血管畸形（radiation-induced cavernous malformation，RICM）可见于传统放射治疗

后,目前尚不能从现有数据得出自然病史和发病率。男性略多见(54%),平均治疗剂量为50 Gy。RICM发生于治疗后平均9.2年。RICM多见于原发病灶的远隔部位,额叶占35%,颞叶占34%。平均每个儿童有2.6个RICM,67%无症状,21%的患者有出血表现,多数预后良好。建议放射治疗后儿童至少随访15年。

AVM患者在SRS治疗后可发生海绵状血管瘤样病变,原因不明,推测可能是由回流静脉提前闭塞导致。通常形成的海绵状血管瘤伴有水肿,甚至包裹化的陈旧血肿;也有病例报道有交通性脑积水,脑积水可能是由占位效应所致,也有可能是由脑室壁上的海绵状血管瘤分泌的高蛋白液体造成的。目前关于该病变的命名较为混乱,较新的文献将其命名为慢性包裹性脑内血肿(chronic encapsulated intracerebral hematoma,CEIH),长谷川将其命名为囊肿或者包裹性血肿(CF/EH)。在长谷川的研究中,病例数最多,随访时间最长,他发现AVM患者在放射外科治疗后平均11.8年(1.9～23.9年),有5.2%的患者可以出现CF/EH。CF/EH的5年、10年、15年和20年的发生率分别为0.8%、2.8%、7.6%和9.7%。研究还表明,AVM最大直径超过22 mm、血管巢体积超过4 cm³,AVM位于脑叶而非深部,以及无出血史与病灶形成有关。此外,长谷川经统计校正还发现既往放射治疗史和脑水肿也是危险因素。多因素分析表明主要危险因素为年龄<30岁(HR=1.69)、AVM最大直径超过22 mm(HR=2.95)和病灶位于脑叶(HR=4.78)。但该类型病变的病理表现的描述仅为血管瘤样假性海绵状病灶,其成因仍值得深入研究。

参 考 文 献

[1] Abu-Khalaf M,Muralikrishnan S,Hatzis C,et al. Breast cancer patients with brain metastasis undergoing GKRS[J]. Breast Cancer,2019,26(2):147-153.

[2] Ariello K,Tan H,Soliman H. Narrative review of neurocognitive and quality of life tools used in brain metastases trials[J]. Ann Palliat Med,2021,10(1):923-935.

[3] Balossier A,Tuleasca C,Cortet-Rudelli C,et al. Gamma knife radiosurgery for acromegaly: evaluating the role of the biological effective dose associated with endocrine remission in a series of 42 consecutive cases[J]. Clin Endocrinol (Oxf),2021,94(3):424-433.

[4] Balossier A,Tuleasca C,Cortet-Rudelli C,et al. Gamma knife surgery for recurrent or persistent Cushing disease:long-term results and evaluation of biological effective dose in a series of 26 patients[J]. Swiss Med Wkly,2021,151:w20520.

[5] Bedford J S,Brown J M. Cell killing and chromosome aberrations by ionizing radiations:brother, can you paradigm? [J]. Int J Radiat Oncol Biol Phys,2021,109(1):73-75.

[6] Brown J M,Carlson D J,Brenner D J. The tumor radiobiology of SRS and SBRT:are more than the 5 Rs involved? [J]. Int J Radiat Oncol Biol Phys,2014,88(2):254-262.

[7] Brown J M. Radiation damage to tumor vasculature initiates a program that promotes tumor recurrences[J]. Int J Radiat Oncol Biol Phys,2020,108(3):734-744.

[8] Campisi J. The biology of replicative senescence[J]. Eur J Cancer,1997,33(5):703-709.

[9] Chan M,Ferguson D,Ni mhurchu E,et al. Patients with pretreatment leukoencephalopathy and older patients have more cognitive decline after whole brain radiotherapy[J]. Radiat Oncol,2020, 15(1):271.

[10] Chu C,Davis C M,Lan X,et al. Neuroinflammation after stereotactic radiosurgery-induced brain tumor disintegration is linked to persistent cognitive decline in a mouse model of metastatic disease[J]. Int J Radiat Oncol Biol Phys,2020,108(3):745-757.

[11] Cramer C K,Cummings T L,Andrews R N,et al. Treatment of radiation-induced cognitive decline in adult brain tumor patients[J]. Curr Treat Options Oncol,2019,20(5):42.

［12］ D'Aliberti G A，Colistra D，Iacopino G，et al. Hydrocephalus due to a cavernoma-like lesion of an obliterated cerebral arteriovenous malformation treated by embolization and radiosurgery［J］. World Neurosurg，2019，126：491-495.

［13］ D'Andrea M A，Reddy G K. Extracranial abscopal effects induced by brain radiation in advanced lung cancer［J］. Am J Clin Oncol，2019，42(12)：951-957.

［14］ D'Andrea M A，Reddy G K. Brain radiation induced extracranial abscopal effects in metastatic melanoma［J］. Am J Clin Oncol，2020，43(12)：836-845.

［15］ Finitsis S，Bernier V，Buccheit I，et al. Late complications of radiosurgery for cerebral arteriovenous malformations：report of 5 cases of chronic encapsulated intracerebral hematomas and review of the literature［J］. Radiation Oncology，2020，15(1)：177.

［16］ Gao Y，Ma H，Lv C，et al. Exosomes and exosomal microRNA in non-targeted radiation bystander and abscopal effects in the central nervous system［J］. Cancer Lett，2021，499：73-84.

［17］ Graffeo C S，Perry A，Link M J，et al. Biological effective dose as a predictor of hypopituitarism after single-fraction pituitary adenoma radiosurgery：dosimetric analysis and cohort study of patients treated using contemporary techniques［J］. Neurosurgery，2021，88(4)：E330-E335.

［18］ Gude Z，Adamson J，Kirkpatrick J P，et al. Hippocampal avoidance in multitarget radiosurgery ［J］. Cureus，2021，13(6)：e15399.

［19］ Hamdi H，Albader F，Spatola G，et al. Long-term cognitive outcome after radiosurgery in epileptic hypothalamic hamartomas and review of the literature［J］. Epilepsia，2021，62(6)：1369-1381.

［20］ Hasegawa H，Hanakita S，Shin M，et al. A comprehensive study of symptomatic late radiation-induced complications after radiosurgery for brain arteriovenous malformation：incidence，risk factors，and clinical outcomes［J］. World Neurosurg，2018，116：e556-e565.

［21］ Hawkins R B. Effect of heterogeneous radio sensitivity on the survival，alpha beta ratio and biologic effective dose calculation of irradiated mammalian cell populations［J］. Clin Transl Radiat Oncol，2017，4：32-38.

［22］ Helson L. Radiation-induced demyelination and remyelination in the central nervous system：a literature review［J］. Anticancer Res，2018，38(9)：4999-5002.

［23］ Jones B，Hopewell J W. Modelling the influence of treatment time on the biological effectiveness of single radiosurgery treatments：derivation of "protective" dose modification factors［J］. Br J Radiol，2019，92(1093)：20180111.

［24］ Jones B，Klinge T，Hopewell J W. The influence of the α/β ratio on treatment time iso-effect relationships in the central nervous system［J］. Int J Radiat Biol，2020，96(7)：903-909.

［25］ Karagounis I V，Skourti E K，Liousia M V，et al. Assessment of radiobiological α/β ratio in lung cancer and fibroblast cell lines using viability assays［J］. In Vivo，2017，31(2)：175-179.

［26］ Karam S D，Bhatia S. The radiobiological targets of SBRT：tumor cells or endothelial cells？［J］. Ann Transl Med，2015，3(19)：290.

［27］ Klement R J，Sonke J J，Allgäuer M，et al. Estimation of the α/β ratio of non-small cell lung cancer treated with stereotactic body radiotherapy［J］. Radiother Oncol，2020，142：210-216.

［28］ Kocher M，Wilms M，Makoski H B，et al. Alpha/beta ratio for arteriovenous malformations estimated from obliteration rates after fractionated and single-dose irradiation［J］. Radiother Oncol，2004，71(1)：109-114.

［29］ Lumniczky K，Szatmári T，Sáfrány G. Ionizing radiation-induced immune and inflammatory reactions in the brain[J]. Front Immunol,2017,8:517.

[30] Milano M T,Chiang V L S,Soltys S G,et al. Executive summary from American Radium Society's appropriate use criteria on neurocognition after stereotactic radiosurgery for multiple brain metastases[J]. Neuro Oncol,2020,22(12):1728-1741.

[31] Millar W T,Hopewell J W,Paddick I,et al. The role of the concept of biologically effective dose (BED) in treatment planning in radiosurgery[J]. Phys Med,2015,31(6):627-633.

[32] Nam J K,Kim A R,Choi S H,et al. Pharmacologic inhibition of HIF-1α attenuates radiation-induced pulmonary fibrosis in a preclinical image guided radiation therapy[J]. Int J Radiat Oncol Biol Phys,2021,109(2):553-566.

[33] Nesvick C L,Graffeo C S,Brown P D,et al. The role of biological effective dose in predicting obliteration after stereotactic radiosurgery of cerebral arteriovenous malformations[J]. Mayo Clin Proc,2021,96(5):1157-1164.

[34] Nix M G,Rowbottom C G,Vivekanandan S,et al. Chemoradiotherapy of locally-advanced non-small cell lung cancer:analysis of radiation dose-response,chemotherapy and survival-limiting toxicity effects indicates a low α/β ratio[J]. Radiother Oncol,2020,143:58-65.

[35] Patet G,Bartoli A,Meling T R. Natural history and treatment options of radiation-induced brain cavernomas:a systematic review[J]. Neurosurg Rev,2022,45(1):243-251.

[36] Qi X S,Schultz C J,Li X A. Possible fractionated regimens for image-guided intensity-modulated radiation therapy of large arteriovenous malformations[J]. Phys Med Biol,2007,52(18):5667-5682.

[37] Sakata D,Lampe N,Karamitros M,et al. Evaluation of early radiation DNA damage in a fractal cell nucleus model using Geant4-DNA[J]. Phys Med,2019,62:152-157.

[38] Scheenstra A E,Rossi M M,Belderbos J S,et al. Alpha/beta ratio for normal lung tissue as estimated from lung cancer patients treated with stereotactic body and conventionally fractionated radiation therapy[J]. Int J Radiat Oncol Biol Phys,2014,88(1):224-228.

[39] Schimmel W C M,Gehring K,Hanssens P E J,et al. Cognitive functioning and predictors thereof in patients with 1-10 brain metastases selected for stereotactic radiosurgery[J]. J Neurooncol,2019,145(2):265-276.

[40] Son S H,Jang H S,Lee H,et al. Determination of the α/β ratio for the normal liver on the basis of radiation-induced hepatic toxicities in patients with hepatocellular carcinoma[J]. Radiat Oncol,2013,8:61.

[41] Song C W,Glatstein E,Marks L B,et al. Biological principles of Stereotactic Body Radiation Therapy (SBRT) and Stereotactic Radiation Surgery (SRS):indirect cell death[J]. Int J Radiat Oncol Biol Phys,2021,110(1):21-34.

[42] Tooze A,Hiles C L,Sheehan J P. Neurocognitive changes in pituitary adenoma patients after gamma knife radiosurgery:a preliminary study[J]. World Neurosurg,2012,78(1-2):122-128.

[43] Turnquist C,Harris B T,Harris C C. Radiation-induced brain injury:current concepts and therapeutic strategies targeting neuroinflammation[J]. Neurooncol Adv,2020,2(1):vdaa057.

[44] Verhaak E,Schimmel W C M,Gehring K,et al. Cognitive functioning and health-related quality of life of long-term survivors with brain metastases up to 21 months after gamma knife radiosurgery[J]. Neurosurgery,2021,88(5):E396-E405.

[45] Vernimmen F J,Slabbert J P. Assessment of the alpha/beta ratios for arteriovenous malformations,meningiomas,acoustic neuromas,and the optic chiasma[J]. Int J Radiat Biol,

2010,86(6):486-498.

[46] Vogelius I R,Bentzen S M. Meta-analysis of the alpha/beta ratio for prostate cancer in the presence of an overall time factor:bad news,good news,or no news? [J] Int J Radiat Oncol Biol Phys,2013,85(1):89-94.

[47] Yu J,Lu R,Nedrow J R,et al. Response of breast cancer carcinoma spheroids to combination therapy with radiation and DNA-PK inhibitor:growth arrest without a change in α/β ratio[J]. Int J Radiat Biol,2020,96(12):1534-1540.

（吴瀚峰）

第三章 立体定向放射神经外科的放射物理学基础

立体定向放射外科治疗是使用电离辐射对患者病变进行单次或少数几次大剂量照射来获得与外科手术类似效果的一种治疗手段。要了解射束在杀灭肿瘤细胞中所起的作用,必须先了解其如何与物质进行相互作用,这属于放射物理学的范畴。本章将介绍与立体定向放射神经外科相关的放射物理学的基本概念和原理,并对立体定向放射神经外科治疗的全过程进行简单介绍。

第一节 电离辐射与物质的相互作用

电离辐射在穿过介质的过程中通过相互作用可以将电子从原子中移出,被移出了电子的原子带正电荷即为正离子,移出的自由电子为带负电荷的粒子。这一中性状态的原子获得正电荷或负电荷的过程即为电离。电离辐射包括直接电离辐射和间接电离辐射。带电粒子(如电子、质子、重离子等)通过与物质产生相互作用可直接引起物质的原子或分子电离,这些带电粒子被称为直接电离粒子;不带电粒子如X(γ)光子、中子等与物质产生相互作用需要先传递能量产生带电粒子,再由带电粒子与物质相互作用使其原子或分子电离,故而这些不带电粒子被称为间接电离粒子。

一、带电粒子与物质的相互作用

带电粒子与物质原子发生相互作用的方式主要有三种:与原子核或核外电子发生非弹性碰撞;与原子核或核外电子发生弹性碰撞;与原子核发生核反应。

带电粒子与物质的原子核外电子发生非弹性碰撞时,带电粒子损失能量,而物质的原子被电离或激发。物质原子电离出的电子若获得足够的动能,则可以进一步引起物质中其他原子的电离或激发,这些电子称为次级电子,而次级电子引发的电离为次级电离;被激发的原子很不稳定,在回到基态的同时会释放特征X射线或俄歇电子。这一过程的能量损失常称为电离损失或碰撞损失。重带电粒子的电离损失近似与重带电粒子的能量成反比,与其电荷数的平方成正比,同时还与相互作用物质的每克电子数成正比。但电子由于质量很小,它与核外电子发生非弹性碰撞后的电离损失规律与重带电粒子不同,要更为复杂。

带电粒子与物质的原子核发生非弹性碰撞时,原子核库仑场作用于带电粒子,使其运动速度和方向发生变化,辐射出具连续能谱的X射线,即轫致辐射。这一过程的能量损失常称为辐射损失。辐射损失的大小与入射带电粒子质量的平方成反比,也就是说,相同能量的轻带电粒子的辐射损失相比重带电粒子会大很多。辐射损失的大小还与相互作用物质的原子序数的平方成正比,这意味着带电粒子入射到重元素物质中时的辐射损失比入射到轻元素物质中时要大,这也是医用直线加速器产生X射线的基本原理。

带电粒子与物质的原子核或核外电子发生弹性碰撞时,同样会使带电粒子的运动速度和方向发生变化,但基本没有能量损失。带电粒子与物质的原子核或核外电子发生弹性碰撞的概率很小,通常只有在带电粒子能量很低时,才会发生明显的弹性碰撞。

能与原子核发生核反应的带电粒子通常为具有足够高能量(约100 MeV)的重带电粒子,例如100 MeV的质子束,当与物质的原子核间碰撞距离小于原子核半径时,可能发生核反应。对于电子束,核反应的贡献通常可以忽略。

二、带电粒子的射程

带电粒子在穿过物质时，通过不断地与物质相互作用而损失能量，直至损失完所有能量而停止运动。沿着带电粒子的入射方向，从它的入射位置到它的停止位置间的距离被定义为该带电粒子的射程。从带电粒子与物质相互作用的方式可以看出这些相互作用是随机的，因此相同能量的同种带电粒子间射程可能不同，整个粒子束的射程将形成统计分布，通常使用平均射程的概念来描述粒子束的射程分布特点。假设穿过厚度为 t 的物质的粒子数为 $N(t)$，则平均射程可使用下面的公式来表示：

$$\overline{R} = \int_0^\infty t \left(-\frac{\mathrm{d}N(t)}{\mathrm{d}t} \right) \frac{\mathrm{d}t}{N_0}$$

电子质量小，在与物质发生相互作用时其电离损失和辐射损失都比较大，同时伴随运动方向的改变，故而它在相互作用物质中的运动路径曲折，其射程会分布在一个比较宽的范围。重带电粒子质量大，在与物质发生相互作用时只损失较小的能量，运动方向的变化也很小，故其在相互作用物质中的运动路径比较直，射程的分布较窄。

三、X(γ)射线与物质的相互作用

X(γ)射线同时具有波动性和粒子性，其在干涉、衍射等现象上表现出波动性，在与物质相互作用过程中的大多数情况下又表现出粒子性，可称为 X(γ)光子，其通过与人体组织的原子或原子核发生相互作用来完成能量传递和沉积。光子与物质相互作用的三种常见方式是光电效应、康普顿效应和电子对效应。这三种效应占光子与物质相互作用的 99% 以上，每种效应的发生概率取决于光子的能量及相互作用的材料。

（一）光电效应

入射的 X(γ)射线与物质原子中的电子发生相互作用，光子消失，将所有能量传递给电子，电子获得能量并从原子的壳层射出（称为光电子），原子电离，如图 3-1 所示，这种相互作用的过程称为光电效应。此时电离的原子处于激发态，将通过发射特征 X 射线回到基态。相互作用过程中转移到出射电子的动能等于入射光子能量减去出射电子与原子核的结合能。

光电效应的发生概率主要与光子能量和材料的原子序数有关，低能光子和高原子序数的材料中光电效应的发生概率最大。在水（接近人体组织的物质之一）中，当光子能量达到 100 千电子伏（keV）以上时，发生光电效应的概率就可以忽略不计。伽玛刀（即 $^{60}\mathrm{Co}$ 源）和直线加速器发出的光子束的有效能量均为兆电子伏（MeV）级，所以在放射外科中光电效应发生概率可忽略。

（二）康普顿效应

入射的 X(γ)射线与物质原子中的电子发生相互作用，光子将一部分能量传递给电子，并朝着与初始方向不同的方向继续运动，电子获得能量后脱离原子射出，这种相互作用的过程称为康普顿效应。发生相互作用之前的入射光子通常被称为初级光子，而损失能量并改变方向后的光子被称为散射光子，射出的电子则被称为反冲电子。图 3-2 说明了康普顿散射相互作用。在这个过程中，能量和动量是守恒的，传递给电子的动能是初级光子和散射光子之间的能量差。散射光子的能量取决于它的运动方向（即相对于初级光子方向的角度）。当散射光子被反向散射（与初级光子入射方向成 180°角）时，其能量最小。而若散射光子与初级光子同向，则散射的光子能量与初级光子能量相同，表示入射的初级光子从电子旁掠过，能量没有损失。

对于低原子序数材料和 100 keV～10 MeV 能量的光子，康普顿效应很重要。因此，对于人体组织而言，康普顿效应是用于放射外科的光子最重要的相互作用。

（三）电子对效应

入射的 X(γ)射线与物质原子中的原子核发生相互作用，在原子核库仑场的作用下产生一对正负电子，入射光子的能量完全被物质吸收，这种相互作用的过程称为电子对效应，如图 3-3 所示。只有当入射

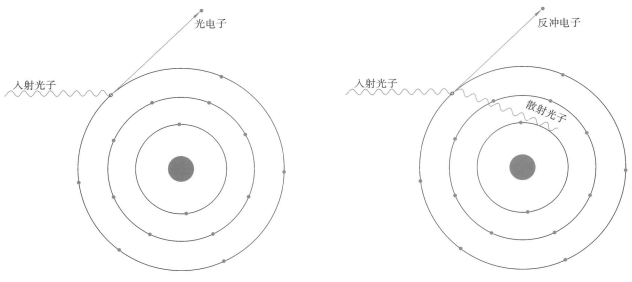

图 3-1　光电效应示意图　　　　　　　　　　图 3-2　康普顿效应示意图

光子的能量大于 1.02 MeV（这是产生一个负电子和一个正电子所需的最小能量）时，才能产生电子对。转移到电子对的总动能等于入射光子能量减 1.02 MeV。正电子寿命很短，当它停止运动时，它会和一个自由电子结合而转变为两个能量为 0.51 MeV 的光子，这一过程被称为正电子湮灭。

当高能光子通过高原子序数的物质时，电子对效应的发生概率最大。不过对于人体组织，放射外科使用的光子束中该效应的发生概率很小。

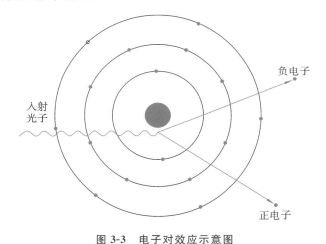

图 3-3　电子对效应示意图

四、X(γ)射线的衰减

如前所述，X(γ)射线穿过物质时以一定概率与物质发生相互作用，发生了相互作用的光子要么被完全吸收，要么被散射，而未发生相互作用的光子将继续沿着入射方向前进，如图 3-4 所示。在不考虑散射光子的前提下，穿过某一厚度物质后所减少的光子数应正比于初始入射光子数和穿过的物质厚度，表示如下：

$$\mathrm{d}N = -\mu N \mathrm{d}x$$

其中，μ 是比例常数，称为线性衰减系数，表示 X(γ)射线与每单位厚度物质发生相互作用的概率，单位为 m^{-1}；负号表示光子数随着穿过的物质厚度的增加而减少。上面的方程式也可以写为用强度 I 来表示的形式：

$$\mathrm{d}I = -\mu I \mathrm{d}x$$

X(γ)光子束穿过物质时其束流强度衰减到初始值一半时所需该物质的厚度定义为半价层（HVL），它与线性衰减系数 μ 的关系可表示为：

$$HVL = \frac{\ln 2}{\mu} = \frac{0.693}{\mu}$$

由定义可看出，HVL 的大小与 X(γ)光子束的能量和所穿过物质的材料有关，对于相同能量的 X(γ)光子束，HVL 表示光子束所穿过物质对该能量光子的衰减能力，其值越大，衰减光子束的能力越弱。

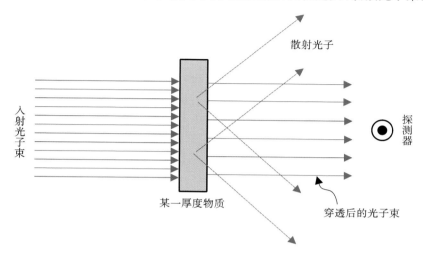

图 3-4　单能平行入射的 X(γ)光子束穿过物质时的衰减示意图

第二节　X(γ)射线剂量学

一、吸收剂量

X(γ)射线进入人体组织后发生能量沉积的整个过程包含两步：第一步，光子与人体组织发生相互作用，能量从光子转移到出射电子；第二步，出射电子与人体组织发生相互作用，能量从出射电子沉积到人体组织。可见，发生光子能量沉积的位置不是在光子与人体相互作用的点，而是在相互作用点周围的体积内。另外，若光子在第一次相互作用（如康普顿效应）后仍有能量，散射光子会运动到另一个点继续发生相互作用，从而引起另一次的能量沉积。若发生第二次相互作用后的散射光子仍有能量，将可能继续进行多次相互作用，进而引起多次能量沉积，而这些多次的相互作用均是互相独立的。

人体组织在吸收这些能量后会产生生物效应，即肿瘤细胞死亡或者正常组织的不良反应。放射治疗的目的即是通过足量的能量沉积来杀死肿瘤靶区组织（或细胞），同时将对正常组织的影响减小到最小。换言之，治疗的局部控制取决于向肿瘤靶区传递了多少能量，而正常组织的不良反应取决于向正常组织传递了多少不需要的能量。因此，应有一个物理量来描述组织中所吸收辐射能量的大小，以便评估放射治疗的效果和不良反应。最常用于描述放射治疗中组织所吸收辐射能量大小的量为吸收剂量，它被定义为单位质量物质吸收电离辐射的平均能量。常用的单位是戈瑞（Gy），即焦耳/千克（J/kg）。根据剂量的大小，也经常使用 cGy（百分之一戈瑞）。

目前，最常用的吸收剂量的测量工具是电离室。电离室也是最早应用的电离辐射探测器。它通过测量电离辐射与物质发生相互作用而产生的次级粒子的电离电荷量来计算吸收剂量。

对于中低能 X(γ)射线，电离室测量吸收剂量的前提条件是必须建立电子平衡，或称为带电粒子平衡。简单来说，对于包绕某一点的小体积 ΔV，如果所有进入 ΔV 的次级电子带入的能量，正好等于所有离开 ΔV 的次级电子带走的能量，则认为在该点处存在电子平衡。电子平衡成立的基本条件如下：①小体积 ΔV 周围的辐射场是均匀的。也就是说，ΔV 周围的光子束强度和能谱是一致的，且 ΔV 及周围的介质是均匀介质。②小体积 ΔV 周围各个方向距离介质边界足够远,该距离要大于次级电子在介质中的最大射程。严格来讲,电子平衡所需的条件难以满足,但在实践中,可做近似处理,在一定精度范围内认为电子平衡成立。不过,在近辐射源处和照射野边缘,辐射强度随位置变化会发生较大变化;两种不同介质的交界处为非均匀介质,均无法满足上述条件,无法获得电子平衡。

对于高能 X(γ)射线,电离室测量吸收剂量的基本原理是布拉格-戈瑞(Bragg-Gray)空腔理论。该理论认为介质的吸收剂量可通过测量放置于其中小气腔内的电离电荷转换而得到,同时该小气腔的直径应远小于次级电子的最大射程,但需注意不能过分小,避免次级电离产生的电子大量跑出气腔。

二、剂量相关参数

放射外科患者所吸收的剂量很难通过直接测量来获得,目前多数剂量计划系统是基于模体测量数据建立计算模型来计算剂量的。模体通常由组织等效材料构成,用以模拟射线与人体组织间的相互作用,并通过在模体中测量相关剂量学参数来预测人体组织中的实际剂量分布情况。下面将对几个主要的剂量学参数进行介绍。

(一)百分深度剂量

当 X(γ)射线入射到模体中时,模体内的吸收剂量将随深度变化而变化。照射野中心轴上某一深度 d 处的吸收剂量率 $\dot{D}_d$ 与参考点深度 d_0 处吸收剂量率 $\dot{D}_{d_0}$ 的百分比被定义为百分深度剂量(percentage depth dose,PDD)。对常用于放射外科的光子能量,参考深度通常取照射野中心轴上最大剂量点的深度,公式可写为:

$$PDD = \frac{\dot{D}_d}{\dot{D}_{d_0}} \times 100\%$$

光子与物质发生相互作用并传递能量。随着物质深度的增加,光子数量呈指数减少,但能量在物质中的沉积是由上述相互作用中的出射电子来完成的,出射电子在其运动轨迹中沉积能量,所以光子与物质发生相互作用到能量沉积之间存在距离延迟。这种机制使得光子数量在物质表面最多且发生相互作用的概率也最大,但其能量沉积即表面剂量很低,该剂量会随深度的增加而增大到一最大值后再呈指数下降。X(γ)射线的百分深度剂量从表面到最大剂量深度的这一区域被定义为剂量建成区。

不同能量的 X(γ)射线入射到模体中,其百分深度剂量曲线也将不同。此外,百分深度剂量曲线的形状还与入射光子束的大小和形状有关,光子束入射面越大,散射光子对剂量的贡献越大,百分深度剂量会随光子束入射面增大而增加。不过其增加的幅度与光子束的能量有关。光子束能量越小,增加的幅度越大;光子束能量越大,增加的幅度越小,甚至趋近于零。图 3-5 显示了不同大小照射野的百分深度剂量曲线。

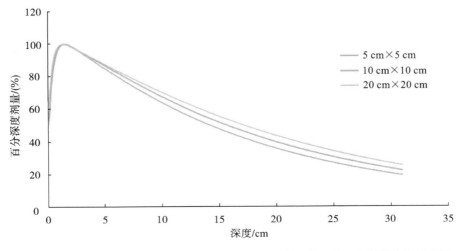

图 3-5　能量为 6 MeV 的 X 射线的三个不同尺寸照射野的百分深度剂量曲线示意图

（二）离轴剂量分布

要完整了解整个光子束在物质中的能量沉积,除了需要获取照射野中心轴上的百分深度剂量外,还需要获取照射野中心轴外各点的剂量。此时,人们通常将物质中百分深度剂量相同的点相连形成等剂量曲线,由此获得完整的剂量分布情况。物质中照射野内任意一点处的剂量率与同一深度照射野中心轴上的剂量率之间的比值被定义为照射野离轴比(OAR),其大小可以反映垂直于照射野中心轴截面内的剂量分布情况。影响照射野离轴比的因素主要有放射源到准直器的距离、准直器的设计、放射源尺寸等,对于直线加速器,束流均整器的存在与否及其外形设计均会对照射野离轴比产生较大影响。

图 3-6(a)和图 3-6(b)分别显示了常规均整后的临床照射野和立体定向放射神经外科常用照射野在某一深度平面内的典型离轴剂量分布。从图 3-6(a)可看到,剂量在照射野中心区域存在剂量平坦区,接近照射野边缘处开始逐渐下降,到照射野几何边缘处快速下降,直至远离照射野边缘处缓慢接近于零剂量。此处,照射野周边剂量快速跌落的区域称为半影区,通常定义为离轴剂量 80%～20% 的范围。当照射野较大时,照射野中心区域有明显的平坦区,随着照射野缩小,中间的平坦区逐渐缩小直至消失,如图 3-6(b)所示。

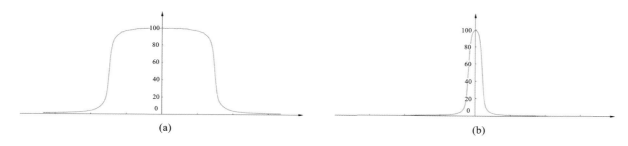

(a) (b)

图 3-6　典型离轴剂量分布

(a)为常规均整后的临床照射野在某一深度平面内的典型离轴剂量分布示意图;(b)为立体定向放射神经外科常用照射野在某一深度平面内的典型离轴剂量分布示意图

（三）输出因子

输出因子是描述放射治疗系统辐射输出大小的物理量,其定义为空气中某个尺寸照射野的输出剂量与参考照射野(对于伽马刀治疗系统,通常为最大尺寸的准直器)输出剂量的比值。由定义可看出,输出因子的大小与照射野尺寸有关,照射野越小,输出因子就越小。

三、小野剂量学

立体定向放射神经外科常用较小的照射野,如图 3-6(b)所示,照射野离轴剂量分布的形状接近高斯分布,其特点是照射野内剂量不均匀,照射野周边剂量梯度变化大,故小野的剂量测定较常规大照射野要更为复杂且容易出错。IAEA 等报道的使用小野造成的放射治疗事故即反映出这一问题。因此,小野剂量是否能正确处理,直接关系到立体定向放射神经外科治疗的剂量准确性。

为了准确测量小野的剂量学参数,在选择测量工具时需考虑多方面的因素,除了考虑探测器的稳定性等特性外,还需考虑其形状和灵敏体积与小野的适应性,如选择使用几何尺寸较小的探头。此外,在测量小野的上述剂量学参数时,应根据测量内容选择最合适的探测器,如测量百分深度剂量时可以考虑使用灵敏体积直径较小(如直径≤2 mm)的半导体探头,在进行离轴剂量分布测量时,可选择能提供更好空间分辨率的胶片剂量计。

第三节　立体定向放射神经外科治疗

一、立体定向放射神经外科治疗的定义

立体定向放射神经外科治疗指通过立体定向坐标系统的引导,对颅内小体积靶区实施的单次大剂量

的高精度放射治疗,可达到与外科手术类似的效果。

这一定义中有几个明确的组成部分:

①"立体定向坐标系统的引导"表示靶区是依据一套确定的三维空间坐标系进行定位的,最初是基于有创的立体定向框架系统。目前仍有部分伽玛刀系统使用此种定位模式,但现代的多数立体定向放射神经外科治疗系统已采用无创无框架的立体定向图像引导系统。

②治疗次数为单次。

③"大剂量"表示靶区所受剂量远大于常规分割剂量,且一般不对靶区内的高剂量进行限制,生物等效剂量高,同时为了保护肿瘤外的正常组织,需要靶区周边剂量快速跌落。

④"高精度"意味着对靶区定位精度和治疗精度均有很高的要求。

二、立体定向放射神经外科治疗的剂量学特点

立体定向放射神经外科治疗的定义确定了它是一种单次大剂量的治疗方式,因此它在处方剂量给予和剂量要求方面与常规放射治疗存在较大差别,具有自己独特的剂量学特点。与常规放射治疗的大治疗范围不同,立体定向放射神经外科治疗的靶区通常较小,仅包含肉眼可见的实体肿瘤及邻近区域有限体积内的组织,因此,不同于常规放射治疗要求靶区内剂量均匀分布的要求,立体定向放射神经外科治疗中靶区内的高剂量区是可以接受的,为了降低治疗毒性,医生更关注靶区外的正常组织受量是否足够低。立体定向放射神经外科治疗计划的最大剂量点通常位于靶区中心附近,等剂量曲线通常以最大剂量的百分数表示,为了使靶区外剂量梯度下降最快,更好地保护正常组织,通常指定 50%～70% 的等剂量曲线为处方剂量线。

综上所述,理想的立体定向放射神经外科治疗计划的剂量分布特点如下:靶区内高剂量集中且剂量分布不均匀;靶区外具有陡峭的剂量梯度,剂量能快速跌落,靶区邻近的正常组织剂量低。

三、立体定向放射神经外科治疗的实现方式

(一)用于立体定向放射神经外科治疗的辐射源

目前,立体定向放射神经外科治疗中所使用的电离辐射主要为光子辐射。光子束主要从放射性同位素源或 X 射线发生器获得。目前,^{60}Co 是放射外科最广泛使用的放射性同位素,医用直线加速器是最常用的 X 射线发生器。也有少量将质子用于治疗的例子。质子束可以从粒子加速器(如回旋加速器和同步加速器)获得。

1.^{60}Co 放射源　伽玛刀所使用的 ^{60}Co 是一种人造放射性同位素。放射性同位素是一种不稳定的核素,它自发地通过发出电离辐射[如 α、β 粒子和(或)γ 光子等]即放射性衰变变为稳定的核素。^{60}Co 在发生放射性衰变时,放出 β 粒子和两个高能量的 γ 光子(能量分别为 1.17 MeV 和 1.33 MeV,平均能量为 1.25 MeV),自身衰变成为稳定的镍元素。

用于度量放射源衰变情况的物理量主要有放射性活度和半衰期。

放射性活度的定义为一定量的放射源在一个很短的时间间隔内发生的放射性衰变数与该时间间隔的比值,国际单位为贝克勒尔(Bq),用公式表示为:

$$A = -\frac{dN}{dt} = A_0\,e^{-\lambda t}$$

式中,A 为 t 时刻的放射性活度;A_0 为初始时刻的放射性活度;λ 为衰变常数,表示单位时间内单个原子核衰变的概率,其数值大小与核素类型有关,数值越大,衰变越快。

半衰期的定义为放射源的原子核数量衰减到原来数量一半所需的时间,能体现放射源衰变快慢,它与衰变常数的关系如下:

$$T_{1/2} = \frac{\ln2}{\lambda} \approx \frac{0.693}{\lambda}$$

^{60}Co 的半衰期是 5.26 年,这表示 5.26 年后伽玛刀内的放射源放射性活度衰变为最初安装时放射性

活度的一半,相同计划的治疗时间将延长一倍。为避免治疗时间过长,伽玛刀内的放射源在使用一定时间后需更换。

2.X射线发生器　用于立体定向放射神经外科治疗的X射线是由医用直线加速器产生的。如本章第一节中所述,带电粒子与物质发生相互作用可能产生X射线,造成辐射损失。这也是医用直线加速器产生X射线的原理,通过加速电子枪获得快速运动的电子,再引导高速运动的电子打靶发生轫致辐射,产生X射线。典型医用直线加速器的主要部件和辅助系统如图3-7所示。发出的X射线再经准直系统导出,如图3-8所示,X光子束先经过初级准直器准直,再经过均整器和监测电离室,均整器用于获得均匀的光子束,监测电离室用于监测加速器产生的辐射量及辐射场的均匀性。均整后的光子束通过二级准直器后即可用于患者治疗。

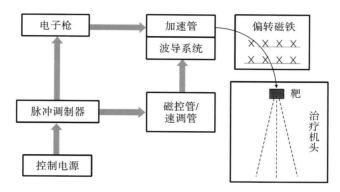

图3-7　典型医用直线加速器的主要部件和辅助系统示意图

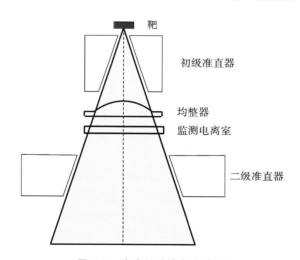

图3-8　治疗机头内部示意图

在放射外科治疗中,照射野的尺寸通常很小,光子束是否均整对光子束离轴剂量分布的影响很小。同时,随着放射治疗技术从适形放射治疗时代进入调强放射治疗时代,人们逐渐意识到在调强放射治疗中并不需要均匀的照射野。因为非均整的照射野剂量率能达到均整后照射野剂量率的2~4倍,可大大提高治疗实施效率,于是直线加速器开始配置非均整(flattering filter free,FFF)模式,在该模式下,上述均整器会被移出光子束出射路径。如今,该模式已广泛应用于临床,尤其是在放射外科领域,可大大缩短出束时间。

3.质子加速器　相对于质量较小的电子,质子与快中子、碳离子等粒子因质量较大,统称为重粒子。这些粒子因为布拉格峰的存在及高生物效应而备受关注。目前在立体定向放射神经外科领域仅有少量应用质子的报道,其余重粒子在立体定向放射神经外科中的应用数据尚不足,但基于粒子的立体定向放射神经外科治疗可以在增加靶区剂量的同时减少对周围组织的照射剂量,并具更有利的放射生物学效应,既可提高治疗率,也可考虑将其作为一种替代治疗方法。

此处简单介绍质子加速器产生高能质子的过程。质子加速器通过电磁场可将自由质子加速到获得临床治疗所需的能量。质子加速器主要分为两大类。一种是经典的回旋加速器,质子以某一速度进入具有匀强磁场的 D 形盒(称为"Dees")中,在洛伦兹力作用下进行匀速圆周运动,两个 D 形盒间的窄缝区域存在周期性变化的匀强电场,质子在进行圆周运动过程中会多次通过该窄缝,调整窄缝中电场的方向,使每次质子通过时可在电场的作用下被加速,每转一圈就会获得两次能量。经过多次加速后,获得了足够能量的质子将沿螺旋形轨道从 D 形盒边缘引出。另一种类型的质子加速器是同步加速器,它将预先加速的质子(最高能量可达几兆电子伏)注入装有多个电磁铁的加速室,在半径恒定的轨道上加速。随着质子能量的增加,磁场强度也会增加,使它们保持在稳定的轨道上。同步加速器的加速周期通常为 2 s,因此,只能获得重复频率为每分钟 30 周的脉冲形式的质子束,并且质子的能量可以随脉冲而变化。

(二)立体定向放射神经外科治疗的实现方式

立体定向放射神经外科治疗中要实现靶区内的大剂量照射及靶区外的高剂量梯度,需要采用多野集束照射。最初的瑞典 Elekta 伽玛刀装置使用 201 个 ^{60}Co 放射源,这些放射源分布于半球面的不同经度和纬度上,所有放射源经过准直器后聚焦于一点,该点被称为伽玛刀的焦点。中国自主研发的旋转式伽玛刀,将放射源减少至 30 个,分 6 组呈螺旋形排列于半球面上,放射源和准直器通过同步旋转来实现焦点处的聚焦照射。目前 Elekta 公司的新型的 Perfexion 伽玛刀则使用了 192 个放射源,这些放射源分布于圆锥面上进行聚焦照射,将圆锥面分成八个扇区,不同扇区间的准直器的切换是独立的,可以实现不同大小的准直器组合出束。

为了实现类似伽玛刀多野聚焦的效果,医用直线加速器采取了多个非共面小野绕等中心旋转的照射方式,可获得与伽玛刀集束照射类似的剂量分布,此种治疗方式被称为"X 刀"。最初的 X 刀是在直线加速器上外挂圆锥形准直器作为三级准直系统,获得球形或类球形的剂量分布,与伽玛刀类似,对于不规则形状的靶区需要使用多种型号准直器进行多中心照射。现代专为立体定向放射神经外科设计的直线加速器,在治疗机头内配置微型多叶准直器(MLC),叶片厚度仅 2.5 mm,可用于径向距离在 1 cm 左右的肿瘤的治疗,同时 MLC 可以很好地适形于靶区,单中心即可完成不规则形状靶区的照射。

射波刀也是专为立体定向放射神经外科而设计的治疗设备,它是一种安装于机械臂上的微型直线加速器。机械臂的设计使得该种治疗装置的光子束入射空间很大,并且与伽玛刀存在放射源焦点、常规直线加速器存在等中心的模式不同,它没有固定的等中心,理论上可以从任意角度入射。不过在实际治疗过程中,需要避免机械臂与患者、工作台和成像系统的碰撞,并避免光子束直接入射到成像系统。射波刀是通过选择入射节点和入射方向的方式进行治疗的,一般每个患者可以选择 40～80 个合适位置的节点,每个节点可以选择 12 个入射方向,以此实现非等中心非共面的治疗。由此可以看出,射波刀可选择的照射角度较伽玛刀和常规直线加速器要更多。

四、立体定向放射神经外科治疗系统的组成

立体定向放射神经外科治疗系统主要包括三大部分:立体定向系统、治疗计划系统和治疗实施系统。立体定向系统的基本任务是建立患者治疗部位的坐标系,用于患者的定位和摆位;治疗计划系统的基本任务是针对治疗部位制订具体的放射治疗方案;治疗实施系统的基本任务是实施治疗。下面将分别进行具体介绍。

(一)立体定向系统

"立体定向"的概念最早由 Clarke 和 Horsley 提出并首次进行探索,这是一种通过与外部参照系相关的坐标系统来精确定位三维空间中特定点的方法。伽玛刀的创始人瑞典神经外科医生 Lars Leksell 建立了圆弧聚焦的立体定向模式,用于放射外科治疗,并首次提出立体定向放射外科的概念。

1.框架系统　最初的立体定向系统是基于基础环的框架系统设计的,框架系统是立体定向系统的重要组成部分。基础环是患者治疗坐标系统的参照物,它通过两种形式与患者进行连接固定:一种是有创

型,患者先进行局部麻醉,再将基础环通过特定的固定杆和螺丝固定到患者的颅骨上;另一种是无创型,将基础环通过与热塑膜面罩或牙托等连接而与患者颅骨连为一体。最终,基础环与患者颅骨形成一个固定的刚性结构,能很好地固定患者,准确定位靶区。

体部的靶区(如脊髓等部位)的病变无法使用带有基础环的系统,可使用患者体部治疗部位的骨性结构上的三个或三个以上的点代替,或通过在治疗部位附近植入三个或三个以上的金球来作为标记点,代替基础环来作为患者治疗坐标系的参照物。

框架系统包括定位框架系统和摆位框架系统。定位框架系统用于 CT/MR 定位,框架固定于基础环上并与基础环组成一个长方体,对应于患者前、后、左、右的四片板上附着的线段状呈"N"或"V"字形的显像材料,在 CT/MR 定位扫描图像中显示为标记点,前、后、左、右方向各三个,如图 3-9 所示。利用标记点可建立一个稳定的三维坐标系,并获得患者的治疗部位在该坐标系中的坐标。

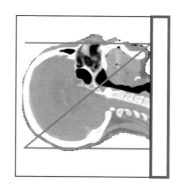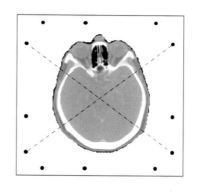
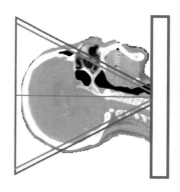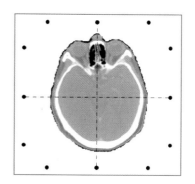

图 3-9　两种常用的立体定向定位框架及 CT 层面示意图

摆位框架系统由带有坐标尺和坐标指示器的框架组成,它与定位框架系统建立的坐标系完全相同,均以基础环作为坐标系的参照物。治疗计划系统中由定位图像获得的靶区中心坐标可直接转移到摆位框架系统上,伽玛刀和加速器均可据此将靶区中心移动至伽玛刀的焦点或加速器的等中心位置,确保患者的治疗部位在定位、计划和治疗的整个过程中保持在同一个坐标。

2. 无框架系统　随着现代计算机计算能力的提高,立体定向定位开始从基于框架的技术转向"无框架"技术。数字重建、放射成像和图像融合算法的进步使立体定向无框架放射外科治疗成为可能。数字重建放射图像(DRR)是用数学方法将计划 CT 图像转化为 X 射线图像,通过对三维 CT 图像数据集进行一系列射线重建来合成的。之后将该数字重建放射图像与在治疗机相应方向上拍摄的 X 射线投影图像进行比较。治疗前,需将患者的靶区即计划中心摆位到治疗机的治疗中心,该治疗中心同时也是成像中心。由计划 CT 生成的数字重建放射图像以计划设计中选定的中心点为中心,X 射线投影图像则以 X 射线源的成像中心为中心,将二维 X 射线图像与数字重建放射图像进行融合,利用自动梯度相关算法计算优化平移和旋转配准的二维/三维校正矢量,获得三个平移和三个旋转(6 个自由度)误差,如图 3-10 所示。

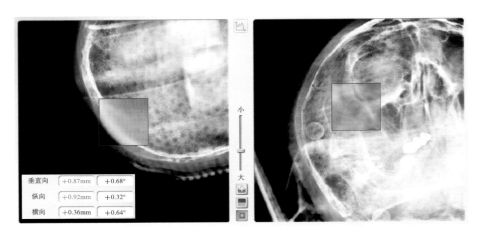

图 3-10　X 射线投影图像配准示意图

　　随着图像引导技术的进步,直线加速器和伽玛刀等设备都增加了用于图像引导的 X 射线源,使用锥形束而非扇形束来进行成像。X 射线源和探测器阵列相对安装,绕患者旋转一圈或半圈后,通过采集到的不同角度的透视图像来获取三维体积图像。该图像可直接与计划 CT 配准,更便于直观地查看和匹配靶区位置,使患者摆位更加准确和可靠,如图 3-11 所示。

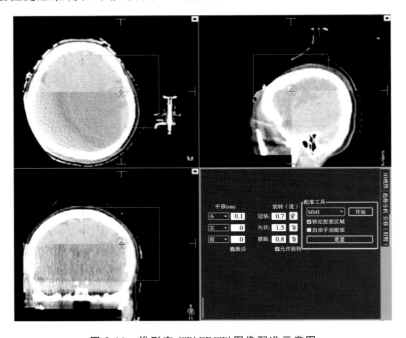

图 3-11　锥形束 CT(CBCT)图像配准示意图

（二）治疗计划系统

　　放射治疗计划设计是一个设计和确定放射治疗方案的全过程,包括设计和确定光子束的入射方向、权重分配及光子束形状等,直接关系到剂量分布的优劣,在放射治疗中是非常重要的一环。放射神经外科治疗是针对神经中枢及相关特定区域病变部位放射外科治疗的统称,其最大的特点就是在病变区域单次给予高剂量照射,同时保护好周围正常组织,以达到类似手术切除的效果,因此,计划设计在放射神经外科治疗中尤为重要。

　　随着影像设备和计算机技术的发展,现代的放射治疗计划设计均是在治疗计划系统中完成的,主要过程包括模拟定位、靶区勾画、照射野布置和剂量优化、计划评估。

1. 模拟定位　患者的模拟定位是确定患者的治疗体位、体位固定技术,以及获得患者治疗部位解剖数据的过程。选择合适的治疗体位和体位固定技术,是保证治疗过程中照射野位置和剂量输送准确性的关键环节,这在单次大剂量照射的立体定向放射神经外科治疗中尤为重要。患者治疗部位的解剖数据则是治疗计划设计及治疗实施的基础。首先,医生需要通过这些数据了解患者病变部位的临床信息;其次,这些治疗部位的解剖数据能提供靶区和周围正常组织间的相互关系,为确定治疗方案提供指导,计划设计也将基于这些信息。

治疗体位的确定不仅要考虑计划设计时的照射野布置要求,还需考虑患者的一般健康状况和每次治疗摆位时体位的可重复性。有多种因素可能影响体位重复性,如皮下脂肪层的厚度、肌肉的紧张程度等,因此,在符合照射野布置要求的前提下,应选择让患者感到舒适的体位。进行立体定向放射神经外科治疗,病变位于患者头部时,一般可直接采用仰卧位;病变位于体部时,可根据病变所在位置选择仰卧位或俯卧位。

体位固定技术对于保证治疗精准度起到了很重要的作用。最初的立体定向放射神经外科治疗采用有创的固定技术,通过特定的固定杆和螺丝将框架与患者颅骨连接为一体,这种固定方法目前仍在伽玛刀治疗中使用。现代的无创固定技术多是使用高分子低温水解热塑膜覆盖于治疗部位来固定患者,或是使用真空袋成型技术固定的。头颈部病变的体位固定通常采用热塑膜方式,立体定向放射神经外科治疗专用的头部面膜通常为全包裹式,且带有体位辅助装置(如口咬牙托等)。

患者治疗部位的解剖数据主要来源于模拟定位设备,一套完整的模拟定位设备至少由三个部分组成:①一台大视野(FOV≥70 cm)的影像设备,同时为了与治疗设备保持一致,该影像设备应配备与治疗床一致的平板床;②一套可调节位置的激光系统;③一套具有图像三维重建和显示功能的软件。现有的影像设备如 CT 和 MRI 都有专门的模拟定位机系统,PET-CT 设备上增加用于模拟定位的激光系统和平板床后也可用于模拟定位。CT 图像具有很好的空间分辨率,且能提供衰减系数,在剂量计算中能进行组织非均匀性校正,但其软组织对比度较差。而 MRI 图像虽然具有很好的软组织对比度,但它无法提供衰减系数,且空间均匀性会受到图像半径的影响。因此现代的治疗计划系统多使用 CT 图像来进行治疗计划设计和剂量计算,MRI 和 PET 的图像多用于与 CT 图像融合,以便更准确地识别病变,方便靶区勾画。对于颅内病变的立体定向放射神经外科治疗计划,忽略颅骨引起的剂量误差较小,因此目前仍有部分头部伽玛刀计划系统不考虑组织不均匀性的影响,直接使用 MRI 图像作为计划图像,结合测量获得的头部外轮廓来进行头部伽玛刀的计划设计。

2. 靶区勾画　最初的立体定向放射神经外科治疗中并没有对靶区体积进行严格定义,对于一些良性或功能性疾病(如三叉神经痛),因为没有生物学上的改变,无法确定靶区体积,治疗的描述中也没有靶区体积勾画方面的内容。对于这种情况,若将过去的治疗经验转移到现代新型放射治疗设备上来,由缺少靶区定义而造成的局限性就显现出来。

国际辐射单位和测量委员会(ICRU)第 91 号报告对立体定向放射神经外科治疗中的各类靶区和危及器官均进行了定义,并建议对各类靶区均进行勾画,以便对剂量进行记录和报告。为了方便比较和重现临床结果,靶区和危及器官的定义应尽可能清晰且可重复,这些定义包括肿瘤区(GTV)、临床靶区(CTV)、内靶区(ITV)、计划靶区(PTV)、危及器官(OAR)、计划危及器官(PRV)、治疗靶区(TTV)等。

GTV 是肉眼可见的大体肿瘤范围,CTV 包括 GTV 和可疑的肿瘤浸润病灶,它们是基于解剖学或生理学的定义。ITV 和 PTV 则是在满足剂量体积限制要求的前提下以临床可接受的剂量而提出的定义,由 CTV 外扩边界来得到。对于立体定向放射神经外科治疗而言,GTV 和 PTV 的勾画是必需的,正确的数据收集和报告需要有一致和完整的 GTV 定义。在报告 GTV 时,应明确记录几项内容:①成像方式和图像获取的时间;②靶区的位置和范围;③勾画 GTV 时用到的方法,如是否用到 MRI 和 PET 图像。

OAR 是针对正常组织的定义,正常组织的受照剂量大小与并发症的发生概率相关。OAR 的位置和剂量限制将对治疗计划产生影响,它的勾画情况取决于 PTV 的位置、治疗技术和处方剂量。PRV 定义为 OAR 加上一个边界,用以考虑治疗期间 OAR 的不确定性和变化。RVR 定义为患者成像范围内除去

CTV 以及 OAR 后外轮廓所包含的其他范围,有助于判断某些后遗症的发生风险,对于年轻患者而言尤为重要,不过在立体定向放射神经外科治疗中,由于靶区体积小,剂量梯度大,非靶区组织的受照剂量很小,该概念的临床意义可能较小。

3. 照射野布置和剂量优化 在治疗计划系统中布置照射野,并通过优化照射野形状和权重来获得让临床满意的剂量分布,这一过程是计划设计中极其重要的一环。

在立体定向放射神经外科治疗中,最常用的照射野布置方式是使用圆形准直器小野进行空间集束照射,如伽玛刀、射波刀等。当病灶体积很小时,其形状通常接近球形,此时圆形准直器小野的空间集束照射可以充分发挥作用,体现靶区内剂量高度集中,靶区外正常组织积分剂量少的特点。当靶区体积偏大时,需使用多个圆形准直器小野形成的球状剂量分布对靶区体积进行填充,即多个等中心合并多个准直器的治疗模式。无论何种情况,若想要获得最优的剂量分布,均需对等中心和照射野布置进行优化,如优化等中心的放置位置、准直器的大小、照射野入射方向和权重等。现代新型的伽玛刀治疗准直器分为八个扇区,每个扇区可独立选择准直器的尺寸,并可以单独设置准直器的开关状态,通过对各个扇区的光子束强度进行调制,可在不显著延长治疗时间也不改变剂量梯度的前提下获得更适形的剂量分布。对于使用圆锥形准直器的直线加速器,可通过调整非共面弧的入射方向和权重以及准直器的大小来获得类似球形或椭球形的剂量分布。射波刀治疗系统拥有更广阔的照射野入射空间,它的治疗计划系统配有专门的优化照射野入射方向和照射时间的模块。

现代专为立体定向放射神经外科设计的直线加速器上配置了叶片厚度为 2.5 mm 的微型多叶准直器,使得现代的直线加速器治疗计划不仅可以优化照射野权重,还可以优化照射野的形状,相比于固定形状的圆形准直器,在提高治疗效率的同时还可获得更适形的剂量分布,甚至获得更优的梯度。

4. 计划评估 放射治疗中通常使用等剂量曲线(isodose curves)和剂量体积直方图(DVH)来对人体组织受照剂量进行评估。

剂量相同的点连接成线,形成等剂量曲线,而不同剂量的等剂量曲线组成剂量分布。等剂量曲线可以有多种显示方式,如可以使用最大剂量或处方剂量的百分数来显示,或使用绝对剂量显示。等剂量曲线在横断面、矢状面和冠状面上均可显示,利用等剂量曲线,人们可方便直观地对剂量覆盖靶区的情况进行初步评估,同时获取剂量热点或冷点的位置信息。有的治疗计划系统还可显示剂量分布的三维图像,用以快速评价剂量覆盖的情况。

剂量体积直方图(DVH)是定量评估计划质量的重要工具,也是剂量报告中的重要组成部分。图3-12显示了一位接受 X 刀治疗患者的积分 DVH 曲线,每个勾画出的结构都对应一条积分 DVH 曲线,该曲线上的点对应每个剂量水平所覆盖的该结构的体积分数。DVH 中对应的剂量和体积都可以用绝对值或相对值来表示,使用不同的表示方式可获得不同显示的 DVH 图,可按照自己的需要来选择不同的DVH 显示。此外,同一位患者若设计了多个治疗方案,这些方案的 DVH 可以显示在同一张图中,以便多个方案间进行比较。

从 DVH 中可读取与计划质量相关的剂量参数数值,并通过这些数值计算适形指数、梯度指数等计划评价参数,也可从图中看出所勾画的靶区或正常器官上是否存在剂量热点和冷点,但 DVH 无法提供该剂量热点或冷点在感兴趣结构中的位置信息,这只能通过对计划的等剂量曲线分布图的逐层评估而获取。

(三)治疗实施系统

因为立体定向放射神经外科治疗具有靶区小、靶区内剂量大、靶区外剂量快速跌落、对治疗精度要求很高的特点,其治疗实施系统需至少满足以下三点要求。

1. 机械精度高 伽玛刀是最早的专用于立体定向放射神经外科的治疗实施系统,其机械焦点精度可达 0.3 mm,新型伽玛刀 Perfexion 的精度可达 0.15 mm。专为立体定向放射治疗设计的直线加速器治疗系统的机械精度较伽玛刀略差,但也要求精度不超过 1 mm。

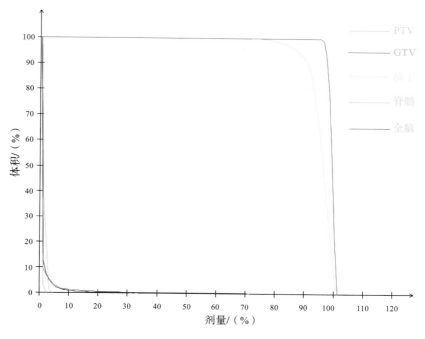

图 3-12　积分 DVH 示意图

2. 射束半影小　与其他准直器类型相比,圆锥形准直器半影最小,新型伽玛刀 Perfexion 的最大半影小于 2 mm;直线加速器在二级准直器后增加圆锥形准直器作为三级准直系统,可使半影从 6～8 mm 下降至 3 mm 以下。

现代专为立体定向放射治疗设计的直线加速器配置的微型多叶准直器,不仅叶片窄(中间 8 cm 的叶片宽度为 2.5 mm),而且半影小,平均半影宽度约为 3 mm。

3. 高精度的摆位系统　立体定向放射神经外科治疗中对患者的摆位也是非常重要的环节,其准确性将直接影响最终治疗的准确性。在之前的“立体定向系统”部分已经提到,最初的立体定向系统是通过基于绝对坐标系的摆位框架来进行摆位的,摆位精度可达到亚毫米级别。现代的立体定向放射神经外科治疗实施系统都配备了图像引导装置,可直接获得患者治疗部位的解剖结构与治疗设备的空间坐标关系,配合使用六维治疗床,可达到与框架系统类似甚至更优的摆位精度。

参 考 文 献

[1]　Cashmore J. The characterization of unflattened photon beams from a 6 MV linear accelerator[J]. Phys Med Biol,2008,53(7):1933-1946.

[2]　Gall K P,Verhey L J,Wagner M. Computer-assisted positioning of radiotherapy patients using implanted radiopaque fiducials[J]. Med Phys,1993,20(4):1153-1159.

[3]　Masi L,Zani M,Doro R,et al. CyberKnife MLC-based treatment planning for abdominal and pelvic SBRT:analysis of multiple dosimetric parameters,overall scoring index and clinical scoring[J]. Physica Medica,2018,56:25-33.

[4]　Ma L,Mason E,Sneed P K,et al. Clinical realization of sector beam intensity modulation for gamma knife radiosurgery:a pilot treatment planning study[J]. Int J Radiat Oncol Biol Phys,2015,91(3):661-668.

[5]　Vassiliev O N,Titt U,Kry S F,et al. Monte Carlo study of photon fields from a flattening filter-free clinical accelerator[J]. Med Phys,2006,33(4):820-827.

[6]　Xu Q,Fan J,Grimm J,et al. The dosimetric impact of the prescription isodose line (IDL) on the quality of robotic stereotactic radiosurgery (SRS) plans[J]. Med Phys,2017,44(12):6159-6165.

［7］ Xu Y,Ma P,Xu Y,et al. Selection of prescription isodose line for brain metastases treated with volumetric modulated arc radiotherapy[J]. J Appl Clin Med Phys,2019,20(12):63-69.

［8］ Zhao B,Jin J Y,Wen N,et al. Prescription to 50-75％ isodose line may be optimum for linear accelerator based radiosurgery of cranial lesions[J]. J Radiosurg SBRT,2014,3(2):139-147.

（徐英杰）

第四章 立体定向放射神经外科的临床病理学研究

立体定向放射外科(SRS)在颅外通过射线发射装置精准地将射线聚焦在颅内靶区中,杀伤、摧毁病变或正常的组织。这种治疗方法在现代计算机及影像技术的支持下,已经广泛应用在颅内病变的治疗中,SRS技术降低了手术高风险区域病变治疗的医源性损伤,也对延迟、阻止术后残余肿瘤的复发起到积极的作用。我们对SRS治疗后的病理学改变知之甚少,一则使用这种技术控制肿瘤无须开颅,根本得不到病理标本;再者SRS治疗后绝大多数(≥90%)病例只需通过神经影像学检查来评估疗效。实际上,了解SRS治疗后的病理学改变对临床工作有非凡的指导意义:有助于理解各种肿瘤本身的性质,提高临床医生的认识水平,对临床症状和影像学的改变做出正确的解释,制订个体化的治疗策略。本章我们结合自己近三十年的经验,并综述各家之长,对SRS治疗后不同时期的病理学改变及临床意义做一论述。

第一节 放射外科的病理学背景及综述

20世纪60年代,SRS的先驱们用大于200 Gy剂量行"伽玛刀丘脑切开术",以治疗顽固性疼痛。数月后的尸检发现,定向的靶区形成了边缘清晰的放射灶,放射灶中心呈凝固性坏死,几乎没有细胞成分,放射灶周边围绕很窄区域(0.3 mm)的星形细胞胶质增生带,靶区外的脑实质表现正常。同时也观察到放射区域的血管变化,包括管壁增厚、纤维变性、血栓形成使管腔狭窄等。并证明人脑组织要形成一个稳定的放射外科病灶,剂量至少要达到140 Gy。这些研究为放射外科广泛的临床应用提供了依据。

在大型动物实验中,剂量超过100 Gy可使靶区内组织明显坏死,而远离靶区的组织似乎没有受到损伤;过大的剂量会引起动物大脑半球的明显肿胀,甚至中线移位等。一般认为,照射后2~8周为"坏死期",接下来数月至数年为"吸收期"。在吸收期,显微镜下可见细胞碎片的吸收、巨噬细胞反应以及病变周围组织开始形成胶质瘢痕,并随时间推移胶质瘢痕逐渐明显、稳定;照射区域内同时伴有相应血管损伤的改变。

笔者于20世纪曾对一组(12只)狗的脑额叶行伽玛刀照射,得到与以上描述类似的结果。在坏死期和吸收期,笔者观察到照射靶区为边界清晰的类圆形坏死灶,边缘可伴有陈旧性出血,灶周脑皮质萎缩,同侧嗅球肿胀等,显微镜下靶区中心细胞形态消失,边缘有毛细血管和胶质细胞增生、细胞水肿等。均采用4 mm准直孔,照射剂量为70 Gy组的病理学改变甚微,160~180 Gy组改变明显,如图4-1所示。200 Gy以上组靶区外组织损伤更明显(白质严重水肿,神经纤维疏松、断裂,胶质细胞核严重固缩,细胞密度降低,呈现组织溶解前状态),甚至波及对侧脑组织。笔者还对体外培养的大鼠海马神经细胞进行伽玛刀照射,发现大鼠海马神经细胞在照射早期就能表现出明显的剂量-效应关系,较低的剂量就可引起神经细胞损伤,见图4-2。

放射后的组织病理学改变按时间分为:①即刻反应(几毫秒至数小时,一般短于24 h)。②早期反应(数日至数周)。③迟发反应(数月至数年)。临床上即刻反应的病理几乎得不到,早期反应和迟发反应可对应上述的坏死期和吸收期。从形态学上分为急性型、亚急性型和慢性型反应。病理学家指出,急性型和亚急性型改变可以发生在早期或迟发期;而慢性型反应只发生在迟发期,总结于表4-1。

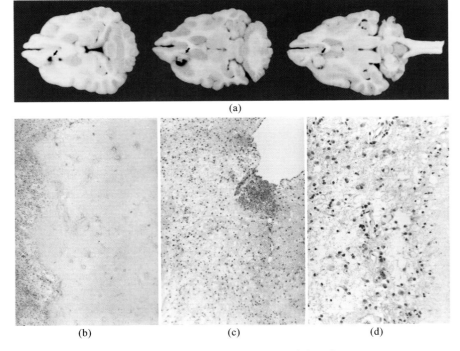

图 4-1　狗脑额叶在伽玛刀照射后的病理表现

伽玛刀 4 mm 准直孔头盔,中心 180 Gy,照射狗脑额叶,12 周后的病理标本:(a)额叶局部形成直径 6～6.2 cm 的圆盘坏死灶(黑箭头所示)。镜下病理:(b)HE 染色(×200),坏死灶边缘有星形细胞及毛细血管增生,坏死区还有散在萎缩细胞;(c)HE 染色(×100),靠近侧脑室额角有点状出血;(d)HE 染色(×100),对侧脑组织细胞有散在核固缩

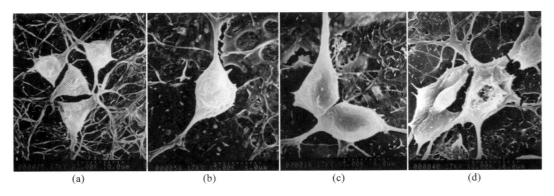

图 4-2　培养的海马神经细胞在照射后的电镜下表现

图(a)(b)(c)(d)依次为正常海马神经细胞电镜下表现,以及接受 10 Gy、30 Gy 和 50 Gy 照射后的海马神经细胞电镜下表现,细胞破裂程度依次加重

表 4-1　伽玛刀损伤灶的组织病理学特征

类型	实质变化	基质改变	血管病变	进展过程
急性型	边界清晰的凝固性坏死	无细胞或散在凋亡细胞,多核的白细胞围绕坏死区	小血管扩张;血管壁的内皮被破坏,内弹力层皱褶,纤维素样变;空泡变性	早期或迟发期
亚急性型	边界清楚的凝固性坏死	围绕坏死区有巨噬细胞反应;肉芽肿组织;反应性胶质细胞增生	血管的增生性病变,使管腔狭窄	早期或迟发期
慢性型	由瘢痕组织取代	灶性淋巴细胞浸润;玻璃样变性的瘢痕组织,钙化	内皮下细胞增殖;血管腔近全或完全闭塞;管壁玻璃样变性	迟发期

第二节　伽玛刀治疗后肿瘤的病理学改变

一、一般资料

我们对 1996 年 4 月至 2013 年 1 月有伽玛刀治疗史,并最终因各种原因在我院神经外科行开颅手术的 61 例颅内良性肿瘤患者进行了较系统的病理学分析。全组脑膜瘤 24 例(颅底脑膜瘤 19 例,凸面脑膜瘤 2 例,脑室内脑膜瘤 3 例),神经鞘瘤 18 例(听神经瘤 14 例,三叉神经鞘瘤 3 例和后组颅神经鞘瘤 1 例),垂体腺瘤 14 例(无功能型 12 例,PRL 型和混合型各 1 例),血管母细胞瘤 3 例,以及颅咽管瘤 2 例。全组男性 27 例,女性 34 例;年龄 18～78 岁,平均 49.1 岁。伽玛刀治疗至最终手术的间隔时间为 2～168 个月,平均为 41.9 个月,中位间隔时间为 24 个月;其中不少于 10 年的有 7 例。本组 21 例(34.4%)在行伽玛刀治疗前有开颅手术史;29 例患者在我院接受伽玛刀治疗、有完整治疗计划,不足同期我院伽玛刀治疗颅内良性肿瘤病例的 1%。临床详细资料见表 4-2 和表 4-3。

表 4-2　临床详细资料

肿瘤类型	病例数	性别		年龄 /岁		伽玛刀治疗至手术间隔时间/月				伽玛刀治疗前有开颅手术史/例
		男	女	范围	中位	范围	平均	中位	≥10 年/例	
脑膜瘤	24	9	15	19～73	52	2～168	53	25	4	10
神经鞘瘤	18	9	9	27～66	42	3～120	36	30	1	4
垂体腺瘤	14	6	8	18～78	55.5	4～120	32	16	2	4
血管母细胞瘤	3	2	1	31～52	43	15～90	41	17		2
颅咽管瘤	2	1	1	49,64	56.5	17,46	31.5	31.5	—	1
总计	61	27	34						7	21

表 4-3　我院伽玛刀治疗的详细资料

我院病例	病例数 n	周边剂量/Gy		等剂量曲线/(%)		肿瘤体积/cm³	
		范围	中位	范围	平均	范围	中位
脑膜瘤	10	9～15	13	40～46	47	1.9～26.0	9.9
神经鞘瘤	9	10～14	13	40～50	45	6.5～16.0	9.1
垂体腺瘤	9	8～18	14	40～50	45	1.6～10.1	3.5
颅咽管瘤	1		12.5		45		4.4

二、病理学方法

我们对 61 例患者的外科手术标本进行常规处理:10% 的中性甲醛固定,石蜡包埋;HE 染色,5 μm 石蜡切片。行免疫组化染色,观察 Vim、EMA、S-100、GFAP、Syn、CgA、CD34、CK8/18、CK5/6、CEA 等表达情况,以进一步明确诊断,鉴别神经上皮肿瘤、血管外膜细胞瘤、转移瘤等。病理学观察力求从放射靶区的中心到边缘,注意肿瘤实质、间质、继发性改变等,并结合影像学资料加以分析,其中 9 例有电镜观察资料。本组收集了 9 例行伽玛刀治疗前、后的病理标本,并进行 WHO 分类及核分裂象计数比对,以评价伽玛刀治疗后肿瘤细胞的增殖活性,其中包括脑膜瘤 4 例,神经鞘瘤 2 例,垂体腺瘤 2 例和颅咽管瘤 1 例。

三、组织病理学改变结果

本组得到的标本中,伽玛刀治疗至开颅手术的间隔时间最短的为 2 个月,最长的为 168 个月,中位间隔时间为 24 个月；详细情况见表 4-4。

表 4-4 各种肿瘤的伽玛刀治疗至开颅手术的间隔时间

项 目	伽玛刀治疗至开颅手术间隔时间/月						
	≤6	7~12	13~24	25~48	49~60	61~120	>120
脑膜瘤标本数	4	4	4	2	1	6	3
神经鞘瘤标本数	2	1	4	9	—	2	—
垂体腺瘤标本数	3	2	5	2	—	2	—
颅咽管瘤标本数	—	—	1	1	—	—	—
血管母细胞瘤标本数	—	—	2	—	—	1	—

　　肿瘤实质的改变：全部标本均观察到放射性反应。无论何种肿瘤，在行伽玛刀治疗数月后，显微镜下肿瘤实质的主要病理变化为凝固性坏死，多数病例中观察到靶区中心的肿瘤组织大片坏死，呈较均匀的无结构区域，有一些细胞碎片，并可见散在的凋亡细胞。坏死区域的边界较清楚（图 4-3）。随着时间延长，行伽玛刀治疗数年后的标本中，放射性凝固性坏死灶更加清晰，肿瘤和基质发生胶原变性、玻璃样变性，大片乏细胞区域逐渐被瘢痕组织取代（图 4-4）。靶区周边仍可见一些失去正常形态或正常形态的肿瘤细胞。在肿瘤复发的病例中，又可见到瘤细胞增多的现象，并与放射性坏死共存（图 4-5）。间质的炎症反应表现在 SRS 治疗后的不同时期，一些散在的、灶性的吞噬细胞和淋巴细胞浸润围绕在凝固性坏死灶的周围。

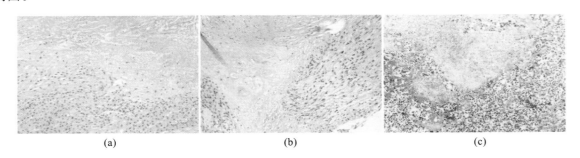

(a)　　　　　　　　　　(b)　　　　　　　　　　(c)

图 4-3 行伽玛刀治疗数月后，靶区中肿瘤实质的损伤情况
（a）脑膜瘤治疗后 3 个月；（b）神经鞘瘤治疗后 3 个月和（c）垂体腺瘤治疗后 4 个月均有较清楚的坏死边界

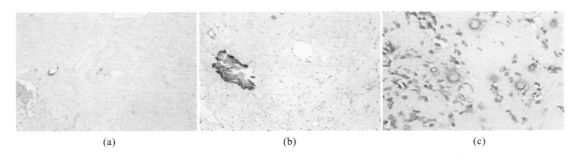

(a)　　　　　　　　　　(b)　　　　　　　　　　(c)

图 4-4 行伽玛刀治疗后数年，大片乏细胞区域逐渐被瘢痕组织取代
（a）脑膜瘤治疗后 14 年；（b）神经鞘瘤治疗后 4 年和（c）垂体腺瘤治疗后 8.5 年肿瘤及基质发生胶原变性、玻璃样变性等

　　肿瘤间质中血管的改变：行伽玛刀治疗后 2、3 个月的标本中就可观察到间质中血管的改变，主要表现为血管内皮被破坏，管壁纤维素样坏死。这些纤维素样坏死物质不断增多，血管发生玻璃样变性，伴血栓形成，使管腔狭窄，直至完全闭塞（图 4-6）。个别病例中可观察到海绵状血管瘤样的血管改变。本组垂体腺瘤病例中，几乎没有观察到放射线对血管壁的损伤，在肿瘤组织坏死的背景中，薄壁扩张的小血管形态基本正常，甚至接受伽玛刀治疗后数年至十年的标本中，血管壁仍旧没有太多的变化（图 4-7）。仅 1 例患者在伽玛刀治疗后 18 个月，于电镜下观察到血管基膜增厚。

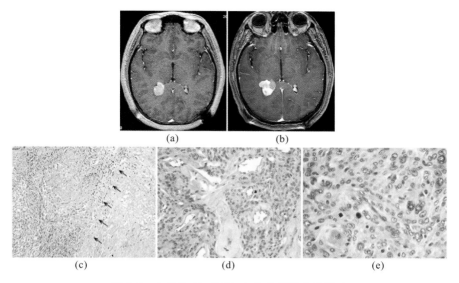

图 4-5　女性患者,62 岁,患有右侧脑室脑膜瘤

(a)接受伽玛刀治疗,14 Gy(45%),11 年后肿瘤靶区边缘复发;(b)接受开颅手术,切除肿瘤。镜下病理:
(c)HE 染色(×100),以黑箭头为界,可见放射性胶原纤维变性(右)和复发的肿瘤细胞(左);(d)HE 染色
(×200),可见血管壁玻璃样变性,管腔闭塞;(e)HE 染色(×400),局灶非典型脑膜瘤表现,可见肿瘤细胞
核分裂象

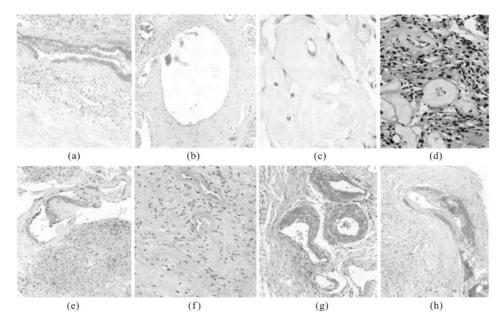

图 4-6　行伽玛刀治疗后,肿瘤间质中血管的改变

(a)(b)(c)(d)分别为脑膜瘤治疗后 3 个月、8 个月、5 年和 9 年的病理标本;(e)(f)(g)(h)分别为神经鞘瘤治疗后
11 个月、2 年、3 年和 4 年的病理标本,显示血管增生性改变,从血管内皮损伤,管壁纤维化、玻璃样变性,至管腔狭
窄、完全闭塞

　　肿瘤的继发性改变,如肿瘤的微出血,间质的微囊变、黏液样变性、泡沫细胞反应、钙化等,这些肿瘤
的固有特征,在肿瘤细胞相对存活较好的区域中仍然可见,据肿瘤类别不同而异。本组 10 例神经鞘瘤标
本在显微镜下有明显的微出血及含铁血黄素沉积;垂体腺瘤标本的出血更多,可在影像上观察到。镜下
的微囊性变可以在各种肿瘤中观察到。

　　本组在行伽玛刀治疗前有开颅手术史的病例有 21 例,最终病理的 WHO 分级均为 Ⅰ 级。我们得到
其中 9 例行伽玛刀治疗前、后的手术病理标本,第一次手术至行伽玛刀治疗的间隔时间为 3.5~120 个

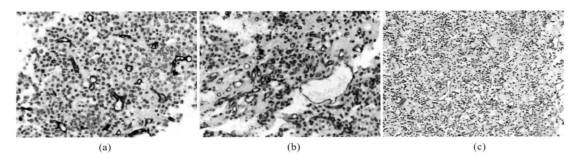

(a)   (b)   (c)

图 4-7   行伽玛刀治疗后垂体腺瘤病例的血管变化

(a)治疗后 6 个月 CD34 染色(×20);(b)治疗后 22 个月 CD34 染色(×20);(c)治疗后 38 个月 CD34 染色(×20);均显示薄壁、扩张的小血管,管壁无明显增生

月,中位间隔时间为 9 个月;行伽玛刀治疗至再手术的间隔时间为 8～144 个月,中位间隔时间为 46 个月;对行伽玛刀治疗前、后的细胞核分裂象计数进行比对,均未发现伽玛刀治疗后有细胞分裂增多的趋势。

恶性肿瘤:我们曾收集 12 例伽玛刀治疗后再手术的脊索瘤的病理标本。其中男性 9 例,女性 3 例;中位年龄 44 岁(24～69 岁);行伽玛刀治疗至再手术的中位间隔时间为 48 个月(17～120 个月)。和其他肿瘤类似,行伽玛刀治疗后,主要病理表现为肿瘤实质和基质放射性坏死,血管壁有增生性改变,从而诱发瘢痕组织取代、肿瘤细胞失去血液供应而进一步退变等一系列的反应。本组脊索瘤的首次手术病理均表现为典型性脊索瘤,即肿瘤细胞呈大囊泡样,核较小,核分裂象不多见的低度恶性肿瘤。在行伽玛刀治疗后得到的手术标本均为肿瘤复发标本,而且多为靶区外复发,所以特征性的大面积凝固性坏死灶较少见(图 4-8),常可见肿瘤本身应有的病理学改变,如基质黏液样变性、出血、含铁血黄素沉积,坏死灶周围有组织细胞及淋巴细胞浸润等。脊索瘤的血运不丰富,放射治疗引发血管壁的增殖反应也少见。肿瘤和骨组织混杂,证实脊索瘤为侵袭性生长无包膜的肿瘤,手术很难完全切除,放射治疗时也要充分考虑这个特征。我们认真分析了 5 例行伽玛刀治疗前、后的病理标本和所有行伽玛刀治疗后再手术的病理标本,没有发现放射治疗后细胞增殖性增高。

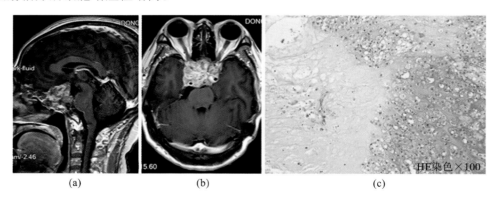

(a)   (b)   (c)

图 4-8   脊索瘤病例行伽玛刀治疗,5 年后复发,再手术切除

(a)和(b)为 MRI 图像的矢、轴状位;(c)病理标本显示部分肿瘤坏死(左侧),伴肉芽组织反应;部分肿瘤复发(右侧)

除脊索瘤外,伽玛刀较常治疗的颅内恶性肿瘤包括转移瘤、血管外皮细胞瘤,以及胶质瘤等。一次性高剂量照射后,肿瘤组织的病理学改变仍然呈急性型、亚急性型或慢性型,如表 4-1 所示。只是恶性肿瘤有其本身的特征:细胞分化活跃,呈侵袭性生长。伽玛刀治疗后再手术多是由于肿瘤复发,镜下病理除可见到放射性反应外,还易见到原有肿瘤再生长的现象。

第三节 伽玛刀治疗脑血管畸形的病理学改变

一、脑动静脉畸形

伽玛刀治疗脑动静脉畸形(脑 AVM)的病理学机制是射线损伤畸形血管巢的内皮细胞,使其不断增生,管壁增厚,瘢痕组织逐渐取代并发生玻璃样变性,继而血管内皮下和结缔组织间质中梭形细胞增殖(肌成纤维细胞增生)、收缩,最终使畸形血管巢减小、管腔完全闭合,达到治愈目的,见图 4-9。治疗后早期的主要病理表现为畸形血管内皮下的肉芽组织形成和梭形细胞增殖,晚期靶区内胶原生成和玻璃样变性更为明显;瘢痕组织取代及收缩,最终形成相对稳态。一般 AVM 完全闭塞需要 1~2 年,甚至更长的时间。病理上形成最终的"稳态"会伴随患者终生。但是,临床上经血管造影证实,完全闭塞的 AVM 的出血概率并不是"零",与放射治疗相关的远期副作用,如放射性肉芽肿形成,新生血管出血等,也不断有散在病例报道。1 例左颞叶 AVM 患者行伽玛刀治疗后 14 年,病灶出血、囊性变,致使临床症状加重,我们对该患者行开颅手术切除病灶。镜下病理可见病灶中心机化的胶原纤维中出现新生的毛细血管,应该是损伤后的再修复表现,类似于海绵状血管瘤,这些异常的小血窦互相沟通、扩张,并发生出血(图 4-10)。

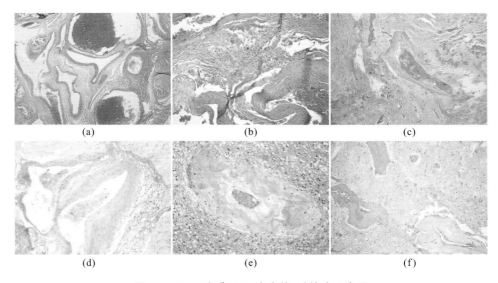

(a)　　　　　　　　(b)　　　　　　　　(c)

(d)　　　　　　　　(e)　　　　　　　　(f)

图 4-9　AVM 行伽玛刀治疗前、后的病理表现

(a)未经治疗的 AVM(HE 染色(×40))。伽玛刀治疗数月后:(b)畸形血管的内皮增生(HE 染色(×100));(c)血管壁玻璃样变性,管腔内血栓形成(HE 染色(×40));(d)内皮下肌成纤维细胞增生(HE 染色(×100))。伽玛刀治疗数年后:(e)血管壁显著玻璃样变性-管腔狭窄(HE 染色(×200));(f)血管壁显著玻璃样变性,管腔明显狭窄、闭塞

二、脑内海绵状血管瘤

我们曾经对 6 例行放射外科治疗后的海绵状血管瘤病理标本进行研究,标本分别取自放射外科治疗后 1.5 个月、6 个月、10 个月、12 个月、48 个月、60 个月(5 例行伽玛刀治疗、1 例行 X 刀治疗)。我们发现病灶的主要病理学改变为凝固性坏死,多发生在放射外科治疗 6 个月后,伴有炎性改变。1 年后坏死灶趋于稳定。其血栓机化过程如下:纤维结缔组织逐步长入附壁凝血块,增生、机化,与血管壁融合,管腔逐渐闭锁,类似于 AVM 的病理学改变。数年后,在大部分机化的组织背景中可见少量新生的血窦样小血管,见图 4-11,但这些血窦样小血管是否具备血液流通功能,还需要更多标本和更长时间的观察。

理论上讲,海绵状血管瘤由许多窦状扩张的血管腔组成,管壁由菲薄的胶原纤维和内皮细胞构成,无肌肉及弹力组织,扩张的血窦之间无脑实质。如果认为伽玛刀治疗后的反应类似于动静脉畸形(AVM),则这些畸形毛细血管管腔薄壁增生至完全闭塞,应该比 AVM 需要更长时间。

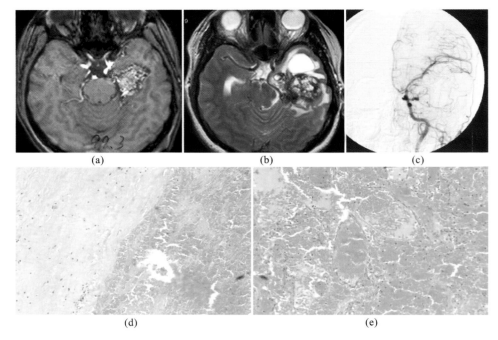

图 4-10　36 岁女性,左侧颞叶 AVM

(a)伽玛刀治疗定位的 MRI 影像;(b)伽玛刀治疗后 14 年,患者临床症状加重,MRI 显示病灶局部包裹性出血,伴囊性变;(c)DSA 未见畸形团,大脑中动脉瘤移位;行手术减压,取出包裹性出血灶。镜下病理:(d)胶原纤维性变性和新生毛细血管相交;(e)病灶中心为明显新生的毛细血管,相互沟通、扩张,引发局部出血,类似于海绵状血管瘤的病理学改变

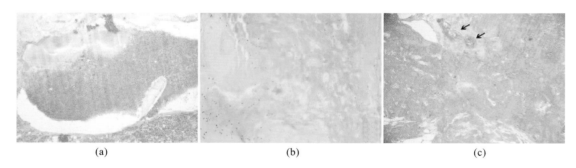

图 4-11　海绵状血管瘤行伽玛刀治疗后的病理表现

(a)治疗后 6 个月,镜下可见凝固性坏死灶,血栓逐渐机化;(b)治疗后 1 年,大血管腔内的血栓坏死、机化;(c)5 年后形成广泛坏死灶,并可见新生血窦样小血管(黑箭头所示)

第四节　病理学变化的临床意义

一、肿瘤病理性质与临床症状和影像学的关系

立体定向放射外科(SRS)治疗导致的病理学改变是一个连续的过程。治疗数月后的放射靶区中,肿瘤组织呈伴有凋亡参与的凝固性坏死;围绕坏死灶的为反应性胶质细胞增生,间质组织水肿和炎症反应,与伽玛刀治疗数月后一些病例临床症状一过性加重相吻合。晚期靶区中凝固性坏死灶由固缩的瘢痕组织取代,与影像学上观察到的肿瘤体积皱缩一致。良性肿瘤皱缩的程度与肿瘤本身固有特性相关,如肿瘤间质有较多水肿液、微囊性变,或黏液样基质,这样的肿瘤质地较软,SRS 治疗后肿瘤体积的皱缩也明显。恶性肿瘤细胞对放射线敏感,如转移瘤 SRS 治疗后数月在影像上完全消失,但由于恶性肿瘤细胞分裂活跃且大多经血液传播,肿瘤的复发或新生是难免的。脊索瘤对 SRS 治疗也较为敏感,但其生长部位

及侵袭性限制了处方剂量,使其有较高复发率。

恶性胶质瘤侵袭性生长的特性不适宜首选放射外科治疗,即使一些肿瘤在影像学上似乎边界清楚,实际也是呈浸润性生长的。我们有 1 例这样的病例,在患者和家属强烈请求下给予伽玛刀治疗,6 个月后由于出现新病灶而行手术,病理结果为间变性少突胶质细胞瘤,可见 SRS 治疗中心大片放射性坏死灶,而病灶边缘肿瘤细胞生长强劲(图 4-12)。

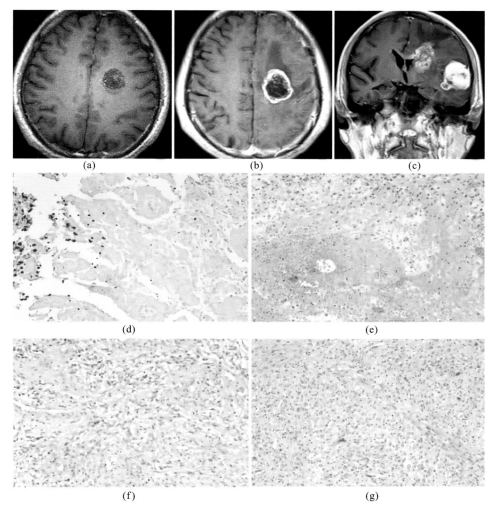

图 4-12　患者,男,57 岁;临床表现为头痛,其 MRI 诊断左侧脑室旁占位性病变
(a)接受伽玛刀治疗,12 Gy(42%);(b)和(c)6 个月后的 MRI 影像,因左颞出现新病灶而接受开颅手术,病理诊断:间变性少突胶质细胞瘤。镜下病理:(d)和(e)为伽玛刀治疗的左侧脑室旁病灶,肿瘤近中心大片坏死(d),边缘部分肿瘤生长强劲(e);左颞未经伽玛刀治疗的病灶(f)和(g),肿瘤自身部分坏死(f)及生长活跃区(g)

肿瘤自身特点往往是影响伽玛刀预后的重要因素。质地硬韧的脑膜瘤一旦形成明显占位效应,不适宜首选伽玛刀治疗,伽玛刀治疗不能立竿见影地解决临床症状;而对体积较大的转移瘤,在药物的支持治疗下,SRS 治疗会有很好的短期局部效果。

射线可使供瘤血管不断闭塞,使靶区周边的变性肿瘤细胞得不到血液供应,进而慢慢死亡,可谓理想的临床目的。肿瘤组织减灭的过程会持续十余年,甚至更长时间。当下对良性肿瘤边缘 12～16 Gy 的处方剂量,并不能一次杀死所有肿瘤细胞。靶区周围的低剂量,甚至靶区内射线的不均匀性都可能让少数肿瘤细胞有"喘息之机"。在我们的观察组中,有 4 例肿瘤体积明显皱缩的病例,在靶区边缘处发现一些存活的肿瘤细胞,这些失去正常形态的肿瘤细胞一旦得到适当的血液供应,它们就会生长、复发。所以临床的长期随诊是必要的。

靶区周围的炎症反应,吞噬细胞和淋巴细胞的增多,意味着损伤组织的修复,其程度取决于组织受照的时限,或有赖于肿瘤本身含血管的多少。射线对血管的损伤主要是引起血管增生性改变,类似于长期高血压动脉硬化患者的脑血管改变,能使 AVM 的异常血管闭塞,也能不断地阻断肿瘤细胞的供血。

我们在垂体腺瘤标本中,几乎没有观察到射线造成的血管增生性变化,可能是因为垂体腺瘤本身的血管构造,薄壁的小血窦很难发生增殖反应。

二、肿瘤的出血与囊性变

肿瘤的出血与囊性变是神经系统肿瘤本身特有的病理学继发性变化,宏观上为影像学可见的肿瘤卒中和囊性肿瘤,而显微镜下病理还可见到许多在影像学上显示不出的微出血和微囊性变。出血和囊性变的程度取决于肿瘤的不同类型。恶性肿瘤细胞分裂活跃,出血、囊性变更常见,转移的黑色素瘤易伴发卒中。在对良性肿瘤行伽玛刀治疗的病理观察组中,垂体腺瘤的出血量明显增多,与其本身较高的卒中率有关;而神经鞘瘤更多地表现为微出血,这样级别的灶性出血在常规的影像学检查中很容易被忽略,其表现为 T1WI 上点状高信号,T2WI 上高低混杂信号,Gd-DTPA 检查示瘤体呈花斑样强化。有些听神经瘤病例在行伽玛刀治疗数月后的 MRI 上表现为肿瘤中心低信号,称失增强反应(loss of contrast enhancement,LOE)。LOE 越明显,多预示接下来的数年内肿瘤体积皱缩越显著。囊性听神经瘤指肿瘤囊性变部分大于 50% 者,SRS 治疗对其控制率与非囊性者相当,因为囊性变的鞘瘤并不具备分泌功能,受射线损伤后囊性变部分会不断塌陷、吸收,使瘤体变小,这点与颅咽管瘤和血管母细胞瘤的囊性变对射线的反应截然不同。有个别鞘瘤出现 LOE 后,体积继续增大,术后的镜下病理往往可见瘤内微出血,含铁血黄素增多;这样的反复微出血、微囊性变,就会使肿瘤体积暂时增大,从病理学基础解释了个别肿瘤行伽玛刀治疗后的"假性增大"现象。典型的良性脑膜瘤的实质多硬韧,影像学上的出血或囊性变少见;但显微镜下也可见到微囊性变的病理学改变。

因肿瘤明显囊性变而行开颅手术的 7 例病例中,包括 3 例血管母细胞瘤和 2 例颅咽管瘤病例。血管母细胞瘤的囊性变可能是由瘤结节分泌所致,手术可见血管母细胞瘤的囊性变部分并没有明显囊壁,切除实性肿瘤后,囊肿随之消失;其囊液基本为血浆成分,比脑脊液(CFS)的蛋白含量高。SRS 治疗对富血管的瘤结节有良好的控制作用,而一旦囊肿形成,肿瘤分泌作用和高渗性吸水作用会使囊腔逐渐增大,SRS 治疗难以对此奏效。颅咽管瘤的囊壁由肿瘤细胞组成,并有分泌功能,其囊液含湿角化物和胆固醇结晶成分,SRS 治疗很难在有限的剂量和时间内阻止其分泌,囊性变可在数周、数月内发展,引发视力下降等临床症状,往往需要积极的手术干预。故伽玛刀治疗不适合用于较大囊性血管母细胞瘤和颅咽管瘤的病例。

三、伽玛刀治疗后的肿瘤恶变

我们获得了 9 例颅内良性肿瘤行伽玛刀治疗前、后的病理标本,第一次手术至伽玛刀治疗的间隔时间为 3.5~120 个月,中位间隔时间为 9 个月,伽玛刀治疗至再手术间隔时间为 8~144 个月,中位间隔时间为 46 个月;对伽玛刀治疗前、后的细胞核分裂象计数进行比对,未发现细胞分裂增多的趋势。另外,在伽玛刀治疗前有开颅手术史的 21 例病例再手术后,最终病理表现均为 WHO I 级。

在我们观察的有限病例中,未发现伽玛刀治疗促使肿瘤生长活跃的迹象。临床上同类的良性肿瘤也并非均质性,未经治疗的这些肿瘤的生长速度也不一样。如一些脑膜瘤的镜下病理,基本表现出温和的良性行为,但某些区域内有脑组织浸润、核分裂活跃的迹象;有时甚至受限于送检取材的不完全。对另一组脑膜瘤的病理分析结果显示,伽玛刀治疗后再手术的主要原因是肿瘤本身生长活跃。在行伽玛刀治疗后脑膜瘤复发的病例中,既往均有开颅手术史,甚至不止一次。实际上,无论是开颅手术,还是伽玛刀治疗,对于肿瘤而言,均为物理刺激,它们都会改变肿瘤及周围脑组织原本的生物代谢轨迹;特别是 SRS 治疗,虽然降低了射线致畸的"确定性效应",但辐射暴露"随机效应"一定存在,射线的直接作用和激发的次级作用会长期存在。随着临床应用这种技术的时间延长,逐年可见良性肿瘤在 SRS 治疗后恶变的个案的报道。

第五节　结　　论

　　伽玛刀治疗后的病理表现主要是肿瘤细胞被直接杀伤和血管增生性改变引发的一系列变化,可达到控制、减缓肿瘤生长的目的。伽玛刀治疗确实加速了良性肿瘤自身的退变过程,对组织的直接作用和次生的间接作用将在颅内持续数年、数十年,甚至伴随患者终生,临床的长期随诊是必要的。

　　我们对伽玛刀治疗肿瘤的病理学研究仍然以组织病理学为主,射线对各种肿瘤实质、基质和血管的破坏作用的病理表现基本是一致的。当下对肿瘤进一步的免疫组化和分子病理学的研究,揭示了更多的肿瘤信息,并解释了我们在临床工作中遇到的同种肿瘤对同样的治疗,反应不尽相同的问题;期待更加深入的病理学研究,以对脑肿瘤患者的个体化特异性治疗进行指导。

参 考 文 献

[1] 李良民,李秀平,刘阿力,等. 伽玛刀高剂量、单枪点、小准直器对狗脑放射效应的研究[J]. 医学文选,2003,22(1):7-10.

[2] 刘阿力,张建国,王忠诚. 伽玛刀照射培养的海马神经元形态结构的变化[J]. 中华医学杂志,1998,78(8):624.

[3] 刘阿力,王忠诚,戴珂. 伽玛刀治疗颅内海绵状血管畸形[J]. 中国医学科学院学报,2005,27(1):18-21.

[4] 刘阿力,王军梅,李桂林,等. 伽玛刀治疗后脑膜瘤再手术原因及病理学分析[J]. 中华神经外科杂志,2013,29(5):435-440.

[5] Liu A,Wang J M,Li G L,et al. Clinical and pathological analysis of benign brain tumors resected after gamma knife radiosurgery[J]. J Neurosurg,2014,121(Suppl):179-187.

[6] Szeifert G T,Kondziolka D,Atteberry D S,et al. Radiosurgical pathology of brain tumors: metastases,schwannomas,meningiomas,astrocytomas,hemangioblastomas[J]. Prog Neurol Surg,2007,20:91-105.

[7] Larsson B,Leksell L,Rexed B. The use of high energy protons for cerebral surgery in man[J]. Acta Chir Scand,1963,125:1-7.

[8] Steiner L,Forster D,Leksell L,et al. Gammathalamotomy in intractable pain[J]. Acta Neurochir (Wien),1980,52(3-4):173-184.

（刘阿力）

第五章　立体定向放射神经外科的设备简介

第一节　Leksell 伽玛刀

一、概述

Lars Leksell 医生于 1951 年提出立体定向放射外科的概念,经过不懈的努力和探索,1967 年发明了第一台 Leksell 伽玛刀。过去几十年,随着神经影像学、医学物理学、计算机科学和工程学等领域的技术进步,Leksell 伽玛刀从 U 型、B 型、C 型、4C 型,发展到 Perfexion 和 Icon 伽玛刀,由人工手动操作向全自动操作转换,无创的无框架固定系统和立体定向图像引导技术能够达到与刚性固定的立体定向框架相同的精度,治疗的速度、准确性、精度和舒适度都有了很大的提高,也产生了更好的临床效果,成为颅内病变重要的治疗手段。

二、Leksell 伽玛刀诞生的背景

颅脑放射外科的历史可以追溯到 20 世纪 30 年代。1930 年,欧洲神经外科先驱之一 Herbert Olivecrona 在瑞典斯德哥尔摩建立了斯堪的纳维亚半岛第一个神经外科中心。几年后,一位年轻而有抱负的神经外科医生 Lars Leksell 加入了卡罗林斯卡医院进行神经外科培训。Lars Leksell 目睹了颅脑手术的残酷性,即使是在他的导师 Herbert Olivecrona 进行的手术中,患者死亡率也接近 60%。Lars Leksell 医生立志于寻找侵袭性更小的方法来治疗颅内疾病,减少传统开颅手术可能出现的并发症。

1908 年,英国神经外科先驱 Horsley 和 Clarke 报道了用于定位大脑结构的仪器,并将其命名为立体定向装置,开启了立体定向时代。1949 年,Lars Leksell 发明了基于直角坐标系和等中心弧度原理的立体定向仪,用于颅内病灶的活检和治疗(图 5-1)。1951 年,Lars Leksell 将立体定向和辐射相结合,首次提出了立体定向放射外科(sterostatic radiosurgery,SRS)的概念,即实施单次高剂量射线的精确投放,以达到治疗颅内疾病的目的。

2 年后 Lars Leksell 将这一设想变为现实,他将一个牙科用的正电压 X 线球管连接到立体定向框架上,使正电压 X 线球管沿着立体定向框架的 C 形臂轨迹旋转,从而使 X 线聚焦于颅内靶点(图 5-2)。他利用这一装置治疗了 2 例三叉神经痛患者。这是立体定向放射外科的首次应用,2 例患者治疗后长达 17 年疼痛没有复发。

正电压 X 线球管笨重且能量太低(只有 280 keV),治疗费时且烦琐。20 世纪 50 年代中期,Lars Leksell 开始与放射生物学家 Börje Larsson 合作寻找更好的射线来源,在尝试并比较了质子束、电子束、中子束、高能 X 线及各类放射性同位素的优缺点后,最终采用了可产生伽玛射线的 ^{60}Co 放射源。^{60}Co 是一种半衰期为 5.27 年,能产生高能伽玛射线的放射性同位素,其优点是射线穿透力强、射线散射小、皮肤的吸收剂量低,骨和软组织的吸收剂量基本相同,经过准直器校准聚焦于球心,形成盘状照射野产生毁损灶。1963 年,Lars Leksell 和 Börje Larsson 设计出第一台采用 ^{60}Co 放射源的伽玛刀原型机。

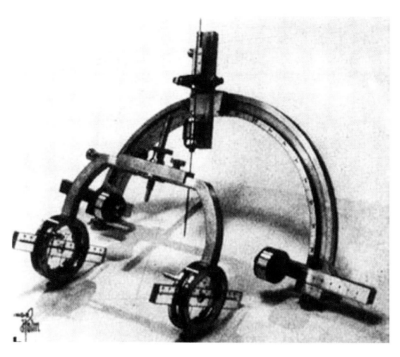

图 5-1　Lars Leksell 教授发明的第一代立体定向框架

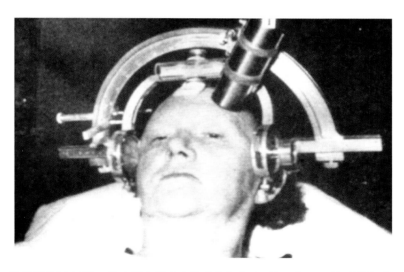

图 5-2　牙科用的正电压 X 线球管安装在立体定向框架上,使正电压 X 线球管沿着立体定向
框架的 C 形臂轨迹旋转,从而使 X 线聚焦于靶点

三、Leksell 伽玛刀的发展

(一)第一台 Leksell 伽玛刀的诞生

1967 年,Lars Leksell 和他的同事研制出世界上第一台伽玛刀(图 5-3)。它由呈半球形排列的 179 个 ^{60}Co 放射源和固定准直器、可调换的二级准直器头盔(collimator helmet)及治疗床组成,其主体外形酷似球体。二级准直器附着在头盔内侧,其截面为矩形,大小分为 2 种:3 mm×5 mm,3 mm×7 mm。^{60}Co 源体呈阵列分布在半球形固定准直器弧形面上,发出经过准直器校正的纤细的伽玛射线,经过头皮单束交叉聚焦照射到颅内预选的靶点上,从而产生一个局限性的盘状照射野。当时图像的定位采用头颅 X 线片、气脑造影、脑血管造影等平面影像,Lars Leksell 分别在 1974 年和 1985 年将计算机断层扫描(CT)

和磁共振成像（MRI）引入卡罗林斯卡医院；当时没有剂量计划系统，剂量的设计和靶点位置的计算依靠训练有素的物理师手工完成，常需要耗费数小时，直到 1975 年才出现计算机化的剂量计划系统。

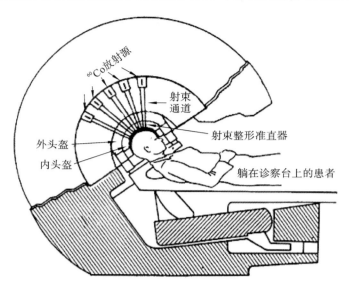

图 5-3 　Lars Leksell 教授和他的同事研制的第一台伽玛刀模式图

（来自 The history of gamma knife）

1967 年 10 月 25 日，Lars Leksell 采用伽玛刀治疗了第一例患者——一位年轻的男性颅咽管瘤患者。肿瘤中心被给予 20 Gy 照射，患者在治疗后无明显放射外科相关并发症。患者后来因脑脊液循环障碍而死亡，尸检提示肿瘤中央坏死灶周围有小片新月形的存活肿瘤细胞，这一结果令人鼓舞。

在瑞典语中，球体被称为"KULA"，因此第一台伽玛刀又被称为 KULA。Lars Leksell 教授将这种机器称为"gamma enhet"或"gamma unit"。1987 年美国匹兹堡大学 Lunsford 发表的第一篇论文仍称之为"gamma unit"。1988 年 Lunsford 发表在 *JAMA* 上的文章提及"Gamma Knife"这一术语，从此使用至今。瑞典医科达（Elekta）公司生产的这类机器被称为"Leksell Gamma Knife"（LGK）。

（二）第二台伽玛刀

1968—1983 年，斯德哥尔摩是世界上唯一能提供伽玛刀治疗的地方。第一台伽玛刀设计的初衷是治疗功能性疾病，包括顽固性疼痛、三叉神经痛和难治性强迫症/焦虑症。1970 年，Steiner 首次使用伽玛刀治疗脑动静脉畸形（脑 AVM）。由于功能性疾病的靶点都靠近中线，为了缩短治疗时间，放射源到焦点的距离比较近，因而准直器头盔的直径也比较小，且二级准直器的横截面是矩形的（图 5-4）。随着伽玛刀治疗的开展，人们发现功能性疾病的病例数并不多，更多的是脑动静脉畸形和脑肿瘤。这些疾病的靶点位置范围比较广，需要更大的头盔，同时病灶的形状更接近于球形。1975 年，Lars Leksell 及其同事设计制造了第二台伽玛刀，并在斯德哥尔摩的卡罗林斯卡医院安装使用，这台伽玛刀被命名为 A 型伽玛刀，[60]Co 放射源由 179 枚增加到 201 枚，头盔的内部半径从 120 mm 增加到 145 mm，二级准直器的横截面从矩形改为圆形，孔径分别为 4 mm、8 mm、14 mm，能产生一个近似球形的照射野，从而更好地适应颅内病灶的病理学和形态学特点。治疗适应证扩展到脑动静脉畸形、听神经瘤、垂体瘤和颅咽管瘤。此后 14 年间，共有 762 例患者在此接受了伽玛刀治疗，其中脑血管疾病 209 例，脑肿瘤 342 例，功能性疾病 177 例，其他疾病 34 例。

1972 年，Lars Leksell 和他的儿子 Laurent Leksell 创立了医科达公司，生产神经外科产品，并获得了伽玛刀的独家生产权，制造了此后的 Leksell 伽玛刀（Leksell Gamma Knife）。1984 年和 1985 年，医科达公司分别在布宜诺斯艾利斯、谢菲尔德安装了世界上的第三台、第四台伽玛刀。安装这两台伽玛刀的最初设想是能够在治疗时患者自动摆位，但受限于当时的计算机和自动化技术水平，这一美好的设想并没有实现。从这两台伽玛刀开始，剂量计划系统（KULA 剂量计划系统）开始得到应用（图 5-5）。它采用半

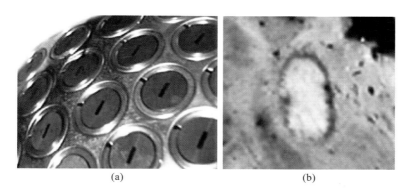

图 5-4　第一台伽玛刀的准直器

(a)第一台伽玛刀的二级准直器,横截面为矩形。(b)放射性丘脑切开病灶(3 mm×11 mm)

(来自 *The history of gamma knife*)

人工半计算机化的计算方式,计算出每位患者所需放射治疗的体积和形状,以及治疗所需时间,能很好地定位靶点的位置,并转换成颅内的位置。

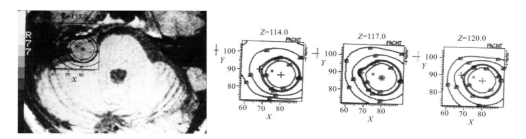

图 5-5　KULA 剂量计划系统

(由四川大学华西医院方芳博士联系美国匹兹堡大学 Lunsford 教授提供)

(三)U 型和 B 型伽玛刀

尽管放射外科先驱们付出了巨大的努力,但伽玛刀的充分发展耗费了将近 20 年的时间。1980—1981 年,美国神经外科医生 Lunsford 在卡罗林斯卡医院跟随 Lars Leksell 学习了一年后回到宾夕法尼亚州匹兹堡,建立了影像引导神经外科专用手术室(安装了第一台专用CT 仪),开发了放射外科CT 兼容技术。1987 年 8 月,在他的领导下,美国匹兹堡大学医学中心安装了世界上第五台伽玛刀(U 型伽玛刀)。该型号装有 201 枚^{60}Co 放射源,并配有直径 4 mm、8 mm、14 mm、18 mm 四种型号的准直器头盔;计算机治疗软件更加科学规范,操作简便、快捷,定位精度进一步提高。因美国食品药品监督管理局(FDA)要求伽玛刀的射线方向必须朝向地面,因此医科达公司为其单独设计生产 U 型伽玛刀,U 代表United States(美国)(图 5-6),美国以外的世界各国则使用更为先进的 B 型伽玛刀,B 代表 Bergen(卑尔根)(图 5-7)。

B 型伽玛刀由^{60}Co 放射源、准直器、移动式治疗床、控制系统、剂量计划系统、Leksell G 型立体定向架和三维坐标定位盒等组成。B 型伽玛刀采用 CT、磁共振成像(MRI)或数字减影血管造影(DSA)检查进行照射靶点三维坐标定位,开始采用 KULA 剂量计划系统进行剂量设计。1993 年,医科达公司推出Leksell 伽玛刀剂量计划系统(LGP),代替 KULA 剂量计划系统。LGP 可以将影像直接导入软件中,实现了计算机图像处理、照射靶点设计、放射剂量计算、等剂量曲线分布一体化,并且能够勾画危及器官,精确计算剂量的分布。伽玛刀的治疗过程是在计算机控制下进行的:在治疗操作控制台设定照射时间,启动治疗开关,防护门自动开启,移动式治疗床和准直器便进入伽玛刀治疗舱内。

匹兹堡团队在 Lunsford 的领导下,不仅发表了他们使用伽玛刀的早期临床结果,还发表了成本效益数据和其他相关的资料,疗效的确切数据激发了国际上同行的兴趣,于是美国在较短的时间内又安装了

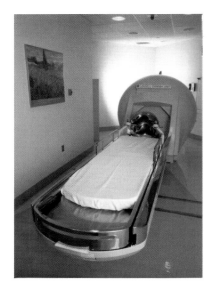
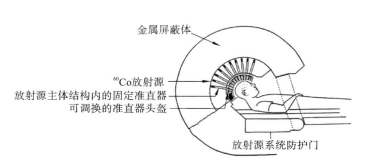

图 5-6　医科达公司生产的 U 型伽玛刀及模式图
（由医科达公司提供）

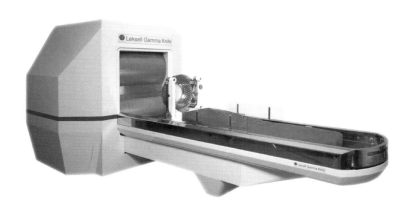
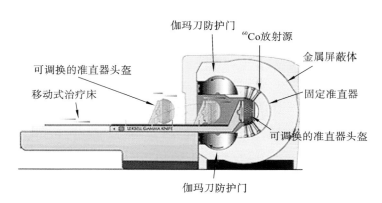

图 5-7　医科达公司生产的 B 型伽玛刀及模式图
（由医科达公司提供）

几台伽玛刀。1990 年，亚洲第一个伽玛刀治疗中心在日本东京大学成立，随后其他国家也开始安装并使用伽玛刀。1993 年 10 月，我国开始安装并使用伽玛刀。

　　B 型与 U 型伽玛刀相比主要有两处改进。一是源体的分布有所不同，U 型的源体为半球形排列，B 型（包括 C 型和 4C 型）的源体为环形排列，这样解决了 U 型源体装载和更换困难的问题。此外，B 型的准直器头盔更大，它的内径达到了 33 cm。二是 U 型伽玛刀治疗床将患者移入治疗舱后用液压系统将患者头部上抬,更接近放射源,而 B 型采用电动马达代替 U 型的液压系统来控制治疗床的移动,直接将患者移至放射单位,使得治疗更加便捷和精确。

(四)C 型伽玛刀

1998 年底,医科达公司对 B 型伽玛刀进行升级改进,调整靶点坐标的工作完全由智能化计算机完成,医科达公司于 1999 年推出了智能化 C 型伽玛刀(图 5-8),C 型伽玛刀在原 B 型伽玛刀准直器头盔上安装了亚毫米精度的三维坐标自动摆位系统(automatic positioning system,APS)(图 5-9)。APS 由计算机精确控制的治疗工作台组成,按照治疗计划所设定的靶点,能在三维空间中自动移动患者头位,摆放靶点的坐标,在任何坐标方位可达到误差在 0.1 mm 以内的机械精度。APS 也能倾斜整个坐标系,调整 70°、90°或 110°的伽玛角,使患者获得额外的空间。APS 可拆卸,去掉 APS 后,操作者仍可对照射靶点坐标进行人工调整。

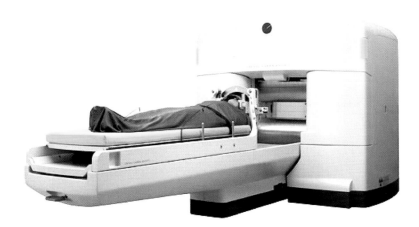

图 5-8　医科达公司生产的 C 型伽玛刀
（由医科达公司提供）

C 型伽玛刀其他的改进包括采用了整体的头盔转换开关装置,专用的头盔安装推车和以颜色编码的准直器。C 型伽玛刀虽然比 B 型伽玛刀有了很大的改进,但仍有两个问题没有解决,一是仍需要人工更换准直器头盔;二是仍需要人工堵塞准直器孔。而这两项工作是非常烦琐和费时的。

(五)4C 型伽玛刀

在 C 型伽玛刀的使用过程中,医科达公司对 APS 进行不断的完善,将 LGP 进一步升级,从而出现了 4C 型伽玛刀(图 5-10)。2005 年,第一台 4C 型伽玛刀安装在美国匹兹堡大学医学中心。相比于 C 型伽玛刀,4C 型伽玛刀改进了工作流程,更换头盔和自动摆位更加快速,能进一步减少治疗花费的总时间。LGP 进行了升级,提供图像融合功能,可以把 CT、MRI、PET 等不同来源的图像融合在一起,提高了治疗精度。

(六)Perfexion 伽玛刀

在 20 世纪末 21 世纪初,随着脑转移瘤患者数量的日益增加,人们对更大空间的准直器头盔及更短治疗时间的需求越来越迫切。基于这些需求,2006 年 5 月,医科达公司推出了新型伽玛刀 Perfexion 伽玛刀(Leksell Gamma Knife Perfexion)(图 5-11)。它不是对原先的伽玛刀的升级改进,而是完全重新设计的,其拥有全新集成的全自动系统,可以一键式操作,治疗更加便捷。

Perfexion 伽玛刀的创新性设计首先体现在其准直器系统上,其采用圆锥形准直器取代原来半球形的二级准直器头盔。与以前的伽玛刀相比,Perfexion 伽玛刀的治疗空间较前增大近 3 倍(图 5-12),辐射空间允许更大的机械治疗范围,Perfexion 伽玛刀在 $X/Y/Z$ 方向的治疗范围达 160 mm/180 mm/220 mm,而以往伽玛刀为 100 mm/120 mm/165 mm。利用 Perfexion 伽玛刀进行治疗时,患者可以将整个头部置于准直器内,治疗范围从脑部扩大到颅底、鼻咽等部位。

Perfexion 伽玛刀的准直器分为 8 个扇区,每个扇区包含 24 枚[60]Co 放射源,共 192 枚,固定在圆锥形

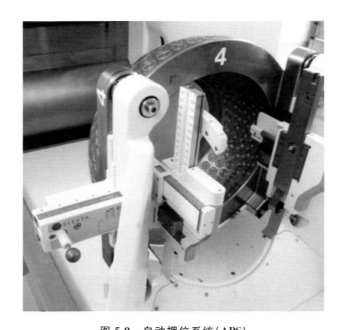

图 5-9　自动摆位系统(APS)

(来自 *Principle and practice of stereotactic radiosurgery*)

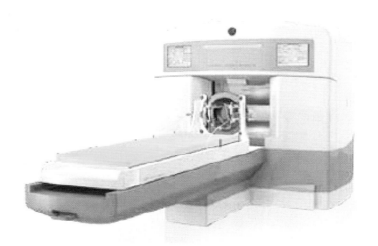

图 5-10　医科达公司生产的 4C 型伽玛刀

(由医科达公司提供)

准直器外表面,而不像以前的伽玛刀^{60}Co 放射源被固定在一级准直器上(图 5-13)。准直器的每个扇区对应分布孔径分别为 4 mm、8 mm、16 mm 的三组各 24 个准直器,每个扇区可在 0 mm(Home Position)、4 mm、8 mm、16 mm 不同尺寸准直器之间独立变换和自由设定,全自动变换,变换时间小于 3 s。与以前的伽玛刀显著不同的是,8 个扇区可以根据治疗计划设计将不同口径的准直器自由组合,其形成的射束称为"复合射束",具有极佳适形性和选择性,使治疗剂量更加精确。动态适形(dynamic shaping)功能可自动优化各扇区射束,自动阻断穿过事先标记为重要结构或者危险区域的射线,从而保护周边重要结构。

　　Perfexion 伽玛刀另一创新性设计是全自动患者摆位系统(PPS),替代 C 型伽玛刀中使用的 APS。Perfexion 系统的患者治疗床采用悬浮式设计,使患者更为舒适,并且可以根据指令自动前后、左右、上下漂移,将病灶移至靶点位置,位置变换在 3 s 内完成,重复摆位精度高达 0.05 mm。

　　Perfexion 伽玛刀全自动化的设计无须人工更换准直器头盔,大大节约了时间和减少了工作量。精

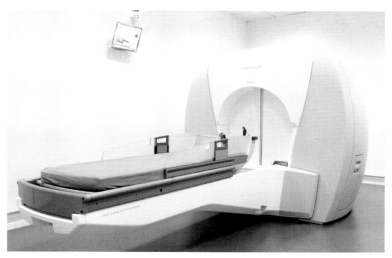

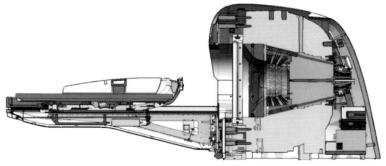

图 5-11　医科达公司生产的 Perfexion 伽玛刀外观图和剖面图

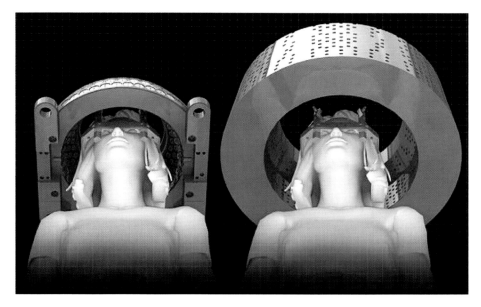

图 5-12　Perfexion 伽玛刀的准直器(右侧)与早期伽玛刀的准直器头盔(左侧)比较

度和安全性也得到了进一步提升。医生只需要在 LGP 上设计好治疗计划,并将治疗计划传输到控制台,然后将患者安放在治疗床上,框架固定在治疗床的卡座上,最后按动治疗按钮,治疗的全过程便可以自动完成。治疗流程得以最优化,能够一次性治疗多处脑部病变,大大缩短了治疗时间(图 5-14)。

　　传统的伽玛刀治疗需要多次安装立体定向框架或者延长框架佩戴的时间。这增加了患者的痛苦和

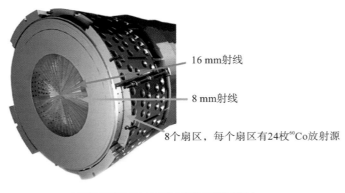

16 mm射线

8 mm射线

8个扇区，每个扇区有24枚⁶⁰Co放射源

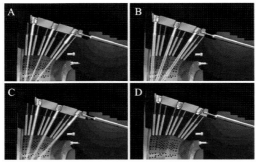

根据扇区不同的位置，准直器孔径可以是 4 mm(B)，
8 mm(C)，16 mm(A)或堵塞(D)

图 5-13　Perfexion 伽玛刀的准直器

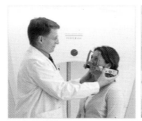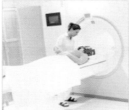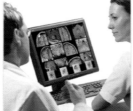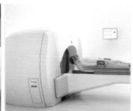

1. 安装框架　　　　2. MR/CT/DSA检查　　　3. 制订治疗计划　　　4. 单个疗程

图 5-14　Perfexion 伽玛刀治疗流程

不适感。Perfexion 伽玛刀中进一步升级的 LGP,可提供对无框架影像资料的应用支持。临床医生可以在手术前几天,应用影像资料制订术前预计划,以保证有充分的时间来完成精确而复杂的治疗计划。同时患者也无须等待,从而缩短了总的治疗时间。LGP 除了正向计划系统外,还有逆向计划系统。正向计划系统由计划制订者选择准直器的大小、等中心数目和位置、照射角度、等中心权重等参数,依靠计划制订者的经验完成治疗计划。而逆向计划系统首先由计划制订者设定治疗靶区和正常结构的剂量目标和限制,计算机通过优化各种参数以达到剂量目标和限制从而完成治疗计划。Perfexion 伽玛刀的动态适形功能,可以实现对重要解剖结构的保护。治疗随访系统可以显示以往的治疗数据(如处方剂量、等中心剂量、靶区体积等),对再次治疗的患者尤其重要,同时实现对治疗随访数据的回顾和显示,并可保存若干年。有了这一系列新的功能,Perfexion 伽玛刀可以充分利用其特性,实现对各类不规则病灶的精确适形治疗,减少对周围组织的照射,降低并发症。

Perfexion 伽玛刀的设计还充分考虑到了患者及医务人员的安全性,提供了最强大的放射防护,在调整患者靶点坐标时,可自动将射线关闭,大大减少了患者辐射剂量,运用 Perfexion 伽玛刀治疗时,患者接受的全身剂量是射波刀的 1/100,第五代伽玛刀的 1/20,这对于儿科患者及育龄妇女的治疗非常重要。

第一台 Perfexion 伽玛刀安装在法国马赛,第二台安装在美国芝加哥,第三台安装在英国伦敦。2011

年 6 月国内安装了第一台 Perfexion 伽玛刀。

（七）Extend 系统

传统伽玛刀放射外科手术通常是采用立体定向框架固定的单次治疗。随着时间的推移,伽玛刀治疗的适应证范围不断扩大,人们对大分割放射治疗的放射生物学研究逐渐深入,越来越认识到在特定的情况下,大分割的放射外科治疗有着一定的优势。基于此,2010 年医科达公司研制了专为 Perfexion 伽玛刀设计的一个完全集成、可重复定位的固定装置(Extend 系统)(图 5-15),被称为"患者控制单元"的真空泵对患者牙垫和上腭之间持续吸引保持负压,实现了无创定位,取代了传统的立体定向框架和螺钉固定技术,尤其适用于立体定向放射外科的分次/分期治疗。

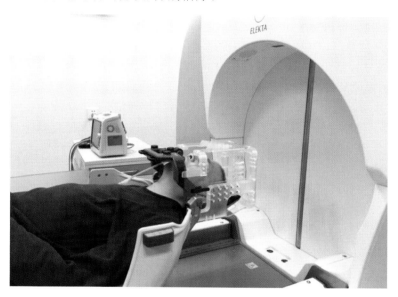

图 5-15　Extend 系统框架固定装置

（八）ICON 伽玛刀

2012 年,医科达公司以 Perfexion 伽玛刀为基础,引入了更多创新技术,开发了一体化锥形束 CT(CBCT)成像系统、完全无创的面罩式固定方式、高清运动管理系统、在线自适应剂量控制功能等,并在加拿大的玛格丽特公主医院投入使用。它可以在伽玛刀治疗过程中提供高质量的颅骨和软组织成像,从而减小了利用 Extend 系统进行分次伽玛刀治疗摆位时在 X、Y、Z 三维方向上的线性误差和旋转误差。在此基础上,2015 年 4 月 25 日,在西班牙巴塞罗那举办的欧洲放射肿瘤学会大会上,医科达公司正式推出了最新一代 Leksell 伽玛刀——Icon 伽玛刀(图 5-16)。

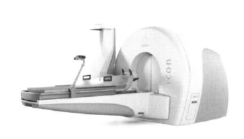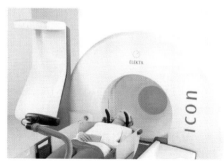

图 5-16　Icon 伽玛刀

与 Perfexion 伽玛刀相比,Icon 伽玛刀独特的一体化立体定向 CBCT 是其亮点。CBCT 放射剂量极低,操作简便,软组织结构显像清晰,可根据需要随时提供精确的空间几何信息,支持颅型重建、配准无框架影像、配准预计划、摆位验证、剂量评估等诸多功能。Icon 伽玛刀采用了以实时自适应精确放射剂量控制(precision radiosurgery with online adaptive dose control)为基础的立体定向框架,增加了以面罩为基础的无框架定位方式,在高分辨率患者头部运动管理系统的实时监控下,可以灵活选择单次或分次的治疗模式,扩大了治疗适应证范围。

实时自适应精确放射剂量控制能确定治疗时放射剂量的准确率并保证精度,通过全过程连续监控,允许临床治疗时实时调整决策。控制系统主要由两个部分组成:绝对移位管理系统和实时剂量递送系统。绝对移位管理系统:使用 Icon 伽玛刀,无框架定位和有框架定位都可以达到相同的精度。绝对移位管理系统通过红外系统持续追踪患者头部的参考标志点,达到整个治疗过程中的实时监控,平均精度可达 0.15 mm。如果患者移动到预设的范围之外,门控系统会立即关闭扇区,阻挡放射线的投放(图 5-17)。实时剂量递送系统:Icon 伽玛刀加装了立体定向 CBCT,利用患者的骨性解剖结构来确定三维定向坐标,提供了精确的空间几何信息。CBCT 和 MR 图像融合后,治疗计划会自动调整补偿患者位置变化,达到"虚拟 6D 治疗床"的效果。基于 Leksell 伽玛刀独特的剂量递送技术,系统能逐步适应患者旋转而无须任何机械性移动,从而保证高准确率。Icon 伽玛刀的另一个特点是在线剂量评估,实现治疗放射剂量和计划放射剂量的实时比对,可通过控制台直接操作,允许在线实时调整治疗计划。

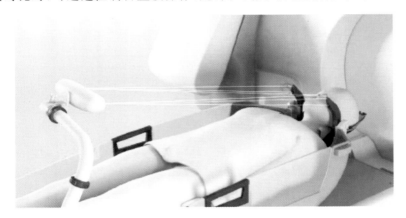

图 5-17　Icon 伽玛刀红外系统持续追踪患者头部的参考标志点

随同 Icon 伽玛刀推出的还有最新的伽玛刀计划系统:Leksell Gamma Plan 11。该计划系统的亮点在于:应用全新的剂量评估工具,高效复核计划;通过选择标准剂量计划或超细网格方案(1.0 mm/0.5 mm),可在单个计划剂量网格内显示全部解剖位置的剂量信息;实现自动图像优化,可配准任何断层图像,从而提高图像的配准水平。

Icon 伽玛刀更新了精确立体定向放射外科的理念,采用更灵活的头部固定方式和工作流程,具有更广泛的临床适应证范围,可实现完全无创的分次治疗,能更好保护健康组织,大脑正常组织受到的照射剂量是其他放射治疗设备的 20%～40%,颅外受照剂量比其他放射治疗设备低 10%～130%;对于临床医生而言,可以为每一例患者设计个体化治疗方案。2019 年 2 月,国内安装了第一台 Icon 伽玛刀。

四、展望

Leksell 伽玛刀是一种专门用来治疗颅内疾病的放射外科设备。它的原理简单,使用简便,由临床医生来操作而不需要工程师。50 多年的临床应用,已经证明它非常安全和有效。它的设计初衷是用于治疗体积非常小的病灶。但随着技术的发展,尤其是 Perfexion 伽玛刀和 Icon 伽玛刀的出现,治疗的适应证范围大大增加,从治疗功能性神经系统疾病发展到治疗原发性或继发性的颅内肿瘤、血管性疾病,治疗时间缩短,治疗精度进一步提高。截至 2019 年,全球接受 Leksell 伽玛刀治疗的病例累计超过 131 万人次,伽玛刀治疗成为神经外科重要的治疗方法(表 5-1)。随着影像技术的发展和计算机技术的进步,以伽玛刀为代表的立体定向放射外科将朝着我们无法想象的方向前进,为更多的患者带来福音。

表 5-1　Leksell 伽玛刀发展史中的里程碑式事件

续表

时间	作者	事件
1949 年	Lars Leksell	设计一种新型等中心圆弧的立体定向仪
1951 年	Lars Leksell	发表论文,首次提出立体定向放射外科的概念
1953 年	Lars Leksell	首次实施立体定向放射外科治疗(使用正电压 X 线球管)
1967 年	Lars Leksell	发明第一台伽玛刀并实施治疗(利用^{60}Co 放射源作为能量来源)
1970 年	Steiner	首次使用伽玛刀治疗脑动静脉畸形
1974 年	Lars Leksell	将 CT 引入伽玛刀
1985 年	Lars Leksell	将 MR 引入伽玛刀
1987 年	Lunsford	美国首台伽玛刀安装

参 考 文 献

[1] Trifiletti D M, Ruiz-Garcia H, Quinones-Hinojosa A, et al. The evolution of stereotactic radiosurgery in neurosurgical practice[J]. J Neurooncol,2021,151(3):451-459.

[2] Devriendt D, De Smedt F, Glineur R, et al. Five-fraction gamma knife radiosurgery using the extend relocatable system for benign neoplasms close to optic pathways[J]. Pract Radiat Oncol, 2015,5(3):e119-e125.

[3] Hirsch A, Norén G, Andersson H. Audiologic findings after stereotactic radiosurgery in nine cases of acoustic neurinomas[J]. Acta Otolaryngol,1979,88(3-4):155-160.

[4] Leksell L. A stereotaxic apparatus for intracerebral surgery[J]. Acta Chir Scand,1949,99: 229-233.

[5] Leksell L. The stereotaxic method and radiosurgery of the brain[J]. Acta Chir Scand,1951,102: 316-319.

[6] Leksell L. Cerebral radiosurgery. I. Gammathalamotomy in two cases of intractable pain[J]. Acta Chir Scand,1968,134(8):585-595.

[7] Lunsford L D, Flickinger J, Lindner G, et al. Stereotactic radiosurgery of the brain using the first United States 201 cobalt-60 source gamma knife[J]. Neurosurgery,1989,24(2):151-159.

[8] Ruschin M, Komljenovic P T, Ansell S, et al. Cone beam computed tomography image guidance system for a dedicated intracranial radiosurgery treatment unit[J]. Int J Radiat Oncol Biol Phys, 2013,85(1):243-250.

[9] Nguyen J H, Chen C J, Lee C C, et al. Multisession gamma knife radiosurgery:a preliminary experience with a noninvasive,relocatable frame[J]. World Neurosurg,2014,82(6):1256-1263.

[10] Sayer F T, Sherman J H, Yen C P, et al. Initial experience with the eXtend System:a relocatable frame system for multiple-session gamma knife radiosurgery[J]. World Neurosurg,2011,75(5-6):665-672.

[11] Schlesinger D, Xu Z, Taylor F, et al. Interfraction and intrafraction performance of the gamma knife extend system for patient positioning and immobilization[J]. J Neurosurg,2012,117 (Suppl):217-224.

[12] Steiner L, Leksell L, Forster D M, et al. Stereotactic radiosurgery in intracranial arterio-venous malformations[J]. Acta Neurochir (Wien),1974,Suppl 21:195-209.

(童 鹰 徐庆生 叶 科)

第二节　射　波　刀

一、射波刀的诞生与发展

　　射波刀(cyber knife)是由美国 Accuray 公司生产的先进的立体定向放射治疗设备。Accuray 公司成立于 1987 年。现为美国斯坦福大学医学中心神经外科及放射肿瘤学教授的 John R. Adler,当年跟随放射外科的创始人 Lars Leksell 教授在瑞典完成专科课程后,为了让患者摘掉框架而研究设计了无创机器人放射外科手术系统——射波刀。随着射波刀的诞生,Adler 教授一直憧憬研发精准无创机器人放射外科手术系统,以治疗头颈部肿瘤。由于当时的放射外科治疗只限于颅内肿瘤,Adler 教授提出的革命性概念,远超越当年的放射外科手术模式。射波刀结合了可移动式直线加速器与影像引导的机器人系统,具有可移动性和实时显像功能,不必使用有创性立体定向框架。利用先进的影像引导技术,射波刀可在治疗过程中实时追踪患者和靶区位置,确保治疗的准确性。射波刀的无等中心照射特性,使放射剂量在病变部位达到最大的均匀分布和适形性,从而使肿瘤靶区达到较高的适形度,同时靶区周围剂量跌落梯度较大,可很好保护肿瘤周围的正常组织。射波刀将复杂的机器人技术、计算机技术,以及实时影像追踪技术和放射治疗完美地结合在一起。

　　第一代射波刀治疗系统于 1992 年由 Adler 教授与 Accuray 公司合作研发问世。首台射波刀于 1994 年安装于美国斯坦福大学医学中心,并开始用于临床研究。1994 年 6 月,射波刀开始治疗脑转移瘤患者。1999 年,射波刀获美国 FDA 批准用于治疗头部及颅底肿瘤患者。2001 年,射波刀再获美国 FDA 批准,适应证范围扩大至身体任何部位的肿瘤,实现了对传统放射外科治疗限制的突破。

　　2004 年,Accuray 公司研发出呼吸追踪系统并获美国 FDA 准许,在体部肿瘤治疗中起到了重要作用。一些体部肿瘤,如肺部、肝脏及胰腺的肿瘤会在人体呼吸时移动,呼吸追踪系统可以实现在治疗过程中持续追踪、侦测和校正肿瘤移动,而不需患者屏气或使用呼吸控制技术。这使患者在治疗过程中可以保持正常呼吸,而系统亦可维持高精度,极大提高了患者舒适度。对因呼吸而肿瘤位移的处理是放射治疗面临的较大的挑战之一。不依赖诸如呼吸门控或屏气等不理想的技术,射波刀智能地做出实时呼吸监控并自动适应患者呼吸模式中的任何变化。

　　2005 年,Accuray 公司又研发出脊椎追踪系统,在治疗过程中可自动追踪、侦测和校正脊柱部位的肿瘤移动。该系统的治疗范围覆盖整个脊柱,准确度达亚毫米。

　　随着创新性技术的发展和计算机系统的不断更新,第四代射波刀治疗系统于 2006 年下半年问世。该系统增加了准直器更换器,在治疗过程中可自动更换准直器。

　　第六代 M6 型射波刀治疗系统于 2015 年在美国上市并用于临床,它采用超微动态多叶光栅技术,使剂量分布的适形度和均匀度得到进一步的提升,剂量率也提升到 1000 MU/min,真正实现剂量雕刻分布,对肿瘤内的乏氧区、肿瘤内的高增殖区等采用更高剂量的照射,开创了生物靶区引导的放射外科治疗。

二、射波刀治疗系统的组成

(一)硬件

　　1. 机器臂和直线加速器　射波刀治疗系统由具 6 个自由度的机械臂和安装在机械臂末端轻巧的 6 MV 直线加速器(质量仅 150 kg)组成,可通过高精度的机械臂以亚毫米的重复精度向任何方向发射射线。前端的 6 MV X 线直线加速器的剂量率达 600 MU/min。射波刀治疗系统能够持续从任何角度将光束射向目标靶区。机械臂的运动方式非常灵活,可一次同时治疗多个不相邻的病灶。机械臂由 6 个关节构成,由计算机自动控制,在不同半径的球面上有 100 个固定的节点,每个节点有 12 个投射方向,机器臂可精确地移动和停止在指定位置上,最多可形成 1200 条射束。准直器标称提供与固定准直器相同的孔径(以 mm 为单位),以适应不同大小的肿瘤治疗。对头部病灶,照射距离为 650 mm 或 800 mm;对体部病灶,照射距离为 800～1000 mm。采用等中心或非等中心照射,形成圆球面或椭圆球面照射野分布,可使头颈部肿瘤治疗精度达到 0.95 mm,胸腹部肿瘤呼吸追踪精度达到 1.5 mm。

2. X 线实时定位系统　射波刀持续自动地使用定位系统追踪肿瘤的位置。这个定位系统包括安装在治疗床左、右侧天花板上的两部千伏级 X 线机和相应的非晶硅数码影像探测器,能够实时追踪肿瘤的位置。两组 X 线球管发出相互垂直的低能 X 线,交叉穿过头颅(或患者肿瘤的治疗部位),X 线摄像机获得一对相互垂直的高清晰颅骨(或骨骼)数字图像,并将图像传输到计算机,计算机与事先 CT 检查获得的颅骨数字重建影像(DDR)相比较,首先确定颅骨的精确位置,然后得出治疗靶区(病灶)的精确位置。

射波刀在治疗前及治疗过程中不断拍摄患者照射靶区的位置,并通过与计划系统重建的解剖影像比较,矫正细微移动。这种实时定位图像引导系统代替了其他放射外科系统所需的立体定向框架,摒弃了以往立体定向放射治疗技术对刚性有创定位框架的依赖性。

3. 呼吸追踪系统　呼吸追踪系统用于人体受到呼吸影响而移动的肿瘤靶区等,对目标移动进行跟踪和补偿,方法是建立同步模型,将目标移动与患者的呼吸移动进行关联,并将输出射束与目标移动进行同步,可与金标追踪系统、脊骨追踪系统联合使用。实时影像追踪定位系统主要是对患者在治疗前的摆位和治疗中的静态定位进行体位修正。顶棚上的红外线同步呼吸追踪系统以 32 次/秒的探测频率持续追踪患者的呼吸运动,计算出肿瘤随呼吸运动的空间位移变化。射波刀的红外线同步呼吸追踪系统和实时影像追踪定位系统在治疗过程中可连续监控并实时追踪肿瘤位置的变化,控制机械臂随呼吸做同步运动,补偿呼吸运动产生的肿瘤靶区的位置变化。

4. 六维颅骨追踪系统(6D skull tracking system)　六维颅骨追踪系统用于治疗颅内肿瘤,较小的颅内病变也可达到较好的效果。六维颅骨追踪系统通过对比患者实时曝光产生的颅骨位置实时的图像和 CT 重建生成的数字重建影像(DRR),计算出 6 个自由度的患者位移:3 个平移和 3 个全局旋转,如果这些数值在机械臂可以校准的范围内,机械臂会自动校准这些数值,再发出射束进行治疗来实现六维颅骨追踪,追踪成像参数和追踪算法最好处于设定的阈值内,主要考虑亮度增益和梯度增益等参数。

5. 脊骨追踪系统　脊骨追踪系统可以对人体内的骨骼结构进行追踪,从而提供精确的患者定位并开展射波刀的射束输出。脊骨追踪方式主要用于追踪脊柱椎体及周围的肿瘤。射波刀脊骨追踪方式采用对比实时曝光产生的图像和数字重建影像,通过生成 81 个矩阵骨质密度变化点的方式产生患者六维方向上需校准的数值。通过机械臂校准这些数值,实现射波刀脊骨追踪方式中总误差不大于 0.95 mm。脊骨追踪系统能够在不向人体内准确植入任何基准标志物的情况下进行人体放射治疗。脊骨追踪系统是射波刀治疗脊柱脊髓疾病的利器,可形成陡峭的剂量梯度,有利于保护周围正常组织,特别是脊髓,减少创伤。

6. 金标追踪系统　金标追踪系统使用金标追踪算法分析数字重建影像和实时 X 线影像以确定金标的位置。在金标追踪模式中,数字重建影像和实时 X 线影像得以改善,从而最大限度减少背景和噪声信息,然后提取数字重建影像中参考金标周围的区域,并将数字重建影像与相应实时 X 线影像关联。在具体的实际操作中,为了减少金标追踪算法的误差,相互的金标之间至少要间隔 2 cm,角度错开 15°。体积小的瘤体中植入多个金标较困难,并且从金标植入到治疗一般间隔 1 周,待金标与组织粘连较好,金标相对应组织位置没有变化,再进行定位扫描,而此时的金标与刚植入时位置会有变化,也许会出现 45°方向的影像金标的重叠,不利于跟踪。

7. 治疗床　治疗床是全自动的,包括 5 种运动模式,而侧翻和前后倾斜运动模式是其特有的,可根据图像系统反馈调整。即朝 X 轴、Y 轴、Z 轴方向移动,头部上下倾斜和治疗床左右倾斜。而后两种运动是以往治疗床所不能实现的。治疗床可自动精确地以 0.1 mm 的转换方向和 0.1°的旋转倾斜角度来移动患者,这种高精度较使用其他系统患者体位的重合误差更小。高精度自动控制治疗床既保证了治疗靶区位置的精确性,又大大缩短了治疗时间。

(二)软件

射波刀的治疗计划系统由计算机工作站和治疗计划软件组成,第一代、第二代和早期第三代射波刀的治疗计划软件为 TPS。TPS 安装在图形处理工作站上,TPS 设计的治疗计划欠完美。2006 年底诞生了 Multiplan 治疗计划系统。射波刀图像融合及轮廓勾画工作站 Cyris inview 采用国际医用放射治疗设备标准数据传输的 DICOM-RT 协议,能将不同的影像序列如 MR、DSA、PET 等图像与 CT 图像融合,实现精准放射治疗,弥补了单纯以 CT 图像为基础的放射治疗计划系统的局限性;充分利用不同影像技术对病变显示的特征,精确地勾画靶区,并能够按照生物靶区实现放射外科治疗。Multiplan 治疗计划系统除具备 Cyris inview 的所有功能外,还具有正向、逆向以及适形计划功能,可做单中心、多中心、等中心或非等中心多种计划。如可以根据肿瘤的形状,在肿瘤内分布多个独立的靶中心,剂量合成后形成高度适形的剂量分布,实现个体化的放射治疗。

三、临床应用范围

射波刀治疗系统独有的灵活、准确的治疗特点和无等中心照射等特性,使之能够治疗使用常规系统难以接近的颅内病变。

1.颅内良性肿瘤　如良性脑膜瘤、听神经瘤、神经鞘膜瘤、垂体瘤、血管母细胞瘤、颅咽管瘤、颈静脉球体瘤及其他良性肿瘤等。

2.颅内恶性肿瘤　如胶质细胞瘤、转移瘤、恶性脑膜瘤及鼻咽肿瘤等。

3.血管性疾病　临床常见血管畸形,如脑及脊髓动静脉畸形、海绵状血管瘤、动静脉瘘等。

4.功能性神经系统疾病　三叉神经痛。

5.脊柱脊髓肿瘤　神经鞘瘤、脊柱转移瘤、脊膜瘤等。

6.体部恶性肿瘤　临床常见恶性肿瘤,如肺部肿瘤、胰腺肿瘤、肝脏肿瘤、肾脏肿瘤、前列腺肿瘤、妇科肿瘤、骨科肿瘤等。

四、禁忌证

射波刀治疗系统的禁忌证如下。

(1)患者一般情况差,呈现肿瘤恶病质。

(2)白细胞计数$<3.0\times10^9/L$,血小板计数$<50\times10^9/L$,血红蛋白含量<90 g/L 者。

(3)重要器官(如心、肺、肝、肾等)功能不全者。

(4)合并各种传染病,如活动性肝炎、活动性肺结核者。

(5)经足量放射治疗后短期内复发者。

(6)已有严重放射性损伤原位复发者。

(7)不符合立体定向放射外科治疗原则的患者。

(8)不可控制的癫痫患者。

五、工作流程

(一)患者固定

颅脑及颈部病变患者需先做热塑记忆头颈肩膜,治疗时用热塑记忆头颈肩膜来固定。胸、腰、骶椎肿瘤患者使用负压真空垫进行体位固定。目的为使肿瘤和放射源之间保持稳定的空间关系。如果体部肿瘤需要金标定位,在治疗前 5～7 天经穿刺将需放置金标植入肿瘤内或其附近,治疗时利用这些金标获得肿瘤的精确定位。

(二)影像学检查及定位扫描

患者均行 CT 检查,保持和固定时一致的定位,层厚 1.0～1.5 mm 无间隔连续扫描。另外,根据情况进行 MRI、MRA、DSA 或 PET-CT 检查,将图像与 CT 图像融合,辅助勾画病灶或肿瘤靶区。进行头颅 MRI 检查时,要求层厚 1 mm 无间隔连续扫描,视野(FOV):260 mm,图像 100%,功能磁共振成像按自身要求,尽可能保持层厚一致。

（三）影像融合和靶区勾画

在医生工作站上选择和配准合适的影像种子点,融合 CT 影像和其他影像,在融合图像上勾画肿瘤和重要器官,将勾画好的影像资料传入 SGI 主工作站。因为放射外科治疗的精确性,PTV 无须像常规放射治疗一样外放,必要时外放 2～3 mm。

（四）制订放射治疗计划

根据不同病变选择治疗部位、路径、追踪方式、治疗次数。靶区边缘以 70％～80％等剂量曲线包绕。确定密度模型,计算方格的位置和大小,选择计划模式、准直器型号、路径,设置靶区和重要器官剂量,确定射束条数;设计治疗方案,显示、优化并评估治疗计划;根据等剂量曲线执行处方剂量,微调计划,最终完成。

（五）治疗前准备以及治疗

实施射波刀治疗前,放射治疗技师首先根据治疗室内 3 个方向的激光定位仪对患者进行初步的摆位,然后利用实时影像追踪定位系统拍摄的一对正交的图像,与 CT 检查的数字重建影像相比较,实时影像追踪定位系统自动计算出患者在治疗床上的体位和在 CT 检查床时的体位在 6 个自由度上的差别,之后驱动治疗床进行平移和转动,对患者体位进行修正,重现患者 CT 检查的体位,保证在治疗前达到最高的摆位精度。如果误差超过一定限度,驱动则拒绝执行,提醒放射治疗技师检查摆位状况。将患者按定位时体位摆好后,固定好,让患者处于准确位置。通过移动或旋转治疗床保证治疗靶区位置与计划靶区位置一致,然后开始治疗。如果头颅有轻微的移动,靶区定位追踪系统立刻计算出移动造成的偏差,并将此偏差传输到机械臂,机械臂微调加速器的方位,最后加速器对准病灶将所需的放射剂量射入目标。加速器每到一个预定节点,将重复上述影像实时验证步骤,之后投照射线。在治疗过程中,X 线球管每 10 s 发射 1 次,靶区定位追踪系统获取一次影像信息。从摄像到调整数据只需要几秒钟,射波刀基本上做到了在治疗过程中实时追踪治疗靶区。如果患者的移动超过计算机自动调整的范围,治疗会紧急暂停。治疗过程中技师需严密观察患者情况,有特殊情况及时处理。

六、并发症

颅脑照射后全部或部分脱发极为常见,总剂量较大时,患者可能发生永久性脱发。脱发仅发生在射束经过的头皮,因此接受部分颅脑照射者可能发生片状脱发。脱发的严重程度和持久性与剂量直接相关。颅脑照射期间的任何时候都可能发生头痛,往往很轻微或很短暂,无须药物治疗。头痛也可能源自肿瘤的占位效应,相应的处理方法不同,所以必须鉴别头痛病因。若头痛加剧时神经功能障碍进展伴新发嗜睡或嗜睡加重,可能提示瘤周水肿加重和(或)肿瘤进展。当怀疑是脑水肿和肿瘤占位效应时,主要治疗方法是使用糖皮质激素降低颅内压,而不是使用止痛药物。如果治疗前发现患者有明显的脑水肿,则应在启动放射治疗前口服或胃肠外给予糖皮质激素。随着人们对剂量、治疗方案与毒性反应之间关系的认识的深入,在现代治疗技术条件下急性脑病已很罕见。应积极鉴别后期假性进展与肿瘤进展,及时复查,及时发现,及时处理。继发性癫痫应早期积极对症治疗,对于难以控制的应早期解决病因。

七、展望

射波刀治疗系统在肿瘤定位上与传统立体定向放射外科治疗系统显著不同,它是目前唯一采用真正影像导航技术的立体定向放射外科治疗系统,也是唯一采用身体骨性结构作为参考标志点,而非有创性定位框架固定的系统。相对于传统的外科手术来说,射波刀治疗是无创或微创治疗,对于不能手术切除或用传统手术方式难以处理的病灶,射波刀治疗是一个极佳的选择。对于普通手术后的残余或复发病灶也可给予治疗,射波刀是传统放射治疗以及手术治疗失败后仍能选用的辅助治疗工具。射波刀为放射外科及放射治疗提供了一个很好的工具,同时,由于射波刀治疗和传统的治疗方式不同,射波刀治疗对于治疗师和物理师而言是很大的挑战。随着影像技术及放射治疗技术的不断发展和临床应用的日渐成熟,射波刀治疗系统必将造福越来越多的肿瘤患者。

参 考 文 献

[1] 房爱玲.Cyberknife 的系统构成及临床应用[J].医疗卫生装备,2009,30(4):104-105,107.

[2] 胡斌,程军平,彭振军,等.全身肿瘤立体定向放射外科系统——第 5 代射波刀[J].医疗装备,2016,29(3):50-51.

[3] 胡立宏,郑国宝,张凤祥,等.射波刀——放射外科的新利器[J].医学信息(上旬刊),2010,23(10):3936-3938.

[4] 李兵,封其卉,沈君姝.射波刀——全身肿瘤立体定向放射外科新设备[J].医疗卫生装备,2009,30(1):37-39.

[5] 沈君姝,李兵,戴威,等.射波刀——放射外科新设备[J].现代肿瘤医学,2010,18(11):2289-2291.

[6] 沈君姝,耿薇娜,王朋,等.射波刀追踪方式分析[J].生物医学工程与临床,2011,15(5):502-504.

[7] 王恩敏,潘力,刘晓霞,等.射波刀技术及其临床应用[J].中国临床神经科学,2009,17(2):185-189.

[8] 王境生,袁智勇,董洋,等.X-sight 椎体追踪技术在射波刀中的应用[J].中国现代医学杂志,2019,29(8):36-40.

[9] Chang S D,Main W,Martin D P,et al. An analysis of the accuracy of the CyberKnife:a robotic frameless stereotactic radiosurgical system[J]. Neurosurgery,2003,52(1):140-146;discussion 146-147.

[10] Lawenda B D,Gagne H M,Gierga D P,et al. Permanent alopecia after cranial irradiation:dose-response relationship[J]. Int J Radiat Oncol Biol Phys,2004,60(3):879-887.

[11] Manabe Y,Murai T,Ogino H,et al. CyberKnife stereotactic radiosurgery and hypofractionated stereotactic radiotherapy as first-line treatments for imaging-diagnosed intracranial meningiomas[J]. Neurol Med Chir (Tokyo),2017,57(12):627-633.

[12] Mehta N,Zavitsanos P J,Moldovan K,et al. Local failure and vertebral body fracture risk using multifraction stereotactic body radiation therapy for spine metastases[J]. Adv Radiat Oncol,2018,3(3):245-251.

(潘隆盛 黄立超)

第三节 国产旋转式伽玛刀

一、概述

1951 年,瑞典著名神经外科专家 Lars Leksell 首先提出立体定向放射外科(SRS)的概念,他主张在外照射的基础上,辅以精确的定位和聚束手段,用多个小野三维集束单次大剂量照射颅内不能手术的病变,如脑动静脉畸形(脑 AVM)等良性病变。由于多个小野集束定向照射,射线剂量大部分集中于病变区,周围正常组织受照剂量很小,射线对病变起到类似于手术的作用。1951 年,首台伽玛刀原型机开始研制,其将立体定向技术与放射治疗结合起来,达到不开颅就可治疗颅内疾病的目的。我国在 1993 年从瑞典引进第一台 Leksell 伽玛刀,至 2006 年 6 月,共引进 16 台,治疗了数万例患者。

我国科技工作者在 Leksell 伽玛刀基础上,对放射线的聚焦方式和源体、准直体等主要结构做了重大技术改进,在国际上率先研发出旋转式伽玛刀。在放射源总活度基本不变的情况下将放射源数目大大减少,采用旋转聚焦的方法,使装在源体上的^{60}Co 放射源绕靶点中心做锥面旋转聚焦运动(图 5-18),由于射束不是以固定路径穿越周围组织,周围组织所受的照射剂量更加分散,射线聚焦效果好,治疗增益比更高。

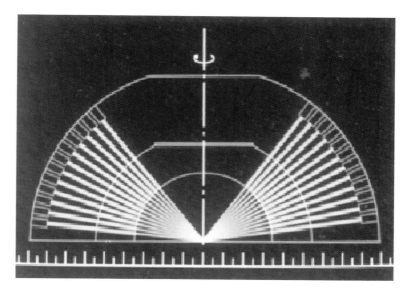

图 5-18 射线旋转聚焦示意图

　　旋转式伽玛刀大大地减少了放射源的数目,简化了结构,节省了装/换源时间和费用,使用更加便利,中国成为继瑞典之后第二个可以生产头部伽玛刀的国家。深圳市奥沃医学新技术发展有限公司(简称奥沃公司)和玛西普医学科技发展(深圳)有限公司(简称玛西普公司)分别在 1996 年和 1998 年推出了OUR-XGD 旋转式伽玛刀(图 5-19)和 MASEP-SRRS 旋转式伽玛刀(图 5-20)。

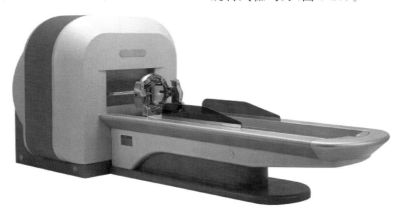

图 5-19 OUR-XGD 旋转式伽玛刀

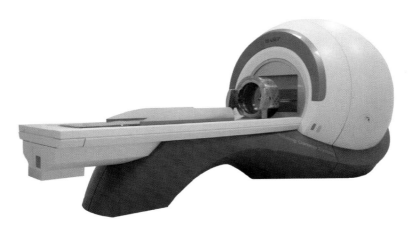

图 5-20 MASEP-SRRS 旋转式伽玛刀

我国自行研制的头部旋转式伽玛刀经过了多次专家论证,严格的性能测试,动物实验,急、慢性生物学效应实验,经批准应用于临床并先后获得了中国国家药品监督管理局(NMPA)批准和美国 FDA 批准。在其后的几年间,深圳市尊瑞科技有限公司、武汉康桥医学新技术有限公司也推出了各自的头部旋转式伽玛刀产品,至 2006 年 6 月底,全国已安装近 60 台国产头部旋转式伽玛刀,不但大大超过了进口 Leksell 伽玛刀的装机量,也取得了满意的临床疗效。

2006—2009 年,瑞典医科达公司和中国玛西普公司分别推出了新一代的头部伽玛刀 Leksell Perfexion 和玛西普 Infini/SRRS+(图 5-21),它们已经不是对原先的头部伽玛刀简单的升级改进,而是完全重新设计,全新集成的全自动系统。主要体现在以下几个方面。

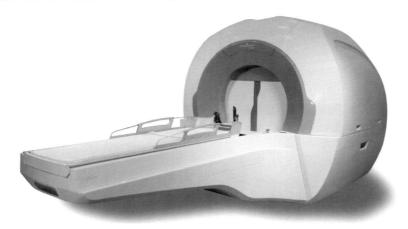

图 5-21　玛西普 Infini/SRRS+伽玛刀

(1)提出了新的伽玛刀准直系统设计方案。

通过改变不同入射方向上的圆形准直器孔径及关闭组合而形成新的不规则照射野。Leksell Perfexion 伽玛刀将 192 个 ^{60}Co 放射源分为八个扇区,即八个入射方向,可分别改变各入射方向的射束大小,以达到剂量动态塑形(dynamic shaping)的目的;玛西普 Infini/SRRS+伽玛刀将 30 个 ^{60}Co 放射源分为六组,在旋转过程中实现分组 ^{60}Co 放射源在任意角度和任意范围内的打开与关闭,以及配套的准直器的应用,从而组合成各种形状的剂量分布(图 5-22)。同时为了保护颅内远端重要结构(如晶状体等),两款伽玛刀可分别通过关闭扇区和关闭弧段来避免颅内远端重要结构受到射线的直接照射。

(2)头盔内置且采用桶式结构、非等距聚焦,从而进一步扩大内腔,获得更大的可治疗空间,扩展了可治疗范围。

(3)采用三维全自动摆位系统和自动更换准直器系统的设计,实现治疗靶点的自动摆位和准直器的自动更换,治疗流程全自动化,操作更加简便,缩短了整个治疗时间,大幅度提高了治疗效率。

(4)提高了屏蔽和防护水平,在患者摆位和切换靶点位置过程中自动保持射线关闭,大大降低了患者的辐射暴露;自动防碰撞设计最大限度地保护患者的治疗安全。

(5)配套的治疗计划系统功能更强大,支持无框架影像的导入和术前预计划,手术当天与有框架影像融合和配准,通过预计划的迁移减少复杂计划的设计时间和患者的总治疗时间;支持各种评估指数的计算和统计、支持多靶区剂量融合和逆向计划功能等。

2015 年,深圳奥沃公司发布了具备影像引导功能的头部伽玛刀 SupeRay 平台,并于 2017 年 10 月取得 NMPA 注册证并投入中国市场,开启了头部伽玛刀的影像引导时代。基于影像引导的放射治疗(IGRT)技术,头部伽玛刀以大剂量、低分割、无创的立体定向放射治疗模式完成放射治疗。2022 年 7 月 SupeRay 平台注册变更获得批准,在传承了经典等轴旋转聚焦技术,继续延续头部伽玛刀高焦点剂量率、高精度的机械性能以外,进一步融入了智能化、集成化、自动化、人性化的设计,临床体征检测效果极佳,在一键式工作流程更大限度提升效率的同时,影像引导系统的成像范围、成像质量、成像速度等也大幅升级,这标示着基于大数据与人工智能的精准放射治疗智能伽玛刀时代已经到来。

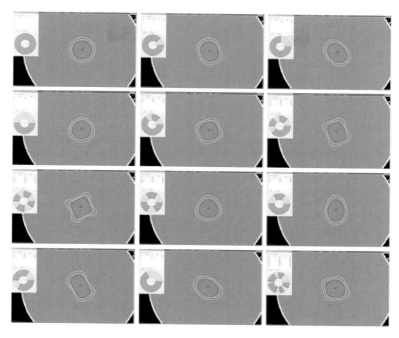

图 5-22　玛西普 Infini/SRRS＋伽玛刀单靶点动态塑形的剂量分布

西安大医集团股份有限公司成功研发出了具备实时影像引导功能的全身伽玛刀系统 CybeRay 数码刀,该产品已于 2018 年通过国家药品监督管理局(NMDA)的创新医疗器械审批,并于 2022 年 7 月 13 日取得 NMPA 注册证并投入中国市场,标志着国产伽玛刀率先一步进入实时影像引导时代。

CybeRay 数码刀通过环形机架结构完成实时影像引导,在治疗过程中可实时进行位置监控、验证与调整,并可完成大角度非共面的拉弧照射,根据肿瘤所在的部位、形状或敏感组织等因素,在制订治疗计划时灵活选择全弧/半弧或局部拉弧的治疗方式,旋转照射不同角度形成不同的剂量分布特性,以此达到最优的治疗计划。同时自动质检系统可每日一键式完成自动质检,为医护人员解放双手。

2016 年,西安大医集团股份有限公司获批"十三五"国家重点研发计划"数字诊疗装备研发"重点专项——"多模式引导立体定向与旋转调强一体化放射治疗系统"(简称 TaiChi),已在北京协和医院、北京大学第三医院、空军军医大学西京医院、美国大通福克斯癌症中心等医疗机构开展临床研究与临床试验。TaiChi 获得美国 FDA 批准后,于 2022 年 7 月 26 日取得 NMPA 注册证,现已投入中国市场(图 5-23)。

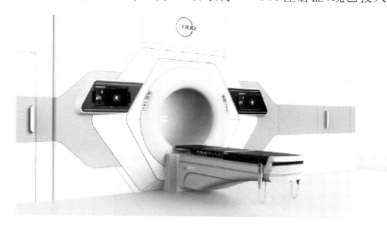

图 5-23　西安大医集团股份有限公司多模式引导立体定向与旋转调强一体化放射治疗系统(TaiChi)

TaiChi 采用大孔径环形机架结构,在同一等中心集成加速器与伽玛刀模块,加速器模块最大剂量率为 1400 cGy/min,聚焦治疗模块采用源匣式多源聚焦结构,配置 7 种规格的准直器进行聚焦。放射源经预准直器聚焦或 X 线通过照射野成型后随治疗头围绕机架轴线进行旋转照射,对患者肿瘤实施调强放射治疗和立体定向放射治疗。机架内配置千伏(kV)级 CBCT 影像系统和兆伏(MV)级 EPID 照射野验证系统,以保证治疗过程中的病灶定位、照射野适形和治疗剂量投放准确。两套治疗系统和两套引导系统同轴共面搭载于等中心精度为 0.15 mm 的滑环机架中,运动精度高,长期稳定性好,而且不受拖链结构不足的限制,提升了工作效率。在空间上采用独特的导轨式非共面摆动结构,相比于传统设备,治疗空间不受挤压,也不需要移动患者等烦琐操作。

二、国产旋转式伽玛刀的结构

伽玛刀装置是一种以治疗颅脑疾病为主的立体定向放射外科治疗设备。它利用几何聚焦原理,在精确的立体定向技术辅助下,将经过精心设计的大剂量伽玛射线集中照射于颅内的预定靶点,一次性致死性地摧毁靶点内的组织,以达到类似于外科手术切除的治疗效果。伽玛刀治疗技术有两个鲜明的特点,一是具有精确的立体定向手段;另一个就是多源多路径照射。伽玛刀通过精确的立体定向手段实现治疗定位的准确性。一般头部伽玛刀装置的机械等中心精度达到 0.3 mm,机械中心和辐射中心的重合精度要求达到 0.5 mm,新一代头部伽玛刀还在不断提高该标准,重合精度可达 0.25 mm。伽玛刀还通过多源分布和(或)运动实现大立体角的多路径入射,提高靶区剂量,分散并降低入射路径剂量,提高治疗增益比。

各型伽玛刀的基本设计原理是一致的,均是在保证定位精度的基础上,通过改变^{60}Co 放射源的个数、分布和运动范围,尽量增加入射方向,扩大入射立体角,提高治疗增益比。伽玛刀配套的准直器一般为圆形,比较适合小病灶的治疗,对于体积相对较大或不规则的病灶可应用多靶点照射或剂量动态塑形技术。

旋转式伽玛刀主要由治疗实施系统、立体定向系统和治疗计划系统三个子系统构成。

(一)治疗实施系统

治疗实施系统是根据治疗计划最终实施放射外科照射的系统,由^{60}Co 放射源、机械部分和电气部分组成。

1.^{60}Co 放射源　^{60}Co 放射源的源仓是双层不锈钢圆柱形包壳,内装有若干^{60}Co 颗粒。^{60}Co 放射源的一端一般设有供机械手抓取的凹槽和安装固定的卡槽(图 5-24)。

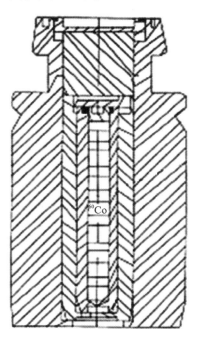

^{60}Co

图 5-24　^{60}Co 放射源示意图

2. 机械部分　不同厂家不同型号的伽玛刀治疗实施系统的机械部分组成稍有差别，一般包括屏蔽体、屏蔽门、源体、头盔/准直体、治疗床和外罩等（图 5-25）。

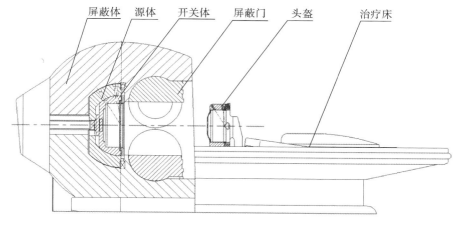

图 5-25　伽玛刀治疗实施系统示意图

（1）屏蔽体：屏蔽体是最外层的半球壳体，由铸铁制成，是对射线进行屏蔽，保证工作环境安全的重要部件。屏蔽体球面上有一个能在纬度上覆盖所有放射源，供装/换放射源的阶梯状窗口，平常由一个阶梯状屏蔽块封堵。

（2）屏蔽门：由屏蔽门框和门扇组成，门扇为对称的两扇，以阶梯缝相互啮合。治疗时，门扇开启，患者随着治疗床进入治疗位置；非治疗时，两扇门紧密闭合，屏蔽射线。屏蔽门上装有供处理紧急情况的手柄，当出现系统瘫痪等必须人工处理的紧急情况时，通过手柄可直接关闭屏蔽门，以确保安全。

（3）源体：放射源和预准直器的载体，是一个半桶椎壳体。在 360° 经度范围和一定的纬度范围内，分布有多个 ^{60}Co 放射源。

（4）头盔/准直体：治疗准直器的载体，外表面与源体的内表面相吻合。治疗时，头盔/准直体与源体选位对齐，治疗准直器与源体上的预准直器一一对应指向球心焦点。旋转式伽玛刀只有一个头盔/准直体，安装有多组内径不同的治疗准直器，旋转并选择其中一组治疗准直器并将其与源体的预准直器对应即可获得不同大小的照射野。旋转式伽玛刀往往同时提供一组屏蔽准直器，在非治疗时间关闭射线。

（5）准直器：限制伽玛射束方向及束径大小的装置，由钨合金制成。内径不同的准直器可产生不同大小的束径，形成不同规格的照射野。

（6）治疗床：治疗床的作用是承载和固定患者，同时在治疗床上安装有摆位支架，可将患者靶点送至设备焦点进行照射治疗。当出现必须人工处理的紧急情况时，一般可直接拉拽治疗床末端，将治疗床移出治疗位置，以确保安全。

（7）外罩。

3. 电气部分　用于控制系统中各运动部件的运动和定位，显示治疗数据的输入、治疗过程设备状态，以及监视设备和患者。为了保证治疗过程安全，应设置各运动部件之间的状态联锁和声光报警。电气部分主要由控制台、运动控制器、电机驱动装置、传感器、监视对讲系统和电源系统组成。

（1）控制台：通过内部电缆与伽玛刀设备、电气控制柜、监视对讲系统连为一体，主要包括控制计算机、操作面板和辐射报警仪。控制计算机主要完成人机对话，设备状态信息的显示、计时，并作为治疗计划系统、运动控制器以及计时器之间的数据通道，治疗中设备的状态在控制计算机的界面上直观显示，整个治疗过程可一目了然；操作面板上有操作按钮，可控制设备的运转和启停（图 5-26）。

（2）运动控制器：运行控制程序，控制系统中各个运动部件的运动、参数检测和故障处理。

（3）电机驱动装置：包括各个运动部件的驱动电机，如源体电机、开关体电机、屏蔽门电机、治疗床电机等。

（4）传感器：用来监测及确定系统中各运动部件的位置和状态。

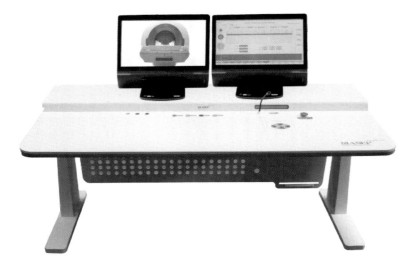

图 5-26　伽玛刀控制台

（5）监视对讲系统：监视系统由摄像机和监视器组成，监视器置于控制台上，摄像机安装在机房内并正对患者，可通过操作面板上的按钮调节摄像位置、视野和清晰度；对讲系统用于治疗时医生与患者之间的双向通话，由两套麦克风、功率放大器和音箱组成，分别置于控制台和治疗区内。

（6）电源系统：由市电和不间断电源组成，当市电发生故障时，不间断电源可将未治疗的靶点全部或部分治疗完毕，并确保治疗床返回非治疗区，关闭屏蔽门。为了防止不间断电源电量不足或故障造成意外事故，控制计算机在准备治疗之前会进行相关的状态检测。

（二）立体定向系统

立体定向系统是保证治疗精度的最基本的系统，包括影像定位和治疗摆位两大部分。联系影像定位系统和治疗摆位系统两大部分的核心部件就是立体定向框架，是患者治疗坐标系的参照物。

旋转式伽玛刀的立体定向系统主要由立体定向框架、显影图框、适配器和三轴调定器组成，其中，显影图框和适配器配合立体定向框架进行影像定位，三轴调定器则是治疗摆位的工具。将立体定向框架安装于患者头部后，显影图框配合固定于框架上，通过适配器与 CT/MRI/DSA 等影像设备连接，进行 CT/MRI 检查或 X 线造影，在 CT/MRI/DSA 图像上留下定位标记点。通过检测定位标记点间的相互位置，计划系统软件计算出病灶和重要器官的空间位置、范围和大小。治疗时，利用三轴调定器将病灶靶点置于头部伽玛刀的焦点，由治疗实施系统进行照射。

1.立体定向框架　为一组铝钛合金制件（图 5-27），使用时装配成一个基环，四角装有连接支杆，上有螺旋孔，在对患者进行局部麻醉后，螺钉从螺旋孔中穿过并固定到患者的头骨上形成刚性结构，从而在患者的治疗部位建立一个保证在定位、计划、治疗的整个过程中不变且可靠的患者的三维坐标系统（图 5-28）。立体定向框架的材料和加工工艺需要确保在进行影像学检查时，不会产生扫描伪影而影响定位精度。随着近年来影像学检查技术的发展，高场强（＞1.5T）的核磁共振成像（MRI）检查也在临床得到了应用，需要特别注意的是，高场强形成的涡流会造成螺钉固定位置的头皮温度升高乃至烫伤，应注意使用防烫伤的立体定向框架（配备有隔离立柱和隔离套夹）。近年来，随着图像引导技术在头部伽玛刀的应用，立体定向框架除了配套支持单次定位的连接立柱和螺钉之外，一般还配有支持分次定位的面膜和头枕等。

2.显影图框　不同的影像学检查设备，配有不同的显影图框。用于 CT/MRI 定位的显影图框的应用最为广泛，一般呈长方体状，由有机玻璃制成（图 5-29），显影定位杆中间填充相应线段状的显像材料，构成"N"字形定位条。"N"字形定位条的两条边与框架平面垂直，距框架平面的高度值由它们的平行边条和"N"字形斜条在影像上的相对位置确定（图 5-30），通过该相对位置的变化还可判断扫描层面是否倾斜和旋转。

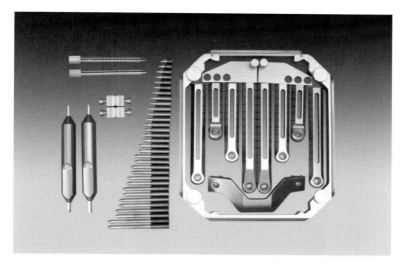

图 5-27 立体定向框架

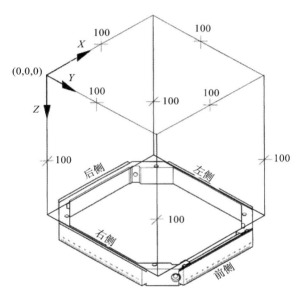

图 5-28 框架坐标系示意图

3. 适配器 适配器是将立体定向框架连同显影图框与影像设备诊断床固定和连接的装置,可保证扫描过程的重复稳定。不同厂家的不同型号的影像设备诊断床的接口不相同,适配器一般也需要专门设计定做(图 5-31)。

4. 三轴调定器 根据治疗计划软件规划和计算的结果,将 Y 轴和 Z 轴调定器按照计划参数安装在立体定向框架上,再将框架固定在伽玛刀治疗床定位支架的 X 轴调定器上,调定为计划中的靶点坐标参数。治疗时,治疗床沿进床方向移动至治疗位置,此时靶点即置于头部伽玛刀装置的焦点位置。新一代的头部伽玛刀系统配备有三维治疗床,可代替原有的三轴调定器自动实现治疗靶点的三维摆位。

(三)治疗计划系统

治疗计划系统是伽玛刀系统中不可缺少的组成部分,是伽玛刀放射治疗过程中的一个极其重要的环节。承担的任务如下。

(1)导入患者的 CT、MRI、PET 等定位图像,创建并管理患者信息。

(2)根据定位图像及有关的医学影像,通过定位标记点,重构出治疗部位体表、肿瘤(靶区)、重要器官及组织的三维几何描述,创建患者的解剖结构数据。

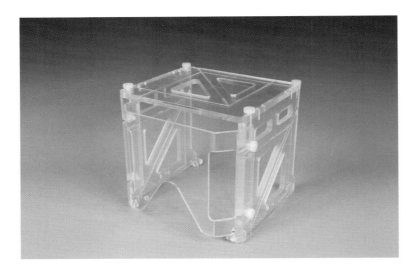

图 5-29 显影图框

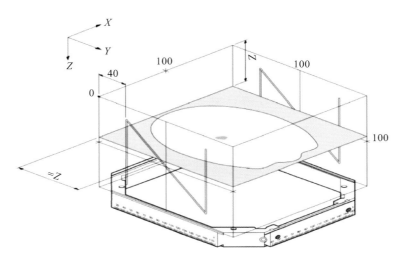

图 5-30 定位标记示意图

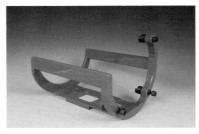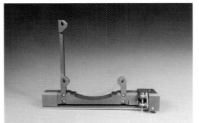

图 5-31 MRI 和 CT 适配器

（3）按照规定的照射方式，反复选择相应的治疗参数（包括治疗靶点数目、位置、权重、照射野大小等），进行剂量计算，得到符合预定要求的或优化的剂量分布。

（4）通过数据和各种二维、三维图形显示评价治疗方案的优劣。

（5）打印输出治疗方案及说明该方案的文字和二维、三维图形并将输出数据发送到治疗实施系统。

（6）输入和配置系统需要的各种机械数据、物理数据和其他数据。

随着近年来伽玛刀技术的发展，尤其是新的准直系统设计和照射技术的提出，治疗计划方案不再局限为多焦点的类球形照射野的内填充，新的射源系统技术可以改变不同入射方向上的准直器孔径及关闭,从而组合成任意形状的不规则照射野,这就对伽玛刀治疗计划系统提出了更高、更复杂的要求,如更方便实用的逆向计划功能、更准确的剂量计算算法、支持 GPU 技术的更快捷的剂量计算和更有效的计划方案评估手段等。

三、展望

自第一台头部伽玛刀安装使用以来,大量的良恶性病变患者得到了治疗,并取得了很好的疗效。立体定向放射外科(SRS)治疗为颅脑外科医生发明,并主要用于颅内小体积的单发或多发的良恶性病变。随着临床经验的积累和技术上的改进,SRS 治疗的适应证目前已扩展到颅脑以外部位的病变,并且人们开始探索分次治疗的经验。

头部伽玛刀治疗现已成为神经外科重要的治疗方法,国产旋转式伽玛刀在其中做出了重大贡献。作为国产大型放射治疗设备的佼佼者,国产旋转式伽玛刀不但已经占据国内伽玛刀的大部分市场,甚至已经走出国门,得到了世界顶尖的神经外科和肿瘤专家的认可。我们也希望未来更多的国内外的临床专家、科学家和设备厂家携手合作,再接再厉,共同推动以伽玛刀为代表的立体定向放射外科事业的持续发展,造福更多的患者!

参 考 文 献

[1] Goetsch S J，Murphy B D，Schmidt R，et al. Physics of rotating gamma systems for stereotactic radiosurgery[J]. Int J Radiat Oncol Biol Phys,1999,43(3):689-696.

[2] Wan H，Chihiro O，Yuan S. MASEP gamma knife radiosurgery for secretory pituitary adenomas: experience in 347 consecutive cases[J]. J Exp Clin Cancer Res,2009, 28(1):36.

[3] Lovo E E，Campos F J，Caceros V E，et al. Dosimetry and treatment descriptions using the first completely automated stereotactic intracranial radiosurgery rotating gamma ray unit in America [J]. Cureus,2018,10(4).

[4] 刘宗惠. 颅脑伽玛刀治疗学[M]. 北京:人民卫生出版社,2006.

[5] 周汝信,张之彬,王肖兰. ^{60}Co γ刀剂量性能的测量验证[J]. 中华放射医学与防护杂志,1998 (3):189.

[6] 凌至培,汪业汉. 立体定向和功能神经外科手术学[M]. 2 版. 北京:人民卫生出版社,2018.

[7] 袁树斌,文武. 颅脑伽玛刀临床实用手册[M]. 成都:四川大学出版社,2010.

[8] 夏廷毅,张玉蛟,王绿化. 肿瘤放射外科治疗学[M]. 北京:人民卫生出版社,2022.

[9] 孙守岐,李宏斌. 体部伽玛刀治疗原理与临床应用[M]. 成都:四川大学出版社,2001.

(徐 涛)

第四节 质子重离子

一、概述

自 1896 年居里夫人发现镭,并用于治疗肿瘤以来,肿瘤的放射治疗已经走过了一百多年。现在放射治疗已成为癌症的重要治疗手段,以 X 线、伽玛射线和电子束为标志的常规放射治疗仍是目前放射治疗领域的主流。但由于这些射线进入人体后的剂量随深度发生指数衰减,在杀死癌细胞的同时,周围健康组织也受到不同程度的照射。

尽管放射治疗技术不断提高,如基于直线加速器的三维适形放射治疗(3-dimensional conformal radiation therapy,3DCRT)和调强放射治疗(intensity modulated radiation therapy,IMRT)技术,伽玛刀

的剂量动态塑形技术等,进一步提高了肿瘤放射剂量,改善了肿瘤的局部控制率,同时降低了肿瘤周围正常组织的受照剂量,减少了放射治疗并发症,但癌瘤周围的正常组织和器官仍受到照射剂量的影响。为了避免肿瘤周围的正常组织(特别是对放射线敏感的重要组织和器官)受到不必要的损伤,有时不得不把总剂量减低,以致肿瘤区得不到必要的照射剂量,因此大大降低了肿瘤的治愈率。据统计,在所有的接受常规放射治疗的患者中,约 1/3 患者局部肿瘤未得到控制。同时肿瘤周围有较大体积的正常组织受到了较低剂量的照射。这可能会增加放射区域内放射诱导的恶性肿瘤的发生率。虽然这类放射诱导的肿瘤一般出现在放射后 10 年甚至 20 年,但是对疗效较好的肿瘤患者,特别是青年或儿童患者,这种危险性显得更重要。一些局部晚期的肿瘤中一般会存在不同比例的乏氧肿瘤细胞群及抗放射性的肿瘤细胞亚群,杀灭这些抗放射性的肿瘤细胞需要 2.5~3 倍的光子射线剂量。因此,即使提高照射剂量,改善局部控制率的效果也不理想,反而会对肿瘤周围正常组织产生较重的放射损伤。

质子和重离子与常规射线不同,它们都是带电粒子。具有一定能量的质子(或重离子)在物质中具有确定的"射程",而且它们在射程末端处的能量损失最大,即出现所谓的布拉格(Bragg)峰。利用质子(或重离子)能量损失集中于射程末端的特性,在进行肿瘤治疗时,可以通过调节它们的能量使质子(或重离子)停止在肿瘤的指定部位,达到对肿瘤的最大杀伤作用。在肿瘤前方穿过的正常组织,受到的损伤较小。至于肿瘤后方的正常组织,因为质子(或重离子)已经停留在肿瘤部位,几乎是不受影响的。光子和带电粒子的辐射差异参见图 5-32。此外,利用质子(或重离子)的带电性,可以采用磁扫描技术对肿瘤实行精确的笔形束扫描治疗。

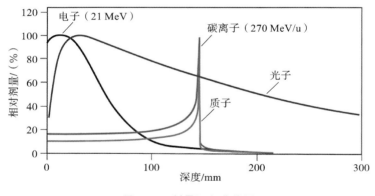

图 5-32 剂量沉积曲线图

二、历史和现状

(一)质子

美国 Wilson 早在 1946 年于 *Radiology* 杂志上发表了论文《质子的放射学应用》,首次提出用质子射线来治疗患者。1954 年,Tobias 等在美国加州大学劳伦斯伯克利(Lawrence Berkeley)国家实验室(LBL)进行世界上第一例质子治疗,他们用质子射线照射一例晚期乳腺癌患者的垂体进行去势治疗。1957 年,瑞典乌普萨拉(Uppsala)大学在 Tobias 的指导下开展了应用质子射线治疗人体疾病的研究。1961 年,哈佛回旋加速器实验室(HCL)开始利用质子射线治疗与脑垂体有关的疾病(如肢端肥大症),以及 Cushing 综合征、糖尿病引起的视网膜病、动静脉畸形等。1968—1975 年,苏联有三家研究所(杜布纳、莫斯科、Gachina 研究所)相继开展了质子治疗的临床研究,与西欧和美国形成了竞争的态势。在质子治疗中起重要推动作用的是美国波士顿哈佛大学麻省总医院(MGH)的 Suit 教授。1975 年,在他的领导下,人们开始应用质子射线治疗恶性肿瘤,包括颅底软骨肉瘤、脊索瘤、眼球葡萄膜黑色素瘤、前列腺癌;此外,人们还应用质子射线治疗老年黄斑退行性变、脑动静脉畸形等良性疾病,初步的结果显示了质子治疗的前景。日本国立放射医学研究所在 1979 年开始进行肿瘤的质子治疗。在 20 世纪 80 年代后期,日本筑波大学质子医学研究中心(PMRC),对肝癌、食管癌、肺癌等内脏器官肿瘤做了大量的临床研究工作。此后，瑞士、瑞典、英国的科学家们也加入了这一研究行列。

质子治疗史上的一个重大进步是 1990 年美国加州洛马林达（Loma Linda）大学医学中心（LLUMC）建立了世界上第一个专为患者治疗而设计的同步加速器。这在质子治疗的历史上具有划时代意义，因为在此以前只有高能物理实验室拥有质子加速器，而医学专用加速器的应用，正式宣告质子治疗进入临床医学领域，使质子治疗技术的发展向前迈进了一大步。LLUMC 采用的是同步加速器（synchrotron），该医学中心在颅内良性病变和恶性肿瘤、前列腺癌、肺癌等的治疗中取得了良好的成绩，并做了相当数量的临床报道，截至 2019 年底他们所治疗的患者数已经超过 21000 人。

为了实现质子治疗设备的自主研发和生产能力，我国多家研究院（所）积极研发质子治疗系统，如中国科学院上海应用物理研究所、中国原子能科学研究院、中国科学院合肥物质科学研究院等。2013 年首台国产质子治疗示范装置研制项目在上海正式启动，2014 年上海交通大学医学院附属瑞金医院肿瘤质子中心开始建设，装置由中国科学院上海应用物理研究所负责研制，上海艾普强粒子设备有限公司负责产业化，上海交通大学医学院附属瑞金医院负责临床应用和相关研究。2017 年 3 月底完成加速器设备（包括注入器）的安装，随即启动束流调试。2018 年 8 月进入全面调制阶段，2020 年 6 月进行试运营启动，2021 年 7 月开展首批临床试验患者的招募。

1985 年，国际粒子治疗协作委员会（PTCOG）成立，进行世界范围内的粒子放射治疗相关的资料整理和课题研究。PTCOG 统计显示，截至 2021 年 9 月，全世界正在运营的质子治疗中心 99 家，中国有 4 家，分别是淄博万杰肿瘤医院、上海市质子重离子医院、（台湾林口）长庚纪念医院和（台湾高雄）长庚纪念医院；正在建设的质子治疗项目有 32 家，包括中国 10 家，美国 5 家，英国 2 家，新加坡 2 家，日本 2 家，挪威 2 家，印度 2 家，阿根廷、澳大利亚、斯洛伐克、沙特、俄罗斯、阿联酋、泰国各 1 家；筹建中的质子治疗项目有 28 家，包括中国 10 家，美国 6 家，意大利 2 家，瑞士 2 家，俄罗斯、比利时、印度、埃及、印尼、格鲁吉亚、新加坡、西班牙各 1 家。

从正在建设和筹建的项目中可以看到，我国质子治疗系统数量最多，发展也最迅速。质子治疗系统属于甲类设备，其配置需要得到国家卫健委许可。2019 年 10 月，国家卫健委发布通告，中国医学科学院肿瘤医院、中国医科大学附属第一医院、山东省肿瘤防治研究院、华中科技大学同济医学院附属协和医院、四川省肿瘤医院获质子治疗系统配置许可。2020 年 7 月，《国家卫生健康委关于调整 2018—2020 年大型医用设备配置规划的通知》发布，将质子治疗系统的全国总体规划调整为 16 台。2020 年 10 月和 2021 年 7 月，国家卫健委发布通告，西安国际医学中心医院、天津市肿瘤医院、河北一洲肿瘤医院、吉林省肿瘤医院、上海交通大学医学院附属瑞金医院、安徽省立医院、中国医学科学院肿瘤医院深圳医院、华中科技大学同济医学院附属同济医院、郑州大学第一附属医院、四川大学华西医院、重庆大学附属肿瘤医院获质子治疗系统配置许可。至此，国家卫健委准予"十三五"期间 16 家医院质子治疗系统的配置许可。

虽然人们对质子治疗项目关注度持续高涨，但因为项目建设周期长，投资回报周期长，人才培养标准高，辐射安全许可证、大型医用设备配置许可证、放射诊疗许可证等证照要求严苛，我国质子机构在未来 5 年应该不会出现大规模涌现的景象。

（二）重离子

质子治疗优于 X 线和伽玛射线治疗，主要是因为质子在放射物理剂量分布上具有优越性，然而就放射生物效应（即对肿瘤的杀灭效应和对正常组织的损伤）而言，质子和光子没有明显的差别，所以质子对抗拒放射线的肿瘤细胞（如乏氧肿瘤细胞和对放射线不敏感的 S 期肿瘤细胞等）的杀灭效应不强。重离子既具有质子射线的物理学特征，又具有比质子更强的杀灭肿瘤细胞的能力，因此近年来对重离子的研究逐渐增多。

利用重离子治疗肿瘤的先驱性研究起源于美国 LBL，美国 LBL 于 1975 年利用其高能同步重离子加速器（BEVALAC）开始进行重离子束治疗临床试验。对于选定的肿瘤，重离子束治疗较常规放射治疗的效果有明显优越性。美国 LBL 对先前接受重离子束治疗的肿瘤患者晚期效应的跟踪和临床治疗评价等仍在继续。

日本国立放射线医学综合研究所(NIRS,简称放医研)在1979年就开始了应用质子射线治疗肿瘤的临床研究。由于美国在初步探索中发现了重离子对肿瘤细胞生物学效应更好,且重离子设备可以兼容质子,作为国家《第一个抗癌十年综合战略》中重要的一环,1984年,日本放医研开始筹建世界上首台医用重离子设备(HIMAC),筹建工作历时近十年,从1994年开始正式收治患者,到2001年放医研利用重离子束进行治疗的患者人数超过1000例。为了满足全国肿瘤患者的治疗需求,2010年群马大学医学部附属医院建成了第一台第二代小型化医用重离子设备。截至2016年,日本共有6台重离子治疗设施投入使用,共治疗了15000多例患者,其中放医研一家收治患者的数量占全球重离子治疗例数的70%以上。

在欧洲,重离子束治癌装置(HITAG)于1996年在德国亥姆霍兹重离子研究中心(GSI)建成,到2004年3月,GSI共收治头颈部肿瘤患者205例,总体疗效非常显著。到2004年,GSI重离子束对颅底肿瘤的治疗结果显示,4年局部控制率大于67%,4年总的存活率大于76%,且没有发现明显的治疗晚期毒副作用,治疗成绩令人鼓舞。GSI联合德国癌症研究中心(DKFZ)得到德国政府的批准和投资,在德国海德堡建造了一台专用于治疗肿瘤的重离子束加速器,这台重离子束加速器于2006年建成并投入使用。除德国外,意大利于1996年联合瑞士、奥地利和捷克等国家启动了一项用于治疗肿瘤的最优化同步加速器的研究(PIMMS),2000年该项研究结束,研究者发布了其所设计的医用轻离子加速器的技术报告。2002年底,意大利政府批准在米兰南部的Pavia建立国家强子治疗中心,离子束治疗癌症是其中一个很重要的组成部分。

中国科学院近代物理研究所在前期建设的兰州重离子研究装置(HIRFL-CSR)的基础上,于2012年正式启动国产碳离子治疗系统示范装置的研发,也使我国成为继美国、日本、德国之后的掌握重离子治疗癌症技术的国家。2018年4月,甘肃武威重离子中心的国产碳离子治疗系统完成第三方检测,2018年11月进入临床试验阶段,于2019年10月正式获得国家药品监督管理局的批准注册,并于2020年3月开始用于临床治疗。兰州重离子治疗中心已完成了设备安装,正处于设备检测和临床试验的准备阶段。

PTCOG统计显示,截至2021年9月,全世界正在运营的重离子治疗中心12家(部分中心兼具质子和重离子),其中中国有2家,分别是上海质子重离子医院和甘肃武威重离子中心。

(三)患者数据

据PTCOG发布的数据,截至2019年底,全球共有259903例患者接受了质子和重离子治疗,较2018年底增长了38735例(图5-33)。其中接受质子治疗的患者有222178例,占总数的85.5%,较2018年底增长32142例;接受碳离子治疗的患者34138例,占总数的13.1%,较2018年底增长6233例;其余患者分别接受了He离子(2054例)、Pion介子(1100例)和其他离子治疗(433例)。

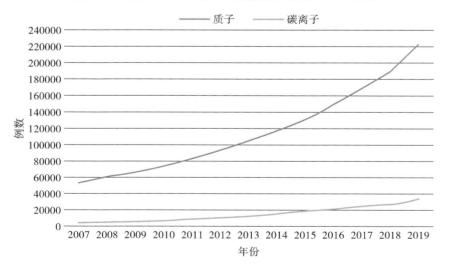

图5-33   全球质子及碳离子治疗的患者数据

三、系统构成

随着技术的发展和进步,为了更好地满足临床需要,专用于医疗的质子重离子治疗系统也在持续不断地迭代和升级。典型的医用质子重离子治疗系统的构成主要包括治疗加速器、束流运输系统、机架系统、束流配送系统、定位和图像引导系统、治疗控制系统等。

1. 治疗加速器(图 5-34) 加速器类型主要包括同步加速器、回旋加速器和直线加速器。其中同步加速器和回旋加速器是目前主流的类型,这两种加速器孰优孰劣历来争议较大。回旋加速器最大的优点在于稳定可靠、操作方便、体积较小,但能量通常是固定的,需要额外配套能量选择系统进行输出能量的调节。同步加速器的优势在于输出能量可调,不需要再配套能量选择系统,且同步加速器可以兼具质子和重离子,但操作相对复杂,占地面积大。

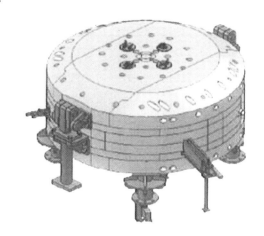

图 5-34 治疗加速器

2. 束流运输系统(图 5-35) 质子重离子治疗装置通常配备多个治疗室,照射时间相互错开。从加速器引出的束流先进入主束线,然后根据需要转入不同的支束线进入治疗室,这些主束线和支束线组成了束流运输系统。束流运输系统的任务就是将加速器产生的束流根据需要传送到不同的治疗室。一般沿着束流运输管道安放着四级磁铁、偏转磁体和导向磁体等,实现对束流的聚焦和偏转。

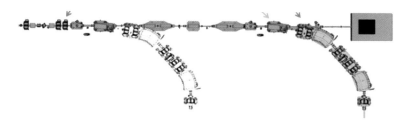

图 5-35 束流运输系统

3. 机架系统(图 5-36) 机架分为固定机架和旋转机架。早期的质子治疗包括质子放射手术和眼部质子治疗,只有固定机架。质子放射手术也被称为质子外科治疗,特点是治疗一次或少数几次,将高剂量集中于较小的区域,使靶区组织完全破坏,主要应用于颅内良性小肿瘤、功能性神经系统疾病和动静脉畸形。由于固定机架对于较大照射野的治疗十分不便,人们研制了旋转机架。旋转机架可以环绕患者进行转动,以便从不同方向对靶区进行照射,旋转机架的转动范围一般有整圈(360°)和大半圈(190°~220°)两种。

4. 束流配送系统(图 5-37) 束流配送系统的任务是对进入治疗室的束流加以改造,扩展它在人体内形成的高剂量区域,使其形状尽可能与靶区一致,以保证肿瘤受到足够剂量的照射,而正常组织只受尽可能少的伤害,并能根据治疗需要调节靶区内的剂量分布。束流配送系统的设计直接影响系统的临床指标,各国在发展束流配送系统方面进行了许多研究,目前主流的质子厂商配备有具先进笔形束扫描功能的束流配送系统。

5. 定位和图像引导系统(图 5-38) 定位和图像引导系统的任务是保证靶区的精确定位。由于质子重离子治疗是精确治疗,因此对患者的定位要求较高,除某些水平固定束治疗室中患者采用坐位外,一般采用卧位,将患者固定于六自由度治疗床上,治疗床可做三维平移和三维转动。利用激光进行初步定位,采用和常规放射治疗类似的图像引导技术(如 CBCT、双侧 X 线技术等),完成精确摆位验证。

6. 治疗控制系统 根据治疗要求对装置的运行和治疗过程进行严格控制,使所有的功能模块都能协

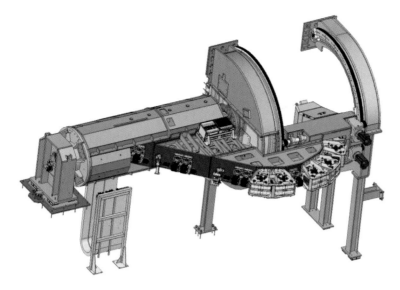

图 5-36　机架系统

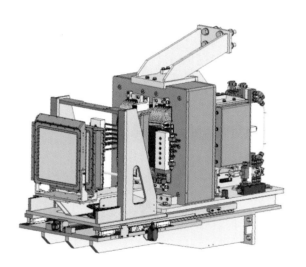

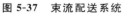

图 5-37　束流配送系统

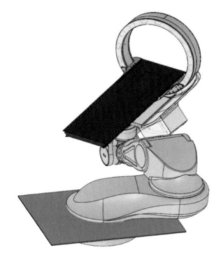

图 5-38　定位和图像引导系统

调工作,以保证治疗正确进行,并通过各项安全联锁,保障患者和医护人员的安全。

目前国际上主要有六家质子治疗系统供应商,分别是比利时 IBA 公司、美国 Varian(瓦里安)公司、日本 Hitachi(日立)公司、美国 Mevion(迈胜)公司、美国 Protom 公司和美国 Pronova 公司。各家的加速器、束流配送系统、治疗室和机架参数等基础数据见表 5-2。

表 5-2　质子治疗系统基本参数统计

项目	iba	VARIAN medical systems	HITACHI Inspire the Next	MEVION	PROTOM	PRONOVA
产品型号	Proteus	ProBeam	PROBEAT	S250	Radiance	SC360
加速器	回旋	回旋	同步	回旋	同步	回旋
治疗室	单/多室	单/多室	多室	单室	单/多室	单/多室
旋转机架	360°	360°	360°	190°	200°	360°
束流配送系统	笔形束扫描	笔形束扫描	笔形束扫描	笔形束扫描	笔形束扫描	笔形束扫描

四、展望

随着粒子治疗技术的发展,质子重离子治疗技术在肿瘤治疗方面的应用正逐渐加强,目前此项技术的最大问题是装置成本过高,投入过大。只有发展小型化紧凑型装置,才能有望加快质子重离子产品和技术的普及。按现有的技术发展速度,预计在未来的一段时间内,更小型、更紧凑的质子重离子治疗系统将会问世,使质子重离子治疗技术简单化、实用化、廉价化,成为普通百姓也有望获得治疗机会的方法。

同时我们也看到,目前超高剂量率(约 120 Gy/s)的质子治疗技术(Flash 技术),单次出束时间极短,治疗一般只需要 1～3 次,便拥有较好的放射生物学效应。小动物实验初步表明,Flash 技术在肿瘤控制率保持一致甚至更佳的情况下,极大地减少了对正常组织(如肺和皮肤)的损伤。目前全球多家临床医院和知名质子研究机构正专注于 Flash 技术的临床前研究、临床实施和学术倡导工作。我们有理由相信,在不久的将来,Flash 技术一定会应用于临床,不但能改进疗效,而且能降低治疗门槛(每间单室治疗室由原来每年治疗 500 人提升为可治疗 1 万人),治疗费用也会大大下降,造福广大患者。

参 考 文 献

[1]　胡逸民.肿瘤放射物理学[M].北京:原子能出版社,1999.

[2]　刘世耀.质子和重离子治疗及其装置[M].北京:科学出版社,2012.

[3]　蒋国梁.质子和重离子放疗在中国[J].中华放射医学与防护杂志,2016,36(8):561-563.

[4]　李文建.质子与重离子肿瘤治疗的进展[J].原子核物理评论,2005,22(1):39-43.

[5]　蔡伟明.质子和其他放射治疗肿瘤的比较[J].基础医学与临床,2005,25(2):117-122.

[6]　Mascia A E, Daugherty E C, Zhang Y, et al. Proton FLASH radiotherapy for the treatment of symptomatic bone metastases: the FAST-01 nonrandomized trial[J]. JAMA Oncol,2023,9(1):62-69.

（徐　涛）

第六章　脑动静脉畸形的立体定向放射外科治疗

第一节　概　　述

　　脑血管畸形包括动静脉畸形(AVM)、海绵状血管畸形(又称海绵状血管瘤)、毛细血管扩张症和静脉性血管畸形四种类型,其中最为常见的为 AVM。AVM 病变主要由位于脑动脉与引流静脉之间的异常血管所组成。这种先天性发育障碍引起的局部血管数量和结构上的异常,会对正常脑血流产生影响。根据美国流行病学调查研究,每年每 10 万人中新诊断的 AVM 病例为 1.12～1.34 人。没有明显的种族差异。由于畸形血管团的存在以及通过畸形血管的高血流量的影响,患者可出现进行性神经功能障碍,并有出血、脑卒中和癫痫发作等危险。据统计,约 2/3 的 AVM 患者在病程发展过程中将出现相应的临床症状,半数以上的患者有出血等严重并发症,出血高峰期在 20～40 岁,随年龄的增长有逐渐增高的趋势(图 6-1、图 6-2),年出血率在 2%～4%,年死亡率为 1%。因此,AVM 是儿童和青壮年期致死率和致残率较高的疾病。某些罕见的先天性疾病常伴有 AVM,如遗传性出血性毛细血管扩张症、头-面血管瘤综合征和神经纤维瘤病等。正是由于 AVM 潜在的危险性,目前对于已确诊的 AVM 患者,通常主张采取积极的治疗。

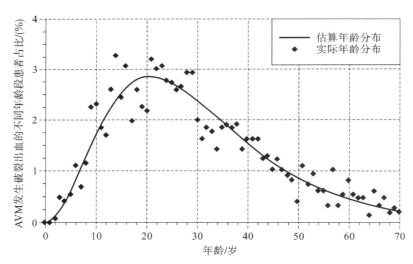

图 6-1　AVM 患者不同年龄段出血情况分布

　　值得注意的是,并不是所有的 AVM 患者都有同样的机会被发现。新近的研究表明,AVM 病灶位于基底节、丘脑、脑干、小脑的儿童患者以及 AVM 病灶较小的患者,一旦 AVM 破裂出血,则易被检出。相反,位于大脑半球非功能区的 AVM,如果出血量少,容易被漏诊。新近的研究还发现,AVM 发生出血的概率并非完全一致。与出血率增加相关的因素如下:既往有出血史(出血后 1 年内发生再出血的比例为 15%～20%);年龄的增长;小的 AVM 病灶;高血流量的 AVM;仅有单支或深部静脉引流;并发动脉瘤或静脉瘤(出血率比未并发者高 10%～58%)以及存在血管瘘等。对上述 AVM 患者,应该保持高度警惕。

　　Raoufi-Rad 等研究了 AVM 动物模型在进行放射外科治疗后,动物体内磷脂酰丝氨酸(PS)的变化。正常情况下 PS 位于细胞膜的内层,一旦由于某种原因移位至细胞膜的外层,则可能使内皮细胞受到攻

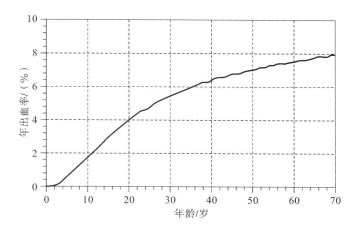

图 6-2　随年龄增长，AVM 年出血率增加

击。作者发现，在 AVM 动物模型中，AVM 发生处的 PS 移位非常常见，而在立体定向放射外科（SRS）治疗后的 12 周内，PS 移位的概率在逐渐增加。

McRobb 等发现，模型动物在受照（20 Gy）后，内皮细胞中有 56 种蛋白质表达增多，其中 29 种为线粒体蛋白，9 种为细胞骨架蛋白。作者挑选了其中的 3 种进行深入研究，发现在模型动物体内，丙酮酸脱氢酶复合物 E2（PDCE2，位于线粒体内）的表达水平增高，而超氧化物歧化酶 2（SOD2，位于线粒体内）和心肌肌钙蛋白 I（TNNI3）没有明显变化。体外实验表明，PDCE2 和 SOD2 的蛋白质丰度都增加，而 TNNI3 的蛋白质丰度下降，作者认为 SRS 治疗后蛋白质的变化可能是在不同的亚细胞结构内分布的变化，而非表达水平本身的变化。

综上，AVM 本身的内皮细胞可以表达特殊的分子或者分泌特殊的生物因子，SRS 治疗可能会导致这些分子的表达或者生物因子的分泌发生改变，对这些变化的监测可以为疗效的判断、靶向治疗的选择或者某些特殊疾病的监测提供依据。

对动物模型的研究发现，内皮细胞经过 SRS 特定剂量照射后，无论是培养细胞还是体内细胞都可以表达细胞间黏附分子 1（ICAM-1）和血管细胞黏附分子 1（VCAM-1）。体外实验表明，15 Gy 和 25 Gy 的作用是一致的，而 5 Gy 对于内皮细胞则没有明确的作用；体内实验表明，AVM 的内皮细胞本身黏附分子水平就较高，而剂量为 15 Gy 的伽玛刀照射不能提高黏附分子的表达水平。Raoufi-Rad 等据此认为，上述两种黏附分子可以作为未来靶向治疗的目标。

复旦大学附属华山医院徐敏等发现，在射波刀治疗后 3 个月，AVM 患者血液中 VEGF、TGF-β 和 ANG-2 水平均下降。其中 VEGF 水平与病灶体积密切相关，作者认为上述因子可能作为疗效判断的预测因素。

AVM 患者在 SRS 治疗后出现烟雾病（MMD）是非常罕见的情况，迄今为止仅报道 2 例，同时伴有 MMD 和 AVM 的病例也仅有 23 例。研究者认为，环指蛋白 213（RNF213）在 MMD 的发病中有潜在的作用。Torazawa 等报道了一例罕见的 SRS 治疗后发生 MMD 的病例，他们认为 MMD 的发生是由于患者存在 RNF213 基因的易感突变，而 SRS 治疗后大血管血流速度减慢，是诱导易感者发生 MMD 的主要原因。

第二节　病理与病理生理改变

一、病理

AVM 由异常扭曲的一团动脉、静脉及动脉化静脉（动静脉瘘）样血管组成，动脉与静脉直接交通，其间无毛细血管,可夹杂退行性变的脑组织。大多数 AVM 呈圆锥状,尖部位于脑深部,底部朝向皮质方向。由一到数条供血动脉供血,引流静脉多扩张、扭曲。可以伴有供血动脉、畸形团内动脉瘤、静脉瘤,以及静脉瘤样改变。

二、病理生理

AVM 的主要异常是病变区的动静脉之间缺乏毛细血管,动脉血直接流入静脉,血流阻力减小,由此产生一系列血流动力学改变。较为明显的是局部动脉压降低、静脉压增高,以及脑供血方面的其他异常。

1. 动脉压降低　由于动脉血直接流入静脉,压力迅速下降,动脉的灌注范围减小,病变周围脑组织得不到应有的灌注。邻近的动脉血流向低压区,引起"脑盗血"现象,造成相应区域脑组织缺血性改变,严重时出现脑组织萎缩、癫痫等表现。供血动脉也因血流量愈来愈大而出现扩张、扭曲,并可形成动脉瘤而破裂出血。邻近的小动脉虽然没有参与组成畸形血管,但因其管内压降低,也都处于扩张状态,故 AVM 的血流量进一步增加。最终导致 AVM 随着时间的推移逐渐扩大(尽管 AVM 不是新生物)。

2. 静脉压增高　动脉血直接流入静脉,大大提高了脑的静脉压,并造成邻近区域正常脑组织的静脉回流受阻。脑组织长期处于淤血状态而出现脑水肿。脑静脉压增高使颅内压的基点提高,因此,尽管 AVM 并非占位性病变,但出现颅内高压症状的病例并不少见。在颅内压和静脉压增高的同时,脑脊液的吸收减少,分泌增加,由此导致不同程度的脑积水。此外,静脉瘤样扩张的引流静脉,尤其是血液向脑深部回流的静脉可以堵塞脑脊液的循环通路,从而导致脑积水。

3. 颅内出血　AVM 的最大威胁是出血,均由血管破裂造成。由于受到大量的血流冲击,畸形血管尤其是引流静脉扩张变薄,易于发生破裂出血。如果破裂的静脉为浅表静脉,则多表现为蛛网膜下腔出血;如果破裂的静脉为深部静脉,则可发生脑内或脑室内出血。近年来,人们发现畸形血管内的微小动脉瘤或静脉瘤可能是出血的真正元凶之一。此外,邻近脑组织内扩张的小血管也可发生破裂出血,责任供血动脉近端的动脉瘤破裂也是出血的原因之一。

4. 脑缺血　脑缺血是长期"脑盗血"所致。"脑盗血"越严重,脑缺血也越重,由脑缺血导致的脑萎缩及癫痫的发生率也会增加。如果脑缺血发生于功能区,将会引起相应的临床症状。

5. 颅内压增高　除了前述的血流量增加、静脉压增高、脑水肿、脑脊液吸收与分泌平衡障碍以及脑脊液循环受阻等因素外,出血造成的颅内血肿、蛛网膜下腔部分闭塞以及出血后蛛网膜颗粒通透性改变均可造成颅内压增高,严重时引起脑疝。

第三节　临床表现

AVM 的临床表现如下。

1. 颅内出血　多发生于青壮年,以出血为首发症状的 AVM 患者在已诊断 AVM 的患者中占比为50%左右。出血以脑内、脑室内出血多见,也可以表现为蛛网膜下腔或硬膜下出血。发病较突然,常在活动或情绪波动时发病。患者可出现剧烈头痛、恶心呕吐、颈部强直、意识改变等。出血可以反复发生,多者可达数十次。

2. 癫痫　由于长期脑缺血,局部脑组织产生变性及退行性变,进而引起癫痫发作。这种癫痫多以部分性发作为特征,严重时可继发全身性发作。值得注意的是,不少 AVM 患者以癫痫发作为首发症状,占AVM 病例的 25%～50%。

3. 头痛　10%～60%的 AVM 患者有长期反复的头痛。头痛的原因可能与血管扩张有关,常局限于一侧,类似于偏头痛。如果头痛性质发生变化,出现剧烈头痛且伴有恶心呕吐,常常提示 AVM 破裂出血。

4. 进行性神经功能缺失　见于 40%的 AVM 患者,其中有 10%的患者以神经功能缺失作为首发症状。进行性神经功能缺失可在脑缺血、脑水肿、脑出血、脑萎缩等多种因素长期作用下形成。神经功能缺失症状的表现形式、严重程度与 AVM 所在部位、大小、是否出血以及引流静脉是否通畅等因素有关。

5.智力减退与学习功能障碍　由于"脑盗血"、脑缺血的长期存在,患者可出现弥漫性脑发育障碍。部分患者因反复癫痫发作及抗癫痫药物的双重抑制作用的影响,可出现智力减退。新近研究发现,约有 2/3 的成年患者伴有隐性的学习功能障碍。

6.其他症状　可有颅内杂音、眼球突出、颅面部血管怒张等。部分累及后颅的 AVM 患者症状较少,但出血后可发生呼吸、心搏骤停,也可出现桥小脑角、后组颅神经及小脑部位的相应症状。

第四节　影像学检查

1.CT 和 CTA　未出血病灶 CT 平扫呈等密度、略高密度或混杂密度,无水肿,可有钙化;出血后病灶可见血肿、脑水肿、缺血、囊腔形成等,灶周可有脑萎缩改变。增强后可见团块状病灶伴斑点状强化,并可见供血动脉和引流静脉(图 6-3)。CTA 对于 AVM 的显示优于普通 CT 检查,尤其是在出血后病因的鉴别诊断上具有优势。

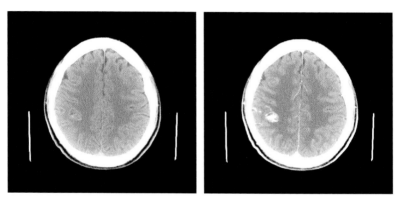

图 6-3　CT 平扫和增强 CT

2.MRI 和 MRTA　MRI 平扫病灶表现为具有较大供血动脉、引流静脉的一团紧凑的蜂窝状混杂信号、低信号或无信号流空区。有血栓形成时表现为低信号或无信号的病灶区夹杂等信号或高信号。MRTA 或增强 MRTA 可较清晰显示 AVM 的供血动脉、引流静脉及血管巢(图 6-4)。

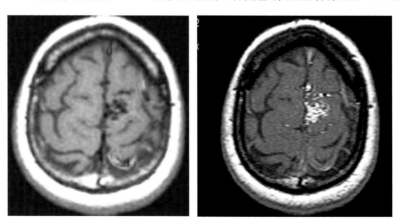

图 6-4　MRI 和增强 MRTA

3.DSA　仍是目前诊断 AVM 最可靠、最重要的方法(金标准)。畸形血管典型表现为紧密聚集在一起的粗细不等、扭曲的血管团,有时可表现为网状或血窦状。引流静脉早期出现于动脉期影像上,在不同时相可以较清楚分辨供血动脉、畸形血管团和扭曲扩张的引流静脉(图 6-5)。

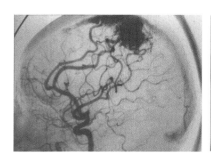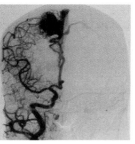

图 6-5　DSA 显示右侧额顶部 AVM

第五节　诊断与分级

一、诊断

根据青少年自发性蛛网膜下腔出血(SAH)、脑内出血或伴癫痫,不同大小和部位 AVM 的相应症状与体征,影像学检查发现特异性血管性病灶改变即可做出诊断。

二、分级

AVM 的分级有多种。

1. 史氏分级　国内较早对 AVM 进行分级的是复旦大学附属华山医院的史玉泉教授。史氏分级法主要根据 AVM 的大小、部位与深浅,供血动脉的多少与深浅以及引流静脉的多少与深浅的不同,将AVM 分为 4 级。详情参见表 6-1。

表 6-1　AVM 的史氏分级

因素	1 级	2 级	3 级	4 级
大小	小型,直径<2.5 cm	中型,直径在 2.5～4.9 cm 之间	大型,直径在 5.0～7.5 cm 之间	特大型,直径>7.5 cm
部位与深浅	浅表,位于"哑区"	浅表,位于功能区	位于脑深部(包括大脑纵裂、基底节、胼胝体、脑底面等)	涉及脑干或脑深部的重要结构
供血动脉	单支,为大脑中动脉或大脑前动脉的分支并位于浅表部位	多支,位于浅表或单支位于脑较深部,但不是大脑后动脉的分支	大脑后动脉或大脑前、中动脉的深部分支,椎基底动脉分支	大脑前、中、后动脉都参与供血
引流静脉	单支、表浅,增粗不显著	多支,表浅,但有巨大静脉瘤形成	深静脉或深、浅静脉都参与	深静脉增粗、曲张成瘤状

2. Spetzler-Martin 分级和改良　国际上常用的 AVM 分级系统是经典的 Spetzler-Martin 分级(简称S-M 分级)。此分级系统根据以下三个方面的累积计分评定:①病灶直径<3 cm,病灶直径在 3～6 cm 之间,病灶直径>6 cm 分别对应 1 分、2 分、3 分。②是否位于重要结构(浅表的主要运动区、感觉区、语言区和枕叶视皮质,深部的丘脑、下丘脑、脑干和桥臂):如果是,则对应 1 分。③是否有深静脉引流:如有,则对应 1 分。分级为上述总分之和,共分为Ⅰ～Ⅴ级(图 6-6)。

Spetzler 和 Ponce 于 2011 年简化了 S-M 分级,取而代之的是三级分类。A 级:相当于 S-M 分级Ⅰ～Ⅱ级。B 级:相当于 S-M 分级Ⅲ级。C 级:相当于 S-M 分级Ⅳ～Ⅴ级。并认为 A 级可以行手术切除,B级需要多学科联合治疗,C 级除某些特殊情况外不需治疗。Spetzler 提出的五级或三级的分级系统为

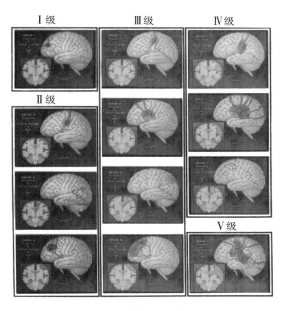

图 6-6　AVM 的 S-M 分级

AVM 治疗的基础分级方法,作为经典评估方法曾广泛用于手术、介入和放射外科治疗。

2010 年,Lawton 等对 S-M 分级做了改良,他们在 S-M 分级的基础上增加了年龄(年龄<20 岁 1 分,20～40 岁 2 分,大于 40 岁 3 分)、有无出血史(有出血史,则为 1 分)和病灶是否是弥漫性的(是弥漫性的,则为 1 分)三项评定指标。Lawton 等提出的评分系统,若单独使用,则称为 Lawton-Young 评分,若与 S-M 分级联合使用,则称为 Lawton 联合评分。Lawton 认为,经过补充的 S-M 分级较传统评分系统对术后患者神经功能的预测更好。也有放射外科研究将 Lawton 联合评分或者补充评分作为衡量疗效的参考因素。

3. 基于放射外科治疗的 AVM 评分(RBAS)　S-M 分级已在全球得到广泛的应用和认可,能较准确预测 AVM 患者手术后的疗效。遗憾的是,该分级法对于接受单次放射外科治疗的 AVM 患者,结果并不尽如人意。其主要的缺陷在于,S-M 分级对于直径小于 3 cm 的 AVM 的体积变化不敏感;同时,如果使用该分级法,在对不同部位 AVM 放射外科治疗后的结果进行预测时会发现,位于基底节、丘脑和脑干的 AVM 与位于或邻近皮质功能区的 AVM,治疗后放射性并发症的发生风险相同。这显然与 AVM 患者接受放射外科治疗后的真实结果不符。例如,直径为 1 cm 和 3 cm 的 AVM,在 S-M 分级中均属于小的 AVM,其体积分别是 1 cm^3 和约 14 cm^3,两者相差约 14 倍,而放射外科治疗后预测的闭塞率分别是90%和50%,疗效相差甚远。因此,需要有一种新的评分系统对接受放射外科治疗的 AVM 患者进行术前评估,以准确地预测放射外科治疗的效果,并与手术治疗进行恰当的比较。

AVM 放射外科治疗成功的标准如下:畸形血管巢完全闭塞,无新的神经功能缺失症状或原有的症状未加重。然而,无论是 Karlsson 等报道的 K 指数或是 Schwartz 等报道的 OPI 指数(详见后文),均关注于预测 AVM 放射外科治疗后的闭塞情况,对治疗后可能出现的相关并发症无法做出判断;此外,这两种方法主要用于治疗时处方剂量的选择,并不涉及患者的基本情况以及 AVM 的特征,因此,较难准确地反映放射外科治疗后效果。为了克服上述缺陷,准确预测 AVM 放射外科治疗成功的概率,Pollock 等与匹兹堡大学根据患者的基本情况,结合 AVM 的特征,共同提出了基于放射外科治疗的 AVM 评分(the radiosurgery based arteriovenous malformation score,RBAS)。以下简要介绍这一评分系统。

基于放射外科治疗的 AVM 评分系统,源于匹兹堡大学于 1987—1991 年经放射外科治疗的 220 例 AVM 患者的多因素分析。研究中,所有独立变量均与获得治疗后优良结果相关。所谓优良结果,是指治疗后 AVM 完全闭塞、无新的神经功能缺失症状或原有的症状未加重。这一评分系统在梅奥诊所

（Mayo Clinic）1990—1996 年接受放射外科治疗的 136 例 AVM 患者的随访结果中得到验证和进一步发展。

在最初匹兹堡大学治疗的 220 例患者中，121 例（55%）获得优良结果。多因素分析显示，AVM 体积、患者年龄、AVM 部位、治疗前是否行栓塞治疗以及引流静脉数量等因素与治疗后获得优良结果相关。但人们在实际应用中发现，这一评分系统较为复杂，很难在治疗前短时间内对患者做出评估。经进一步回归分析，在剔除了治疗前是否行栓塞治疗和引流静脉数量两个因素后，仍然获得相同的预测结果。在对梅奥诊所接受放射外科治疗的 136 例 AVM 患者的验证结果中发现，79 例（58%）获得优良结果。此后，该评分系统又经过改良，将病灶部位进一步简化为 2 个分层，最终形成了改良的基于放射外科治疗的 AVM 评分系统。改良的基于放射外科治疗的 AVM 评分系统积分计算式如下：

$$积分 = 0.1 × AVM 体积（cm^3）+ 0.02 × 患者年龄（岁）+ 0.5 × AVM 部位$$

式中，AVM 部位积分：半球、胼胝体、脑室内、小脑为 0 分；基底节、丘脑、脑干为 1 分。

使用这一评分系统时，只要将患者的 AVM 体积、年龄和 AVM 部位积分乘以相应的系数并相加，得出和后在图 6-7 相应位置上查找，即可预测该患者行放射外科治疗后获得优良结果以及神经功能减退的可能性。从图 6-7 可以看出，如果 RBAS 分值≤1 分，可以预测，这些 AVM 患者接受放射外科治疗后可获得优良结果；然而，若 RBAS 分值＞2 分，获得优良结果的可能性就只有 39%。这一评分系统的独立因素并未包含关于治疗的任何人为参数，如治疗剂量、等剂量曲线、靶点数等，但匹兹堡大学和梅奥诊所不同治疗组的最终结果显示，这一评分系统均能准确预测放射外科治疗后的结果。在之后的数年间，加速器放射外科、射波刀放射外科和质子治疗也相继使用这一系统预测 AVM 治疗后效果，均获得相同的结果。这为 AVM 患者选择放射外科治疗奠定了坚实的循证医学基础。

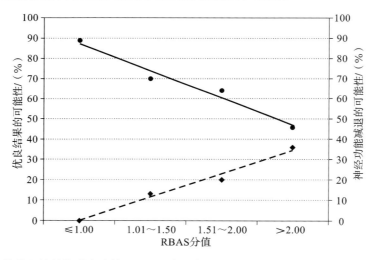

图 6-7　基于改良的基于放射外科治疗的 AVM 评分系统预测 AVM 放射外科治疗后效果及并发症的示意图

4. 其他评分系统　2013 年，Starke 提出了弗吉尼亚放射外科 AVM 评分（VRAS）。病灶体积 2 cm³ 以下，0 分，2~4 cm³ 为 1 分，4 cm³ 以上 2 分；出血史 1 分；病灶位于重要结构（同 S-M 分级）1 分。与闭塞相关的因素有周边剂量和等中心的数量等。

Hattangadi-Gluth 等报道了基于 RBAS 的改良版质子 SRS AVM 评分系统（PRAS），评分仅包括两项。PRAS 分值 = 0.26 × 病灶体积 + 0.7 × 病灶部位分值，式中病灶部位分值同改良的 RBAS 中的 AVM 部位积分，基底节、丘脑、脑干为 1 分，其他为 0 分）。作者在分析了质子治疗 AVM 的效果后，认为 PRAS 的预测作用优于 RBAS。

Milker-Zabel 等于 2012 年提出了基于 LINAC 的放射外科评分系统——海德堡（Heidelberg）评分。该评分系统非常简单，包括两项内容：病灶最大径 3 cm 和年龄 50 岁，均未超过，1 分；均超过，3 分；其他，2 分。在该作者的研究中，使用海德堡评分获得的完全闭塞率与 Pollock 的评分相比，预测作用类似。

第六节　治　疗

AVM 的治疗包括观察、手术治疗、栓塞治疗和放射外科治疗。

一、观察

由于大多数 AVM 患者面临着出血的风险,因此,选择观察方式来应对 AVM 患者应当慎重。一般来说,如果患者 AVM 体积巨大,超过 30 cm³,或平均直径超过 4 cm,既往无出血史,有功能区弥漫性动静脉瘘,以及高龄患者,可以考虑观察处理。

对于未破裂 AVM,近几年来争议较大的是 ARUBA 研究。2014 年 Mohr 等发表的关于 ARUBA 研究的文章认为,单纯药物治疗(如抗癫痫或对头痛等症状的对症治疗)患者症状性脑卒中的发生率(10.1%)要明显低于干预性治疗组(30.7%)。干预性治疗(包括手术治疗、介入治疗、放射外科单独或者综合治疗)后的症状要明显差于单纯药物治疗。文章一经发表即引起较大争议。2020 年,该作者又公布了随访时间延长后的最终结果。研究结果再次表明,在平均随访 50.4 个月后,干预性治疗组与单纯药物治疗组的脑卒中发生病例数比为(45/114)∶(12/109),相关神经功能障碍发生病例数比为 14∶1。作者将首要事件终点设为患者死亡或者出现有症状的脑卒中。最终干预性治疗组的发生率为 30.7%,单纯药物治疗组为 10.1%,风险比(HR)为 0.27。ARUBA 研究的结果提示,对于无出血史的成年患者,单纯的对症治疗在随访期内的效果要优于干预性治疗。

对于 ARUBA 研究这样的结论,放射外科的专家们也进行了一系列的研究。Ding 等于 2017 年首先进行了多中心的跨国联合研究,该研究使用了国际研究基金数据库的数据,但研究仍然是回顾性的。共纳入 938 例病例,平均年龄 35 岁,病灶平均体积为 2.4 cm³,周边剂量平均为 21 Gy,平均随访 71 个月。完全闭塞率为 65%。年出血率为 1.4%。远程缺血预适应(RIC)见于 9% 的患者,永久性症状见于 3% 的患者。Ding 等的研究发现,周边剂量为 20 Gy 及以上可以有很好的闭塞率(70%,周边剂量低于 20 Gy 则闭塞率仅为 36%)。此外,最大径较小、没有伴发动脉瘤都是预后良好的相关因素。同年,Ding 等又发表了 S-M 分级为 Ⅰ～Ⅱ级的符合 ARUBA 标准的 AVM 放射外科治疗的回顾性研究,该研究共纳入 232 例病例,平均年龄 42 岁,平均病灶体积 2.1 cm³,周边剂量 22.5 Gy。5 年和 10 年的闭塞率分别为 72% 和 87%。治疗后年出血率为 1.0%。RIC 发生率为 8%,永久性症状见于 1% 的患者。符合 ARUBA 随访终点标准的事件发生率为 10%。Ding 等的研究并未停止,2019 年他们又针对有无出血史的 AVM 患者在 SRS 治疗后再次出血的危险因素进行了比较研究。这次的研究纳入 2320 例病例,研究没有发现 SRS 治疗前的出血史对于 SRS 治疗后效果有显著的影响。出血的风险从治疗前每年每 1000 人 15.4 次下降到治疗后每年第 1000 人 11.9 次。与治疗后出血相关的因素主要是存在深部病灶和伴发动脉瘤。Ding 等总结认为,SRS 治疗可以降低 AVM 的出血风险,同时需要注意病灶的部位并预先处理动脉瘤。不过遗憾的是,Ding 等的所有研究虽然是多中心的,但仍是回顾性研究。

同样对 ARUBA 研究的结论提出挑战的还有 Tonetti 等的研究,他们的研究同样为回顾性研究,研究标准同 ARUBA 研究。该研究发现,治疗后 8.4 年的终末事件发生率为 14%,低于 ARUBA 研究的治疗后 2.8 年的终末事件发生率(10%)。该研究中未治疗组的终末事件发生率为 30%,远高于 ARUBA 研究的报道。年脑卒中发生率为 0.4%,死亡率为 0.8%,也远低于 ARUBA 研究的结论。作者认为,随访时间足够长就能看到放射外科治疗带来的益处。不过该文发表时 ARUBA 研究的长期随访最终结果尚未发表。持同样观点的还有 Karlsson 等的研究。研究者认同在最初的 5 年,未经干预性治疗的患者的出血、死亡风险确实较低,但随着时间延长,放射外科治疗带来的优势就逐渐显现出来。因此作者同样认为更长时间的随访可能会推翻 ARUBA 研究早期的结论。韩国 Kim 等也加入研讨的行列。Kim 等的研究表明,伽玛刀治疗后符合 ARUBA 研究入组标准的患者的年出血率为 3.4%,终末事件发生率为 14%,与 ARUBA 研究干预性治疗组的结果有显著性差异,但与单纯药物治疗组的差异没有显著性。

Peciu-Florianu 等也从长期随访的角度对 ARUBA 研究的结果提出了质疑。他们的研究同样是回顾性研究,病灶平均体积为 1.9 cm³,周边剂量平均为 24 Gy,等剂量曲线为 50%,随访 8.8 年后,76% 的 AVM 完全闭塞,同时出血率为 10%,年出血率为 1.1%。一过性 RIC 的发生率为 8%,永久性症状的发生率为 4.6%。作者认为,放射外科治疗作为未破裂 AVM 的有效治疗手段,其副作用轻微,且疗效确切。

对于已经出血的 AVM,也有一些研究。Kawashima 等报道了 410 例有出血史 AVM 的综合治疗效果研究。作者将患者根据治疗方法分为单纯 SRS 治疗组、手术+SRS 治疗组和介入治疗+SRS 治疗组。研究发现,闭塞率在手术+SRS 治疗组是最高的(5 年的闭塞率为 97%)。而介入治疗+SRS 治疗组与单纯 SRS 治疗组比较,闭塞率的差异没有统计学意义。与闭塞率相关的因素如下:有手术治疗史,周边剂量超过 20 Gy,病灶最大直径小于 20 mm。单纯 SRS 治疗后年出血率在 5 年内为 1.5%,超过 5 年则是 0.2%。单纯 SRS 治疗后 10 年出现 RIC 的概率是 5%。作者认为,出血后的病例使用 SRS 治疗可起到很好的闭塞作用。Kim 等将 AVM 分为偶然发现且无症状、有症状未出血和出血三类,研究发现这三类患者在平均随访 60.5 个月后,闭塞率之间的差异没有统计学意义。但三者的年出血率在治疗后分别为 1.07%、2.87% 和 2.69%。作者认为,偶然发现的无症状 AVM 似乎有着其他类型 AVM 不一样的特质。

综上所述,ARUBA 研究虽然已经终结,但该研究讨论的主要是保守治疗和干预性治疗之间的差异,对于干预性治疗的差异并没有细分,因此其结论仅能作为参考,而多数放射外科的回顾性研究发现,SRS 治疗后的出血风险是逐步下降的,与 ARUBA 研究的保守治疗组类似,因此,至少目前的 SRS 治疗 AVM 可能有着类似于 ARUBA 研究的保守治疗组的并发症发生率,但同时又有着很高的闭塞率。

二、手术治疗

显微外科手术切除畸形血管团是近几十年治疗 AVM 的主要手段,但多适用于 S-M 分级法中Ⅰ~Ⅲ级的患者。与其他治疗方法相比,手术完全切除 AVM,可以立即消除出血等风险。根据 2722 例 AVM 显微外科手术治疗结果,全切除率可达 82%~100%,平均为 94.7%。并发症的发生率为 1.4%~44%,平均为 11.7%。有 0~13% 的患者术后死亡,平均病死率为 4.4%。近年来,随着显微外科技术的不断发展,手术死亡率有不断下降的趋势,但对于深部或重要功能区 AVM,显微外科手术治疗仍有一定困难。对于伴有出血的 AVM 患者的手术治疗时机的选择,目前大多数学者主张在急性出血期仅做血肿清除和止血,畸形血管团的切除等待二期手术再完成。

三、栓塞治疗

血管内栓塞治疗是近年来不断发展的一项技术,可以迅速减少畸形血管团的血流量。栓塞治疗虽然可以作为 AVM 的首选治疗方法,但在大多数情况下,仍然需要与手术或放射外科治疗相结合。对于单支供血的周围性 AVM,栓塞治疗可以获得良好的闭塞效果。而对于多支供血、体积较大或形态不规则的 AVM,栓塞治疗常作为手术或放射外科治疗前的辅助手段。需要特别注意的是,栓塞治疗有可能造成放射外科治疗靶区辨认可信度降低,进而影响放射外科治疗效果。因此,对于体积较小的 AVM,在行放射外科治疗前并不一定必须行栓塞治疗。对于伴有动脉瘤或静脉瘤的 AVM 患者,建议先对动脉瘤或静脉瘤进行栓塞,防止短期内出血的发生。此外,对于伴有动静脉瘘的 AVM 患者,栓塞治疗可能是较好的选择之一。

四、放射外科治疗

放射外科治疗作为替代手术的方法治疗 AVM 已经有半个多世纪的历史。由于 AVM 可以在血管造影片上清楚显示,在 CT、MRI、MRA 等现代影像技术出现之前,人们已经可以对 AVM 进行较为准确的定位。早在 1970 年,Ladislau Steiner 教授和他的同事在瑞典卡罗林斯卡医院采用伽玛刀治疗 AVM 获得成功。资料显示,在早期卡罗林斯卡医院使用伽玛刀治疗的 762 例患者中,有 204 例患者为 AVM,占所有病例的 27%。与此同时,Kjellberg 教授和 Fabrikant 教授应用重粒子替代光子治疗 AVM,同样取得满意的疗效。之后,立体定向加速器开始用于 AVM 的治疗,也获得了较高的闭塞率。近些年来,射波刀等新型的放射外科设备对 AVM 的治疗也进行了有益的尝试。特别是射波刀治疗计划系统中,独创性地采用三维旋转 DSA 技术对 AVM 靶区进行定位的方法,提高了对 AVM 畸形血管团的辨认程度,有利于降低对周围正常脑组织的辐射,使 AVM 放射外科治疗的适形性和选择性进一步改善。经过数十年不断的探索,大量的临床资料证明,放射外科治疗 AVM 具有较高的安全性和有效性。由于放射外科不同设备、不同治疗模式在 AVM 的治疗方法上略有差别,本节仅就放射外科治疗 AVM 涉及的共通的问题进行探讨。

（一）病例选择

正确地选择病例是放射外科治疗成功的基础。一般来说,对确定诊断的 AVM 患者,一旦决定放弃观察而进行干预,应该对下列因素进行分析。首先,患者是否有出血史？ 如果有出血史,需要明确出血发生的时间。通常对于近期有出血的患者,如果 AVM 病灶位于手术可及的部位,为预防近期再出血的发生,通常可能首先选择手术治疗;而对于手术不可及部位的 AVM,如果体积不算太大,放射外科治疗可能是较合适的选择。对于放射外科治疗 AVM 时机的选择,应根据病例的具体情况综合决定。值得注意的是,以出血作为首发症状的患者占所有 AVM 患者的 67.8%。这就意味着多数患者起病较急,常因颅内血肿或蛛网膜下腔出血而出现明显的症状和体征,有的甚至危及生命。因此,一般并不主张在 AVM 急性出血期内施行放射外科治疗。此外,脑内血肿、脑室内积血、蛛网膜下腔出血引起的脑积水和血管痉挛等,均可使畸形血管团受压、变形、移位、分隔以及血脑屏障破坏,造成 AVM 靶区辨认困难和错误,甚至显影不完全或根本不显影。若在此期内采用放射外科治疗,有可能造成对 AVM 血管巢的治疗不完全,以致影响治疗效果。目前大多数学者将出血后 AVM 的放射外科治疗放在血肿吸收后进行,即出血后 1～3 个月。对于手术后残留或仅行血肿清除术后的 AVM 患者,通常需待脑水肿完全消失、正常结构复位、全身状态稳定后再考虑放射外科治疗。已行栓塞治疗而 AVM 未完全闭塞的患者,若需联合使用放射外科治疗,应尽可能安排在栓塞治疗后的 3 个月内进行,以防畸形血管再通。对于出血已经超过数月或数年的 AVM 患者,由于患者已经度过了近期出血的高峰期,需要使用手术和放射外科不同的分级和评分系统进行个体化评估,预测手术或放射外科治疗后的效果以及可能出现的并发症。手术治疗分级多选用 S-M 分级或史氏分级,而放射外科则常选用基于放射外科治疗的 AVM 评分（RBAS）系统进行评估（见前文）。此外,接受不同干预方法治疗的患者,效果的好坏还取决于进行干预性治疗的医疗团队的经验和技术。

另一影响治疗选择的因素是 AVM 患者是否伴发动脉瘤或静脉瘤。AVM 血流量的增加,常常引起供血动脉近端出现动脉瘤,AVM 畸形血管团内也因血流动力学的改变而出现微小动脉瘤。这些动脉瘤的存在是引起颅内出血的原因之一,而且出血量通常较大,患者病情较重。如果是供血动脉近端动脉瘤,且 AVM 在手术可及的部位,可以考虑通过一次性手术同时夹闭动脉瘤并切除 AVM。但如果供血动脉近端出现动脉瘤伴功能区 AVM 或无法手术切除的 AVM,需要根据具体情况选择治疗方案。通常需要先通过手术或血管内栓塞闭塞动脉瘤,之后再对 AVM 进行放射外科治疗（图 6-8）。

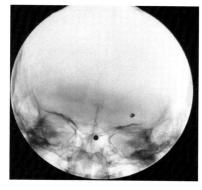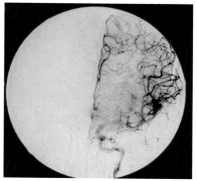

图 6-8 供血动脉近端动脉瘤伴 AVM,先栓塞动脉瘤,再对 AVM 进行放射外科治疗

Tsuei 等认为,因 AVM 血流量改变伴发的动脉瘤可以分为近端和远端,其直径都在 4 mm 左右,较小的(直径<5 mm)的动脉瘤在 AVM 闭塞后更容易出现自发性闭塞。平均随访 58 个月后 111 个动脉瘤中仅有 2 个近端动脉瘤破裂出血。作者认为,远端动脉瘤在 AVM 闭塞后可以自行闭塞,无论是近端还是远端的动脉瘤,如果较小,则都易发生自发性闭塞。

伴有癫痫的 AVM 患者的治疗选择目前尚无统一标准。由于绝大多数 AVM 患者治疗前癫痫的发作次数少于 4 次,且不属于药物难治性癫痫,无论是手术还是放射外科治疗后再辅以抗癫痫药物治疗,癫痫的控制均可达到较为满意的效果。

(二)定位影像技术

与传统放射治疗相比,放射外科治疗更依赖于先进的定位影像技术。AVM 的治疗靶区是畸形血管团,供血动脉和引流静脉不应作为靶区进行照射。因此,选择的定位方法及定位时相应该是最能清楚显示畸形血管团的方法和时相。

1. CT 定位　CT 定位的最大优势是定位准确性高,且定位时间短,较适合位于大脑半球 AVM 的定位(图 6-9)。但 CT 定位容易受到定位框架立柱及螺钉金属伪影的影响,对位于颅底及颅后窝的 AVM,需要配合使用其他定位方法。

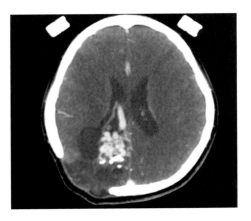

图 6-9　CT 定位的最大优势是定位准确性高,较适合位于大脑半球 AVM 的定位

2. MRI、MRTA 定位　MRI、MRTA 定位的最大特点是对 AVM 的显示较为清晰,目前已广泛用于 AVM 的放射外科治疗前定位。其中 MRTA 增强图像对 AVM 的显示更有优势,对于边界清楚的 AVM,MRTA 已经部分替代了 DSA 的定位作用(图 6-10)。

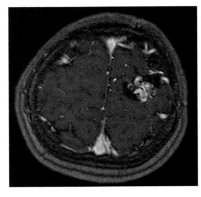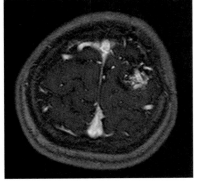

图 6-10　MRTA 已经部分替代了 DSA 的定位作用

3. 立体定向血管造影定位　血管造影作为诊断 AVM 的金标准,其作用至今仍毋容置疑。作为 AVM 治疗的定位影像技术,立体定向血管造影定位目前仍然是最经典、最常使用的方法,在临床上应用已达近 50 年。随着 DSA 的出现,颅骨对 AVM 显影的影响被消除,使 AVM 的显示越来越清楚,极大地提高了定位精度。不可否认的是,过去大多数 DSA 采用二维方式获取图像,加之 AVM 的形状多数不规则,如果完全依赖其进行剂量计划,势必有较多的正常脑组织被包含在治疗的高剂量区内,会引起迟发性放射性脑损伤。此外,由于位于颞叶、颅后窝的 AVM 的图像显示欠清,有可能出现畸形血管巢未能被完全覆盖在高处方剂量区内,造成日后 AVM 不能完全闭塞。为了使定位精度进一步提高,多数学者采用 DSA＋CT/CTA、DSA＋MRI/MRTA 等方法进行定位。近些年来,DSA 技术有了较大的发展。三维旋转 DSA 已经问世,而且被成功地用于射波刀治疗 AVM 患者(图 6-11)。

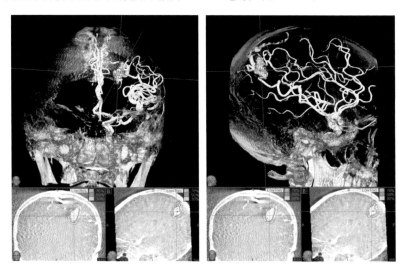

图 6-11　三维旋转 DSA 已经问世,而且被成功地用于射波刀治疗 AVM 患者

4. 其他定位影像技术　功能影像的引入和不断发展,是近年来放射外科发展的新亮点,使 AVM 的放射外科治疗变得更加安全。由于定位框架对大多数功能影像的质量有一定影响,通常需要在治疗前行功能影像学检查。治疗时再通过与定位图像融合,达到辅助定位的作用。常用的功能影像技术有弥散张量成像(DTI,图 6-12)、功能区定位(如语言功能区、运动功能区和感觉功能区定位,图 6-13)、磁敏感加权成像等。

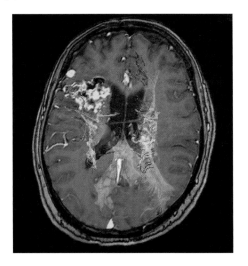

图 6-12　DTI 图像显示 AVM 将皮质脊髓束向后推移

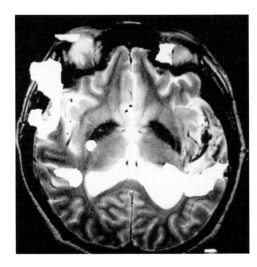

图 6-13　语言功能区定位

5. 放射外科治疗 AVM 的影像学进展

(1)我国台湾学者 Ko-Kung Chen 等使用时间分辨三维 DSA(又称 4D-DSA)对定位时的病灶进行研究。其对 4D-DSA 的影像进行类似于 CT 的横断面重建,图像顺利在伽玛刀计划系统注册,并与 T1、T2 以及 TOF 的图像进行比较。研究表明,根据 4D-DSA 影像重建、勾画出的靶区要小于根据 MRI 影像勾

画的靶区。其认为,根据 4D-DSA 得出的靶区比时间飞跃法(TOF)-MRA 得出的更加可靠。Shinya 等和 Hasegawa 等也分别进行了类似的报道,都认为 4D-DSA 可以有效显示病灶,并有利于病灶尽早完全闭塞。

(2)Turner 等和 Cifarelli 等均报道了使用时间分辨三维 CTA(4D-CTA)来定位病灶,而笔者所在中心已经使用该方法的改良版进行 AVM 伽马刀治疗的辅助定位。使用 4D-CTA 的好处是比较容易进行图像配准,有连续的图像,这与 DSA 正侧位的有限图像信息比较有很大优势。Turner 等的报道仅为个案,需要进一步的大样本研究和疗效验证。然而对于有栓塞治疗史的患者,CTA 很难消除栓塞剂造成的伪影,这是 CTA 在 AVM 定位中不利的一面。因此综合使用不同的方法可能更有助于病灶定位。

(3)Holmes 等报道了使用 CBCTA 进行射波刀治疗定位的研究,研究者认为,CBCTA 作为射波刀计划制订方法可以明确定位显示不清的 AVM。

(4)4D-流量 MRI。Li 等报道使用 4D-流量 MRI 来评估 SRS 治疗 AVM 后的早期血流动力学改变,研究发现在治疗后 6 个月血流量即开始降低。随着时间的延长,血流量降低的趋势日渐明显。Srinivas 等的研究更为细致,他们发现 SRS 治疗 AVM 后动静脉流量都明显下降,体积也明显缩小,但供血动脉的管径周长没有明显改变。

(5)Bunevicius 等报道了 MRI 灌注成像在 SRS 治疗 AVM 后的相对脑血容量(rCBV)和相对脑血流量(rCBF)的变化,研究发现治疗后 8 个月和 35 个月上述指标均明显降低。

基于 MRI 的脑血流量改变的研究都证实,SRS 治疗后 AVM 的动静脉流量都明显降低。上述方法都可以作为疗效评估的敏感方法。

(6)ASL-MRI 是动脉自旋标记磁共振成像的缩写。相关的研究较多,涉及 AVM 的 SRS 计划和疗效评估。

Ozyurt 等的研究将 ASL-MRI 的图像整合到 AVM 计划中。该研究用的是 4D-ASL-MRI 图像和 4D-CE-MRA 增强图像。研究分为两组,分别用 DSA＋4D-ASL-MRI＋4D-CE-MRA 和 4D-ASL-MRI＋4D-CE-MRA 进行靶区勾画,数据显示,实验组的计划设计人员对于病灶的认同统一程度更高。对于病灶定位,作者认为联合 MRA 和 ASL-MRI 可能成为较好的无创定位方法。

Kodera 等报道了一项关于 ASL-MRI 的随访研究,该研究仅纳入 7 例患者,但研究结果发现 ASL-MRI 与 DSA 结果的一致性较好。尤其在显示动静脉直接通道方面,ASL-MRI 可以准确显示 DSA 上可以发现的通路,而常规 MRI 则无法显示。作者认为 ASL-MRI 可以用于 AVM 的闭塞评估。Heit 等的研究结果也证实,ASL-MRI 在判断 SRS 治疗后 AVM 残留方面的敏感性和特异性同样很好。Rojas-Villabona 等的研究再次证实了 ASL-MRI 在判断 DSA 确认的 AVM 残留方面的敏感性很好。

综上所述,ASL-MRI 无论是在 AVM 的 SRS 治疗计划制订时,还是在 SRS 治疗后的疗效判断中均具有重要的参考作用。有条件的单位可以使用该序列对 AVM 进行影像学评估。

6.其他影像技术在 SRS 治疗 AVM 后的评估中的应用研究 Finitsis 等使用了磁敏感加权血管成像(SWAN)技术评估 SRS 治疗 AVM 的效果。研究者认为,该技术无辐射(与 DSA 相比),也不使用造影剂(与 MRA 增强扫描相比),但可以对 SRS 治疗后的 AVM 进行评估。

Rojas-Villabona 等同时使用 ASL-MRI、CE-MRA 和 HD-TOF-MRI 三种成像技术来进行计划设计。研究发现,联合使用三种方法勾画的靶区比根据 DSA 勾画的靶区体积缩小了 9.8%。用三联法勾画的靶区中没有包含在 DSA 靶区内的体积的占比约为 18%,而根据 DSA 勾画的靶区包含在三联法勾画的靶区内的体积的占比平均为 73.5%。研究者认为,使用该三联法可以更加精确地勾画靶区。

Hu 等使用血滞指数(即流入斜率与流出斜率的比值)来定量研究治疗后静脉流出不畅情况,如该比值超过 1.71,那么 36 个月后血管完全闭塞的概率更大。

(三)治疗过程 放射外科治疗 AVM 的目的就是将高剂量的放射线投照到经影像学确定的靶区内。尽管目前国际上公认的放射外科治疗次数可以是 1～5 次,但对于 AVM 的治疗,最常采用的还是单次治

1.头部固定 放射外科治疗 AVM 的目的就是将高剂量的放射线投照到经影像学确定的靶区内。尽管目前国际上公认的放射外科治疗次数可以是 1～5 次,但对于 AVM 的治疗,最常采用的还是单次治

疗模式。为了保证在定位以及治疗过程中，患者的头部不产生任何移动，一般需要采用定位框架固定。对于成年患者，通常定位框架的安装在局部麻醉下进行。而对于儿童及不能配合的患者，需要在全身麻醉下进行。射波刀治疗是根据患者的颅骨纹理进行定位的，不需要安装定位框架，而代之以热塑面膜固定患者头部。一旦头部固定完成，即可进行影像学定位。

2. 影像学定位　根据患者情况选择相应的定位方法（参见前文）。

3. 剂量计划　放射外科治疗 AVM 的目的，是将高能放射线投射到已确定的靶区内，最终使 AVM 发生闭塞。所谓剂量计划，就是通过剂量计划系统工作站软件，设计出的与 AVM 三维形态尽可能一致的照射范围的治疗计划。与其他肿瘤性疾病的放射外科治疗计划不同，AVM 放射外科治疗计划除了遵循高度的适形性和选择性的原则外，由于 AVM 的形态学特点，尚需注意以下方面。

制订剂量计划时，处方剂量高剂量区应该与 AVM 三维形态尽可能一致。供血动脉和引流静脉不应包含在高剂量区内。这样，一方面可以增加周边剂量，提高闭塞率；另一方面通过减少治疗体积，降低可能出现的放射性损伤；同时，可以避免因引流静脉过早闭塞而出现的并发症。

由于放射外科治疗后 AVM 的闭塞率与治疗时的周边剂量呈正相关，而并发症的发生率与治疗时的周边剂量呈负相关，因此，在选择治疗剂量时，应该努力在两者之间找到平衡点。一般来说，如果 AVM 靶区治疗完整，使用 16 Gy、18 Gy 和 20 Gy 的周边剂量，可以分别使 70%、80% 和 90% 的 AVM 患者得到治愈。然而，使用的周边剂量愈高、AVM 靶区的体积愈大，产生放射性损伤的概率也愈高。

除了 AVM 的体积和周边剂量外，AVM 的部位与治疗后并发症的产生也有一定关系。位于丘脑、基底节和脑干的 AVM 较易产生放射外科治疗后的神经功能缺失症状，且常伴发影像学改变。因此，对于上述部位的 AVM 治疗，治疗计划需要追求更高的适形性和选择性。

4. 治疗　一旦治疗计划完成并被治疗团队所接受，即可对患者进行放射外科治疗。治疗结束后移除头部固定装置。常规使用脱水＋激素治疗，以预防急性脑水肿产生。治疗后短期内极少出现严重的放射性并发症，少数患者可有头颈痛、恶心、呕吐等不适。经对症治疗即可缓解。

（四）随访

AVM 患者行放射外科治疗后，畸形血管团逐渐缩小至闭塞需要较长的时间。在此期间可能出现迟发性放射并发症，也可发生再出血。因此，定期随访非常重要。根据国际放射外科协会的建议，AVM 放射外科治疗后 5 年，每年至少进行 1 次 MRI/MRA 检查。3 年或 3 年内 MRI/MRA 提示 AVM 已经"闭塞"的患者，可于治疗后 3 年行 DSA 检查，以确定 AVM 是否完全闭塞。如果 3 年后 MRI/MRA 仍显示 AVM 残留，可再次选择放射外科治疗或其他治疗方法。

（五）伽玛刀治疗 AVM 的效果

放射外科治疗 AVM 的最终目的是使畸形血管巢完全闭塞，以消除 AVM 患者再次出血的危险。同时，由于 AVM 逐渐闭塞，临床症状如头痛、癫痫等也可完全消失或部分缓解。从 DSA 影像上看，AVM 完全闭塞需要满足以下条件：畸形血管巢完全消失；恢复正常的循环时间；异常增粗的引流静脉消失或恢复至正常管径。

伽玛刀治疗 AVM 最早开始于 1970 年。截至 2019 年 12 月底，全世界已有超过 10 万例 AVM 患者接受了伽玛刀治疗，总的效果令人满意。根据 1628 例 AVM 伽玛刀治疗结果，治疗后 2 年经血管造影随访的 883 例患者中，AVM 的完全闭塞率可达 71%～91%，平均为 78.7%（图 6-14、图 6-15）。与治疗有关的并发症的发生率为 1.5%～3.8%，平均为 3.1%。完全闭塞后的 AVM 极少再引起颅内出血，癫痫症状的缓解率也大于 50%。伽玛刀尤其适合治疗位于脑深部、中线及重要功能区的 AVM。此外，与未经治疗的 AVM 一样，治疗后未完全闭塞的 AVM 仍然每年有 1%～4% 的自然出血率，因此，在 AVM 完全闭塞前仍需对这类患者进行严密随访观察。

放射外科治疗后，与 AVM 闭塞率相关的因素有多种（表 6-2）。但主要的因素如下。

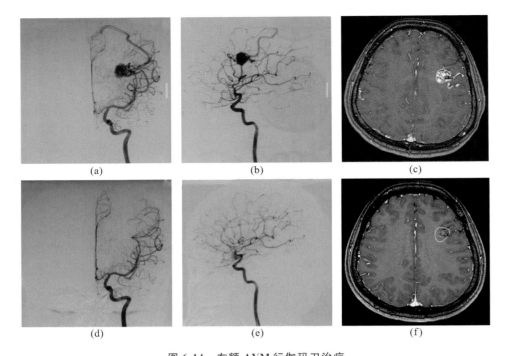

图 6-14　左额 AVM 行伽玛刀治疗

（a）（b）（c）左额 AVM 行伽玛刀治疗前 DSA、MRA 治疗计划图；（d）（e）（f）伽玛刀治疗后 AVM 已经完全闭塞

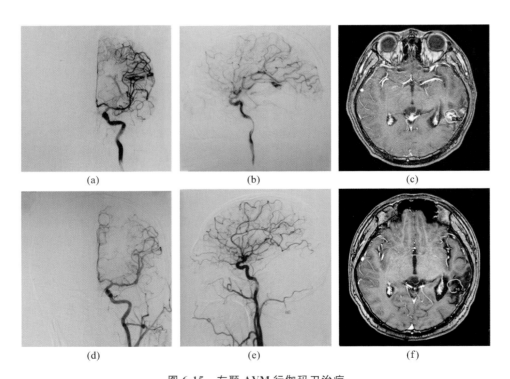

图 6-15　左颞 AVM 行伽玛刀治疗

（a）（b）（c）左颞 AVM 行伽玛刀治疗前 DSA、MRA 表现；（d）（e）（f）伽玛刀治疗后 AVM 消失

表 6-2　近年来有关放射外科治疗 AVM 的长期疗效研究结果

作者	年份	病例数	平均体积 /cm³	平均周边 剂量/Gy	平均随访 时间/月	闭塞率	出血率	相关因素
Arslan 等	2017	199	2.5	22	64	71%	3.5%	S-M 分级 RBAS 体积 剂量 出血史 栓塞史
Hasegawa 等	2017	45	1.3	20	120	69%	1.9%/年	最大直径 周边剂量超过 20 Gy RBAS<1.5 分
Starke 等	2017	357	3.5	21	92	63%	0.8%/年	周边剂量超过 22 Gy 有出血史者效果更好
Hasegawa 等	2018	736	2.1/2.7	20	105/92	儿童 87%	2.5%	NA

1. 周边剂量　由于 AVM 的闭塞是剂量依赖性的,影响 AVM 闭塞最重要的因素就是周边剂量的选择。目前有多种方法来帮助选择周边剂量。其中使用较早的有 Karlsson 等报道的 K 指数。他们回顾性研究了 1970—1990 年使用伽玛刀治疗的 945 例 AVM 患者,发现周边剂量与 AVM 体积存在对数相关性,且平均周边剂量越高,AVM 闭塞的间期越短。这种由周边剂量引起的一定体积的 AVM 闭塞的相关性被称为 K 指数。K 指数=周边剂量×AVM 体积$^{1/3}$。当 K 指数值逐渐上升至 27 时,AVM 的闭塞率也呈线性上升;但当 K 指数值大于 27 时,AVM 的闭塞率并不随 K 指数值的升高而上升,而是维持在80% 左右的水平。因此,如果将 K 指数值设定为 27,测定将要治疗的 AVM 体积,通过简单的运算,即可获得由这一经验公式计算出的周边剂量(图 6-16)。

另一辅助预测放射外科治疗后,AVM 是否成功闭塞的参数被称为闭塞预测指数(obliteration prediction index,OPI),由 Schwartz 等首先报道。他们发现放射外科治疗后 AVM 是否闭塞,主要与周边剂量以及 AVM 直径有关。其经验公式如下:OPI=周边剂量(Gy)/AVM 直径(cm)。实际应用时需参考 OPI 曲线图进行计算,从而获得所需的周边剂量(图 6-17)。需要指出的是,无论是 K 指数还是OPI,尽管可以反映 AVM 闭塞情况,但均未考虑所给周边剂量是否会引起放射性并发症及其剂量阈值。

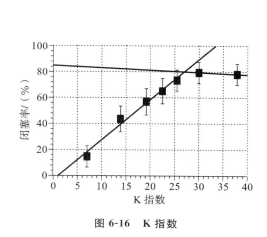

图 6-16　K 指数

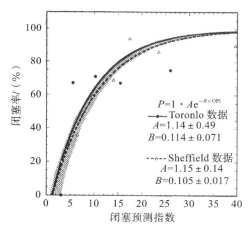

图 6-17　闭塞预测指数(OPI)

2. 体积　正如前述,K 指数或 OPI 的计算公式里,均包含 AVM 的体积或直径。作为重要的影响因素,AVM 的体积对闭塞率有着直接的影响。一般来说,AVM 体积越大,闭塞率越低,闭塞间期越长。

3. AVM 形态　AVM 的形态也是影响闭塞率的重要因素之一。桑椹样、外形规整的中小型 AVM，在放射外科治疗后容易闭塞；而弥散型、边界不规则、以动静脉瘘为主以及巨大的 AVM 等，在放射外科治疗后不易闭塞。

4. 靶区覆盖程度　在对未完全闭塞 AVM 的研究中，因为种种原因未能将 AVM 完全覆盖在放射外科治疗范围内可能是最主要的影响因素。因此，不少学者建议，除非是中小型边界清楚的 AVM 可以单独使用 MRI/MRA 定位，其他的 AVM 均应采用 DSA＋MRI/MRA 定位，而且 DSA 定位时应包括所有的供血血管。对于位于颅底和脑表面的 AVM，还应加行颈外动脉造影。对于靶区的确定，建议采用多位医生独立进行靶区勾画的方法，以减少靶区的遗漏和错误。

5. 其他因素　影响放射外科治疗后 AVM 闭塞的因素可能还包括栓塞治疗后血管的再通，AVM 出血后畸形血管巢的再扩张，治疗剂量太低，罕见的放射抵抗性 AVM，弥漫性畸形血管巢或新生血管形成等。

（六）其他放射外科治疗设备治疗 AVM 的效果

除伽玛刀以外，其他放射外科治疗设备在 AVM 的治疗上也有不俗的表现。

2020 年，Greve 等和 Kelly 等分别报道了各自使用射波刀（CK）治疗 AVM 的效果总结。Greve 等报道了 215 例患者，平均周边剂量为 18 Gy，AVM 平均体积为 2.4 cm³。至少随访 3 年，闭塞率为 47.4%。治疗后年出血率为 1.3%。Greve 等的研究仅发现 S-M 分级是唯一有统计学意义的影响闭塞的因素。Kelly 等报道了 20 例患者的资料，使用的平均周边剂量为 18 Gy，治疗平均体积为 4.3 cm³，多数患者的 S-M 分级为 Ⅱ 级和 Ⅲ 级，治疗后总体闭塞率为 81.3%。有趣的是，上述两项研究都使用非 DSA 定位进行治疗，而且都认为 CT 和 MRI 就可以满足 AVM 放射外科治疗的定位要求。

使用直线加速器（LINAC）治疗 AVM 的研究较多。Frager 等报道了在不同定位方法下使用 LINAC 治疗 AVM 的效果研究。研究根据定位方法分为有框架和无框架两组。周边剂量为 18 Gy，中心剂量为 20 Gy，平均体积约 2 cm³。研究发现两组的闭塞率分别为 64% 和 61%（$p=0.7$），放射诱导的改变（RIC）中仅影像学组有统计学差异（有框架组 68%，无框架组 40%，$p<0.01$），其他如有症状 RIC 和永久性 RIC 发生率的差异均无统计学意义。作者认为，使用三维旋转血管造影（3DRA）下无框架的 LINAC 治疗 AVM 同样安全有效。来自该团队的 Glazener 等报道了儿童 AVM 患者（年龄小于 18 岁）使用 LINAC 治疗的效果，研究共纳入 34 例患者，平均年龄 14.4 岁，平均周边剂量为 16.8 Gy，平均等剂量曲线为 80%，AVM 平均体积为 2.91 cm³（最大 27.313 cm³），RBAS 平均为 0.83 分。平均随访 98 个月后发现，患者 AVM 在平均 37 个月后发生闭塞，闭塞率为 64.7%。

Clement-Colmou 等报道了基于成人的研究结果，病例数 90 例，平均 AVM 体积为 1.06 cm³，平均周边剂量为 22 Gy，闭塞率为 69%，与闭塞率相关的预测因素仅有剂量。治疗后年出血率为 2.2%。不良反应发生率为 28%，与不良反应发生相关的预测因素有癫痫、直径超过 3 cm、S-M 评分超过 4 分、病灶体积大和低均匀指数等。作者认为 LINAC 治疗 AVM 有效，不过要特别注意之前的放射治疗史，同时病灶体积越小越好。

Daou 等回顾性地报道了基于 LINAC 治疗的 128 例病例，平均年龄 34.4 岁，平均随访时间为 58.6 个月，病灶平均体积为 7.4 cm³，平均剂量为 16 Gy。闭塞率为 80.3%，一过性的不良反应发生率为 32.4%，永久性的放射性损伤发生率为 4.9%。与闭塞相关的主要有利因素有年龄较小、男性、病灶更小和剂量更高，此外仅有一支回流静脉也是有利于闭塞的因素。

近年来病例数较多的基于 LINAC 治疗 AVM 效果的报道来自 Thenier-Villa 等的研究，研究是对该中心 15 年工作的总结，病例数为 195 例。研究发现闭塞率为 81%，病灶大小和静脉引流是主要的预测因素。作者并未发现既往的栓塞和出血史对于闭塞的影响，但发现低 S-M 分级的 AVM 更容易发生闭塞。术后出血率总体为 8.72%，病灶大小是唯一相关因素。放射相关的不良反应发生率为 11.79%，病灶之前没有出血史是最主要的相关因素。Lawton 联合评分的预测作用（ROC）最高。

Ouadih 的报道中病例数更多，但其主要研究的是治疗失败的原因而非疗效。研究总共包括 288 例患者,治疗失败的定义是治疗后 5 年,血管造影发现仍有 AVM 残留,最终的治疗失败率为 15.28%(44/288,闭塞率应该为 84.72%)。作者发现治疗失败的 44 例患者中 41% 的病例病灶识别不完整(治疗时覆盖不完整),77% 的病例之前有栓塞治疗史。有统计学意义的预测因素包括之前有栓塞治疗史、年龄更小和病灶体积更大。管腔再通仅见于女性,且非常罕见,仅 5/34 例。Ouadih 的研究发现,5 例治疗失败的患者没有可以解释的原因,5 例中 4 例的 S-M 分级在 Ⅰ～Ⅱ级,作者因此认为部分 AVM 可能本身就存在放射抵抗的特质。

表 6-3 是对近 5 年来的基于 LINAC/CK 的 AVM 放射外科治疗的汇总。由表 6-3 可以发现,LINAC 或者 CK 治疗 AVM 的总体闭塞率在 65%～80% 之间。但与伽玛刀研究不同,几乎所有的 LINAC 研究都没有发现既往的栓塞和出血对于闭塞有明显的影响。影响 AVM 闭塞的预测因素似乎与病灶本身(S-M 分级或者大小)的特征(4 篇报道)和治疗给予的剂量(2 篇报道)关系更为密切。在伽玛刀放射外科领域常用的评分系统,在 LINAC/CK 治疗 AVM 中的预测作用似乎较为有限。

表 6-3　非伽玛刀治疗 AVM 研究小结

研究者	设备	病例数	平均年龄/岁	平均体积/cm³	平均周边剂量/Gy	平均随访时间/月	闭塞率	出血率	不良反应发生率	栓塞是否影响闭塞率?	出血史是否影响闭塞率?	S-M分级是否影响闭塞率?	其他影响因素
Clement-Colmou 等	LINAC/DCA	90	35	1.06	22	54	69%	2.2%/年	28%	否	否	否	剂量
Thenier-Villa 等	LINAC	195	37.65	6.9	16～17	121.91	81%	总体为8.72%	11.79%	否	否	否	病灶大小
Daou 等	LINAC	128	34.4	7.4	16	58.6	80.3%	总体为6.3%	32.4%	否	否	否	病灶大小和剂量
Glazener 等	LINAC	34	14.4	2.91	16.8	98	64.7%	总体为5.9%	总体为8.8%	否	否	否	男性
Greve 等	CK	215	40.4	2.4	18	40.2	47.4%	1.3%/年	5.1%	否	否	是	无
Kelly 等	CK	20	45	4.3	18	42	81.3%	1 例	1 例	否	否	是	病灶最大直径

(七)AVM 放射外科治疗后癫痫的变化

癫痫是 AVM 患者第二常见症状,是未破裂 AVM 最常见的症状。据报道,20%～50% 的患者可能有该症状,癫痫和 AVM 与 SRS 治疗之间的关系很复杂。AVM 本身可以伴有癫痫,治疗后癫痫可能发生变化(新发或者好转)。近几年来比较完整的关于 AVM 放射外科治疗后癫痫演变的研究主要有 4 篇文献报道。

Ditty 等报道了 204 例患者的数据,平均随访 37.1 个月,78 例治疗前有癫痫发作的患者中 80.8% 在治疗后癫痫完全好转。126 例没有癫痫发作的患者在治疗后新出现癫痫的比例为 4%。不过 Ditty 等未发现可以影响癫痫变化的相关因素。

Niranjan 等的研究纳入的都是治疗前有癫痫发作史的病例,总共 155 例患者,平均随访 86 个月,其中 70% 的患者完全好转,另有 15% 的病例明显改善。平均缓解时间需要 12 个月,18% 的患者最终完全停用所有抗癫痫药物。多因素分析发现复杂局灶性发作和浅表静脉引流是癫痫持续存在的危险因素,未发现病灶闭塞与癫痫控制有明显关系。

Chen 等的多中心研究发现,AVM 患者在 SRS 治疗后持续存在癫痫的比例为 18%,多变量研究发现治疗前的手术史和病灶位于皮质是主要的危险因素,OR 分别为 7.652 和 1559.419;治疗前的出血史反而会降低癫痫的发生风险(OR 为 0.004)。在皮质 AVM 中,位于颞叶的风险最高(OR 为 4.15)。此外,S-M分级和 VRAS 都有一定的预测作用(OR 分别为 0.51 和 1.46)。作者据此认为,位于皮质、没有手术史和没有出血史是 AVM 放射外科治疗后癫痫持续存在的危险因素。位于颞叶的 AVM 尤其危险。S-M分级和 VRAS 有一定的预测作用。

Ironside 等则以荟萃分析的方式报道了 AVM 放射外科治疗后癫痫的变化。Ironside 等的研究总共纳入 27 项研究,4826 例患者。平均随访 48 个月,癫痫发生率在治疗前平均为 34.7%。治疗后 73.1% 的患者癫痫发作改善(不发作或者好转),55.7% 的患者完全没有发作。完全好转的患者中 67.3% 无须使用任何抗癫痫药物。完全好转的相关因素主要有 AVM 闭塞、更短的癫痫发作持续时间、全身发作和既往出血史。作者认为,SRS 对 AVM 引起的癫痫有良好的控制作用,既然 AVM 闭塞与癫痫改善密切相关,就应尽可能使患者的 AVM 闭塞。

(八)AVM 的再次放射外科治疗

AVM 经放射外科治疗后,如果有畸形血管巢残留,则仍然存在颅内出血的风险。因此,再次放射外科治疗是一种有效的治疗选择。Karlsson 等回顾性研究了 101 例重复放射外科治疗的 AVM 患者,经 DSA 证实已经完全闭塞的有 62 例,14 例(14%)在再次放射外科治疗后出现并发症。研究结果表明,AVM 患者行再次放射外科治疗后可以获得与首次治疗相同的闭塞率,但并发症的发生率明显增加。虽然有报道称,并未发现首次治疗与再次放射外科治疗后并发症发生率上的差异,但新近的一些研究证实,对于体积较小的 AVM,患者行再次放射外科治疗可以获得 70% 左右的完全闭塞率,而治疗后并发症的发生率也由 5% 增加到 10% 左右。因此,对于行再次放射外科治疗的 AVM 患者,应充分预估再次放射外科治疗后的临床获益以及可能出现的并发症。但总体来说,再次放射外科治疗仍是一种安全、有效的治疗选择之一。

(九)AVM 放射外科治疗后的病理学改变

经放射外科治疗后,AVM 的畸形血管团逐渐发生闭塞,最终形成瘢痕样结节,很少有机会获得病理标本。AVM 进行放射外科治疗后的病理学改变,主要是通过对再出血的 AVM 病灶手术切除标本的病理学研究而获得的。最主要的病理学改变如下:光镜下可显示不同阶段明显的组织反应。首先出现血管内皮层结构破坏、肉芽肿形成,继之梭形细胞浸润、增生,血管壁进行性增厚,管腔变窄,进而转为胶原形成、瘢痕组织替代和玻璃样变性。如果血管腔尚未完全闭塞,则可见血管内有纤维蛋白血栓形成。一旦血管完全闭塞,纤维蛋白血栓即被玻璃样变性的瘢痕组织替代,虽然仍可辨认血管的边界,但已没有腔隙。对切除的标本中细胞进行培养,并对培养细胞进行单次大剂量照射的研究发现,照射后 5 天内,细胞的增殖指数即开始下降,且维持相当长的时间。免疫组化染色结果显示,AVM 经照射后,部分细胞凋亡,成纤维细胞向肌成纤维细胞转化,梭形细胞内有平滑肌肌纤蛋白表达(图 6-18)。电镜下可以发现,受照血管内皮细胞下层及联合组织基质区内,有梭形细胞增生。而这种梭形细胞与创伤后伤口愈合时的肌纤维细胞的特性相当。因此,有理由相信,正是由于这些梭形细胞的参与,AVM 最终完全闭塞。

(十)AVM 治疗后的再出血

可手术的 AVM,一旦经手术完全切除,就不再有颅内出血的危险。与之相比,在 AVM 放射外科治疗后、畸形血管团完全闭塞之前的潜伏期内,仍然有出血的风险。较为早期的文献报道中曾经提到,在放射外科治疗后闭塞间期,颅内出血的发生率有所增加。Colombo 等报道一组 180 例基于立体定向加速器放射外科治疗的 AVM 病例。其中有 27 例体积较大的 AVM 仅进行了部分照射。全组平均随访 43 个月。结果显示,在部分治疗组中,有 15 例患者发生颅内出血,且均发生在治疗后 2 年内。出血率由治疗后 2 年内的 4%~10% 降到治疗 2 年后的 0。完全照射组 AVM 的出血率由治疗后 6 个月内的 4.8% 降到治疗 1 年后的 0(图 6-19)。尽管早期的报道提示,在 AVM 放射外科治疗后,颅内出血率有可能增加,但之后大宗病例和更翔实的文献报道证实,在放射外科治疗后,AVM 患者的颅内出血率并无明显变化

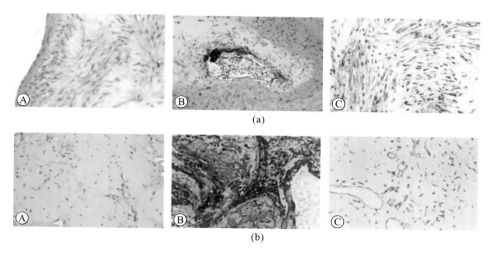

图 6-18 AVM 放射外科治疗后的病理学改变

(a)未闭塞 AVM 的病理改变:A.血管内皮损伤,AVM 血管壁内皮下层梭形细胞明显增生;B.AVM 血管腔被纤维蛋白血栓闭塞;C.免疫组化染色结果显示梭形细胞内有平滑肌肌纤蛋白表达。(b)完全闭塞 AVM 的病理改变:A.瘢痕组织替代 AVM 管腔;B.AVM 管腔内血栓形成;C.AVM 血管内血栓再通

或随时间推移呈下降趋势。Maruyama 等对 500 例接受放射外科治疗的 AVM 患者进行了回顾性研究,并比较放射外科治疗前、后颅内出血的发生率,结果发现,即使在闭塞间期,颅内出血的发生率下降了 54%,且再出血多见于既往有出血史的患者。Karlsson 等在对瑞典卡罗林斯卡医院所治疗的 AVM 患者的大型随访研究中发现,如果周边剂量达到 25 Gy,对 AVM 颅内出血的保护作用最早可于治疗后 6 个月显现,且放射外科治疗后 AVM 患者的颅内出血主要与畸形血管巢及相关动脉瘤有关。

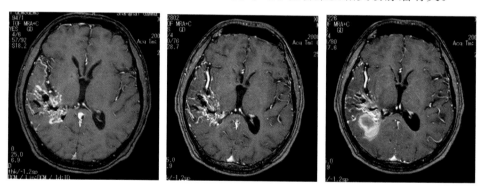

图 6-19 放射外科治疗后闭塞间期无症状出血

蔡建隆等报道了伽玛刀治疗后 AVM 出血率的比较研究。该研究基于我国台湾地区的统计数据,结果显示,AVM 患者的年出血率在非伽玛刀治疗组为 1.99%,而在伽玛刀治疗组为 1.59%,校准后伽玛刀治疗组的 HR 为 0.61;有 AVM 破裂出血的患者,非伽玛刀治疗组的年出血率为 3.53%,而伽玛刀治疗组为 1.28%,校准后 HR 为 0.34;未破裂组,非伽玛刀治疗组为 0.86%,伽玛刀治疗组为 2.05%,HR 为 1.95。上述研究数据表明,在伽玛刀治疗后,总体出血风险下降,尤其是有出血史的患者。在无出血史的患者中,伽玛刀治疗可能反而增加了出血的可能性,这一结果似乎与 Thenier-Villa 等的研究结果类似。他们的研究表明,总体年出血率为 3.49%,有出血史的为 2.74%,而无出血史的为 4.11%。蔡建隆等进一步的研究发现,在无出血史的患者中,年龄小于 20 岁者出血风险低,而 20 岁以上的人群出血风险较高,尤其是 40 岁以上的男性。

上述结论与 Ding 等的研究结论不尽相同。Ding 等研究了 8 个中心的 2320 例 AVM 患者的资料,发现治疗前患者的年出血率为 1.54%,治疗后为 11.9%(完全闭塞前)。Ding 等认为,出血风险主要与病灶位于脑组织深部,同时伴有动脉瘤和周边剂量较低有关。Ding 等未发现治疗前的出血史对治疗后的出血有任何影响。

经血管造影随访证实,AVM 已经闭塞的患者,颅内出血的概率明显降低,但的确有所发生。研究发现,出现上述现象与 AVM 患者年龄较小以及影像学上持续出现受照畸形血管巢强化相关,可能与放射性损伤后新生血管增生有关。

Grady 等也报道了 AVM 在 SRS 治疗后罕见的出血。此类出血发生在 DSA 证实 AVM 完全闭塞之后。作者总结了迄今为止报道的类似病例,共 21 例。潜伏时间为 SRS 治疗后 50～134 个月不等。其中 Grady 等报道的 3 例病例中,术后病理都提示闭塞部位肉芽组织形成伴有不成熟的毛细血管网,作者认为这可能是造成迟发性闭塞后出血的主要原因之一。

(十一)放射外科治疗后并发症

AVM 患者行放射外科治疗后,近期发生并发症的概率较低,且症状多较轻,经休息或对症治疗后大多能很快恢复。迟发性放射并发症多于放射外科治疗后数月出现。产生迟发性放射并发症的原因与 AVM 周边脑组织受放射线照射有关。尽管目前的影像学及剂量计划系统已经可以较清楚地显示 AVM 的三维形态,但对于部分形态不规则、边缘不清楚、位于重要功能区的 AVM,要真正做到照射体积与 AVM 三维形态完全一致仍有一定困难;其次,体积较大的 AVM 行放射外科治疗时,靶区剂量的下降幅度变得较为缓慢,致使邻近脑组织受到的辐射量增加;再者,有的 AVM 血管巢中还夹杂神经组织,当对 AVM 进行放射外科治疗时,很难完全避开这些正常脑组织;另外,在畸形血管巢尚未闭塞前,如果引流静脉先发生闭塞,将导致血液回流障碍,进而引起并发症的出现。

迟发性放射并发症的病理基础主要是受照区域内组织发生退行性变、胶原纤维增生、组织液化性坏死和空泡样变、细胞组织崩解;同时,血脑屏障被破坏、血管通透性增加,血浆和组织液大量渗出至周围正常脑组织,引起灶周脑水肿和囊肿形成。此外,即使影像学证实 AVM 已经闭塞,新生脆弱的血管也可引起反复的颅内出血,并可形成慢性包裹性血肿。

迟发性放射并发症的主要类型如下。

1. 放射性水肿　放射性水肿是 AVM 放射外科治疗后最为常见的并发症。MRI 检查最典型的表现为 T2 加权像上出现 AVM 周围高信号改变,影像发现率可达 30％～50％,但大多数患者无明显的临床症状。少数病例因水肿较重或邻近功能区而出现不同程度的神经功能缺失症状,经适当治疗后,大多数可逆转。个别损伤严重者将进展为放射性坏死。

2. 放射性坏死　严重的放射性水肿如未能及时得到良好的控制或放射性损伤太严重,将引起不同程度的放射性坏死。典型的影像学改变为 MRI T1 加权像上出现持续增强、不规则的花瓣状强化影,中心不强化,伴周围难以控制的持续性水肿。经数月甚至数年,坏死灶逐渐吸收,水肿消退,局部出现萎缩性改变。

3. 迟发性囊肿形成　迟发性囊肿一般形成较晚,通常继发于放射性水肿和放射性坏死之后数月至数年,发生较为隐匿。可单发,也可多发。迟发性囊肿大小不一,可随时间推移进行性增大。较大的迟发性囊肿可因占位效应以及由此引起的囊肿周围再次水肿而使临床症状加重。

4. 放射性肉芽肿形成　放射性肉芽肿极为少见,多发生于严重放射性坏死后的病例。MRI 影像学早期表现为放射性坏死改变,但病灶区强化持续存在,且在坏死区中心出现逐渐增大的强化结节;T2 加权像上表现为含铁血黄素环包裹的结节,伴有明显水肿,呈海绵状血管畸形样改变。但放射性肉芽肿可有明显的强化,可凭此与海绵状血管畸形鉴别(图 6-20)。

5. 放射外科诱导的肿瘤　放射外科诱导的肿瘤甚为罕见,国外文献中仅见个例报道。Kaido 等曾报道一例 AVM 患者,在行伽玛刀治疗后 6.5 年死于原 AVM 部位发生的胶质母细胞瘤;Berman 等报道一例 AVM 患者于直线加速器放射外科治疗 9 年后,原 AVM 部位出现胶质母细胞瘤;Yamamoto 等也报道一例 AVM 患者行伽玛刀治疗后出现恶性胶质瘤。尽管放射外科治疗后肿瘤的诱导发生率尚不清楚,但据估计,与传统的分次放射治疗相比,放射外科治疗后肿瘤的诱导发生率明显降低。

6. 其他并发症　大体积 AVM 经放射外科治疗,或位于白质深部的 AVM 经多次放射外科治疗后,

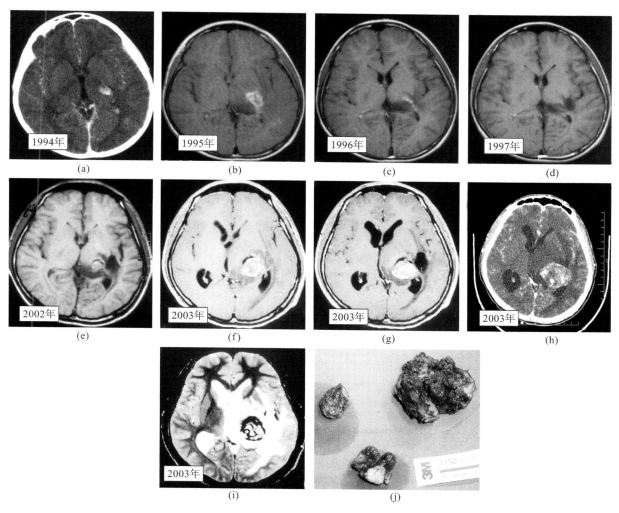

图 6-20　经 DSA 证实已闭塞的 AVM 发生迟发性放射反应
(a)~(i)MRI 的 T2 加权像显示,左侧基底节区海绵状血管畸形样占位伴明显水肿,导致中线结构轻度移位;(j)开颅手术后获得的
大体标本,病灶切面呈囊实混合性蜂窝状肉芽肿改变,伴有不同程度的坏死和不同新旧程度的出血

可以发生迟发性、弥漫性白质损害。其影像学特征为长时间水肿之后,出现白质广泛性 T2 加权像高信号改变,病理变化为脱髓鞘和神经变性。此外,颅内血管还可因为接受过量照射而出现管腔狭窄,引起局灶性缺血性改变。伴有癫痫的 AVM 患者,大多经放射外科治疗后,癫痫得到控制。极少数可能出现癫痫症状加重,严重时也可出现癫痫持续状态,多见于病灶位于功能区附近的 AVM 患者。

7. 迟发性放射并发症的治疗　AVM 放射外科治疗后,迟发性放射并发症的治疗原则与其他疾病放射并发症的处理基本相同(参见第二十三章)。此外,由于 AVM 为非肿瘤性疾病,一旦出现放射并发症,可以尽早选择高压氧治疗。对于严重的放射性坏死、多发性囊性变、包裹性血肿或放射性肉芽肿形成、保守治疗无效需要进行手术治疗的患者,手术治疗时需将残留的 AVM 病灶以及影像学上有异常强化的坏死及囊性变组织彻底切除,以阻断病理过程。对于伴有反复癫痫发作、抗癫痫药物治疗无效的 AVM 患者,无论 AVM 是否闭塞,均应按癫痫外科方法进行术前评估。手术时力争将残留 AVM 以及致痫灶一并切除。

(十二)AVM 的分期剂量和容积分割放射外科治疗

大体积 AVM(体积>10 cm³)的治疗仍然是困扰神经外科的难题。一般来说,位于非功能区的大体积 AVM,可以通过栓塞和(或)手术切除的方法进行治疗。而位于功能区或深部的大体积 AVM,手术治疗几乎没有机会;栓塞治疗虽能部分闭塞 AVM,但 AVM 完全治愈的可能性不大。

传统的放射治疗对大体积 AVM 的效果也不尽如人意。Redekop 等曾报道,15 例大体积 AVM 患者经 15~28 次、总剂量为 40 Gy 的常规外放射治疗后 8 年,AVM 的完全闭塞率仅为 17%;Kjellberg 等对大体积 AVM 进行立体定向质子治疗,AVM 的闭塞率也仅为 19%;Inoue 和 Ohye 报道的大体积 AVM 经放射外科治疗后,完全闭塞率和再出血率均为 36%。

对于中小体积的 AVM,通常采用单次大剂量放射外科治疗,可以获得较高的闭塞率,且并发症的发生率也不高。但对于体积较大的 AVM,单次大剂量放射外科治疗有可能使并发症的发生率升高;而 AVM 的闭塞依赖于放射剂量的大小,如果降低处方剂量,并发症的发生率虽有降低,但 AVM 的闭塞率也降低。因此,探索大体积 AVM 的治疗模式仍有现实的临床意义。

放射外科的分期分割治疗最早有两种方法:一种称为剂量分割方法,每次使用时,均将病灶全部覆盖在治疗处方等剂量曲线内,但靶区的治疗剂量较低,相隔一定时间后再重复治疗;另一种为容积分割方法,每次仅对病灶的一部分进行治疗,使用的处方剂量较高,间隔 3~6 个月再对未治疗部分病灶进行治疗。由于剂量计划软件的限制,早期容积分割方法仅能依靠 AVM 的自然形态、解剖部位,或利用不同血管分支的选择性造影,对显影的畸形血管团进行分割治疗。近年来,随着计算机技术的不断进步,医科达公司生产的 Leksell 伽玛刀剂量计划系统(LGP)已经可以对上一次治疗的病灶体积,通过图像融合方式,标记到第二次治疗的计划图像上,使容积分割方法变得更加方便和实用。

Seymour 报道了基于 AVM 剂量分割方法的多中心回顾性研究,研究所纳入的总病例数多达 257 例,剂量分割的间隔时间为 3~6 个月,分割的次数为 2~4 次,平均随访 5.7 年,总的病灶体积平均为 23.25 cm³,平均周边剂量为 17 Gy。研究表明,周边剂量、病灶较为密集、没有栓塞治疗史和病灶不累及丘脑是影响 AVM 闭塞的主要因素,尤其是单次周边剂量甚为重要。其 5 年闭塞率和 10 年闭塞率在单次周边剂量超过 17 Gy 时分别为 33.7% 和 76.8%;而单次周边剂量等于 17 Gy 时,分别为 23.7% 和 34.7%;单次周边剂量低于 17 Gy 时,则分别为 6.4% 和 20.6%。病灶较为弥散且单次周边剂量低于 17 Gy 时,5 年闭塞率为 0;单次周边剂量大于 17 Gy,则 5 年闭塞率为 32.3%。对于血管密集的病灶,单次周边剂量超过 17 Gy 时,5 年闭塞率为 10.7%;等于 17 Gy 时,5 年闭塞率为 9.3%。

Kano 等对 47 例大体积 AVM 患者进行了分期容积分割治疗。全组最初的中位体积为 22.0 cm³,其中首次伽玛刀治疗时的中位体积为 11.5 cm³,第二次治疗时的中位体积为 9.5 cm³。每次治疗的中位周边剂量均为 16 Gy。全组中位随访时间为 78 个月,结果显示,治疗后 3 年、4 年、5 年和 10 年,AVM 的闭塞率分别为 7%、20%、28% 和 36%;对随访时间大于 4 年的 33 例患者进行分析,发现在治疗后 3 年、4 年、5 年和 10 年,AVM 的闭塞率分别为 9%、25%、32% 和 40%。多因素分析发现,治疗时的处方周边剂量是影响闭塞率的唯一因素。9 例患者因再出血而死亡,年出血率为 6.5%。多因素分析还显示,既往有出血史是再出血的唯一危险因素。有 17 例患者于分期伽玛刀治疗后 5 年接受了第三次治疗。最终随访发现,三次治疗后 5 年、7 年和 10 年,AVM 的完全闭塞率分别可达 18%、45% 和 56%,均较既往文献中报道的闭塞率更高。研究发现,处方剂量超过 17 Gy 和 20 Gy,覆盖病灶 63% 的体积是 AVM 闭塞的有利因素。与放射外科治疗相关的并发症的发生率为 13%,未见迟发性囊肿形成或放射外科诱导的肿瘤出现。因此作者认为,分期容积分割治疗是大体积 AVM 患者的新的治疗选择,该方法既可以提高闭塞率,又可以缩短闭塞间期,有利于防止再出血,降低并发症。

El-Shehaby 等报道了基于容积分割治疗的研究,他们对大型 AVM 的定义是体积超过 10 cm³。该研究纳入 29 例患者,平均体积为 16 cm³,平均单次周边剂量为 18 Gy,平均随访时间为 43 个月。该研究的 AVM 闭塞率较高,达到 62.5%。有症状 RIC 者占比为 17%。与闭塞相关的因素如下:单次周边剂量超过 18 Gy,RBAS 小于 3 分,体积小于 15 cm³。

Nagy 等报道了对 84 例患者行容积分割治疗的经验,周边剂量均为 17.5 Gy,单次治疗体积在 9~13 cm³,间隔时间为 10~12 周,随访 4 年总体闭塞率为 61.4%。治疗后出血率在无出血史的患者中为 3.2%,而在有出血史的患者中为 5.6%。永久性的症状性 RIC 见于 5.6% 的患者。

综上所述,无论是剂量分割方法还是容积分割方法,目前经验都很有限,尤其是剂量分割方法。但无论采用何种方法,目前的 AVM 闭塞率都不高。图 6-21 是伽玛刀分期容积分割放射外科治疗 AVM 计划示意图。

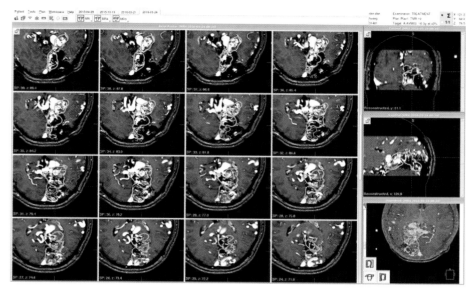

图 6-21　伽玛刀分期容积分割放射外科治疗 AVM 计划示意图。不同颜色曲线所覆盖的范围代表每次治疗的 AVM 体积

第七节　脑动静脉畸形的联合治疗

一、栓塞联合放射外科治疗

栓塞与放射外科联合治疗 AVM 有两种选择。最早且使用较为广泛的是先栓塞再行放射外科治疗的模式。其初衷是通过栓塞治疗,降低 AVM 血流量,缩小畸形血管团体积,闭塞相关动静脉瘤,减少出血等。多用于大体积、位于脑深部或重要功能区、无法手术或复杂 AVM 的治疗。有文献报道,采用栓塞与放射外科联合治疗,可以使这类 AVM 的闭塞率提高 30%。但不容忽视的是,由于两种治疗方法各有一定的并发症发生率,联合使用后,并发症的发生率会相应叠加。有文献报道,栓塞后的并发症发生率为 6%~21%,而放射外科治疗后的并发症发生率为 3%~5%。因此,这类 AVM 患者接受联合治疗后,约 25% 的患者将面临并发症的困扰。如何降低并发症的发生率是未来研究的重要内容。

对于中小体积的 AVM,早期采用栓塞后放射外科治疗并未获得预期的优良结果。Kano 等回顾性分析了 1987—2006 年采用栓塞后伽玛刀治疗方案的 120 例 AVM 患者,并与同期单用伽玛刀治疗的病例进行配对研究。结果发现,行栓塞后伽玛刀治疗的患者较单用伽玛刀治疗患者的 AVM 闭塞率更低,治疗后闭塞间期的再出血率并未明显降低,两组患者行放射外科治疗后并发症发生率相同。研究者认为,栓塞可能降低了畸形血管团的血流量,而畸形血管团体积的变化并不大;不完全的栓塞,造成畸形血管团三维形态发生变化,畸形血管团内栓塞剂铸型,使残留 AVM 的形状更加不规则,或形成多个分块状,加之栓塞剂可能引起图像伪影,使放射外科治疗时靶区的辨认及治疗计划更加困难;早期 Onxy 胶尚未应用于临床,而其他栓塞剂在短期内有一定闭塞作用,放射外科治疗时也未将暂时闭塞的 AVM 部分包括在治疗靶区内,但随时间延长,这些栓塞剂易于吸收或随血流漂移,使暂时闭塞的畸形血管再通;不同性质的栓塞剂可能引起放射剂量的吸收、反射,造成治疗剂量的衰减等。以上综合因素最终导致治疗失败。鉴于上述原因,目前大多数学者认为,对于中小体积的 AVM,放射外科治疗完全可以作为独立的治疗方法,无须治疗前行栓塞治疗。也正是由于上述原因,有的学者又提出了一种新的联合治疗模式,即放射外科治疗后辅以栓塞治疗。其基本的理念是,在不影响放射外科靶区确定和完整治疗的前提下,利用新型栓塞制剂进行栓塞治疗,力争短期内达到降低血流量、闭塞相关动静脉瘤或动静脉瘘、加速 AVM

闭塞、降低闭塞间期再出血率的目的。这种新的联合治疗模式尚有待更多的循证医学证据的验证。

首都医科大学附属北京天坛医院金恒伟等报道了为数不多的前瞻性研究，不过由于该研究理论上需要 400 例患者，根据预期，该研究计划在 2019 年得出结果。到 2021 年，基于该方案的多中心研究还是以回顾性研究的形式发表了部分研究结果。病例数较原先计划少，共 96 例，分为栓塞联合伽玛刀治疗组和单纯伽玛刀治疗组，各 48 例。研究通过病例选择，平衡了两组间多数指标上的差异，随后的统计研究并未发现两组在 AVM 闭塞率上有任何差异。其中栓塞联合伽玛刀治疗组的 AVM 闭塞率为 75%，单纯伽玛刀治疗组的 AVM 闭塞率为 83.3%。研究中发现，较为有趣的是，如果采用 Pollock 的 AVM 评分系统（RBAS），RBAS>1.5 分，则既往采用栓塞治疗的病例中，AVM 闭塞率将下降 47.4%，而单纯伽玛刀治疗组为 66.7%。作者认为当 RBAS 超过 1.5 分时，首选伽玛刀治疗，而在低于该数值时，联合治疗并不对 AVM 闭塞造成影响。

Chen 等报道了 3 篇标题类似的文献，主要讨论 Onyx 胶对后续 SRS 治疗的影响。Chen 等于 2020 年发表的文章中，采用了国际放射外科基金 AVM 数据库的数据，在该文章中，Onyx 胶栓塞后 SRS 治疗的病例和单纯 SRS 治疗的病例各 53 例，联合治疗组的粗算闭塞率为 37.7%，而单纯 SRS 治疗组为 47.2%，该差异无统计学意义。此外，治疗后 3 年、4 年、5 年和 6 年，AVM 的闭塞率逐渐升高，但同期对比差异也没有统计学意义。Chen 等认为，Onyx 胶栓塞不影响 AVM 的闭塞。而在 2021 年发表的一篇文献中，Chen 等使用了同样的数据库，进行与上文类似的比较，联合治疗组和单纯 SRS 治疗组病例均为 45 例，联合治疗组的粗算闭塞率为 47%，单纯 SRS 治疗组为 51%，$p=0.98$。不过作者同样承认，虽然栓塞引起的有症状并发症的发生率两组类似，但栓塞引起的无症状并发症的发生率在两组有明显差异。Chen 等据此依然认为，Onyx 胶的栓塞治疗不影响 SRS 治疗对 AVM 的闭塞作用。同年，Chen 等利用同一方法，对两组各 101 例患者进行比较，联合治疗组的 AVM 闭塞率为 48.5%，而单纯 SRS 治疗组为 54.5%。Chen 等综合认为，SRS 治疗前的栓塞治疗并不会影响 SRS 治疗的 AVM 闭塞率。

此外，还有报道 57 例病例的回顾性研究，研究同样没有发现联合治疗对 AVM 闭塞率的影响。但作者发现栓塞组的并发症发生率更高，而且从临床经济学角度看，花费也更多。

Kim 等认为，之所以没有发现差异很可能是由于病例选择上的不同。在其研究中，Kim 等发现有无栓塞史的病例在很多方面的差异都有统计学意义。例如：体积、VRAS、S-M 分级、RBAS，等等。他们的研究同样没有发现最终的 AVM 闭塞率在两组之间有何差异。但 Kim 等认为，先进行放射外科治疗再进行栓塞治疗理论上更为合理。

二、手术联合放射外科治疗

对于未出血、S-M 分级为 Ⅰ～Ⅲ 级的患者，手术治疗可以获得良好的效果。对于伴有出血的这类患者，大多数学者主张在急性出血期仅做血肿清除和止血，畸形血管团的切除等待二期手术再完成。而大体积、S-M分级＞Ⅲ级、AVM 位于脑深部或重要功能区伴发出血以及手术后残留的 AVM 患者，在手术清除血肿后，通常需要联合放射外科治疗。对于放射外科治疗后 AVM 部分闭塞，血流量明显降低，病灶位于手术可及部位，或癫痫症状加重，以及出现迟发性放射反应、药物治疗无效的 AVM 患者，联合手术治疗可以彻底切除病灶，消除再出血危险。

三、手术＋栓塞＋放射外科治疗

手术＋栓塞＋放射外科治疗多用于大体积、S-M 高分级、多发且伴有出血的复杂 AVM 的治疗。急性出血期首先需要清除血肿；为降低血流量、减少再出血机会，手术后或同期需行栓塞治疗；残存部分的 AVM 再行放射外科治疗。若联合治疗后仍有 AVM 残留，或出现迟发性放射反应，药物治疗无效，还可再次考虑手术治疗。

AVM 的治疗虽然有上百年历史，但真正能改善 AVM 患者预后的当属现代治疗技术。无论是显微外科手术、血管内栓塞治疗，还是放射外科治疗，均为改善 AVM 患者预后提供了坚实的基础。相信随着社会的进步，AVM 的疗效会进一步得到提高。

参 考 文 献

［1］　Arkawazi B M F，Faraj M K，Al-Attar Z，et al. Short term effectiveness of gamma knife radiosurgery in the management of brain arteriovenous malformation［J］. Open Access Maced J Med Sci，2019，7（19）：3221-3224.

［2］　Arslan I，Tezcanli E，Yilmaz M，et al. Gamma knife radiosurgery for arteriovenous malformations：Clinical series of 199 patients［J］. Turk Neurosurg，2017，27（2）：301-308.

［3］　Betti O O，Munari C，Rosler R. Stereotactic radiosurgery with the linear accelerator：treatment of arteriovenous malformations［J］. Neurosurgery，1989，24（3）：311-321.

［4］　Blackburn S L，Ashley W W Jr，Rich K M，et al. Combined endovascular embolization and stereotactic radiosurgery in the treatment of largearteriovenous malformations［J］. J Neurosurg，2011，114（6）：1758-1767.

［5］　Bunevicius A，Joyner D A，Muttikkal T E，et al. Magnetic resonance perfusion changes of arteriovenous malformations treated with stereotactic radiosurgery［J］. World Neurosurg，2021，146：e1003-e1011.

［6］　Chen C J，Ding D，Lee C C，et al. Stereotactic radiosurgery with versus without prior Onyx embolization for brain arteriovenous malformations［J］. J Neurosurg，2020，11：1-9.

［7］　Chen C J，Ding D，Lee C C，et al. Embolization of brain arteriovenous malformations with versus without Onyx before stereotactic radiosurgery［J］. Neurosurgery，2021，88（2）：366-374.

［8］　Chen C J，Ding D，Lee C C，et al. Stereotactic radiosurgery with versus without embolization for brain arteriovenous malformations［J］. Neurosurgery，2021，88（2）：313-321.

［9］　Chen K K，Guo W Y，Yang H C，et al. Application of time-resolved 3D digital subtraction angiography to plan cerebral arteriovenous malformation radiosurgery［J］. Am J Neuroradiol，2017，38（4）：740-746.

［10］　Chye C L，Wang K W，Chen H J，et al. Haemorrhage rates of ruptured and unruptured brain arteriovenous malformation after radiosurgery：a nationwide population-based cohort study［J］. BMJ Open，2020，10（10）：e036606.

［11］　Cifarelli C P，Vargo J A，Tenenholz T，et al. Gamma knife radiosurgery for arteriovenous malformations using a four-dimensional dynamic volume computed tomography angiography planning system as an alternative to traditional catheter angiogram［J］. Cureus，2018，10（6）：e2788.

［12］　Clement-Colmou K，Roualdes V，Martin S A，et al. Dynamic conformal arc radiosurgery for arteriovenous malformations：outcome and influence of clinical and dosimetrical data［J］. Radiother Oncol，2017，123（2）：251-256.

［13］　Colombo F，Cavedon C，Casentini L，et al. Early results of cyber knife radiosurgery for arteriovenous malformations［J］. J Neurosurg，2009，111：807-819.

［14］　Daou B J，Palmateer G，Thompson B G，et al. Stereotactic radiosurgery for brain arteriovenous malformations：evaluation of obliteration and review of associated predictors［J］. J Stroke Cerebrovasc Dis，2020，29（8）：104863.

［15］　Ding D，Chen C J，Starke R M，et al. Risk of brain arteriovenous malformation hemorrhage before and after stereotactic radiosurgery［J］. Stroke，2019，50（6）：1384-1391.

［16］　Ding D，Starke R M，Kano H，et al. Radiosurgery for unruptured brain arteriovenous malformations：an international multicenter retrospective cohort study［J］. Neurosurgery，2017，80（6）：888-898.

[17] Ding D,Starke R M,Kano H,et al. Stereotactic radiosurgery for ARUBA (a randomized trial of unruptured brain arteriovenous malformations)-eligible Spetzler-Martin Grade Ⅰ and Ⅱ arteriovenous malformations:a multicenter study[J]. World Neurosurg,2017,102:507-517.

[18] Ditty B J,Omar N B,Foreman P M,et al. Seizure outcomes after stereotactic radiosurgery for the treatment of cerebral arteriovenous malformations[J]. J Neurosurg,2017,126(3):845-851.

[19] El Ouadih Y,Lemaire J J,Vigier B,et al. Patterns of failure after linear accelerator radiosurgery for cerebral arteriovenous malformations[J]. World Neurosurg,2020,136:e141-e148.

[20] El-Shehaby A M N, Reda W A, Abdel Karim K M, et al. Volume-staged gamma knife radiosurgery for large brain arteriovenous malformation [J]. World Neurosurg, 2019, 132: e604-e612.

[21] Finitsis S,Anxionnat R,Gory B,et al. Susceptibility-weighted angiography for the follow-up of brain arteriovenous malformations treated with stereotactic radiosurgery[J]. Am J Neuroradiol, 2019,40(5):792-797.

[22] Flickinger J C,Kondziolka D,Lunsford L D,et al. Development of a model to predict permanent symptomatic post-radiosurgery injury for arteriovenous malformation patients[J]. Int J Radiat Oncol Biol Phys,2000,46:1143-1148.

[23] Frager M J,Glazener E M,Rahimian J,et al. A comparative outcomes analysis of patients treated for arteriovenous malformation with LINAC-based stereotactic radiosurgery by a standard frame-based technique or a frameless technique utilizing 3-dimensional rotational angiography[J]. J Clin Neurosci,2020,77:185-190.

[24] Glazener E M,Lodin K,Miller M J,et al. Pediatric intracranial arteriovenous malformation:long-term outcomes with linear accelerator (LINAC)-based radiosurgery [J]. Adv Radiat Oncol, 2020,5(5):850-855.

[25] Grady C, Tanweer O, Zagzag D, et al. Delayed hemorrhage from the tissue of an occluded arteriovenous malformation after stereotactic radiosurgery:report of 3 cases[J]. J Neurosurg, 2017,126(6):1899-1904.

[26] Greve T,Ehret F,Hofmann T,et al. Magnetic resonance imaging-based robotic radiosurgery of arteriovenous malformations[J]. Front Oncol,2020,10:608750.

[27] Hasegawa H, Hanakita S, Shin M, et al. Long-term outcomes of single-session stereotactic radiosurgery for cerebellar arteriovenous malformation,with a median follow-up of 10 years[J]. World Neurosurg,2017,98:314-322.

[28] Hasegawa H, Hanakita S, Shin M, et al. Comparison of the long-term efficacy and safety of gamma knife radiosurgery for arteriovenous malformations in pediatric and adult patients[J]. Neurol Med Chir (Tokyo),2018,58(6):231-239.

[29] Hasegawa H,Hanakita S,Shin M,et al. Integration of rotational angiography enables better dose planning in gamma knife radiosurgery for brain arteriovenous malformations[J]. J Neurosurg, 2018,129(Suppl 1):17-25.

[30] Hattangadi J A, Chapman P H, Bussière M R, et al. Planned two-fraction proton beam stereotactic radiosurgery for high-risk inoperable cerebral arteriovenous malformations[J]. Int J Radiat Oncol Biol Phys,2012,83(2):533-541.

[31] Hattangadi-Gluth J A, Chapman P H, Kim D, et al. Single-fraction proton beam stereotactic radiosurgery for cerebral arteriovenous malformations[J]. Int J Radiat Oncol Biol Phys,2014,89 (2):338-346.

［32］ Heit J J，Thakur N H，Iv M，et al. Arterial-spin labeling MRI identifies residual cerebral arteriovenous malformation following stereotactic radiosurgery treatment［J］. J Neuroradiol，2020,47(1):13-19.

［33］ Holmes O E，Szanto J，Abitbul V T，et al. Selective and super-selective C-arm based cone beam CT angiography (CBCTA) with DynaCT for CyberKnife radiosurgery planning of intracranial arteriovenous malformations (AVMs)［J］. J Radiosurg SBRT，2018,5(4):305-313.

［34］ Hu Y S，Lee C C，Wu H M，et al. Stagnant venous outflow predicts brain arteriovenous malformation obliteration after gamma knife radiosurgery without prior intervention［J］. Neurosurgery，2020,87(2):338-347.

［35］ Ironside N，Chen C J，Ding D，et al. Seizure outcomes after radiosurgery for cerebral arteriovenous malformations:an updated systematic review and meta-analysis［J］. World Neurosurgery，2018, 120:550-562. e3.

［36］ Jin H，Huo X，Jiang Y，et al. Safety and efficacy of endovascular therapy and gamma knife surgery for brain arteriovenous malformations in China:study protocol for an observational clinical trial［J］. Contemp Clin Trials Commun，2017,7:103-108.

［37］ Kaido T，Hoshida T，Uranishi R，et al. Radiosurgery-induced brain tumor:case report［J］. J Neurosurg，2001,95(4):710-713.

［38］ Karlsson B，Jokura H，Yang H C，et al. The NASSAU (New ASSessment of cerebral Arteriovenous Malformations yet Unruptured) analysis:are the results from the ARUBA trial also applicable to unruptured arteriovenous malformations deemed suitable for gamma knife surgery? ［J］. Neurosurgery，2019,85(1):E118-E124.

［39］ Karlsson B，Lindquist C，Steiner L. The effect of gamma knife surgery on the risk of rupture prior to AVM obliteration［J］. Minim Invasive Neurosurg，1996,39(1):21-27.

［40］ Karlsson B，Lindquist C，Steiner L. Prediction of obliteration after gamma knife surgery for cerebral arteriovenous malformations［J］. Neurosurgery，1997,40(3):425-431.

［41］ Kawashima M，Hasegawa H，Shin M，et al. Outcomes of stereotactic radiosurgery for hemorrhagic arteriovenous malformations with or without prior resection or embolization［J］. J Neurosurg，2020,1-9.

［42］ Kelly R，Conte A，Nair M N，et al. Arteriovenous malformations treated with frameless robotic radiosurgery using non-invasive angiography:long-term outcomes of a single center pilot study ［J］. Front Oncol，2020,10:570782.

［43］ Kim B S，Yeon J Y，Kim J S，et al. Gamma knife radiosurgery for ARUBA-eligible patients with unruptured brain arteriovenous malformations［J］. J Korean Med Sci，2019,34(36):e232.

［44］ Kim B S，Yeon J Y，Shin H S，et al. Gamma knife radiosurgery for incidental，symptomatic unruptured，and ruptured brain arteriovenous malformations［J］. Cerebrovasc Dis，2021,50(2): 222-230.

［45］ Kim M J，Park S H，Park K Y，et al. Gamma knife radiosurgery followed by flow-reductive embolization for ruptured arteriovenous malformation［J］. J Clin Med，2020,9(5):1318.

［46］ Kjellberg R N，Hanamura T，Davis K R，et al. Bragg-peak proton-beam therapy for arteriovenous malformations［J］. N Engl J Med，1983,309(5):269-274.

［47］ Kodera T，Arai Y，Arishima H，et al. Evaluation of obliteration of arteriovenous malformations after stereotactic radiosurgery with arterial spin labeling MR imaging［J］. Br J Neurosurg，2017, 31(6):641-647.

［48］ Lawton M T，Kim H，Mcculloch C E，et al. A supplementary grading scale for selecting patients with brain arteriovenous malformations for surgery［J］. Neurosurgery，2010，66（4）：702-713；discussion 713.

［49］ Li C Q，Hsiao A，Hattangadi-Gluth J，et al. Early hemodynamic response assessment of stereotactic radiosurgery for a cerebral arteriovenous malformation using 4D flow MRI［J］. Am J Neuroradiol，2018，39（4）：678-681.

［50］ Maruyama K，Kondziolka D，Niranjan A，et al. Stereotactic radiosurgery for brainstem arteriovenous malformations：factors affecting outcome［J］. J Neurosurg，2004，100（3）：407-413.

［51］ McRobb L S，Lee V S，Simonian M，et al. Radiosurgery alters the endothelial surface proteome：externalized intracellular molecules as potential vascular targets in irradiated brain arteriovenous malformations［J］. Radiat Res，2017，187（1）：66-78.

［52］ Meng X，He H，Liu P，et al. Radiosurgery-based AVM scale is proposed for combined embolization and gamma knife surgery for brain arteriovenous malformations［J］. Front Neurol，2021，12：647167.

［53］ Milker-Zabel S，Kopp-Schneider A，Wiesbauer H，et al. Proposal for a new prognostic score for linac-based radiosurgery in cerebral arteriovenous malformations［J］. Int J Radiat Oncol Biol Phys，2012，83（2）：525-532.

［54］ Mohr J P，Parides M K，Stapf C，et al. Medical management with or without interventional therapy for unruptured brain arteriovenous malformations （ARUBA）：a multicentre，non-blinded，randomised trial［J］. The Lancet，2014，383（9917）：614-621.

［55］ Nagy G，Grainger A，Hodgson T J，et al. Staged-volume radiosurgery of large arteriovenous malformations improves outcome by reducing the rate of adverse radiation effects ［J］. Neurosurgery，2017，80（2）：180-192.

［56］ Niranjan A，Kashkoush A，Kano H，et al. Seizure control after radiosurgery for cerebral arteriovenous malformations：a 25-year experience［J］. J Neurosurg，2018，131（6）：1763-1772.

［57］ Ozyurt O，Dincer A，Erdem Yildiz M，et al. Integration of arterial spin labeling into stereotactic radiosurgery planning of cerebral arteriovenous malformations［J］. J Magn Reson Imaging，2017，46（6）：1718-1727.

［58］ Panni P，Gallotti A L，Gigliotti C R，et al. Impact of flow and angioarchitecture on brain arteriovenous malformation outcome after gamma knife radiosurgery：the role of hemodynamics and morphology in obliteration［J］. Acta Neurochir （Wien），2020，162（7）：1749-1757.

［59］ Peciu-Florianu I，Leroy H A，Drumez E，et al. Radiosurgery for unruptured brain arteriovenous malformations in the pre-ARUBA era：long-term obliteration rate，risk of hemorrhage and functional outcomes［J］. Sci Rep，2020，10（1）：21427.

［60］ Pérez-Alfayate R，Grasso G，Pérez C F，et al. Does endovascular treatment with curative intention have benefits for treating high-grade arteriovenous malformation versus radiosurgery? Efficacy，safety，and cost-effectiveness analysis［J］. World Neurosurg，2021，149：e178-e187.

［61］ Pollock B E. Gamma knife radiosurgery of arteriovenous malformations：long-term outcomes and late effects［J］. Prog Neurol Surg，2019，34：238-247.

［62］ Pollock B E，Flickinger J C，Lunsford L D，et al. Factors that predict the bleeding risk of cerebral arteriovenous malformations［J］. Stroke，1996，27（1）：1-6.

［63］ Pollock B E，Flickinger J C. A proposed radiosurgery-based grading system for arteriovenous malformations［J］. J Neurosurg，2002，96（1）：79-85.

［64］ Pollock B E,Flickinger J C. Modification of the radiosurgerybased arteriovenous malformation grading system［J］. Neurosurgery,2008,63(2):239-243.

［65］ Pollock B E,Kline R W,Stafford S L,et al. The rationale and technique of staged-volume arteriovenous malformation radiosurgery［J］. Int J Radiat Oncol Biol Phys,2000,48(3):817-824.

［66］ Raffa S J,Chi Y Y,Bova F J,et al. Validation of the radiosurgery-based arteriovenous malformation score in a large linear accelerator radiosurgery experience［J］. J Neurosurg,2009,111(4):832-839.

［67］ Raoufi-Rad N,McRobb L S,Lee V S,et al. In vivo imaging of endothelial cell adhesion molecule expression after radiosurgery in an animal model of arteriovenous malformation［J］. PLoS One,2017,12(9).

［68］ Redekop G J,Elisevich K V,Gaspar L E,et al. Conventional radiation therapy of intracranial arteriovenous malformations:long-term results［J］. J Neurosurg,1993,78(3):413-422.

［69］ Rojas-Villabona A,Pizzini F B,Solbach T,et al. Are dynamic arterial spin-labeling MRA and time-resolved contrast-enhanced MRA suited for confirmation of obliteration following gamma knife radiosurgery of brain arteriovenous malformations? ［J］. Am J Neuroradiol,2021,42(4):671-678.

［70］ Rojas-Villabona A,Sokolska M,Solbach T,et al. Planning of gamma knife radiosurgery (GKR) for brain arteriovenous malformations using triple magnetic resonance angiography (triple-MRA)［J］. Br J Neurosurg,2021,36(2):217-227.

［71］ Schwartz M,Sixel K,Young C,et al. Prediction of obliteration of arteriovenous malformations:the obliteration prediction index［J］. Can J Neurol Sci,1997,24(2):106-109.

［72］ Shinya Y,Hasegawa H,Shin M,et al. Rotational angiography-based gamma knife radiosurgery for brain arteriovenous malformations:preliminary therapeutic outcomes of the novel method［J］. Neurosurgery,2021,89(1):60-69.

［73］ Spetzler R F,Martin N A. A proposed grading system for arteriovenous malformations［J］. J Neurosurg,1986,65(4):476-483.

［74］ Spetzler R F,Ponce F A. A 3-tier classification of cerebral arteriovenous malformations:clinical article［J］. J Neurosurg,2011,114(3):842-849.

［75］ Srinivas S,Retson T,Simon A,et al. Quantification of hemodynamics of cerebral arteriovenous malformations after stereotactic radiosurgery using 4D flow magnetic resonance imaging［J］. J Magn Reson Imaging,2021,53(6):1841-1850.

［76］ Stahl J M,Chi Y,Friedman W A. Repeat radiosurgery for intracranial arteriovenous malformations［J］. Neurosurgery,2012,70(1):150-154.

［77］ Starke R M,Ding D,Kano H,et al. International multicenter cohort study of pediatric brain arteriovenous malformations. Part 2:outcomes after stereotactic radiosurgery［J］. J Neurosurg Pediatr,2017,19(2):136-148.

［78］ Starke R M,Yen C P,Ding D,et al. A practical grading scale for predicting outcome after radiosurgery for arteriovenous malformations:analysis of 1012 treated patients:clinical article［J］. J Neurosurg,2013,119(4):981-987.

［79］ Thenier-Villa J L,Galárraga-Campoverde R A,Martínez Rolán R M,et al. Linear accelerator stereotactic radiosurgery of central nervous system arteriovenous malformations:a 15-year analysis of outcome-related factors in a single tertiary center［J］. World Neurosurg,2017,103:291-302.

［80］　Todnem N，Ward A，Nahhas M，et al. A retrospective cohort analysis of hemorrhagic arteriovenous malformations treated with combined endovascular embolization and gamma knife stereotactic radiosurgery［J］. World Neurosurg，2019，122：e713-e722.

［81］　Tonetti D A，Gross B A，Atcheson K M，et al. The benefit of radiosurgery for ARUBA-eligible arteriovenous malformations：a practical analysis over an appropriate follow-up period［J］. J Neurosurg，2018，128(6)：1850-1854.

［82］　Tsuei Y S，Luo C B，Fay L Y，et al. Morphologic change of flow-related aneurysms in brain arteriovenous malformations after stereotactic radiosurgery［J］. Am J Neuroradiol，2019，40(4)：675-680.

［83］　Turner R C，Lucke-Wold B P，Josiah D，et al. Stereotactic radiosurgery planning based on time-resolved CTA for arteriovenous malformation：a case report and review of the literature［J］. Acta Neurochir (Wien)，2016，158(8)：1555-1562.

［84］　Xu M，Liu X，Mei G，et al. Radiosurgery reduces plasma levels of angiogenic factors in brain arteriovenous malformation patients［J］. Brain Res Bull，2018，140：220-225.

（吴瀚峰　潘　力）

第七章 硬脑膜动静脉瘘的立体定向放射外科治疗

第一节 简 介

硬脑膜动静脉瘘（DAVF）是硬脑膜内的异常动静脉通道，即硬脑膜的动脉血液直接分流至硬脑膜窦或者软脑膜静脉。据统计，DAVF 占所有颅内血管畸形的 5%～20%，仅占幕上脑血管畸形的 6%，而占幕下脑血管畸形的 35%。DAVF 的发病年龄范围广，且没有性别差异。与常见的脑内或脑实质的 AVM 不同，人们普遍认为 DAVF 是由硬脑膜窦的炎症、血栓或者创伤发展而来。然而，确切的病因和潜在的疾病往往难以明确，DAVF 被认为是特发性的。DAVF 较常见于海绵窦、横窦-乙状窦、天幕-穹窿，或可引流至上矢状窦的大脑凸面部位。

对 DAVF 形态学的透彻理解需要详细的脑血管造影检查。DAVF 的静脉引流可以是顺向或者逆向的，可以通过静脉窦、皮质静脉或者同时通过二者引流。然而需要强调的是，静脉引流的形式不一定是静态不变的。在一些患者中可观察到，静脉引流逐渐从顺向到逆向变化，供血动脉延迟进入病灶（水坑效应）。研究者假设这是静脉窦进行性高压导致血流逆向进入皮质静脉的结果。逐渐增高的静脉压和皮质静脉反流最终可能使患者发生脑出血和（或）其他神经功能障碍。需要注意的是，并非所有的 DAVF 都遵循上述发展过程。DAVF 偶尔会形成血栓自发缓解，预测疾病进展或缓解的因素尚未被阐明。

第二节 硬脑膜动静脉瘘的血管构筑和分型

国外学者为 DAVF 设计了大量的分类系统。Borden-Shucart 和 Cognard 分型系统根据血管造影静脉引流模式对 DAVF 进行分类。

Borden-Shucart 分型系统根据引流部位和是否存在皮质静脉引流（cortical venous drainage，CVD）对 DAVF 进行区分：Ⅰ型 DAVF，血流顺向引流入静脉窦或脑膜静脉；Ⅱ型 DAVF，血流逆行经静脉窦流入蛛网膜下腔静脉；Ⅲ型 DAVF，血流直接逆向引流至蛛网膜下腔静脉。

Cognard 分型系统和 Borden-Shucart 分型系统使用相同的标准，然而，Cognard 分型系统考虑了静脉引流的流向以及是否存在皮质静脉扩张。类似于 Borden-Shucart 分型系统，Cognard Ⅰ型 DAVF 仅表现为顺向引流入静脉窦。Cognard Ⅱ型 DAVF 表现为血流直接逆向进入皮质静脉，根据静脉引流是通向静脉窦（Ⅱa）、皮质静脉（Ⅱb）还是通向两者（Ⅱa＋b）进一步细分。Cognard Ⅲ型 DAVF 表现为血流直接引流入皮质静脉。涉及静脉扩张病变的病例被单独列入Ⅳ型。引流入脊髓髓周静脉的 DAVF 被列入Ⅴ型。Cognard 等通过对 258 例患者的研究，证明了 DAVF 类型与侵袭性临床症状的发生率和出血风险之间有很强的相关性。

Barrow 分类法常用于动脉血流入海绵窦（CS）的 DAVF 分类。CS-DAVF 可分为直接型（A 型）和间接型（B～D 型）。直接型 CS-DAVF 是颈内动脉海绵窦段和海绵窦之间的高流量瘘，多由创伤性颈内动脉撕裂伤或海绵窦内动脉瘤破裂引起。间接型 CS-DAVF 指海绵窦与颈内动脉脑膜支（B 型）、颈外动脉分支（C 型）或两者均有（D 型）的硬脑膜瘘。

第三节 临床表现

DAVF的临床表现取决于其位置和静脉引流方式。较常见的部位是海绵窦(CS)和横窦-乙状窦,约占所有病例的80%。许多CS-DAVF患者表现为眼部症状(眼球突出、球结膜水肿、视力损害和复视)。诊断CS-DAVF前临床症状的中位持续时间约为4个月。横窦-乙状窦DAVF(TSS-DAVF)常见的症状包括搏动性耳鸣和搏动性头痛。

与脑动静脉畸形(脑AVM)一样,DAVF有出血倾向,年出血率约为1.8%。2002年,van Dijk等报道,在伴有持续性皮质静脉反流的DAVF病例中,年出血率为8.1%,其中10.4%会导致死亡。Duffau等认为,第一次出血后早期再出血的风险很高(2周内为35%),第二次出血的后果更为严重。2008年Söderman等报道的关于85例皮质静脉逆向引流的DAVF病例中,出血率低于之前的报道。在该研究中,首次出血的年破裂风险为1.5%,而再出血的风险为每年7.4%。在2013年一项基于321例DAVF患者的GKRS系列研究中,Pan等报道,206例CS-DAVF患者中7例(3.4%)有出血史,115例非海绵窦DAVF(NCS-DAVF)患者中16例(13.9%)在诊断前出血。2021年一项基于467例DAVF患者的研究中,236例CS-DAVF患者中10例(4.2%)有出血史,231例NCS-DAVF患者中32例(13.9%)在诊断前出血(表7-1)。值得注意的是,在这两份报道中,涉及天幕、额叶基底部、蝶顶窦或穹窿的动静脉瘘病例出血风险较高。

表7-1 467例DAVF患者在行伽玛刀治疗前颅内出血(ICH)和非出血性神经功能缺损(NHND)的发生率

部位	例数	颅内出血例数	比例	非出血性神经功能缺损例数	比例
海绵窦(CS)	236	10	4.2%	16	6.8%
横窦-乙状窦	134	17	12.7%	30	22.4%
岩下窦	7	1	14.3%	2	28.6%
上矢状窦	19	0	0	4	21.1%
天幕	12	3	25.0%	4	33.3%
颅前窝底	14	5	35.7%	3	21.4%
蝶顶窦	4	2	50%	0	0
Galen静脉	2	0	0	1	50%
颈静脉孔	15	1	6.7%	0	0
斜坡	18	0	0	3	16.7%
窦汇	3	2	66.7%	0	0
枕骨大孔	1	0	0	1	100%
其他	2	1	50%	0	0
总计	467	42	9.0%	64	13.7%

注:非出血性神经功能缺损(NHND)包括偏瘫、偏身感觉异常、小脑症状、痴呆和精神错乱等。

DAVF被认为是一种后天性疾病,有两个潜在的诱因:头部创伤史和头颈部手术史。一般经皮质静脉顺向引流的DAVF被认为是良性的,而逆向皮质静脉引流(CVD)的DAVF被认为是侵袭性的。1990年,Awad等的荟萃分析中纳入377例DAVF病例,Awad等确定277例为良性,100例为侵袭性(包括出血或进行性局灶性神经功能缺损病例)。总结如下:任何部位的DAVF都可以表现为侵袭性,并确定了一些预测侵袭性神经功能表现的因素,包括软脑膜静脉引流、静脉曲张或动脉瘤样静脉扩张、Galen静脉区DAVF引流。

除出血外,许多患者还会出现持续或缓慢进展的神经功能障碍,包括偏瘫、偏身感觉异常、小脑症状、痴呆和精神错乱等。一项研究对467例DAVF患者进行分析,预计神经功能障碍的发生率:CS-DAVF 6.8%(236例中16例)和NCS-DAVF 20.8%(231例中48例)(表7-1和图7-1)。

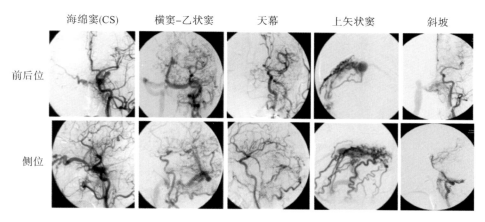

图 7-1　DAVF 的不同位置

该研究还分析了临床症状持续时间与血管造影 DAVF 类型的关系。231 例 NCS-DAVF 患者,诊断前症状持续时间:Borden Ⅰ型/Cognard Ⅰ型和Ⅱa型患者平均 19.5 个月,范围 3～168 个月,$n=125$;Borden Ⅱ型/Cognard Ⅱb型和Ⅱa+b型患者平均 39.9 个月,范围 2～180 个月,$n=59$;Borden Ⅲ型/Cognard Ⅲ、Ⅳ、Ⅴ型患者平均 23.1 个月,范围 1～144 个月,$n=47$。在分型级别高的患者中,症状持续时间较长(Borden Ⅰ型与Ⅱ/Ⅲ型 $p<0.0001$;独立 t 检验),提示具有逆向血流的 DAVF 可能在诊断前已存在较长时间。

第四节　治疗方案

DAVF 的推荐治疗方案取决于病变的预期自然史和血流动力学变化。对于顺向引流至静脉窦(Borden Ⅰ型)和具有良性临床表现的患者,通常是采用姑息性干预方案或保守观察,除非症状不可忍受。对于阵发性头痛、搏动性耳鸣、眼病恶化、进行性神经功能缺损、颅内压升高或出血风险升高的患者,推荐采用治疗性干预方案。

介入神经放射学领域的进展扩大了 DAVF 患者的治疗选择范围。可以尝试通过动脉或静脉途径来闭塞瘘口。由于大量的动脉血进入病灶,单纯经动脉栓塞很少能完全闭塞 DAVF。经动脉栓塞的主要目的是减少供血动脉的数量和缓解症状。治愈性栓塞通常需要额外经静脉逆行栓塞。值得注意的是,超选择性离断引流静脉优于牺牲硬脑膜窦;然而,在寻求治愈的过程中,后一种选择往往是不可避免的。血管内治疗也可以与手术或放射外科治疗结合,以确保 DAVF 的完全闭塞。

开放性手术主要是针对具有侵袭性且不能接受任何血管内治疗的 DAVF 患者。由于具有出血倾向,手术治疗也适用于涉及颅前窝或小脑幕切迹的病变。手术策略包括结扎与引流静脉相连的瘘口,中断动脉供血,电凝和(或)切除硬脑膜内的瘘口,切除受累的静脉窦。有研究报道,不切除静脉窦而单独离断引流静脉与切除瘘口同样有效。不切除静脉窦而单独离断引流静脉降低了静脉窦切除后静脉高压的发生风险,尤其是在静脉窦通畅的情况下。与手术治疗相关的发病率和死亡率在 0～13% 之间。

立体定向放射外科,长期以来一直用于治疗脑实质内动静脉畸形,现在也延伸到用于 DAVF 的治疗。1993 年,Chandler 和 Friedman 首次报道了一例位于颅前窝的 DAVF 经放射外科治疗成功的病例。自那以后,放射外科治疗被用于 CS、横窦-乙状窦、上矢状窦、天幕和其他部位的 DAVF 患者。Guo 和 Pollock 团队均报道使用伽玛刀(单独或联合栓塞)治疗 CS-DAVF 取得了卓越的成效,其闭塞率约为 80%。在 2006 年的一份关于 49 例患者 52 个 DAVF 的报道中,Söderman 等报道了 68% 的闭塞率,术后 2 年血流量减低 24%。在 2010 年匹兹堡大学医学中心(UPMC)的一份关于 40 例 DAVF 患者的报道中,Yang 等指出,在前期放射治疗合并栓塞的病例中,闭塞率为 83%,而在单纯放射治疗的病例中,闭塞率为 67%。在弗吉尼亚大学的关于 55 例 DAVF 患者的报道中,闭塞率为 95%。放射外科治疗通常与血管内治疗结合使用,以立即缓解症状并降低出血风险。在一些基于症状改善的报道中,单纯放射外科治疗与使用联合方式治疗 DAVF 的闭塞率相当。与放射外科治疗直接相关的并发症并不常见。

第五节　放射外科技术和计划

一、原则

立体定向放射外科（SRS）的特点是靶区边缘的放射剂量急剧下降，周围正常组织受到的辐射相对较少。神经外科医生、神经放射科医生、放射肿瘤学家和物理学家对 SRS 装置的改进极大地推进了这种治疗颅内血管病变或肿瘤性病变的技术的进步。尽管 SRS 装置发生了相当大的变化，但基本概念保持不变。放射外科对血管病变的放射生物学效应可归因于内皮损伤、内弹力膜波动、血管增生性病变导致的管腔狭窄、内皮下细胞增生和管腔闭塞。

二、立体定向框架放置

对患者头部放置立体定向框架（Leksell 框架，G 型，医科达公司）之前，用碘伏和酒精消毒头皮，并用长效局麻药作用于头钉区域。对于 CS-DAVF 患者，靶点通常位于颅骨的中心区域，因此框架的轴心与中线对齐（无偏侧）。如果 DAVF 位于侧窦内，框架通常偏向病变的一侧。

三、定位影像

放置框架后，患者完成薄层立体定向对比和无对比的 MRI 检查。患者随后接受了数字减影血管造影（DSA）。对于不能耐受 MRI 的患者（例如，有植入物、起搏器或旧动脉瘤夹未确定的患者），CT 是另一种成像选择。然而需要注意的是，较低的 CT 图像分辨率不会使靶区具有相同的清晰度，尤其是接受过手术或栓塞治疗的患者。

四、治疗计划和剂量处方

DAVF 的靶点定位是通过整合来自立体定向非增强 MRI、时间飞跃法（TOF）-MRA 的薄层轴位图像和 DSA 的数据来实现的。我们的最终目标是完全阻断瘘口分流，这取决于对靶点的有效辨认，包括硬脑膜窦壁上所有异常的动静脉分流。靶体积根据硬脑膜窦壁上实际发生的动静脉瘘（AVF）来确定。静脉窦远端的供血动脉和引流静脉被排除在治疗体积之外，因为它们不是真正病灶的一部分（图 7-2）。

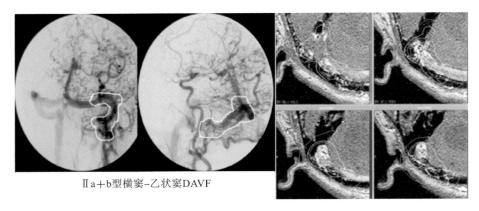

Ⅱa＋b 型横窦-乙状窦 DAVF

图 7-2　放射外科治疗计划时的 DAVF 描绘

DAVF 放射外科治疗的周边剂量为 18～20 Gy，靶区覆盖率在 50%～70%等剂量曲线范围内。在 CS-DAVF 的治疗中，最好使用一个大的准直器（C 型伽玛刀的 14 mm 或 18 mm 准直器和 Perfexion 伽玛刀的 16 mm 准直器）来覆盖 CS 的边缘。在目前的研究中，平均等中心数为 3 个（范围 1～14 个）。在 NCS-DAVF 的治疗中，覆盖治疗体积平均需要 13 个等中心（范围 1～27 个），包括许多直径为 8 mm 的小射点。注意保护邻近的重要结构，目的是将视神经和脑干的辐射剂量限制在 9 Gy 以下。

五、随访计划

患者行伽玛刀治疗后,每隔 6 个月进行一次临床神经系统检查和影像学检查(MRI 和 MRA)。只要 MRI 显示病变完全消退,DSA 通常在伽玛刀治疗后 1~3 年进行。对于 CS-DAVF 患者,每隔 3 个月进行一次经眼球的无创彩色多普勒超声(CDU)检查,以评估眼上静脉(SOV)的血流方向和流速。在 MRI 分析和脑血管造影中,CDU 正常化与 DAVF 完全消失相关。

放射外科治疗后患者的转归可分为四类:①完全好转,患者症状完全缓解,脑血管造影和(或)MRA 显示 DAVF 完全消失;②部分好转,患者临床症状部分缓解,MRA 中 DAVF 病灶消退超过 50%;③静止,在随访 MRA 时患者 DAVF 病灶无变化;④进展,MRA 中 DAVF 病灶增大或有侵袭性改变。

第六节 硬脑膜动静脉瘘放射外科治疗结果

我国台湾地区的一项研究,获得 236 例 CS-DAVF 患者中 187 例(79.2%)和 231 例 NCS-DAVF 患者中 208 例(90.0%)伽玛刀治疗后随访结果。CS 组的中位随访时间为 21.8 个月(1~149 个月),NCS 组为 28.5 个月(2~141 个月)。

表 7-2 总结了有随访的 395 例 DAVF 患者的临床结果。在 187 例 CS-DAVF 患者中,135 例 (72.2%)完全闭塞,52 例(27.8%)部分好转。在放射外科治疗后,没有出现病变静止或进展的情况。 208 例 NCS-DAVF 患者中,完全闭塞的 131 例(63.0%),部分好转的 69 例(33.2%),静止的 4 例 (1.9%),进展 1 例(0.5%),死亡 3 例(1.4%)。

表 7-2　395 例 DAVF 患者在伽玛刀治疗后进行神经功能和影像学随访的结果分析

随访结果	CS-DAVF	NCS-DAVF
完全闭塞	135(72.2%)	131(63.0%)
部分好转	52(27.8%)	69(33.2%)
静止	0	4(1.9%)
进展	0	1(0.5%)
死亡	0	3(1.4%)
合计	187	208

我们基于 Borden 分型规则分析了 208 例 NCS-DAVF 患者,并评估了不同静脉引流方式的 DAVF 患者对伽玛刀治疗的反应(表 7-3)。结果显示 Borden Ⅰ 型病变行放射外科治疗后效果良好,完全闭塞率 为 71.8%,部分好转率为 25.6%。Borden Ⅱ 型和Ⅲ型病变行放射外科治疗后效果较差。91 例 Borden Ⅱ型和Ⅲ型患者中,47 例(51.6%)完全闭塞,39 例(42.9%)部分好转,1 例(1.1%)静止,1 例(1.1%)进 展,3 例(3.3%)死亡。

表 7-3　208 例 NCS-DAVF 患者基于 Borden 分型在伽玛刀治疗后的随访结果

Borden 分型	完全闭塞	部分好转	静止	进展	死亡	合计
Ⅰ	84	30	3	0	0	117
Ⅱ	24	24	0	1	2	51
Ⅲ	23	15	1	0	1	40
合计	131	69	4	1	3	208

表 7-4 列出了放射外科治疗和影像学证实的 DAVF 闭塞之间的时间跨度。在 CS-DAVF 患者中, MRI/MRA 显示中位闭塞时间为 12.8 个月,脑血管造影显示中位闭塞时间为 19.6 个月。在 NCS-DAVF 患者中,MRI/MRA 显示中位闭塞时间为 23.7 个月,脑血管造影显示中位闭塞时间为 26.5 个月。

以前的一些研究也报道了从放射外科手术到 DAVF 闭塞的间隔时间很短（有些病例在 6 个月内）。由于 DAVF 中的大多数瘘口很小且沿着窦壁分布，DAVF 对放射外科手术的反应往往比脑 AVM 快。图 7-3 展示了一个典型病例。

表 7-4　DAVF 在放射外科治疗后到影像学证实的闭塞之间的时间跨度

项目	CS-DAVF		NCS-DAVF	
	病例数	中位闭塞时间/月	病例数	中位闭塞时间/月
MRI/MRA	187	12.8（1.1～240.2）	208	23.7（1.6～221.8）
脑血管造影	55	19.6（4.2～197.3）	69	26.5（4.4～221.8）

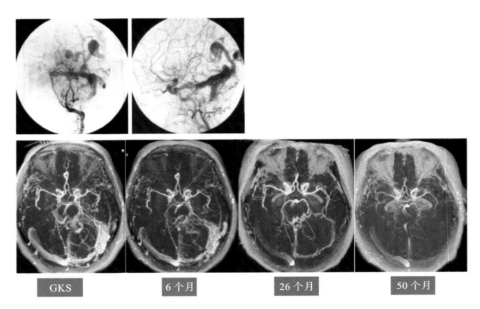

图 7-3　一例 55 岁女性患者，颈总动脉造影显示 Cognard Ⅱa＋b 型 DAVF 累及横窦-乙状窦，入院时表现为搏动性耳鸣和头晕，接受 3 次栓塞。（上）正位和侧位检查。（下）患者接受了 DAVF 病灶的初始伽玛刀治疗，周边剂量为 17.5 Gy，平均剂量为 31.8 Gy，受照体积为 20.9 cm³。一系列 MRA 随访显示 DAVF 完全消失。患者的神经系统状态有明显改善

有 2 例患者在治疗后 39 个月和 59 个月死于新发脑出血。患者病变具有广泛、侵袭性（Borden Ⅱ型 DAVF）的特点，累及横窦-乙状窦，在放射外科治疗后因无法控制的静脉高压发生出血，随后接受血管内栓塞治疗，最后因静脉高压而死亡。其中一例因栓塞导致的占位效应和放射性不良反应引起吞咽困难、窒息和肺炎而死亡。在本组患者中，97.7%（395 例患者中 386 例）在放射外科治疗后症状仍保持稳定或有临床改善迹象。至于对放射的不良反应，磁共振影像显示只有 1 例在放射外科治疗 6 个月后出现放射性脑水肿，经类固醇治疗后脑水肿逐渐消退。

一些广泛累及硬脑膜窦和皮质静脉的 DAVF 完全闭塞可能需要重复放射外科治疗。在我们的系列研究中，5 例 CS-DAVF 患者和 14 例 NCS-DAVF 患者在首次治疗后 1～3 年需要重复放射外科治疗。第二次放射外科治疗的方法和剂量选择标准与第一次放射外科治疗相似。

越来越多的证据表明伽玛刀治疗 DAVF 有效。Shin 报道了 2 例小脑幕 DAVF 患者，瘘口给予的剂量超过 20 Gy，在 27 个月和 29 个月时瘘口完全闭塞。Söderman 报道了共 52 个 DAVF 病灶的 49 例患者，术后 2 年 68% 的患者瘘口完全闭塞，24% 的患者血流量降低。Brown 报道了 50 例在梅奥诊所接受血管造影随访的患者，68% 的病例瘘口完全闭塞，14% 的病例瘘口近全闭塞。Koebbe 在 2005 年报道了一个匹兹堡大学医学中心（UPMC）的病例系列，所有 18 例患者症状完全或近全消失。所有完成血管造影随访的 8 例患者瘘口均完全闭塞。在 2010 年发布的 UPMC 病例系列中，28 例患者（32 个 DAVF 病灶）在中位随访 45 个月（23～116 个月）时出现影像学证实的完全闭塞。先行 SRS 治疗，后行栓塞治疗的

闭塞率为 83%，单纯 SRS 治疗的闭塞率为 67%。与横窦-乙状窦相关的瘘相比，颈内动脉海绵窦瘘具有较高的闭塞率($p=0.012$)和症状改善率($p=0.010$)。在弗吉尼亚大学治疗的 55 例 DAVF 患者中，完全闭塞率为 65%。在上述研究中，许多患者在放射外科治疗前接受了手术切除或血管内栓塞治疗。综上所述，放射外科治疗 DAVF 患者，完全闭塞率达到 65%～77%，且大部分患者症状得到缓解。

第七节　并　发　症

放射外科的潜在并发症包括持续性静脉高压、颅内出血、颅神经功能障碍、静脉窦狭窄伴血栓形成、晚期囊性扩张性血肿和局灶性放射性脑水肿。

对于皮质静脉逆向引流的 DAVF 患者，放射外科治疗后颅内出血的风险一直持续到静脉反流停止（相当于动静脉瘘口闭塞）。放射外科治疗后到 DAVF 闭塞前的潜伏期内出血的风险一般较低，但是，Söderman 等报道伽马刀治疗后的年出血率为 2.5%，我们的数据显示年出血率为 0.6%。

在 CS-DAVF 患者中，一般在伽马刀治疗后 3～9 个月观察到 SOV 反向搏动血流正常化，表明静脉血流速度和方向逐渐改变。治疗后，通过 MRI 偶尔会发现 SOV 血栓形成，患者病情在临床症状改善前一过性恶化。Lau 等报道了一例放射外科治疗后 1 个月 SOV 和海绵窦(CS)前方并发血栓形成的病例。Barcia-Salorio 等报道，25 例患者中有 2 例出现了一过性的症状恶化合并瘘口闭塞。

在目前的系列研究中，有一例并发 DAVF 区域的晚期出血性囊肿形成，与颅内 AVM 放射外科治疗后所见相似。这是文献中第一例 DAVF 患者出现 SRS 治疗的晚期并发症。患者于放射外科治疗后 6.5 年接受开颅手术切除慢性出血性囊肿。

其他与辐射有关的并发症很少见。到目前为止，还没有 DAVF 患者使用 SRS 治疗导致颞叶放射性坏死、下丘脑-垂体轴功能障碍或放射性继发性脑肿瘤的报道。

第八节　讨　　论

一、DAVF 的自然史

DAVF 的潜在病因和自然病程尚未完全阐明，不同研究的风险程度相差很大。Söderman 等报道的一项随访 25 年的涉及 85 例患者的研究中，无出血史患者的年出血率约为 1.5%，有出血史患者的年出血率约为 7.4%。然而，他们的研究存在选择偏倚，成像方式的敏感性受限，患者随访依从性低，还包括无症状患者。现已明确，存在皮质静脉反流会增加颅内出血风险；然而，目前尚不清楚患病时间的长短是否对出血有影响。

一些研究报道，在某些情况下，从开始放射外科治疗到病灶完全闭塞，DAVF 所需要的时间可能比 AVM 短。鉴于一些病例报道显示 DAVF 自发性闭塞，人们对闭塞在多大程度上归因于治疗或疾病自然病程的观点不一。然而，快速关闭瘘口无疑缩短了患者搏动性头痛、耳鸣或眼科症状的持续时间。对于皮质静脉反流的病例，包括放射外科治疗和血管内治疗在内的多模式治疗可降低脑出血或疾病进展风险。

二、DAVF 的治疗策略

DAVF 的治疗应根据患者的临床表现、病变的预期自然史（基于 DAVF 的位置和血管构筑）以及治疗方式的益处和风险，进行个体化管理。人们普遍认为，如果 DAVF 出现出血、进行性神经功能缺损和（或）颅内压升高，需要通过血管内栓塞治疗、外科手术或两者结合来即刻缓解静脉淤滞。

对于具有单一或少量皮质静脉引流(CVD)的 Borden Ⅱ 或 Ⅲ 型病变，或具有孤立的硬脑膜窦和 CVD 的 DAVF，通常可以通过外科手术或血管内栓塞治疗来实现病变的完全闭塞。然而，当 DAVF 涉及具有多个复杂供血动脉和 CVD 的硬脑膜窦时,采用外科手术和血管内栓塞治疗在技术上将面临挑战。在 1997 年的一项荟萃分析中,Lucus 等得出结论,即使结合外科手术和血管内栓塞治疗,超过 30% 的涉及横窦-乙状窦的 DAVF 有病灶残留或持续性症状。目前立体定向放射外科(SRS)的应用提供了另一种治疗方法,可提高治疗效果。

当 Borden Ⅰ型 DAVF 需要治疗时,治疗的益处应该大于治疗风险。有证据表明,硬脑膜窦的损伤或压力增加可导致 DAVF 进展,或导致继发于静脉高压的神经功能缺损。在这种情况下,对于 Borden Ⅰ型 DAVF 患者,经静脉介入或手术牺牲功能性硬脑膜窦是没有必要的。此外,由于动脉供血常复杂而曲折,单用动脉栓塞很难完全消除 Borden Ⅰ型 DAVF。研究表明,血管内栓塞治疗和(或)外科手术后,由 DAVF 不完全闭塞而引起的局部缺血常常增加各种血管生长因子的表达,因此,使用血管内栓塞治疗或外科手术作为 Borden Ⅰ型 DAVF 的一线治疗,其目的是缓解症状而不是治愈疾病,应谨慎地平衡治疗的风险和益处。目前和以往的研究表明,采用放射外科治疗良性静脉引流的 DAVF 是安全的,在保留硬脑膜窦功能的同时,血管造影闭塞率高。

目前,我们针对 DAVF 患者的治疗策略如下。

(1)对于具有持续性良性症状(头痛、搏动性耳鸣和(或)眼部症状)的 Borden Ⅰ型(Cognard Ⅰ型、Ⅱa 型)DAVF 患者,放射外科治疗可作为初始治疗。

(2)对于 Borden Ⅱ/Ⅲ型(Cognard Ⅱa+b、Ⅱb、Ⅲ型)DAVF 伴逆向 CVD 的患者,治疗包括以下方面。

①症状性 CVD(伴有出血、颅内压升高和(或)进行性神经功能缺损):初次治疗应为外科手术或血管内栓塞治疗。

②无症状的 CVD(仅伴有头痛、搏动性耳鸣和(或)眼部症状,但无出血或颅内压升高):血管内栓塞治疗为一线治疗。放射外科治疗也可作为老年人、身体虚弱或有复杂 DAVF 的患者的初始治疗。

2010 年,UPMC 公布了他们对 DAVF 的治疗经验,并在处理 DAVF 患者时给出了治疗和随访的算法建议。对于血管通路良好的 DAVF,SRS 治疗后或治疗前栓塞提供了较佳的闭塞率(早期和晚期)。对于血管通路不畅的患者,单独使用 SRS 治疗通常是一种有效的选择,并发症的发生风险较低。他们建议所有患者在 SRS 治疗后每年进行 MRI 随访。对于所有具有侵袭性 DAVF 的患者,血管造影仍然是评估治疗反应的标准。对于 DAVF 侵袭性较小且症状改善的患者,MRI/MRA 可能是评估治疗结果的一种有效方法。

三、静脉窦流出道阻塞(SOR)及与之相关的出血

在 1975 年的一篇论文中,Obrador 等指出,侧窦 DAVF 中的静脉窦梗阻是导致临床症状的一个重要因素。1987 年,Ishii 等确定了 3 例合并侧窦闭塞的 DAVF 发生出血的病例。他们认为,这种闭塞容易导致 DAVF 出血。Lalwani 等提出了第一个基于静脉引流模式和 SOR 严重程度的 DAVF 分类系统。根据 Lalwani 的分类方法,Cognard 和 Borden 分型均仅将静脉引流模式作为出血的预测指标,Cognard 和 Borden 分型是基于皮质静脉反流(CVR)是静脉窦闭塞结果的假设,从而表明疾病的侵袭性。Satomi 等报道了 2 例良性 DAVF 向侵袭性 DAVF 转化的病例,与静脉出口自发性进行性血栓形成相关。然而,从 SOR 到 CVR 的病理生理机制尚不清楚。理论上,DAVF 患者的窦静脉压力是由动脉流入和静脉流出决定的。SOR 会增加脑静脉压,破坏脑脊液的吸收,从而导致静脉充血和出血。先前的研究还发现,狭窄的横窦是特发性颅内高压患者的共同特征,也是颈动脉支架置入术后高灌注综合征的危险因素。在 2017 年的一篇论文中,基于 163 例侧窦 DAVF 患者,作者半定量分析了 SOR 的严重程度。作者确定,在侧窦 DAVF 患者中,SOR 与出血的关系比 CVR 与出血的关系更密切。这可能部分解释了 DAVF 伴 CVR 患者出血率的不同。

四、伽玛刀治疗后 CS-DAVF 闭塞的预测指标

在 1985 年的一项研究中,Barrow 等将颈内动脉海绵窦瘘分为高流量直接瘘和低流量间接瘘。低流

量间接瘘也被称为 CS-DAVF。Cognard 等和 Borden-Shucart 等提出的分型系统主要是为硬膜内 DAVF 设计的；然而，由于 CS-DAVF 位于硬膜外和多个引流静脉的特殊解剖位置，Cognard 等和 Borden-Shucart 等提出的分型系统并不能很好地描述其特点。根据动脉供血和静脉引流形式，Suh 等将 CS-DAVF 分为增殖型（PT）、限制型（RT）和晚期限制型（LRT）。该分类系统在与 CS-DAVF 实际临床表现的相关性方面优于其他方法。在 2019 年的一项研究中，研究者根据 Suh 等描述的类型发明了一个分类方案。然而，PT 的伽玛刀治疗参数与其他类型的伽玛刀治疗参数不同。此外，具有眼部症状和多静脉引流途径的 CS-DAVF 在伽玛刀治疗后不可能完全消失。这些结果表明，伽玛刀治疗对所有三种 CS-DAVF 的效果可能相当；但是，伽玛刀治疗参数应根据类型进行调整。在计算静脉引流途径时仔细判断静脉引流的通畅性可能有助于判断伽玛刀治疗的预后。

在这项研究中，我们还分别通过检查动脉和静脉成分来研究 CS-DAVF 的血流动力学状况。我们的结果显示，静脉引流路径较多的 CS-DAVF 在伽玛刀治疗后完全消失的可能性较小。相比之下，大量动脉供血的存在与伽玛刀治疗结果无关。这一观察结果背后的机制尚不清楚。先前的研究表明，静脉引流受限与晚期 CS-DAVF 相关，后者更容易实现自发性闭塞。伽玛刀治疗可能损伤血管内皮，导致静脉窦血栓形成。因此，我们假设伽玛刀治疗更有可能实现闭塞，由于 CS-DAVF 的静脉引流途径较少，静脉窦血栓形成的可能性增加。然而，伽玛刀治疗的主要靶点是海绵窦壁的相关成分，而不是远端的动脉供血或静脉引流途径。伽玛刀治疗后，尽管有很多动脉供血，但海绵窦壁发生增厚和纤维化，导致海绵窦内血流减慢。如果是这样，那么在判断伽玛刀治疗 CS-DAVF 的预后时，静脉引流途径的数目可能比动脉供血途径的数目更重要。这也可以解释为什么伽玛刀治疗后 36 个月的完全闭塞率从 PT 到 LRT 是增加的而与静脉引流途径的数目成反比。

五、罕见位置的 DAVF

DAVF 是脑脑膜动脉与硬脑膜窦或软脑膜静脉之间的直接动静脉分流，涉及硬膜外间隙及邻近骨结构。斜坡的硬膜外-骨间隙 DAVF 患者遭受经常性的头痛和搏动样耳鸣。需要注意的是，这些腹侧硬膜外 DAVF 的供血来自邻近的骨结构。人们还注意到，这种罕见的骨内 DAVF 与传统或窦外 DAVF 不同，因为血管性病灶完全或部分位于骨内。迄今为止的文献报道中，大部分涉及经静脉或经动脉栓塞。而我国台北荣民总医院早期使用伽玛刀治疗颅内 DAVF，结果显示放射外科治疗对一系列斜坡的硬膜外-骨间隙 DAVF 有很好的效果。

在仔细回顾这些病例时，我们发现一组特殊部位的 DAVF 患者，瘘口大，血管构造复杂，但放射外科治疗效果极好。这些 DAVF 主要分布于斜坡周围、硬膜外或骨质内。由于病变不在脑实质内，因此，脑的放射性损伤并不多见。此外，大部分斜坡的硬膜外-骨间隙 DAVF 是良性的且无皮质静脉反流。这部分患者非常适合采用 SRS 治疗，因为在闭塞前潜伏期出血的可能性很低。斜坡 DAVF 患者选择初始治疗方案时，SRS 治疗似乎是一个很好的选择方案。

六、窦再通在治疗 DAVF 中的作用

学者们提出了两种假说来解释 DAVF 的初始病理生理学机制。一种假设认为，生理情况下动静脉分流是由于静脉窦压力和静脉压力升高而形成的。另一种假设认为，静脉流出阻塞引起静脉高压，脑灌注减少，导致缺氧而形成新的 DAVF。无论哪种假设正确，纠正窦内静脉高压都应减少脑静脉性水肿，逆转 DAVF 形成的恶性循环。窦内血管内球囊成形术或支架植入术可用于纠正这种类型的静脉高压。这在处理复杂的 DAVF（如多个静脉窦狭窄、单静脉引流或涉及上矢状窦的 DAVF 伴静脉高压）时尤其重要。栓塞或切除闭塞静脉窦有时会导致静脉引流受阻，这可能会造成灾难性后果。如果静脉窦的瘘部分没有得到足够的引流，必须极其小心地对 DAVF 进行治疗性干预处理。

在这些困难的情况下，静脉窦的再通可能是恢复静脉流出和纠正静脉高压的唯一选择。我们最近开始使用球囊扩张或支架植入联合伽玛刀治疗部分静脉窦阻塞的 DAVF。许多研究也提出了血管成形术

的应用。在 2000 年的一篇论文中，Murphy 等报道了一例在部分血栓形成的静脉窦通过腔内血管成形术和支架植入术治疗横窦-乙状窦 DAVF 的病例。在随后的论文中，DAVF 的支架植入被认为是一种有前途的一线治疗方法。

根据我们的经验，似乎球囊扩张或支架植入可以纠正静脉引流方向和改善静脉反流，随后进行伽玛刀治疗时，可能有助于 DAVF 的闭塞。值得注意的是，血管成形术联合伽玛刀治疗的有效性和安全性研究仍在进行中，需要更多的研究来巩固临床结果。

七、非增强 MRI/3D-TOF-MRA 用于伽玛刀治疗后 DAVF 闭塞的评估

钆造影剂（GBCA）增强时间分辨 MR 血管造影技术提供了重要的血流动力学信息，极大地改善了 DAVF 的显示特征。但是，研究人员仍然关注 GBCA 在脑内的沉积以及肾衰竭患者的肾源性系统纤维化情况。这一关注引起了人们对非增强 MRI/3D-TOF-MRA 的研究，以评估后续检查中 DAVF 的闭塞情况。目前非增强 MRI/3D-TOF-MRA 可达到 100% 的特异性和 84.2% 的敏感性。由于没有假阳性，对于非增强 MRI/3D-TOF-MRA 未显示 CS-DAVF 的病例，不进行 DSA 随访似乎是合理的。

最近先进的动脉自旋标记技术或 4D-flow-MR 研究的选择性血流追踪示图技术使得无须 GBCA 给药即可进行时间分辨 MRA 检查。Iryo 等证明了时间分辨动脉自旋标记的 3T MRA，时间分辨率为 300 ms 时，在揭示 DVAF 瘘口、主要供血动脉和引流静脉的位置方面的有效性。Edjlali 等表明，将选择性血流追踪示图技术应用于 TOF-MRA 可以实现与 DSA 相当的显示 DAVF 特征的能力。

第九节　总　　结

立体定向放射外科治疗 DAVF 是一种安全有效的替代治疗方法，这种方法是微创的，尤其是对侵袭性较小但有难以忍受的头痛、搏动性耳鸣或眼部症状的 DAVF 患者而言。对于伴有广泛 CVD 的侵袭性 DAVF 患者，我们建议将血管内治疗（如栓塞或血管成形术）或外科手术作为首选治疗方案，尽量降低出血、进行性神经功能缺损和严重静脉高压的直接风险。在这些病例中，放射外科治疗可以作为进一步处理残余瘘口的二线治疗方法。与外科手术和血管内治疗相比，放射外科治疗的一个主要缺点是具有潜伏期，在潜伏期内放射线尚未起作用，从而延长了治愈所需的时间。尽管如此，放射外科治疗后逐渐闭塞的 DAVF 有助于避免恶性的静脉高压或梗死的直接风险，这些风险很容易使血管内治疗和外科手术变得复杂。总的来说，DAVF 多学科管理方法似乎有更好的结果。

参 考 文 献

[1] Lee C C，Chen C J，Chen S C，et al. Gamma knife surgery for clival epidural-osseous dural arteriovenous fistulas[J]. J Neurosurg，2018，128(5)：1364-1371.

[2] Chen C J，Lee C C，Ding D，et al. Stereotactic radiosurgery for intracranial dural arteriovenous fistulas：a systematic review[J]. J Neurosurg，2015，122(2)：353-362.

[3] Yang H C，Lee C C，Pan D H C，et al. Radiosurgery for dural arteriovenous fistulas[J]. Prog Neurol Surg，2019，34：248-259.

[4] Yen C P，Lanzino G，Sheehan J P. Stereotactic radiosurgery of intracranial dural arteriovenous fistulas[J]. Neurosurg Clin N Am，2013，24(4)：591-596.

[5] Pan D H，Wu H M，Kuo Y H，et al. Intracranial dural arteriovenous fistulas：natural history and rationale for treatment with stereotactic radiosurgery[J]. Prog Neurol Surg，2013，27：176-194.

（李政家）

第八章　其他颅内血管病变的立体定向放射外科治疗

第一节　海绵窦海绵状血管瘤

一、概述

海绵窦海绵状血管瘤(CaSH/CSCH)是颅内较少见、起病隐匿、生长缓慢的良性肿瘤,属于脑外的血管性肿瘤,一般认为起源于海绵窦硬脑膜的脉管系统,占所有海绵窦肿瘤的 2%～3%。Sekhar 等将 CaSH 分为局限型和广泛型:局限型指原发于海绵窦,直径<3 cm 者;广泛型指病变累及颅底多个区域或直径>3 cm 者。CaSH 发病率低,好发于亚洲人,中年女性多见,无遗传倾向,其镜下病理组织学特征与脑海绵状血管瘤(cerebral cavernous malformation,CCM)相似,同为单层内皮构成的血窦样结构。CaSH 约占所有颅内海绵状血管瘤的 13%,占所有颅内血管畸形的 0.4%～2%。周良辅等将 CaSH 的大体病理分为海绵型和桑椹型:海绵型呈假包膜完整的海绵状,由大量不规则、大小不等的薄壁血管腔及血窦组成,管壁内附单层上皮细胞,管腔间神经组织和结缔组织缺乏,使管腔呈"背靠背"样排列,平滑肌免疫组化染色示管壁含平滑肌成分;桑椹型呈假包膜不完整或缺如的桑椹样,该亚型镜下见大量实质成分及发育较好的血管,管腔较小,内有血栓,管腔间有较多的结缔组织,平滑肌免疫组化染色示管壁平滑肌成分少。

二、临床表现

虽然 CaSH 与 CCM 病理组织学特征类似,但它们的临床表现完全不同,前者起病隐匿,发展缓慢,早期症状缺乏典型特征,后期出现颅神经功能障碍和颅内高压症状,无肿瘤出血的临床和病理检查依据;而后者可表现为癫痫或病灶反复出血等(详见本章第二节)。因此,有学者提出将脑实质内的海绵状血管瘤称为海绵状血管畸形,以区别于脑外的 CaSH。CaSH 的临床表现有头痛、视力减退、复视、眼球突出、眼睑下垂、面部麻木、外展神经和动眼神经麻痹等海绵窦压迫症状,部分患者以癫痫发作和内分泌障碍为首发症状。有报道指出,CaSH 患者的临床症状在孕期加重,分娩后减轻,可能与雌激素、孕激素、促性腺激素水平有关;另有学者认为这是由高血流状态时收缩压升高,肿瘤包膜张力增高所致。

三、影像学表现

不同于海绵窦的其他良性肿瘤(如脑膜瘤和神经鞘瘤等),CaSH 对放射线更加敏感,现今已有越来越多的医疗中心将立体定向放射外科作为 CaSH 的首选治疗方式。但由于放射外科治疗无法像手术一样获得病理结果,所以 CaSH 的影像学诊断就显得至关重要。近年来,随着 CaSH 的影像学特征被国内外研究者陆续报道,其影像学诊断的准确率得到显著提高。

在头颅 MRI 应用前,仅靠头颅 CT 诊断 CaSH,误诊率较高,CT 检查有时有助于 CaSH 和软骨源性肿瘤或脊索瘤的鉴别诊断。CaSH 的 CT 典型表现为鞍旁圆形或哑铃形均匀的高密度或等密度肿块,靠外侧的部分体积大,鞍内或鞍上部分较小。肿块边界清晰,与正常组织界限清楚,病变可延伸至蝶鞍、眶上裂和 Meckel 腔。增强扫描后肿块呈均匀强化的高密度影,无瘤周水肿。病变可使周围骨质吸收破坏,

CT 骨窗位可见中颅底、前床突、鞍底、岩骨尖等部位的骨质吸收和破坏，一般不伴有骨质增生，瘤内钙化少见。

CaSH 在 MRI 上有特征性的表现：T2WI 和 FLAIR 序列图像上多呈高或极高信号影，其信号可与脑脊液相仿。其他的 MRI 影像学特点包括：T1WI 上表现为均匀的低或等信号影，边界锐利，呈圆形或非对称哑铃形，多数明显均匀强化，少数强化不均匀（图 8-1）。与海绵窦脑膜瘤不同的是，CaSH 虽也均匀强化，但无硬膜尾征；虽也包绕颈内动脉，但不引起颈内动脉狭窄。2014 年，复旦大学附属华山医院毛颖等在一项 CaSH 的 MRI 影像学诊断标准试验提案中指出，T2WI 极高信号、信号均一、呈哑铃状和侵犯鞍区四个特征作为 CaSH 影像学诊断标准的敏感性、特异性和准确性分别达到 87.5%、96.3% 和 94.7%。近年来，CaSH 在注射 MRI 增强造影剂 Gd-DTPA 后的动态延迟均匀强化越来越受到关注，有学者指出增强 MRI 上 CaSH 进行性延迟强化的动态过程比 T2WI 的极高信号和均匀强化在影像学诊断上更具有说服力（图 8-1）。这种动态延迟强化可能与 CaSH 的病理亚型有关：海绵型 CaSH 呈显著均匀增强，而桑椹型则显示不均匀强化或延迟均匀强化。与海绵型相比，桑椹型 CaSH 有相对完整的血管壁，管腔较狭窄，内有血栓，管腔间有较多的结缔组织，导致造影剂的渗透相对缓慢。2015 年，复旦大学附属华山医院伽玛刀中心潘力教授团队提出基于伽玛刀治疗影像学的 CaSH 新分型，即根据在 MRI 冠状位上肿瘤与颈内动脉垂直线的关系，将 CaSH 分为三型：鞍内型、鞍旁型和混合型。鞍内型，肿瘤局限于颈内动脉垂直线内侧；鞍旁型，肿瘤位于颈内动脉垂直线外侧；混合型，肿瘤同时累及颈内动脉垂直线两侧（图 8-2）。

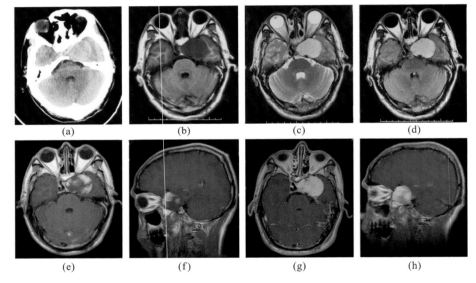

(a)　(b)　(c)　(d)

(e)　(f)　(g)　(h)

图 8-1　海绵窦海绵状血管瘤（CaSH）的典型影像学表现

患者，男，45 岁，因"发作性左面部麻木 8 个月，复视 1 个月"入院，头部 CT 和 MRI 检查发现左侧鞍旁海绵窦占位。CT 示病灶呈等高密度影，边界清，无钙化（a）；MRI 示病灶 T1WI 呈低信号（b），T2WI 和 FLAIR 序列呈较高信号（c）（d），注射钆造影剂后即刻，病灶由周边开始呈不均匀强化（e）（f），注射钆造影剂后 30 min 病灶呈均匀强化（g）（h）

需要指出的是，尽管绝大多数 CaSH 能根据上述影像学特点尤其是 MRI 的特征性表现得到准确诊断，但具体临床应用时有时仍难以与海绵窦区神经鞘瘤、脑膜瘤、垂体瘤、脊索瘤、动脉瘤、转移瘤及其他罕见的海绵窦肿瘤（如软骨源性肿瘤、表皮样囊肿和血管平滑肌瘤等）鉴别。CaSH 对放射治疗敏感，一般治疗后 3～6 个月病灶就会显著缩小，不会出现病灶中央坏死失强化，有别于神经鞘瘤、脑膜瘤和脊索瘤等，因此海绵窦肿瘤经放射外科治疗后的 MRI 影像学系列变化有时也能作为鉴别诊断的依据。目前有关 CaSH 的 PET-CT 表现尚无文献报道。上海伽玛医院一例经影像学诊断的 CaSH 患者行 PET-CT 检查后，结果提示病灶 FDG 代谢极低，该结果有待更多的临床病例来证实。今后 PET-CT 检查有望成为鉴别 CaSH 和海绵窦脑膜瘤等的一种新方法。

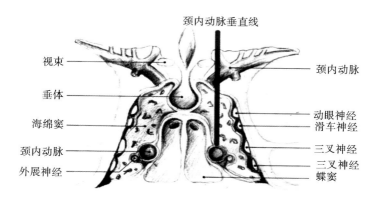

图 8-2　基于冠状位 MRI 影像的 CaSH 新分型

鞍内型（Ⅰ型）,肿瘤局限于颈内动脉垂直线内侧；鞍旁型（Ⅱ型）,肿瘤位于颈内动脉垂

直线外侧；混合型（Ⅲ型）,肿瘤同时累及颈内动脉垂直线两侧

四、立体定向放射外科治疗

目前 CaSH 的治疗方式主要有显微外科手术切除和立体定向放射外科治疗。外科手术能够明确病理诊断,有彻底切除肿瘤的可能,但由于肿瘤累及海绵窦重要的神经血管且血供异常丰富,术中严重出血和术后并发症的发生率比较高。文献报道 CaSH 的手术全切率仅为 30%～44%,术后颅神经受损率高,近期并发症率可达 70%。1999 年,Iwai 等首次报道 1 例术后残留的 CaSH 的伽玛刀治疗效果,结果伽玛刀治疗后肿瘤缩小,无颅神经损伤症状；之后国内外陆续有相关报道,截至 2012 年有 9 篇关于伽玛刀治疗 CaSH 的文献发表。2012 年,国内王恩敏等总结上述文献报道的共 75 例 CaSH 患者的临床资料,结果发现肿瘤控制率达 100%,肿瘤缩小的比例达到 92%,症状改善率为 61.3%,症状保持稳定者占 17.3%。这些临床研究的平均随访时间为 49 个月（6～156 个月）,今后还需要更长时间的随访资料以进一步明确伽玛刀治疗 CaSH 的复发率和晚期并发症情况（表 8-1）。

表 8-1　伽玛刀治疗 CaSH 的文献小结

作者,年份	病例数	手术例数	平均体积/cm³	周边剂量/Gy	随访时间/月	症状改善例数	症状稳定例数	肿瘤缩小例数
Iwai 等（1999）	1	1	5.3	12	20	0	1	1
Thompson 等（2000）	3	2	4.5	14～19	6～24	3	0	2
Nakamura 等（2002）	3	1	6.5	12～14	24～60	1	1	2
Peker（2004）	5	4	5.0	14～16	6～52	2	2	5
Ivanov 等（2008）	3	2	12.7	10～13	12～48	3	0	3
Khan 等（2009）	7	4	6.4	12.5～19	40～111	6	0	6
Chou 等（2010）	7	3	9.9	12.5	6～156	5	1	7
Yamamoto 等（2010）	30	17	11.5	8～17	12～138	15	7	29
Nakamura 等（2002）	3	1	6.5	12～14	24～60	1	1	2
Li 等（2012）	16	4	30.4	11～14	12～36	11	1	14
Song 等（2014）	19	1	6.1	11.5～16	12～85	14	NA	19
Tang 等（2015）	53	15	13.2	8～15	2～73	41	9	52
Xu 等（2016）	7	2	12.5	10～15	6～40	7	0	7

复旦大学附属华山医院伽玛刀中心自 20 世纪 90 年代开始尝试运用伽玛刀治疗手术后残留的 CaSH,通过影像学检查和临床随访发现 CaSH 对放射线非常敏感,伽玛刀治疗后 3～6 个月病灶就会显著缩小,患者症状明显改善(图 8-3);通过分析总结 CaSH 的临床特点和影像学特征,CaSH 的术前诊断准确率得到提高。截至 2015 年 12 月该中心已运用伽玛刀治疗超过 160 例 CaSH 患者,并将伽玛刀作为中小型 CaSH 的首选治疗。王恩敏等总结 1999 年 6 月到 2005 年 2 月期间复旦大学附属华山医院伽玛刀中心应用 Leksell 伽玛刀治疗的 14 例 CaSH 患者的随访资料,其中 11 例为手术后残留或复发病例,3 例为神经影像学诊断病例。肿瘤的 MRI 特点如下:肿瘤边界清晰;T2WI 上呈均匀的高信号,形状如葫芦,海绵窦外侧部分大而圆润,向鞍内部分较小;肿瘤巨大时呈大而圆润的分叶状;增强时肿瘤为均匀强化的高信号,硬膜尾征不明显。平均随访时间为 42 个月(10～77 个月)。结果发现,在伽玛刀治疗后,所有患者均未出现新的神经受损症状,3 例首选伽玛刀治疗和 2 例术中仅做活检的患者,伽玛刀治疗后 6～10 个月症状改善或消失。尽管部分肿瘤巨大,13 例患者的肿瘤经伽玛刀治疗后均缩小,未见肿瘤复发。1 例巨大肿瘤患者在伽玛刀治疗后 5 个月行开颅手术。开颅手术切除肿瘤时,发现肿瘤出血明显减少。

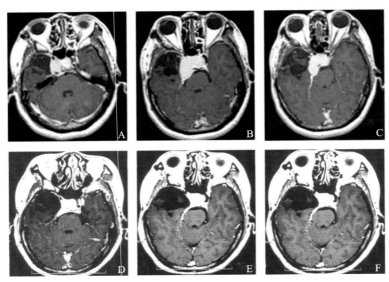

图 8-3　复旦大学附属华山医院伽玛刀中心早年治疗术后残留 CaSH 的初步尝试
1 例开颅手术后病理证实的残留 CaSH(A,B,C)患者在伽玛刀治疗后 3 年复查头部 MRI,示肿瘤明显缩小(D,E,F)

2015 年,复旦大学附属华山医院伽玛刀中心潘力教授等提出了基于伽玛刀治疗影像学的 CaSH 新分型(图 8-2),总结目前为止单中心例数最多的 CaSH 伽玛刀治疗结果。他们回顾性分析了 2007 年 4 月至 2012 年 11 月期间该中心应用伽玛刀治疗的 53 例 CaSH 患者的随访资料,其中 38 例为神经影像学诊断病例,15 例为手术后残留或复发病例;女性 38 例;肿瘤平均体积为 13.2 cm^3;伽玛刀平均周边剂量为 13.3 Gy。影像学随访和临床随访平均时间分别为 24 个月和 34 个月,肿瘤控制率为 100%;伽玛刀治疗后 6 个月肿瘤明显缩小,体积平均缩小 60.2%;最终随访体积平均缩小 79.5%。33 例患者症状消失或改善,2 例症状加重。根据在 MRI 冠状位上肿瘤与颈内动脉垂直线的关系,将 CaSH 分为三型:鞍内型、鞍旁型和混合型。三种类型 CaSH 的病例数、肿瘤体积及伽玛刀治疗情况见表 8-2,临床症状分布特点见图 8-4。从临床表现来看,鞍内型患者出现内分泌障碍的比例(2/6)高于鞍旁型(0/8)和混合型(4/39);而混合型出现颅神经功能障碍的比例最高(27/39)。鞍内型和鞍旁型肿瘤的例数和体积均低于混合型,表明 CaSH 起病隐匿,在发现时已累及鞍内和鞍旁,已是肿瘤后期。三种类型肿瘤接受的伽玛刀周边剂量无显著差异,但治疗后混合型 CaSH 的体积缩小比例高于其余两型(表 8-2、图 8-5)。潘力等指出,伽玛刀治疗 CaSH 安全有效,并有可能替代传统的外科手术,成为中小型 CaSH 的首选治疗方法。CaSH 的新分型有助于理解与肿瘤发生发展相关的临床进程以及预测肿瘤对伽玛刀治疗的反应。由于随访时间较短,今后尚需更多病例数和更长时间的随访来证实该研究结果。

表 8-2　三种类型 CaSH 的病例数、肿瘤体积及伽玛刀治疗情况

分型及 p 值	病例数	肿瘤体积/cm³	周边剂量/Gy	肿瘤体积缩小百分比/(%)
鞍内型	6	2.2(1.0~3.9)	14.2(13~15)	63.8(44.5~75.3)
鞍旁型	8	7.7(1.1~18.5)	13.4(12~14.5)	68.2(16.5~97.8)
混合型	39	16.0(3.1~41.0)	13.2(8~14.5)	83.7(54.2~100.0)
p	—	0.0012	0.2027	0.0020

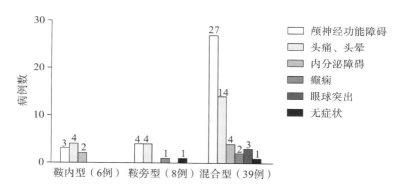

图 8-4　三种类型 CaSH 的临床症状分布特点

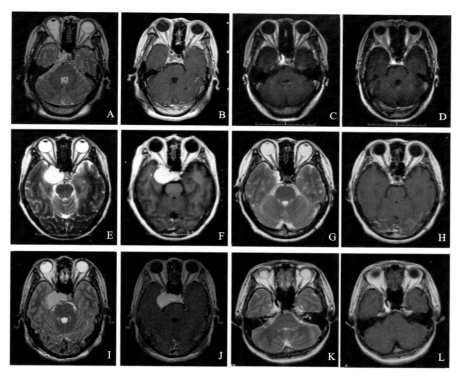

图 8-5　三种类型 CaSH 的伽玛刀治疗前后对比

鞍内型,患者,女,61岁,头晕行头部 MRI 检查发现鞍内型 CaSH(A,B),首选伽玛刀治疗(处方剂量 14 Gy,中心剂量 26.9 Gy),21个月后复查头部 MRI 示鞍内病灶明显缩小(C,D);鞍旁型,患者,女,47岁,因复视和视物模糊行头部 MRI 发现右鞍旁 CaSH(E,F),首选伽玛刀治疗(处方剂量 14 Gy,中心剂量 23.3 Gy),1个月后患者症状消失,45个月后复查头部 MRI 示右鞍旁病灶几乎消失(G,H);混合型,患者,女,40岁,头部 MRI 示右鞍旁及鞍内 CaSH(I,J),首选伽玛刀治疗(处方剂量 13.5 Gy,中心剂量 24.5 Gy),46个月后肿瘤明显缩小(K,L)

　　针对大型 CaSH,除传统开颅手术外,有学者提出分次伽玛刀或射波刀治疗亦能取得良好疗效。2018 年,复旦大学附属华山医院射波刀中心王恩敏等报道大分割立体定向放射外科新策略治疗 31 例巨大型(体积大于 40 cm³ 或直径大于 4 cm)CaSH 的临床研究,中期随访结果显示,采用总剂量 21 Gy 分三次或总剂量 22 Gy 分四次照射的立体定向放射外科治疗巨大型 CaSH 是有效的,肿瘤缩小明显(中位体积缩小百分比达 88.1%),患者临床症状均有不同程度改善,且无辐射诱导的神经功能障碍或迟发性并发症发生。

　　2021 年,复旦大学附属华山医院伽玛刀中心潘力教授团队在国际上首次报道再程伽玛刀治疗初次伽玛刀治疗后复发 CaSH 的临床研究结果,两次伽玛刀治疗的中位间隔时间为 99 个月,再程伽玛刀治疗的中位处方剂量为 14 Gy,中位随访时间为 31 个月(总的随访时间达 130 个月),再程伽玛刀治疗后肿瘤有明显缩小(中位体积缩小百分比达 54.3%),3 例患者的临床症状均有改善,且随访中没有观察到辐射诱导的神经功能障碍等迟发性并发症的发生。该研究揭示了长期随访在监测伽玛刀治疗后 CaSH 残留肿瘤再生长方面的重要性,对于伽玛刀治疗后复发或体积缩小不理想的 CaSH,再程伽玛刀治疗是安全有效的治疗选择。

参 考 文 献

［1］ Linskey M E,Sekhar L N. Cavernous sinus hemangiomas:a series,a review,and an hypothesis [J]. Neurosurgery,1992,30(1):101-108.

［2］ Gonzalez L F,Lekovic G P,Eschbacher J,et al. Are cavernous sinus hemangiomas and cavernous malformations different entities? [J]. Neurosurg Focus,2006,21(1):e6.

［3］ He K,Chen L,Zhu W,et al. Magnetic resonance standard for cavernous sinus hemangiomas: proposal for a diagnostic test[J]. Eur Neurol,2014,72(1-2):116-124.

［4］ 王恩敏,潘力,王滨江,等.海绵窦海绵状血管瘤的 MRI 表现及伽玛刀治疗(附 14 例报告)[J]. 中华神经外科杂志,2006,22(5):267-270.

［5］ 陈晶晶,丁建,魏立晨,等.伽玛刀治疗海绵窦海绵状血管瘤的长期随访研究[J]. 中国微侵袭神经外科杂志,2019,24(10):433-436.

［6］ Tang X,Wu H,Wang B,et al. A new classification and clinical results of Gamma Knife radiosurgery for cavernous sinus hemangiomas:a report of 53 cases[J]. Acta Neurochir(Wien), 2015,157(6):961-969;discussion 969.

［7］ Zhou L F,Mao Y,Chen L. Diagnosis and surgical treatment of cavernous sinus hemangiomas:an experience of 20 cases[J]. Surg Neurol,2003,60(1):31-36;discussion 36-37.

［8］ Wang X,Zhu H,Knisely J,et al. Hypofractionated stereotactic radiosurgery:a new treatment strategy for giant cavernous sinus hemangiomas[J]. J Neurosurg,2018 ,128(1):60-67.

［9］ Wang X,Liu X,Mei G,et al. Phase Ⅱ study to assess the efficacy of hypofractionated stereotactic radiotherapy in patients with large cavernous sinus hemangiomas[J]. Int J Radiat Oncol Biol Phys,2012 ,83(2):e223-e230.

［10］ Tang X,Wu H,Wang B,et al. A new classification and clinical results of gamma knife radiosurgery for cavernous sinus hemangiomas:a report of 53 cases[J]. Acta Neurochir(Wien), 2015,157(6):961-969;discussion 969.

第二节　脑海绵状血管瘤

一、概述

　　脑海绵状血管瘤(CCM)亦称为海绵状血管畸形,是脑血管畸形中比较常见的一种独特亚型,发生率为 0.1％～0.5％,占所有脑血管畸形的 10％～15％,可见于任何年龄组,以 20～40 岁人群较为常见,男女发病率无明显差异。CCM 可发生在脑实质内任何部位,但常见于幕上区域,约占 75％,幕下 CCM 多见于小脑半球和桥脑;CCM 可以是散发性的,少数患者可有家族遗传背景。幕下 CCM 常呈多发性,且随着年龄的增长,CCM 病灶数目会增加。显微镜下 CCM 由含有含铁血黄素沉积物的扩张的薄壁毛细血管丛所形成的海绵状血窦构成。海绵状血窦是发育不完善、缺乏肌层和弹力层、伴玻璃样变性的低压低流量血管窦腔隙,血窦间没有正常的神经组织,其内可见不同期龄的出血,血窦内的血块有的呈层状附着在窦壁上,可有不同程度的机化、钙化甚至骨化,由于 CCM 反复出血,病灶周围的脑组织亦可见含铁血黄素沉着。多项研究表明,无症状 CCM 的年出血率为 0.25％～0.6％,单次出血后的年再出血率为 4.5％,当 CCM 患者有过连续不少于 2 次的出血事件后,年再出血率可高达 32％。有研究发现,位于脑深部的 CCM 年出血率高于脑叶 CCM 的年出血率,既往有出血史的 CCM 年出血率(5％～23％)高于既往无出血史的 CCM 年出血率(0～1％),若不积极治疗,既往有出血史的 CCM 患者 5 年再出血或神经功能障碍加重的概率高达 42％。

二、临床表现

由于 MRI 成像技术的日益广泛应用,越来越多的无症状 CCM 被发现。CCM 按发生部位和大小可表现为突发中枢神经系统出血或占位效应引起的颅内高压症状、局灶性神经功能障碍或癫痫发作等,有随病程延长而逐渐加重的趋势。在所有脑血管畸形中,CCM 是最常见的癫痫病因。癫痫发作是幕上 CCM 最常见的症状,40％～70％的幕上 CCM 患者以癫痫发作为首发症状,其中 35％～40％是药物难治性癫痫。CCM 诱发癫痫的机制尚不完全清楚,因为病灶内没有神经组织,本身不会成为癫痫放电的起始区。有学者认为,CCM 畸形血管反复微出血引起的外周含铁血黄素沉积和胶质细胞增生是导致癫痫发作的主要原因。CCM 畸形血管壁薄且脆弱,易反复微量出血,导致周围邻近脑组织反应性胶质细胞增生和含铁血黄素沉积,由此引起的缺血缺氧、静脉高压、胶质瘢痕增生和炎症反应都可累及病变附近的脑实质,诱导癫痫发作。Ruan 等的一项荟萃分析结果显示,与未行周围含铁血黄素切除术的 CCM 患者相比,接受周围含铁血黄素切除术的患者术后癫痫发作明显改善。

三、影像学表现

CCM 被认为是低压低流量的脑血管畸形,虽然在数字减影血管造影(DSA)上是阴性的,但可以反复出血,一般是静止不生长的,少数有家族遗传背景的 CCM 可以新发甚至出现生长。有学者认为病灶出血腔再内皮化及新生血管和肉芽组织的形成可导致 CCM 的增大。CCM 在 CT 平扫上常呈边界清楚的圆形或类圆形等密度或稍高密度病灶,密度多不均匀,有时伴钙化,钙化程度轻重不等,多为斑点状钙化,当有陈旧性出血或囊性变时病灶内可见低密度区,一般无灶周水肿或占位效应;注射造影剂增强后病灶的强化程度不一,可不增强、轻度增强或明显增强,这主要与病灶内的血栓情况和钙化程度有关;当 CCM 合并急性或亚急性出血时,病灶可短时间内增大,表现为均匀一致的高密度影,可伴有灶周水肿或占位征象,出血量较多时,病灶可被血肿完全破坏,血肿有时可破入病灶周围脑实质内或蛛网膜下腔,随着时间的推移,血肿被吸收,病灶密度逐渐降低,可形成囊性低密度灶,而此时 CCM 表现不明显。

MRI 检查对 CCM 有较高的敏感性和特异性,尤其在 T2 加权像上显示为界限清楚的灶周有低信号含铁血黄素环围绕的网格状或桑葚状不同期龄出血所致的高低混杂信号团块影,其爆米花状、结节状或类圆形表现颇具特征性,一般可明确诊断,除了伴有出血外,病灶周围一般没有水肿或占位效应(图 8-6)。根据病灶内出血时相的不同,CCM 的磁共振表现各异:慢性非活动期表现为 T1 和 T2 加权像上均呈低信号;亚急性期 T1 加权像上呈中心高信号(高铁血红蛋白),T2 加权像上表现为低信号,周围有更低信号环;急性期表现为 T1 和 T2 加权像均呈高信号,有时可见灶周水肿或占位效应;若病灶内血栓形成和反复出血,则 T1 和 T2 加权像表现为高低不均匀信号,周围为低信号环,临床上常提示为活动性病变;有时 CCM 在 T1 和 T2 加权像上很难显示,磁敏感加权成像(SWI)能敏感地显示病灶,病灶表现为小点状低信号；注射造影剂增强后 CCM 可有均匀或不均匀性的对比增强，多数与伴发的发育性静脉畸形（DVA）有关。

CCM 在 DSA 上多不显影，是隐匿性的血管畸形，这可能与畸形血管管腔内径过细、血管内血栓形成、畸形血管内低压低流量循环时间延长、出血压迫供血血管或血管痉挛等有关。

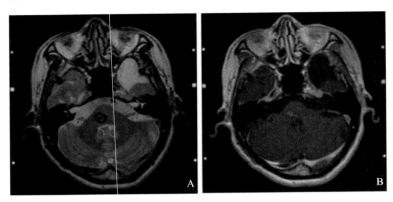

图 8-6　一例脑干海绵状血管瘤患者伽玛刀治疗前的 **MRI** 定位影像：**T2** 加权像上表现为灶周低信号含铁血黄素环围绕的爆米花状高低混杂信号灶（**A**），注射钆造影剂增强后 **3D-TOF-MRA** 图像上呈不均匀轻度强化（**B**）

四、立体定向放射外科治疗

目前 CCM 的治疗包括临床观察、手术切除和立体定向放射外科（SRS）治疗。对于既往没有症状性出血事件的 CCM 患者，通常建议临床观察；对于有多次症状性出血事件或癫痫发作的患者，首选显微外科手术根治性切除病灶；SRS 治疗一般被认为是具有较大手术风险的中小型 CCM 的替代治疗方案，适合至少有过一次症状性出血事件且病灶位于重要脑功能区或拒绝开颅手术的 CCM 患者。美国匹兹堡大学医学中心选择 SRS 治疗 CCM 时采取以下适应证标准：①曾有 2 次或 2 次以上明确的临床出血事件；②有磁共振影像学证实的典型的 CCM；③排除脑动静脉畸形（脑 AVM）或 DVA（与 CCM 并存且相邻时除外）；④当有多个 CCM 病灶时，SRS 治疗只用于有症状性出血的 CCM；⑤患者无法接受预计的显微外科手术风险。SRS 治疗 CCM 的目标是降低 CCM 再出血的风险，消除癫痫发作，尽可能保留神经功能，同时降低与治疗相关的放射性毒副作用风险。由于 CCM 在数字减影血管造影（DSA）上是隐匿的，并且只有极少数病例在 SRS 治疗后 MRI 上表现为病灶缩小（图 8-7），目前还无法通过某种形式的影像学检查来证实 CCM 闭塞，因此不像脑 AVM，SRS 治疗 CCM 的效果判定主要基于以下两个方面的出血率数据：一是临床随访过程中有没有新的临床出血事件；二是 SRS 治疗后 MRI 上有没有新的再出血证据。

SRS 治疗 CCM 时患者需要接受头部高分辨率的 MRI 检查：2 mm 层厚轴位 3D-TOF 序列对比增强后连续无间隔扫描以及 2 mm 层厚轴位 T2 加权序列连续无间隔扫描，对于比较小的 CCM 可以加 SWI 序列以清晰显示病灶。磁共振 T2 加权成像是至关重要的，因为 SRS 治疗 CCM 的靶区必须在 T2 加权像上所显示的含铁血黄素环内。如果有伴发的 DVA，DVA 不应该包括在 SRS 靶区体积内。SRS 治疗 CCM 的处方剂量明显低于脑动静脉畸形（脑 AVM）闭塞所需的处方剂量，一般根据 CCM 的病灶体积大小选择 13～15 Gy 的剂量范围，用 50%～70% 的等剂量曲线包绕 CCM 边缘，并采用较小的准直器（射束直径 4 mm 或 8 mm）设计以达到靶区外陡峭的剂量梯度衰减，从而尽可能减少病灶周围正常脑组织的受照剂量，避免放射性脑水肿的发生。

在 SRS 治疗后患者需要和主诊医生配合进行长期的影像学监测和临床检查，一般建议在治疗后的 6 个月、12 个月、24 个月和 48 个月，以及之后每 4 年进行影像学检查和临床随访，以评估 SRS 治疗后的效

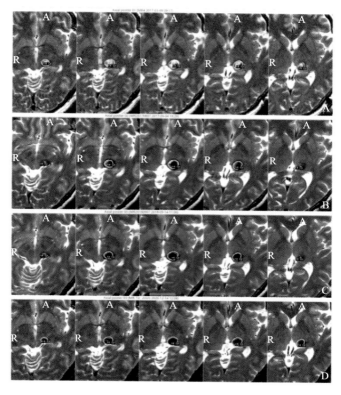

图 8-7 一例左侧丘脑基底节区 CCM 的伽玛刀治疗前后对比

患者,女,55 岁,突发两次出血事件(右半身麻木以及右下肢无力)后行头部 MRI 检查发现左侧丘脑
基底节区 CCM(A),全脑 DSA 未见异常,首选伽玛刀治疗(处方剂量 14 Gy,中心剂量 31.1 Gy,等
剂量曲线 45%);伽玛刀治疗后 6 个月和 18 个月复查头部 MRI 示 T2 加权像上高信号病灶逐渐缩
小(B,C),45 个月后复查头部 MRI 示病灶几乎消失(D)

果、再出血率和放射性毒副作用发生率等。SRS 治疗后的年再出血发生率为 0.5%~5%,并发症发生率
一般低于 5%。已有的长期随访研究结果表明,SRS 治疗能明确降低 CCM 额外的出血风险,出血率下降
最明显的时期是在 SRS 治疗后 2 年。来自英国谢菲尔德伽玛刀中心的研究数据表明,CCM 高风险组的
年出血率从 SRS 治疗前的 30%降低到 SRS 治疗后 2 年内的 15%以及 2 年之后的 2.4%。最近的回顾性
研究结果显示,SRS 治疗后 2 年内 CCM 的年再出血率为 3.3%~15%,2 年后降至 0.8%~4.7%,与
SRS 治疗前的年出血率 20%~40%相比显著下降(表 8-3)。目前 SRS 治疗后 CCM 的组织病理学改变
尚未得到完全阐明,但现有的证据发现 SRS 治疗可诱导 CCM 血窦中胶原形成、血管壁增厚、血栓形成和
玻璃样变性,这些改变可能伴随一些区域的新生血管形成,后者可能又与 SRS 治疗后的再出血有关,这
解释了另一项长期(平均 9.3 年)随访研究的结果:SRS 治疗后 5 年内的年出血率为 1.5%~3.3%(明显
低于自然史),而在 5 年之后年出血率升高至 4.6%。因此,今后进一步阐明更大 CCM 患者群体 SRS 治
疗后更长随访时间的结果是至关重要的,以确定 SRS 治疗 CCM 的长期效果。消除癫痫是 SRS 治疗
CCM 的另一个重要的但常被低估的治疗目的。Regis 等的研究表明,伽玛刀放射外科治疗能够安全有效
地控制癫痫发作,尤其是位于重要脑功能区的 CCM,手术切除的风险较高,伽玛刀放射外科治疗更加合
适。一项荟萃分析结果显示,SRS 治疗 CCM 的癫痫控制率为 49%,虽低于神经外科手术的 79%,但永
久性并发症的发生率较手术组低,SRS 治疗更加适合病灶位于顶叶和枕叶或者病灶多发的 CCM
患者。

表 8-3　SRS 治疗 CCM 的系列回顾性研究结果

作者	年份	病例数	年出血率/(%)			放射性不良反应发生率/(%)	平均随访时间/月
			SRS 治疗前	SRS 治疗2 年内	SRS 治疗2 年后		
Amin-Hanjani 等	1998	95	17.3	NA	4.5	20.6	65
Kida 等	1999	80	31.8	7.3	8.8	21.0	27
Liscák 等	2005	107	2.0	NA	1.6	27.0	48
Liu 等	2005	125	NA	10.3	3.3	13.1	64
Lunsford 等	2010	103	32.5	10.8	1.06	11.7	68
Lee 等	2012	49	31	4.3	3.6	4.1	41
Kida 等	2015	298	21	7.4	2.8	6.7	68
Liu 等	2016	43	25	3.9	1.9	2.3	36
Park 等	2018	45	40	3.3	1.5	2.6	112

第三节　血管母细胞瘤

一、概述

血管母细胞瘤也称为血管网状细胞瘤,完全发生于神经系统,是由颅神经和脊髓神经所产生的一种高度血管化的良性肿瘤,多见于男性患者,占颅内肿瘤的 2%,位于颅后窝者多见,约占颅后窝肿瘤的 10%,脊髓肿瘤的 2%～3%。血管母细胞瘤可在神经系统单发或伴发其他内脏肿瘤或囊肿,前者属散发性或单发性(solitary)血管母细胞瘤,常发生于小脑,肿瘤复发多邻近术野;后者被称为希佩尔-林道病(von Hippel-Lindau disease,VHL 病),是家族性肿瘤综合征,除小脑外,肿瘤也可发生于脑干或脊髓,肿瘤复发多表现为远处新发病灶或再发;20%～25% 的颅内血管母细胞瘤及 80% 的脊髓血管母细胞瘤与 VHL 病有关,但该数据可能被低估,因为并不是所有的患者都做了 VHL 病的筛查。散发性血管母细胞瘤较 VHL 病发病晚,大多数患者的发病年龄在 40～50 岁,而 VHL 病相关性血管母细胞瘤则常在 20～30 岁发病,两者的治疗和预后有很大的不同。

VHL 病是一种常染色体显性遗传病,发病率在 1/45000～1/36000 之间。VHL 病患者常合并视网膜血管瘤、脑和脊髓血管母细胞瘤、肾透明细胞癌、嗜铬细胞瘤和内脏囊肿。VHL 病的诊断标准如下:中枢神经系统的一个或多个血管母细胞瘤,合并一个典型 VHL 病相关肿瘤或有 VHL 病家族史。由于 VHL 病相关性血管母细胞瘤有再发倾向,其预后一般比散发性血管母细胞瘤差。Richard 等报道,再发血管母细胞瘤的患者中有超过 30% 诊断为 VHL 病;Kano 等研究发现,VHL 病患者再发血管母细胞瘤的比例达 41%,再发中位时间为 67 个月,其 1 年、5 年及 10 年的再发率分别为 7%、43% 和 84%。因此,VHL 病相关性血管母细胞瘤患者应终生行影像学随访,以早期发现、早期治疗新发病灶。

二、临床表现

血管母细胞瘤的临床症状与肿瘤发病或累及部位有关。散发性血管母细胞瘤多发生于颅后窝,由于肿瘤的占位效应,以及肿瘤压迫第四脑室,脑脊液循环受阻形成梗阻性脑积水,导致颅内压升高,故头痛、呕吐是较常见症状,头痛多位于枕下,晨轻暮重。呕吐还可能与肿瘤压迫第四脑室底刺激迷走神经核有关。小脑受压或受损可导致头晕、共济失调、平衡障碍、步态不稳及辨距不良等。肿瘤压迫枕大孔区脑干可引起颈项僵硬或 Lhermitte 征。幕上血管母细胞瘤少见,患者的临床表现因肿瘤部位和大小不同而不同。脊髓血管母细胞瘤患者的典型临床表现有疼痛、无力、感觉异常及大小便障碍等。极少数情况下,血管母细胞瘤以瘤内出血或蛛网膜下腔出血起病。血管母细胞瘤亦可发生于视交叉前视神经,引起视力障碍和头痛,这需要和 VHL 病伴发的视网膜血管瘤导致的视力下降鉴别。不到 25% 的中枢神经系统血管母细胞瘤伴有红细胞增多症,这往往提示应该完善严格的检查以排除 VHL 病。

三、影像学表现

血管母细胞瘤在影像学上有囊性和实质性之分,MRI 是血管母细胞瘤的首选检查方法。囊性血管母细胞瘤多见于小脑半球或小脑幕,在 T1 加权增强序列上表现为明显强化的附壁瘤结节伴边界清楚光滑的囊性病灶,囊壁不强化;MRI 平扫时,在 T1 加权序列上瘤结节表现为稍低信号或等信号,囊性部分为低信号,在 T2 加权序列上瘤结节表现为稍高信号,囊性部分为高信号,有时瘤结节内部可见血管流空信号,这有助于和毛细胞型星形细胞瘤鉴别。实质性血管母细胞瘤多见于第四脑室或延颈髓交界处,有研究认为 40%～45% 的小脑半球血管母细胞瘤呈实质性。平扫时 T1 加权序列表现为等低信号,T2 加权序列表现为等高信号,增强后呈明显强化的实质性肿块,边界清楚。有时可见迂曲的肿瘤供血动脉和引流静脉的流空影。脊髓血管母细胞瘤有髓外硬膜下及髓内之分,亦有囊性和实质性之分,大多位于脊髓背侧,近背根入脊髓处,胸段最常见,颈段次之。MRI 表现与颅内血管母细胞瘤类似,约 50% 的髓内血管母细胞瘤患者伴有脊髓囊肿或空洞。与 CT 相比,MRI 检查敏感性更高,除了有助于评估症状性病灶外,还有利于检出无症状的多发早期病灶和 VHL 病的中枢神经系统病灶。有学者建议,如果有明确的 VHL 病家族史,家族成员或 VHL 病患者应尽早行全脑全脊髓 MRI 筛查,以了解是否有 VHL 病多灶病变,争取早治疗。

血管造影能显示血管母细胞瘤的丰富血供以及供血动脉和引流静脉,这一方面有利于外科手术策略的制订,另一方面有助于判断能否预先行供血动脉栓塞,作为外科手术或放射外科治疗的辅助手段。

四、立体定向放射外科治疗

外科手术全部切除是血管母细胞瘤的根治性治疗手段,对于体积较大、占位效应明显或位置比较表浅的血管母细胞瘤,应首选外科手术切除。大多数颅后窝和脊髓的血管母细胞瘤通过外科手术较容易做到全切除,但位于脑干的血管母细胞瘤因肿瘤所处的位置给手术切除带来困难和风险;起源于延颈髓交界处第四脑室底或累及延髓中线深部的血管母细胞瘤,由于存在软膜下侵犯,术中寻找肿瘤边界异常困难,手术切除这些肿瘤的致残致死率较高,一般不主张施行手术。此外,对于部分单发的血管母细胞瘤,VHL 病术后复发、术后残留,以及全身情况差不能耐受手术等患者,立体定向放射外科治疗可作为外科手术的辅助治疗手段或重要脑功能区病变的首选治疗方案。实质性血管母细胞瘤富含血管,边界清楚,是立体定向放射外科治疗的良好适应证。越来越多的证据表明,立体定向放射外科治疗有助于控制不全切除或无法切除的实质性血管母细胞瘤,以及 VHL 病的多发或复发病灶,明显延缓肿瘤生长并延长患者无进展生存期(图 8-8)。与其他肿瘤一样,立体定向放射外科治疗适用于直径小于 3 cm 的血管母细胞瘤,肿瘤体积较大时,有可能引起放射性脑水肿或脑坏死。目前学者一致认为立体定向放射外科治疗血管母细胞瘤的有利预后因素是处方剂量足够高(18～20 Gy)和肿瘤体积足够小。

2005 年,复旦大学附属华山医院伽玛刀中心王恩敏等报道 35 例患者(包括 21 例 VHL 病患者)共 93 个颅内血管母细胞瘤病灶的伽玛刀治疗结果,平均处方剂量为 17.2 Gy,平均随访时间为 66 个月,5 年局部控制率为 71%,患者生存率为 83%,王恩敏等认为伽玛刀处方剂量达 18 Gy 时可长期有效控制中小型实质性血管母细胞瘤。2008 年,Kano 等报道了伽玛刀治疗 32 例颅内血管母细胞瘤患者(包括 13 例 VHL 病患者)的临床结果,中位随访时间为 50 个月,7 例患者因疾病进展而死亡;伽玛刀治疗后散发性血管母细胞瘤发生疾病进展的比例较 VHL 病相关性血管母细胞瘤高,其他与疾病控制相关的因素包括肿瘤体积、处方剂量以及肿瘤是否囊性。肿瘤体积越小,处方剂量越高,肿瘤的局部控制率越高,囊性血管母细胞瘤不适合采用伽玛刀治疗。2014 年,Hanakita 等报道伽玛刀治疗 21 例患者(包括 14 例 VHL 病患者)共 97 个颅内血管母细胞瘤病灶的长期随访结果,中位处方剂量为 18 Gy,中位随访时间为 96 个

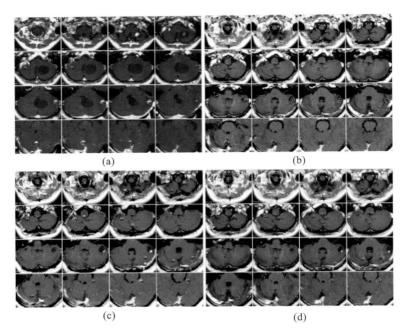

图 8-8 VHL 病相关性多发血管母细胞瘤的两次伽玛刀治疗前后对比

患者,女,22 岁,2000 年诊断为 VHL 病。(a)2000 年 5 月,对后颅较小的病灶行伽玛刀治疗(处方剂量 15.9～18 Gy),
对较大的囊性血管母细胞瘤行开颅手术切除;(b)2016 年 2 月复查头部 MRI 示后颅经治病灶缩小,但左小脑经治病灶
囊性变增大;(c)2013 年 4 月,对后颅和延髓新发病灶行第二次伽玛刀治疗(处方剂量 14～16 Gy);(d)2016 年 2 月复
查头部 MRI 示后颅和延髓经治再发病灶均缩小,未见新发病灶,其中 2000 年 5 月左小脑经治囊性病灶虽有囊性变增
大(b),但较 2013 年 4 月病灶的实性和囊性部分均缩小

月,肿瘤 5 年控制率为 94％,10 年控制率为 80％,与肿瘤长期控制相关的因素是实质性、体积小及 VHL
病相关性血管母细胞瘤。2015 年,Kano 等回顾性总结了截至 2015 年病例数最多的伽玛刀治疗血管母
细胞瘤的国际多中心临床资料,该研究纳入了 186 例患者(包括 80 例 VHL 病患者)共 517 个血管母细胞
瘤病灶,散发性和 VHL 病相关性血管母细胞瘤的中位处方剂量分别为 15 Gy 和 18 Gy,中位随访时间为
5 年,患者 5 年和 10 年的总体生存率分别为 90％和 74％,肿瘤 5 年和 10 年的局部控制率分别为 89％和
79％,与肿瘤局部控制相关的因素除了实质性、体积小及 VHL 病相关性血管母细胞瘤外,还有处方剂量
高。放射性损伤的发生率为 7％,其中 1 例因放射性毒副作用而死亡。

五、几种特殊类型的血管母细胞瘤

(一)颅内囊性血管母细胞瘤

多项研究表明,立体定向放射外科治疗不适用于囊性血管母细胞瘤,一方面是由于囊性血管母细胞
瘤囊肿大、瘤结节小,而囊肿并不含肿瘤组织,另一方面,有学者发现很多囊性血管母细胞瘤经放射外科
治疗后的一段时间内,囊肿体积没有缩小反而有所增大。Matsunaga 等报道,13 例采用立体定向放射外
科治疗的囊性血管母细胞瘤患者中 6 例最终没有得到控制;伽玛刀治疗血管母细胞瘤后有时会有新的囊
肿形成,针对有明显症状的囊肿,可行皮下储液囊(Ommaya 囊)埋置引流或抽出囊液以缓解症状。2008
年,Kano 等报道伽玛刀治疗囊性血管母细胞瘤的 3 年局部控制率为 76％,5 年局部控制率仅为 61％。
2015 年,Kano 等报道的多中心回顾性临床研究发现,伽玛刀治疗囊性血管母细胞瘤(无论是散发性还是
VHL 病相关性血管母细胞瘤)的局部控制率明显差于实质性血管母细胞瘤,其中 11 例囊性血管母细胞
瘤由于肿瘤囊性部分进行性扩大而最终采用外科手术切除,10 例采用立体定向穿刺置管抽液。目前一
般认为立体定向放射外科治疗无法快速有效解除占位效应,因此不适用于体积较大、有症状的囊性血管
母细胞瘤。但有学者提出,有些囊性血管母细胞瘤通过立体定向穿刺置管抽液使体积缩小后再行立体定

向放射外科治疗，也能取得较好的效果。

（二）颅内 VHL 病相关性血管母细胞瘤

有文献报道，VHL 病相关性血管母细胞瘤与散发性血管母细胞瘤的肿瘤控制率和复发再发率均有差异。Asthagiri 等前瞻性研究了 20 例患者共 44 个 VHL 病相关性血管母细胞瘤病灶采用立体定向放射外科治疗的临床结果，平均处方剂量为 18.9 Gy，平均随访 8.5 年，5 年局部控制率为 83%，10 年局部控制率为 61%；2015 年 Kano 等的多中心回顾性研究发现，尽管 VHL 病相关性血管母细胞瘤的复发再发率高于散发性血管母细胞瘤（5 年复发再发率前者为 43%，后者为 24%），但前者伽玛刀治疗后的局部控制率要高于后者（5 年和 10 年局部控制率前者分别为 93% 和 82%，后者分别为 81% 和 75%）。这可能与 VHL 病相关性血管母细胞瘤的体积较小以及早期发现、早期干预有关。

（三）脊髓血管母细胞瘤

绝大多数脊髓血管母细胞瘤能通过外科手术全切除得到根治，对于无法耐受全麻、病灶位于手术难以到达的部位、术后反复复发或多发的小体积脊髓血管母细胞瘤，立体定向放射外科治疗也能取得较好效果。Moss 等回顾性分析了立体定向放射外科治疗的 28 例脑脊髓血管母细胞瘤患者的资料，VHL 病患者占 89.2%，93% 有既往手术史，手术均次达 2.9 次；其中 16 个脊髓血管母细胞瘤病灶的照射剂量为 20～25 Gy，分 1～3 次照射，中位随访时间为 33.5 个月，3 年和 5 年的影像学局部控制率达 92%。Selch 等采用单次 12 Gy 照射的图像引导放射外科治疗 9 例患者共 20 个脊髓血管母细胞瘤病灶，中位随访时间为 51 个月，4 年局部控制率达 90%，实质性病灶的控制率较囊性者高，达 95%，无神经系统并发症或脊髓病的发生。Daly 等报道了 18 例患者共 25 个脊髓血管母细胞瘤病灶的放射外科治疗结果，其中 17 个病灶采用 18～30 Gy 的单次照射，其余 8 个病灶分 2 或 3 次照射 18～25 Gy。中位随访时间为 33.7 个月，3 年局部控制率达 86%，1 例患者发生 2 级放射性毒性反应，这可能与脊髓的受照剂量过高有关。目前关于放射外科治疗中脊髓的最大安全耐受剂量尚无统一意见。在 Daly 等的研究中，单次照射的脊髓最大受照剂量为 17.8～30.9 Gy，分次照射的脊髓最大受照剂量（相当于单次生物等效剂量）为 12.3～19.4 Gy。尽管该研究仅 1 例出现 2 级放射性毒性反应，但脊髓最大耐受剂量的确定还需进行前瞻性大宗病例的长期随访研究。

六、小结

目前立体定向放射外科治疗多用于术后残留或复发尤其是多发新发小体积血管母细胞瘤的辅助治疗。肿瘤平均直径不超过 3 cm，周边剂量建议为 15～20 Gy。需要指出的是，尽管立体定向放射外科治疗后肿瘤能控制较长时间，但仍有复发可能（文献报道肿瘤的中位进展时间为 5.9 年），而且并不是影像学上新发现的所有血管母细胞瘤都有治疗价值，目前相关方面还存在争议；Ammerman 等及 Wanebo 等在 VHL 病相关性血管母细胞瘤的自然史研究中提出血管母细胞瘤的"跳跃式"双相生长模式，即在较长一段时间（平均 25 个月）内血管母细胞瘤并不是持续性生长的，而是处于冬眠静止期，表现出间歇性波动性缓慢生长（平均持续 13 个月），这一方面提示血管母细胞瘤长期持续影像学跟踪随访的重要性，另一方面也给立体定向放射外科治疗的效果评估带来困难，因此，今后尚需针对性的随机对照临床研究和更长期的随访资料来进一步证实立体定向放射外科治疗血管母细胞瘤的有效性和安全性。

参 考 文 献

[1] Pan L，Wang E M，Wang B J，et al. Gamma knife radiosurgery for hemangioblastomas[J]. Stereotact Funct Neurosurg，1998，70（Suppl 1）：179-186.

[2] Wang E M，Pan L，Wang B J，et al. The long-term results of gamma knife radiosurgery for hemangioblastomas of the brain[J]. J Neurosurg，2005，102（Suppl）：225-229.

[3] Kano H，Niranjan A，Mongia S，et al. The role of stereotactic radiosurgery for intracranial hemangioblastomas[J]. Neurosurgery，2008，63（3）：443-450；discussion 450-451.

［4］ Hanakita S，Koga T，Shin M，et al. The long-term outcomes of radiosurgery for intracranial hemangioblastomas[J]. Neuro Oncol,2014,16(3):429-433.

［5］ Kano H,Shuto T,Iwai Y,et al. Stereotactic radiosurgery for intracranial hemangioblastomas: a retrospective international outcome study[J]. J Neurosurg,2015,122(6):1469-1478.

［6］ Moss J M,Choi C Y,Adler J R Jr,et al. Stereotactic radiosurgical treatment of cranial and spinal hemangioblastomas[J]. Neurosurgery,2009,65(1):79-85; discussion 85.

［7］ Selch M T,Tenn S,Agazaryan N,et al. Image-guided linear accelerator-based spinal radiosurgery for hemangioblastoma[J]. Surg Neurol Int,2012,3:73.

［8］ Daly M E,Choi C Y,Gibbs I C,et al. Tolerance of the spinal cord to stereotactic radiosurgery: insights from hemangioblastomas[J]. Int J Radiat Oncol Biol Phys,2011,80(1):213-220.

［9］ Ammerman J M,Lonser R R,Dambrosia J,et al. Long-term natural history of hemangioblastomas in patients with von Hippel-Lindau disease: implications for treatment[J]. J Neurosurg,2006,105 (2):248-255.

［10］ Wanebo J E,Lonser R R,Glenn G M,et al. The natural history of hemangioblastomas of the central nervous system in patients with von Hippel-Lindau disease[J]. J Neurosurg,2003,98(1): 82-94.

（汤旭群）

第九章　颅神经鞘瘤的立体定向放射外科治疗

第一节　散发听神经瘤

一、流行病学

听神经瘤(acoustic neuroma)起源于听神经鞘,为典型的神经鞘瘤,多发生于内听道(IAC)内听神经的前庭段,少数发生于该神经的耳蜗部,因此又称为前庭神经鞘瘤(vestibular schwannoma),是一类生长缓慢、属颅内轴外系统的良性肿瘤。占所有颅内肿瘤的 $6\%\sim8\%$,占桥小脑角区肿瘤的 $80\%\sim90\%$,是颅后窝常见的肿瘤,仅次于胶质瘤,年发病率约为 1/10 万。临床诊断率为 $(0.7\sim1.0)/10$ 万,无症状发病率实际更高(7/10 万),磁共振成像(MRI)的普及使得更多的小听神经瘤被发现。听神经瘤好发于中年人,发病年龄多集中于 $30\sim60$ 岁,20 岁以下者很少见,最年幼者为 8 岁,最高年龄可在 70 岁以上,有关儿童听神经瘤的研究均为个案报道。首都医科大学附属北京天坛医院罗世祺和裴更于 1992 年报道了 2000 例儿童颅内肿瘤患者中,听神经瘤患者 8 例(0.4%),占同期收治的听神经瘤病例总数的 0.7%;该医院李春德和罗世祺于 2009 年报道 10 例儿童听神经瘤患者(年龄小于 16 岁),约占同期儿童颅内肿瘤病例总数的0.4%。单侧听神经瘤一般不遗传。男、女性患此病的概率基本相同。

二、自然病程

听神经瘤为典型的缓慢生长的良性肿瘤,病程多为 $4\sim5$ 年(图 9-1),最长者为十几年。Smouha 等对 1300 例听神经瘤患者进行了平均 3.2 年的随访,结果发现 57% 的患者表现为肿瘤无生长或者负增长,49% 的患者可保留听力。Suryanarayanan 等对 490 例听神经瘤(327 例散发,肿瘤直径不超过 2 cm;163 例神经纤维瘤病Ⅱ型,肿瘤直径不限制)进行了平均 3.6 年的随访,发现 68% 的患者肿瘤无生长,散发组肿瘤平均生长速度为每年 1.1 mm,神经纤维瘤病Ⅱ型组肿瘤平均生长速度为每年 1.7 mm,总体认为 2/3 的听神经瘤不生长,并认为一旦肿瘤直径超过 2 cm,一般会逐渐增大(神经纤维瘤病Ⅱ型除外),提出肿瘤直径超过 1.5 cm 就不适合临床动态观察。Yoshimoto 对涉及 1340 例患者的 26 个研究进行荟萃分析,指出不同文献关于肿瘤生长的比例存在较大差异($15\%\sim85\%$),平均有 46% 的患者肿瘤生长,生长速度平均为每年 1.2 mm。关于通过系列神经影像学观察听神经瘤自然病程的文献甚多,大多数作者认为其临床发展过程是非线性的,有的提出为 S 形曲线,但均不能全面反映其真实的自然病程。故对于采取临床动态观察策略的听神经瘤患者,定期的影像随访是必要的。各家文献报道未经治疗的听神经瘤的自然生长率差异较大($15\%\sim85\%$,平均为 46%)。有综合分析显示,肿瘤年均生长 $0\sim3.9$ mm,体积增大一倍的时间为 $1.65\sim4.4$ 年,平均语言辨别力计分下降 80%。所有的听神经瘤可按生长速度分为三类:①不生长或极缓慢生长;②缓慢生长(如影像显示直径每年增长 $0.2\sim1$ cm);③快速生长(如直径每年增长超过 1 cm)。大部分听神经瘤生长缓慢,有些则生长迅速,6 个月至 1 年体积可增大一倍。大部分肿瘤的生长速度均匀,小部分肿瘤的生长速度不均匀,时快时慢。囊性肿瘤由于囊性部分充满内容物,有时易发生快速的体积膨胀。

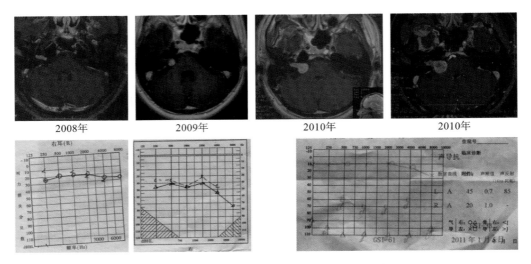

图 9-1　听神经瘤的自然生长史(伴听力逐渐下降)

三、治疗

(一)治疗目的

在 21 世纪微侵袭神经外科迅猛发展的今天,听神经瘤的治疗目的是彻底切除肿瘤或长期控制肿瘤生长的同时,尽量完整保留面听神经及三叉神经的功能,注重提高患者的生活质量,已经不是单纯的降低死亡率、致残率。

(二)治疗方法

听神经瘤的外科治疗历史已经有 100 多年,立体定向放射外科治疗也已有 50 多年的历史。近年来,神经影像技术的迅猛发展,使局限于内听道内的小型肿瘤也能得到早期诊断,显微外科手术技术逐渐成熟,术中导航设备、超声吸引器、电磁刀、内镜等高科技产品得到广泛的应用。在过去的 50 多年里,立体定向放射外科也在不断发展,神经影像定位技术、先进的剂量计划软件、不断升级的剂量优化系统及治疗设备的应用,已对中小型听神经瘤的诊疗程序产生影响。目前听神经瘤的治疗方法主要有 3 种:①临床动态观察;②显微外科手术;③立体定向放射外科治疗。作为放射外科的金标准,伽玛刀放射外科(gamma knife radiosurgery,GKRS)有 50 多年的临床实践经验,是目前治疗中小型听神经瘤最主要的放射外科实施手段。关于立体定向分次放射治疗(质子刀、射波刀)的肿瘤控制率和并发症发生率的长期报道还较少,需进一步积累循证医学证据。显微外科手术和伽玛刀治疗已经成为听神经瘤的两种重要的治疗方法,尽管显微外科手术的技巧在不断提高,但全世界范围的病例经验告诉我们,伽玛刀治疗已经成为中小型听神经瘤的一线治疗。

采用枕下乙状窦后入路并术中实施神经电生理监测,是目前我国在显微外科领域实现彻底切除肿瘤、完整保留神经功能的普遍方法。近年来,国内外大宗听神经瘤病例报道面神经的解剖保留率在 73.5%～98.5%,全切除率在 85.3%～98%,死亡率降到 2% 以下,蜗神经功能保留率也在不断提高。术后常见的并发症是面神经损伤和听力丧失,切除肿瘤时还可伤及三叉神经,引起暂时或永久的周围性面瘫、神经性角膜炎等。脑脊液漏是听神经瘤手术的常见并发症,据报道,其发生率为 6.2%～20.0%。其他手术并发症包括死亡(0～3%),颅内血肿(1%～2%),皮下血肿(3%),小脑及脑干水肿,偏瘫,脑膜炎(1%～2%),伤口感染(1%～2%),外展神经麻痹(1%～2%),其他后组颅神经麻痹引起的吞咽困难、呛咳等(0～15%),脑积水发生率为 3.2%。术后肿瘤复发率为 5%～10%,肿瘤在不全切除术后极易复发,需进一步的治疗。

Yang 等荟萃分析了国际上发表的 45 篇伽玛刀治疗听神经瘤的文章,共 4234 例病例,平均周边剂量为 14.2 Gy,平均随访时间为 35 个月,平均肿瘤控制率为 92.0%,平均听力保留率为 51.0%。因此,伽玛刀治疗能长期控制肿瘤生长,进而影响听神经瘤的自然病程,使患者实现有质量的、长期的"带瘤生存"。鉴于肿瘤越大,在伽玛刀治疗后面听神经功能受影响的风险越大,长期的"带瘤临床动态观察"应慎重。患者关心的问题(如听力的保留、面神经功能的保护)已成为影响治疗策略的重要因素,应尊重患者的选择并予以指导。大量随访资料已证实,听神经瘤在临床动态观察中逐渐增大时会伴有颅神经功能的损伤,采用伽玛刀治疗进行早期干预,有利于保护颅神经功能,为患者提供更好的生活质量。对于较大体积的听神经瘤,建议首选电生理监测下的显微外科手术,在尽量保护颅神经功能的前提下进行肿瘤的大部切除手术,对术后残留肿瘤则补充伽玛刀治疗。

(三)治疗策略

在最近的 30 年,关于听神经瘤治疗效果的评价发生了革命性的变化,治疗后生活质量评估的地位明显提高。随着显微外科和放射外科的发展,面听神经功能保留率大为提高,治疗策略也越来越倾向于个体化治疗和多学科协作。个体化治疗方案的选择需要基于患者本人的身体条件、肿瘤特点甚至患者自身的愿望,经神经外科、耳科、颌面外科、整形外科、立体定向放射神经外科、影像科等多学科协作,得出最佳诊疗方案,不同的治疗阶段按照指南由不同的学科分别施以治疗。同时,还应充分利用各种基于电生理和影像的检测技术,提高听神经瘤的诊断准确性、重要解剖结构的可辨识性、神经功能的准确评估率,从而实现个体化治疗方案的制订。

伽玛刀治疗的适应证包括新发现的中小型听神经瘤(Koo 氏 Ⅰ～Ⅲ 级),手术后残留和(或)复发的听神经瘤。对于某些体积较大,无明显临床占位效应,不适宜接受开颅手术的听神经瘤患者,也可适当考虑。推荐治疗方法时,考虑的相关因素包括患者年龄、听力状况、其他神经症状、有无脑积水、是否为神经纤维瘤病Ⅱ型(NF-2)、内科情况、既往治疗史、放射外科治疗风险、患者的需求和选择。具体适应证如下:①位于内听道内、中小体积的听神经瘤,未压迫脑干、无脑积水症状;②老年患者;③全身状况影响施行开颅手术;④显微外科术后残留或复发的病例。如果患者伴有脑积水且年龄较大或身体条件不佳,除放射外科治疗外应考虑分流手术。具有脑干受压、颅内压增高的症状和体征且能耐受开颅手术的患者则建议首选显微外科手术。国际放射外科协会推荐的听神经瘤治疗策略如图 9-2 所示。

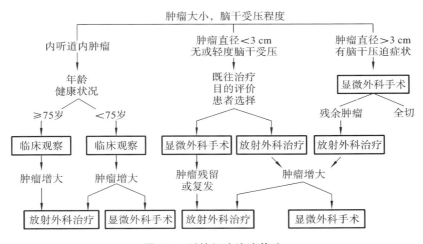

图 9-2　听神经瘤治疗策略

四、治疗前评估

(一)影像评估

内听道内的肿瘤,以及未压迫脑干、无脑积水症状的中小体积肿瘤患者可行伽玛刀治疗。如果患者伴有脑积水且年龄较大或身体条件不佳,除伽玛刀治疗外,还应考虑分流手术。Koo 氏 Ⅳ 级肿瘤明显压迫脑干并使脑干移位者,应首选显微外科手术治疗。囊性为主的鞘瘤更适合采用显微外科手术,如果对脑干无明显压迫,也可以选择伽玛刀治疗。高分辨率的 MRI(不能行 MRI 检查的患者行 CT 检查)评估肿瘤大小对,平均直径一般小于 3 cm(测量标准:x 方向为垂直岩骨最大肿瘤直径,y 方向为平行岩骨最大直径,z 方向为冠状面最大肿瘤直径,平均直径为肿瘤这三个方向直径乘积的立方根)。听神经瘤有多种分级方法,其中神经外科中应用最广、最经典的为 Koo 氏分级(表 9-1)。

表 9-1　Koo 氏分级

分级	肿瘤直径与位置特点
Ⅰ 级	肿瘤局限于内听道
Ⅱ 级	肿瘤侵犯桥小脑角,直径不大于 2 cm
Ⅲ 级	肿瘤占据了桥小脑角池,不伴有脑干移位,直径不大于 3 cm
Ⅳ 级	巨大肿瘤,直径大于 3 cm,伴有脑干移位

(二)听力评估

测听试验的内容包括检查纯音平均听阈(PTA)及言语辨别得分(SDS),听力分级可依照美国耳鼻咽喉-头颈外科学会(AAO-HNS)指南(表 9-2)或 Gardner-Robertson 分级(表 9-3)进行评估。其中"有用"听力(serviceable hearing)可定义为 PTA 不高于 50 dB,SDS 不低于 50%,相当于 Gardner-Robertson 分级 Ⅰ 或 Ⅱ 级。

表 9-2　AAO-HNS 听力分级

听力分级	听力情况	评估指标
A 级	听力良好	PTA≤30 dB,SDS≥70%
B 级	有有用听力	PTA≤50 dB,SDS≥50%
C 级	有可测听力	PTA>50 dB,SDS≥50%
D 级	无可测听力	SDS<50%

注:PTA,纯音平均听阈;SDS,言语辨别得分。

表 9-3　Gardner-Robertson 分级

听力分级	标准
Ⅰ 级(良好)	PTA 0～30 dB 和(或)SDS 70%～100%
Ⅱ 级(有用听力存在)	PTA 31～50 dB 和(或)SDS 50%～69%
Ⅲ 级(无有用听力)	PTA 51～90 dB 和(或)SDS 5%～49%
Ⅳ 级(差)	PTA 91 dB 至最大和(或)SDS 1%～4%
Ⅴ 级(消失)	PTA 和(或)SDS 不能测出

(三)面神经功能评估

目前常规采用 House-Backmann(H-B)面神经功能分级系统(表 9-4),以此判定治疗前、后面神经功能情况。根据掌握程度,还可以选择性使用区域性 H-B 分级系统、面神经分级系统 2.0(FNGS 2.0)、Sunnybrook 量表、Terzis 量表等,对面神经功能进行更为精细的评估。

表 9-4　H-B 面神经功能分级系统

分级	表现
Ⅰ 级	面神经功能正常

续表

分级	表现
Ⅱ级	轻度障碍
	总体：近距离观察可见轻微异常；可能有轻微联带运动
	休息时：双侧对称
	运动时：
	前额：中度运动至功能良好
	眼睑：闭合不费力
	嘴角：轻度不对称
Ⅲ级	中度障碍
	总体：双侧明显不对称；不严重的联带运动、挛缩和（或）半面痉挛
	休息时：双侧对称
	运动时：
	前额：轻度至中度运动
	眼睑：可费力闭合
	嘴角：费力时也可见轻度异常
Ⅳ级	中重度障碍
	总体：明显异常和（或）毁容性不对称
	休息时：双侧对称
	运动时：
	前额：无运动
	眼睑：不完全闭合
	嘴角：明显不对称
Ⅴ级	重度障碍
	总体：勉强可见的运动
	休息时：不对称
	运动时：
	前额：无运动
	眼睑：不完全闭合
	嘴角：轻微运动
Ⅵ级	完全瘫痪；无运动

（四）患者心理的评估

对于普通患者，如何选择临床动态观察、显微外科手术、伽玛刀治疗，是相对复杂的。患者选择伽玛刀治疗后，医生会告诉他们该治疗手段一般不会加重现有症状，其目的是控制肿瘤生长从而避免临床症状的进展，面听神经功能保留率相对较高，住院时间短及花费相对低廉，但耳鸣、眩晕、三叉神经痛、面部麻木一般不会显著好转。要根据治疗中心的技术力量、临床经验为患者提供全面的、准确的信息，尊重患者知情后的决定。患者的治疗意愿和对生活质量的要求同样影响着治疗策略的选择。

五、伽玛刀治疗

（一）发展简史

1969 年，Leksell 教授在卡罗林斯卡（Karolinska）医院首次使用伽玛刀治疗听神经瘤时（图 9-3），立体定位采用的是气脑造影或空气造影剂对比造影的技术，其于 1971 年发表了第一篇相关的临床报道"A note on the treatment of acoustic tumors"。随后他的学生 Georg Norén 在卡罗林斯卡医院继续开展听神经瘤的伽玛刀治疗和随访，于 1983 年发表了第一篇真正意义上的相关临床随访研究"Stereotactic radiosurgery in cases of acoustic neurinoma：further experiences"，其随访结果出人意料的好，伽玛刀治疗的效果比开颅手术的效果显然好得多：14 例患者接受治疗，肿瘤直径为 7～30 mm，周边剂量为 25～35 Gy，5 例发生了暂时性面神经麻痹，4 例肿瘤侧听力得到保留，1979 年 1 例患者接受了二次治疗。1987 年美国匹兹堡大学医学中心安装了世界上第五台、美国第一台伽玛刀，并于 1990 年发表了他们第一篇有关伽玛刀治疗听神经瘤随访结果的文章，该篇文章因其朴实的思想和对并发症诚实的报道而显得非常重要：21 例单侧听神经瘤患者和 5 例双侧听神经瘤患者，平均周边剂量为 20 Gy，中位随访时间为 13 个月，伽玛刀治疗后所有肿瘤均未增大，其中 42% 缩小；治疗前有听力的 7 例患者中，1 例听力减退，3 例听力消失；6 例面瘫；7 例面部感觉减退；5 例头晕伴平衡失调；4 例恶心呕吐。匹兹堡团队使用的是配有较大口径准直器的新机器，规划治疗计划时使用几个较大的准直器，并给予 20 Gy（相对于现在较高的剂量），结果他们观察到了较高的面神经及三叉神经损伤率。但是他们公布了该组较高的并发症发生率，并总结经验教训、改进治疗计划，从而降低了并发症的发生率。1995 年在夏威夷举办的第七届国际伽玛刀大会上，与会专家们广泛讨论了低剂量和高剂量分别治疗听神经瘤的利弊，从此 12～13 Gy 的周边剂量成为标准剂量，使伽玛刀治疗后颅神经功能障碍的发生率大为降低，尤其在对听力的远期保护方面改善显著。

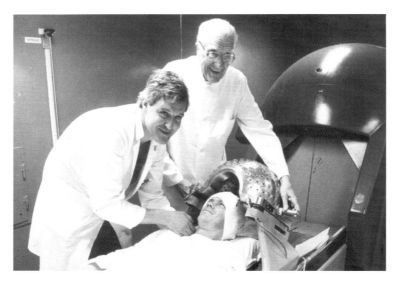

图 9-3　世界上第一例伽玛刀治疗，图中人物为 Leksell 教授和当时年轻的 Lindquist（该图由 Dan Leksell 提供）

放射外科从 20 世纪 80 年代开始和显微外科一样处于逐渐发展的阶段，早期的治疗计划远比现在粗糙，从而导致了较高的并发症发生率。在过去的几十年里，伽玛刀放射外科技术不断发展，定位技术取得了革命性进步，剂量计划软件持续更新，剂量不断优化，治疗设备不断升级，肿瘤控制率在保持不变的同时并发症发生率明显下降，改变了中小型听神经瘤的诊疗程序。截至 2014 年底，世界范围内 Leksell 伽玛刀所治疗的听神经瘤病例已超过 85000 例。无论是在临床实践经验方面还是在设备的不断更新方面，Leksell 伽玛刀一直是放射外科治疗的金标准。其发展历程如下：①影像定位，1977 年以前，甲泛糖胺脑池造影术和 CT 定位→1977—1990 年，CT 定位→1991 年以后，MRI 和 CT 定位；②治疗设备及剂量计划系统升级换代，U 型或 B 型伽玛刀→C 型伽玛刀→Perfexion 伽玛刀；③周边剂量优化，最初为 25～35 Gy，后逐渐降至 16～20 Gy，20 世纪 90 年代后逐渐稳定至 12～13 Gy。

（二）治疗机制

从细胞学角度分析，听神经瘤属晚反应组织，易产生延迟性坏死。伽玛刀治疗听神经瘤的机制：肿瘤细胞的一级效应（高剂量区因细胞死亡而坏死，较低剂量区因染色体及细胞器损伤而致细胞分裂抑制）和肿瘤血管的二级效应（治疗区内血管内皮细胞增生，血管壁玻璃样变性、增厚，最后血栓形成），瘤细胞坏死的主要机制是血管的二级效应。

（三）影像定位

伽玛刀治疗前，首先在患者头部牢固地安装一个与 MRI 相配的 Leksell 立体定向框架（G 型），头皮局部浸润麻醉（5％丁哌卡因和 1％利多卡因，笔者所在中心应用 0.9％利多卡因），并可辅以静脉注射镇静剂。再让患者戴上与立体定向框架相配的标有基准点的图框行高分辨率 MRI 扫描，采用三维梯度回波增强扫描（SPGR 序列，1～1.5 mm 层厚），范围包括整个肿瘤及周边重要结构。听神经瘤需与 CT 骨窗或与 MRI 的 3D-CISS 序列进行融合并三维重建，以帮助观察颅神经及重建内耳结构（耳蜗及半规管）（图 9-4）。立体定位图像通过网络传输到装有治疗计划系统的计算机上，并首先检查是否变形或精度不够，然后在 MRI 的轴位薄层扫描图像上结合冠状位及矢状位的图像重新制订计划。有些中心在 MRI 定位的同时坚持做 CT 定位，认为 CT 定位无位置漂移、定位更精确。对于小体积肿瘤和仍旧有有用听力的患者，3D-CISS 是必要的。对于 Koo 氏Ⅱ级和Ⅲ级肿瘤，利用 3D-CISS 能在脑脊液的背景下清楚地看到略低信号的颅神经，使肿瘤和神经的关系一清二楚。CT 骨窗像可以准确地勾勒出内听道的轮廓。

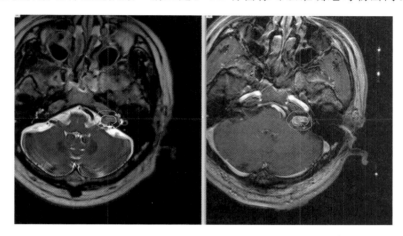

图 9-4　听神经瘤伽玛刀治疗实施规范：薄层扫描的对比增强 3D-SPGR T1 加权序列＋3D-CISS 或 3D-FIESTA，周边剂量 12～13 Gy，耳蜗受照剂量不超过 4.2 Gy

（四）剂量计划

规划听神经瘤的治疗计划时，应优先考虑处方剂量曲线完全包裹肿瘤并保护面神经、耳蜗神经及三叉神经的功能。对于大体积肿瘤，也应考虑对脑干功能的保护。尽量选择小口径准直器，采用多个等中心规划，使周边剂量曲线严密地适形于肿瘤。面听神经束常走行于肿瘤腹侧，三叉神经走行于肿瘤上极，且经验表明，颅神经的受照射长度与颅神经损伤有关，故应注意规避。对于内听道部分的肿瘤则可使用一系列 4 mm 准直器，从而减小散射范围并更适形。伽玛刀治疗听神经瘤的经典剂量是以 50％的周边剂量曲线包裹肿瘤，对于保留有用听力的患者给予周边剂量 12～13 Gy，已无有用听力的小体积肿瘤患者给予不超过 14 Gy 的周边剂量，耳蜗受照剂量不超过 4.2 Gy。该剂量可产生很高的肿瘤控制率，使颅神经功能障碍发生率降低，尤其是面神经的损伤率极低，亦有助于远期有用听力的保留。对因其他原因导致对侧耳聋的听力保留异常重要的患者来说，较低剂量的放射外科治疗是比较好的选择。一个好的治疗计划不仅要求高适形性、高选择性和良好的梯度指数，还要求保护周边重要的正常组织。Linskey 认为，对于有用听力的保护，耳蜗神经的内下方及耳蜗轴是危险区域。Paek 认为，桥脑背侧和腹侧表面的蜗神经核团靠近肿瘤，也很危险。不同的位置影响听力的程度不同，危险区域包括耳蜗神经、耳蜗（尤其是耳蜗基底和耳蜗轴）和位于脑干的耳蜗神经核团。可控的重要因素是周边剂量。

（五）治疗后处理

建议治疗开始前或结束后给予静脉注射甲泼尼龙 40 mg 或地塞米松 10 mg。一些中心会在放射治疗前给予患者 6 mg 地塞米松，并在整个治疗过程中每 3 h 重复给予一次。治疗结束后立即拆除立体定向框架。患者结束治疗后观察几个小时,一般 24 h 内出院。

(六)治疗后的评估

治疗后所有患者均需做增强 MRI 的连续定期随访,建议遵循以下时间随访:6 个月、12 个月、2 年、4 年、6 年、8 年和 12 年。所有保留部分听力者在复查 MRI 的同时,都应做测听试验(PTA 和 SDS)。目前还没有临床证据表明有明确的随访截止点,患者需要终生的 MRI 随访和听力情况的追踪。目前的最新治疗计划软件允许将复查的 MRI 结果输入软件中与原定位 MRI 进行配准,并计算所测量的实际肿瘤体积,与伽玛刀治疗前的肿瘤体积进行比较,从而得到较为精确的肿瘤体积变化的情况,这种方法远比只测量肿瘤的直径要精确和科学。

(七)长期的临床疗效

1. 肿瘤控制　最初认为伽玛刀治疗只能用于开颅手术具有高风险、高龄或因其他原因拒绝手术的患者,随着技术的不断完善,越来越多的长期临床随访经验(超过 10 年,表 9-5)支持伽玛刀治疗成为中小体积听神经瘤的一线治疗,Koo 氏 Ⅰ 级、Ⅱ 级甚至某些 Ⅲ 级的肿瘤接受伽玛刀治疗已得到广泛的认同。2005 年,Lunsford 等报道了匹兹堡大学医学中心从 1987 年至 2002 年间伽玛刀治疗 829 例听神经瘤患者的随访分析,其中随访时间超过 10 年的 252 例肿瘤控制率达 98.5%,73% 的肿瘤体积缩小。2019 年,Johnson 等再次报道匹兹堡大学医学中心从 1987 年至 2008 年首选伽玛刀治疗的 871 例听神经瘤患者的长期临床疗效,中位随访时间为 5.2 年,中位周边剂量为 13 Gy,肿瘤控制率达到 96.9%。Norén 有 28 年听神经瘤放射外科治疗的经验,他报道的肿瘤控制率为 95%。Regis 治疗了 1500 例听神经瘤,其中 1000 例随访超过 3 年,肿瘤的长期控制率为 97%,一过性面瘫发生率小于 1%,有用听力的保留率为 50%～95%。Hasegawa 等报道了 317 例行伽玛刀治疗患者随访 5 年以上的结果,早期的高剂量组(肿瘤周边剂量 >15 Gy)的 10 年控制率为 97%,1993 年后的低剂量组(12 Gy 或 13 Gy)的 10 年控制率为 94%;他又报道了一组 1991—1993 年治疗的 73 例肿瘤患者,平均随访时间为 135 个月,肿瘤控制率为 87%,并认为直径小于 3 cm 或体积小于 15 cm³ 的听神经瘤适合采用伽玛刀治疗。2013 年 Hasegawa 等总结了 440 例接受伽玛刀治疗的患者,中位随访时间达 150 个月,中位周边剂量为 12.8 Gy,中位肿瘤体积为 2.8 cm³,5 年及 10 年的肿瘤控制率分别为 93% 和 92%。以上的临床报道证实了伽玛刀治疗能长期控制肿瘤生长,进而影响听神经瘤的自然病程,使患者实现有质量的、长期的"带瘤生存"。长期的随访结果表明,伽玛刀治疗同显微外科手术一样是重要的微侵袭治疗手段。

表 9-5　伽玛刀治疗听神经瘤的相关长期随访研究

作者	年份	例数	平均体积 /cm³	平均周边剂量/Gy	中位随访时间/月	肿瘤控制率	听力保留率	面神经功能障碍发生率	三叉神经功能障碍发生率
Lunsford 等	2005	252	2.5	13	≥120	98.5%	50%～77%	<1%	<3%
Wowra 等	2005	111	1.6(0.08～8.7)	13	84(60～115)	95%	NA	0	11.7%
Chung 等	2005	195	4.1(0.04～23.1)	13	31(1～110)	93.6%	60%	1.4%	1.1%
Liu 等	2006	74	10.79(0.11～27.8)	12.27	68.3(30～122)	95.9%	72.3%	1.59%	2.7%
Sun 等	2011	190	3.6(0.3～7.3)	13	109(8～195)	89.5%	75%	1.1%	2.6%
Hasegawa 等	2013	440	2.8(0.07～36.7)	12.8(中位)	150	93%	NA	1%(≤13 Gy)	1%(≤13 Gy)
Boari 等	2014	379	1.94(0.013～14.3)	13(中位)	69.5(36～157)	97.1%	49%	1.1%	1.8%
Johnson 等	2019	871	0.9(0.02～36)	13(12～25)	62.4(12～300)	96.9%	60%	1.6%	5.8%

从 1994 年 12 月至 2015 年 12 月的 21 年里,近 1300 例听神经瘤患者于首都医科大学附属北京天坛

医院北京市神经外科研究所接受伽玛刀治疗,其中从 1994 年 12 月至 2000 年 12 月接受治疗的单侧听神经瘤患者 197 例,随访超过 10 年的 157 例(随访率 79.7%)。平均年龄 51.4(10~77)岁。首选伽玛刀治疗者 125 例(79.6%),显微外科手术后再行伽玛刀治疗者 32 例(20.4%)。平均周边剂量为12.7 Gy(8~14.4 Gy),平均中心剂量为 28.8 Gy(20~40 Gy),治疗等中心平均为 4 个(1~9 个),平均体积为 5.1 cm³。平均随访时间为 6.3 年(1~15 年)。157 例患者中 93 例肿瘤体积明显萎缩(59.2%)(图 9-5),48 例肿瘤体积无明显变化(30.6%),16 例出现肿瘤发展伴临床症状加重(10.2%)。肿瘤控制率为 89.8%,其中 7 例患者在随访过程中因其他病因死亡。3 年、5 年和 10 年的肿瘤控制率分别为 94%、92% 和 87%。

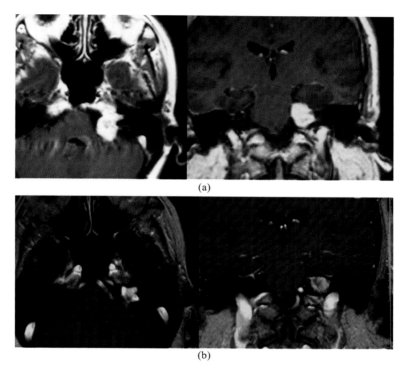

图 9-5　听神经瘤在伽玛刀治疗后 15 年的远期疗效,周边剂量为 14 Gy,中心剂量为 28.6 Gy
(a)伽玛刀定位;(b)伽玛刀治疗后 15 年肿瘤萎缩

综上所述,伽玛刀治疗听神经瘤的长期肿瘤控制率为 90%~98%。需要注意的是,伽玛刀治疗后的 3~18 个月,50%~70% 的鞘瘤在 MRI 上表现为肿瘤中心失增强反应(loss of contrast enhancement, LOE),即在均匀强化的鞘瘤中心区出现明显低信号,并多伴有瘤体的膨胀和体积暂时的增大;此后数月失强化区再被强化,伴肿瘤体积逐渐萎缩。

2. 听力的保护　多篇文献报道,52%~83.4% 的听神经瘤患者在伽玛刀治疗前、后听力水平不变,小体积肿瘤的患者听力保留率更高。2010 年 Yang、Sughrue 等对 4234 例伽玛刀治疗听神经瘤的荟萃分析中(平均随访时间为 44.4 个月,中位随访时间为 35 个月),报道有用听力保留率为 51%,其中周边剂量≤13 Gy 的听力保留率为 60.5%,周边剂量>13 Gy 的听力保留率为 50.4%。与显微外科手术不同,伽玛刀治疗后早期(3 个月以内)的听力下降不常见,听力损伤一般发生在治疗后 6~24 个月,其发生与神经性水肿或脱髓鞘有关。有文献报道了伽玛刀治疗听神经瘤后听力变化的两个趋势,肿瘤越大,听力保留率越低,随诊时间越长,听力保留率越低。美国匹兹堡大学的一项长期研究(随访时间 5~10 年)表明,51% 的患者治疗后听力无改变,1992 年以前肿瘤周边剂量>14 Gy 时,统计的 5 年听力保留率及语言能力保留率分别为 68.8% 和 86.3%;1992 年以后肿瘤的周边剂量为 13 Gy 时,统计的 5 年听力保留率及语言能力保留率分别为 75.2% 和 89.2%;位于内听道内的肿瘤接受周边剂量不超过 14 Gy 的放射外科治疗后,均能保留有用听力(100%)。首都医科大学附属北京天坛医院的长期随访结果显示,8.3% 的患者听力较伽玛刀治疗前好转,62.4%的患者听力未发生变化,29.3%的患者听力下降,总的听力保留率为70.7%,其中随访时间超过10年的60例患者的听力保留率为60.0%,3年、5年和10年的听力保留率分别为94%、85%和64%。

放射外科治疗后远期听力下降的原因还不甚清楚,微血管的逐渐闭塞,神经轴突或耳蜗的直接放射性损伤均可能与之有关。放射外科治疗对供应耳蜗神经或耳蜗本身的正常血管有何影响还不清楚,采用12～13 Gy的较低周边剂量时正常血管的闭塞率似有所下降。尽量使用4 mm准直器及使周边剂量曲线与肿瘤的前下缘相适形,有助于防止对耳蜗神经的远期损伤,避免对耳蜗的直接照射也同样重要。Paek认为影响听力的唯一因素是耳蜗神经核团受照的最大剂量,平均照射剂量达到11.1 Gy时听力会丧失,平均照射剂量为6.9 Gy时听力会得到保留。美国匹兹堡大学Kano等在2009年对伽玛刀治疗前、后听力变化的相关影响因素进行研究,列出了可以显著提高有用听力保留率的治疗前相关因素:①听力评分为Gardner-Robertson分级Ⅰ级;②SDS>80%;③PTA损失低于20 dB;④年龄<60岁;⑤肿瘤不位于内听道内;⑥耳蜗受照剂量<4.2 Gy。此后耳蜗受照剂量<4.2 Gy,成为伽玛刀剂量规划的标准,可以通过堵塞子直接减少耳蜗受照剂量而不降低周边剂量。

听力的保留远比第Ⅴ对颅神经和第Ⅶ对颅神经功能的保留困难,原因有很多。听神经的解剖结构与其他神经不同,其少突胶质细胞鞘膜较其他神经延伸得更长,一直延伸到内听道开口处。另一个不同在于耳蜗的供血动脉仅来源于迷路动脉,该迷路动脉一般来源于小脑前下动脉,偶尔来源于基底动脉。需要指出的是,耳蜗仅接受来自基底动脉或其分支的血供,而迷路的其余部分血供不仅来自迷路动脉,还来自颈外动脉的耳廓后动脉的分支。也就是说耳蜗是单重供血,而半规管是双重供血。面神经及三叉神经也均为颈内动脉、颈外动脉双重供血。有资料表明,组织局部缺血的程度与放射性损伤的程度是相关的,局部缺血会对放射性损伤起到保护作用。

3. 面神经及三叉神经功能的保留   有文献报道,接受周边剂量不超过13 Gy的伽玛刀治疗的大部分患者的面神经及三叉神经的功能现在能得到保留(>95%),但在早期伽玛刀治疗后颅神经功能障碍发生率较高(30%～40%)。在最近的文章中,伽玛刀治疗后的面神经功能保留率为95%～100%。2009年Yang、Sughrue等对2204例接受伽玛刀治疗的听神经瘤患者的荟萃分析显示,明显的面神经功能损伤率(H-B分级≥Ⅲ级)为3.8%。2009年Sughrue、Yang等对5631例接受伽玛刀治疗的听神经瘤患者的荟萃分析显示,新的三叉神经功能损伤率为2.3%,其中周边剂量>13 Gy时损伤率为3.15%,周边剂量≤13 Gy时损伤率为1.63%。在临床实践中,面神经功能障碍一般是一过性的。面神经瘫痪发生率超过1%的一般是因为肿瘤体积偏大,或临床资料中包括了早期的病例。在发生面瘫的病例中,几乎总是表现为一过性功能障碍。该结果远比显微外科的结果好。Kondziolka比较了1987—1989年用CT定位的55例病例(平均随访时间为50个月,平均肿瘤体积为3.6 cm³,周边剂量为18 Gy)和1989—1992年用MRI定位的83例病例(平均随访时间为36个月,平均肿瘤体积为3.8 cm³,周边剂量为16 Gy),两组在肿瘤控制率方面无明显差别,而一过性或永久性面神经瘫痪的发生率由49%降至11%(p<0.0001),一过性或永久性三叉神经损害发生率由40%降至8%(p<0.0001)。Flicker的报道中使用MRI定位肿瘤,周边剂量为13 Gy,治疗后新出现的面肌无力的发生率为0,面部麻木的发生率为3.1%(5年随访的统计结果);周边剂量>14 Gy时,治疗后新出现的面肌无力的发生率为2.5%,面部麻木的发生率为3.9%(5年随访的统计结果);位于内听道内的肿瘤接受放射外科治疗后,无1例治疗后出现新的面神经或三叉神经功能障碍。首都医科大学附属北京天坛医院的长期随访结果显示,周边剂量范围为12～14 Gy,16.6%的患者出现一过性面神经功能障碍(一过性面肌抽搐或干眼症、一过性轻度面瘫),17.8%的患者出现一过性三叉神经功能障碍(一过性面部麻木、蚁走感或咀嚼肌轻度障碍),1.3%的患者遗留轻度面瘫(接受了两次以上伽玛刀治疗),2.5%的患者遗留面部麻木(接受了两次以上伽玛刀治疗),2.5%的患者在伽玛刀治疗后出现继发性三叉神经痛,永久的明显的面神经及三叉神经功能障碍发生率为0。

4. 眩晕及耳鸣   2009年Sughrue等的荟萃分析显示,伽玛刀治疗后眩晕发生率为1.5%(周边剂量≤13 Gy时眩晕发生率为1.1%,周边剂量>13 Gy时眩晕发生率为1.8%),伽玛刀治疗后耳鸣的新发生率为 1.7%（周边剂量≤13 Gy）。耳鸣是听神经瘤患者最常见的首发或伴随症状，73% 的患者会伴有该症状。首都医科大学附属北京天坛医院的该组病例中仅有 31.8% 的患者的耳鸣症状在伽玛刀治疗后明显减轻或消失。伽玛刀治疗和显微外科手术对此症状的改善均有限，需耳鼻喉科综合治疗。

（八）大体积肿瘤的临床疗效

对大体积听神经瘤采用伽玛刀治疗是颇有争议的，显微外科手术对于有条件接受开颅手术的患者而言，无疑是首选治疗方案。

Chung 等于 2010 年报道了 21 例接受伽玛刀治疗的大体积听神经瘤病例，并且回顾了其他相关文献，得出结论：肿瘤控制率高（84%～100%），颅神经功能障碍发生率低，治疗失败率低（0～12%）。Chung 等的这组病例中，肿瘤平均体积为 17.3 cm³，周边剂量为 10～14 Gy，平均随访时间为 5.5 年，肿瘤控制率为 90.5%，面神经功能保留率为 100%，仅有 5 例患者在伽玛刀治疗后再接受开颅手术。

美国匹兹堡大学医学中心于 2011 年报道了接受伽玛刀治疗的 65 例最大直径为 4 cm 的大体积听神经瘤病例。1994—2008 年，美国匹兹堡大学医学中心治疗了 1125 例听神经瘤患者，其中大体积听神经瘤 65 例，平均体积为 9 cm³。中位随访时间为 36 个月（1～146 个月），6 个月内 2 例（3%）行手术切除。91% 的患者出现 LOE，25% 的患者肿瘤明显缩小（体积缩小超过 50%，16/63），35% 缩小（体积缩小 10%～50%，22/63），29% 不变（18/63），11%（7/63）增大，肿瘤总控制率为 89%。听力保留率为 82%，4 例出现三叉神经功能障碍，1 例出现面肌无力。术后复发肿瘤治疗后的效果差于术后残留肿瘤。作者认为 Koo 氏Ⅲ级接受伽玛刀治疗后的效果好于 Koo 氏Ⅳ级，肿瘤直径超过 3 cm 或压迫脑干明显的患者不适合采用伽玛刀治疗。

笔者曾报道 28 例肿瘤体积＞10 cm³ 的听神经瘤患者，平均肿瘤体积为 14.3 cm³，周边剂量为 6～12 Gy，平均随访时间为 6.2 年，肿瘤控制率为 78.6%，低于上述文献报道。从我们的临床经验看，伽玛刀治疗不适合于肿瘤体积＞10 cm³ 且伴有明显脑干受压及颅内压增高症状的听神经瘤患者，尤其是 MRI 增强影像显示均匀强化实性肿瘤的患者。我们发现，不均匀强化的囊实混合性肿瘤在伽玛刀治疗后更易发生肿瘤体积的改变（图 9-6）。基于我们的经验，单次或分次的伽玛刀治疗对于不伴有明显脑干受压及颅内压增高症状、大体积（≥10 cm³）不均匀强化的囊实混合性听神经瘤是有良好的临床效果的，适当地降低周边剂量有利于降低并发症的发生率。从本组最后死于肿瘤进展的病例看，高龄和肿瘤体积巨大（＞15 cm³）并存为高危因素。因此，对于肿瘤体积＞10 cm³、伴有明显的脑室扩张、颅内高压的年轻患者，开颅手术是首选；而对于肿瘤体积＞15 cm³、伴有明显的脑室扩张、颅内高压的高龄患者，不宜积极地实施伽玛刀治疗。Hasegawa 指出，肿瘤体积＞20 cm³ 者不适宜采用伽玛刀治疗而必须采用开颅手术，并认为大体积肿瘤患者更易在伽玛刀治疗后发生脑积水。但对于不具备手术条件（高龄或两次以上手术）、大体积囊实混合性肿瘤、无渐进性颅内压增高的听神经瘤患者，也可以尝试伽玛刀分次治疗，以达到长期控制肿瘤并获得较好生活质量的目的。

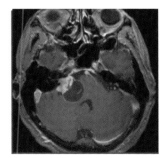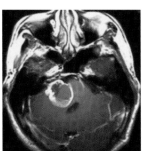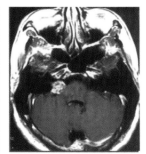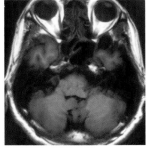

图 9-6　患者，男，大型囊实混合性肿瘤并压迫脑干，周边剂量为 13 Gy(45%)

从左至右：伽玛刀定位；伽玛刀治疗后半年；伽玛刀治疗后 2 年；伽玛刀治疗后 8 年（未强化）

（九）内听道内肿瘤

Koo 氏Ⅰ级听神经瘤，即内听道内肿瘤，选择临床观察或伽玛刀治疗的争议较大。对于身体条件不太允许手术的患者,应及早采取伽玛刀治疗,而不是被动地进行临床动态观察,以避免肿瘤体积变大后,患者面临既丧失伽玛刀干预的时机又无法接受手术风险的情况。

多个因素会影响治疗方法的选择,治疗后生活质量的评价是重要因素。耳鸣和眩晕是影响生活质量的两个主要症状,但治疗一般难以缓解,因此不建议在选择治疗方式时过多考虑。目前先进的治疗技术可以将面神经损伤的可能性降至最低,选择临床动态观察还是积极治疗的关键在于听力的保留。

Regis 等于 2010 年发表了一篇相关的前瞻性研究,他们对一组 47 例 Koo 氏 I 级内听道内听神经瘤患者进行临床动态观察,对另一组 34 例 Koo 氏 I 级患者行伽玛刀治疗作为对照,观察组患者平均年龄为 54.4 岁,平均随访时间为 43.8 个月,结果显示,观察组 74% 的患者最后观察失败,需干预治疗,其中肿瘤体积未变者占 21%,肿瘤体积增大者占 77%,肿瘤每年生长的中位直径为 2.4 mm;对照组伽玛刀治疗中位周边剂量为 12 Gy,肿瘤控制率为 97%,仅 1 例患者治疗失败(3%)。观察组 60% 患者听力无变化,38% 患者听力下降 10dB 且其中 2 例听力丧失,3 年、4 年和 5 年的有用听力保留率分别为 75%、52% 和 41%;对照组在伽玛刀治疗后 3 年、4 年和 5 年的有用听力保留率分别为 77%、70% 和 64%。Regis 等因此认为临床动态观察将患者置于肿瘤生长和颅神经功能丧失的风险中,不积极治疗会导致肿瘤增大和听力丧失,而且即使肿瘤不生长,听力也会逐渐丧失,他们认为,对于还有有用听力的患者,应及早治疗。

2020 年波兰的 Dzierzęcki 等发表了一篇关于较大宗病例长期随访结果的文章,136 例单侧内听道内听神经瘤患者接受伽玛刀治疗,中位肿瘤体积为 155 mm³(15~472 mm³),大部分病例的周边剂量为 12 Gy(周边剂量曲线 50%~58%),耳蜗平均受照剂量为 2.3 Gy(0.7~7.8 Gy),平均随访时间为 52 个月(6~83 个月),肿瘤控制率为 91.2%,23.5% 的患者听力有好转,26.5% 的患者听力无恶化,仅有 3% 的患者出现了面神经功能障碍,其结论如下:伽玛刀治疗内听道内听神经瘤安全有效,肿瘤控制率高,且颅神经功能损伤发生率低。

(十)肿瘤中心失增强反应

肿瘤中心失增强反应(loss of contrast enhancement,LOE)是神经鞘瘤接受放射外科治疗后的特征性反应,即治疗后的 3~18 个月,均匀强化的神经鞘瘤常会在增强 MRI 上出现肿瘤中心密度明显减低,T1WI 呈等低信号,T2WI 呈等高混杂信号,多伴有肿瘤的一过性肿胀,12~24 个月又转为均匀强化伴逐渐萎缩,36 个月后形态变化逐渐稳定。该变化一般预示着肿瘤会得到较好的控制(图 9-7)。在出现 LOE 时一般会伴有程度不同的肿瘤肿胀,并可能会产生暂时的颅神经功能障碍或原有的颅神经功能障碍加重,随着肿瘤体积的逐渐缩小,颅神经功能会逐渐好转。Nakamura 认为肿瘤出现 LOE 不一定就会发生萎缩,而 Norén 等认为 LOE 预示肿瘤会逐渐萎缩。文献报道 LOE 的发生率为 54%~84%。

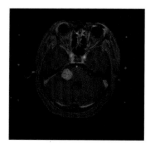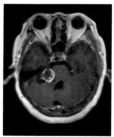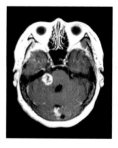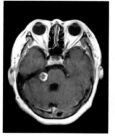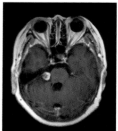

图 9-7 听神经瘤伽玛刀治疗后的典型改变
从左至右:伽玛刀定位;伽玛刀治疗后 6 个月 LOE;伽玛刀治疗后 12 个月复强化;
伽玛刀治疗后 24 个月肿瘤萎缩;伽玛刀治疗后 36 个月肿瘤继续萎缩

首都医科大学附属北京天坛医院刘阿力等分析了听神经瘤患者行伽玛刀治疗后再接受显微外科手术的病例的电镜结果,认为肿瘤在伽玛刀治疗后出现瘤中心低密度伴体积增大的组织学基础是肿瘤内微出血和含铁血黄素沉积,反复的肿瘤内微出血会导致肿瘤囊性变和肿瘤体积增大,伽玛刀治疗后早期的显微外科手术干预会比较困难。复旦大学附属华山医院王恩敏等报道了听神经瘤患者行伽玛刀治疗后再行开颅手术的病理结果,他们将病灶区域称为"乏血管区",这些低信号的乏血管区为缺乏血供的胶冻样物质,部分为肿瘤囊性变。Chung 等报道了一例听神经瘤患者发生 LOE 时手术切除的病理结果,显示病灶有明显的血管损伤伴丰富的纤维素渗出、肿瘤细胞坏死,并认为可能预示良好的肿瘤控制效果。伽玛刀治疗可使肿瘤间质血管逐渐闭塞,导致肿瘤细胞缺血缺氧而坏死,发生炎性改变,或诱导肿瘤细胞凋亡,肿瘤组织逐步被胶原纤维组织所取代,此慢性的乏血管效应可能是其病理基础。

(十一)近、远期并发症及处理

伽玛刀治疗后的并发症如下:①急性反应:射线引发的急性反应包括治疗后即刻出现的头晕、头痛、恶心、呕吐等,治疗前后类固醇激素的应用,能很好预防或缓解症状。②中期反应:治疗后数月出现的头痛、头晕,以及患侧一过性面肌抽搐、一过性面部疼痛、一过性面部麻木、平衡障碍,甚至脑积水症状等。由肿瘤膨胀或瘤周水肿造成,多数为一过性,经休息、脱水药物治疗可缓解,出现幕上脑积水的可行脑室-腹腔分流手术。③晚期反应:包括患侧听力下降、面部麻木、面部疼痛、面肌无力、脑积水及平衡不稳。治疗 2 年后,新症状的发生多由肿瘤复发或脑积水而造成,患者需要相应的处理,如显微外科手术、脑室-腹腔分流手术或二次伽玛刀治疗。射线照射直接引起的颅脑损伤很难恢复。

1.脑积水　有文献报道其发生率为 3.4%～14%。一般分两种情况。第一种:由于肿瘤体积较大,或治疗后反应性膨大,脑干、第四脑室受压,引起梗阻性脑积水。第二种:患者有时并无脑室受压的影像学改变,而幕上脑室逐渐扩大,可能是由脑脊液成分改变所致。临床表现为头晕、视物不清、步态不稳、智力减退、尿失禁等,需要及时进行脑室-腹腔分流手术治疗,分流后可继续定期复查 MRI。

2.肿瘤出血　神经鞘瘤在影像学上的明显出血不多见,但病理标本上镜下的微出血和微囊性变常见。如果伽玛刀治疗后这些过程反复发生,可导致肿瘤体积扩大,形成占位效应,产生临床症状时,需要再次治疗。

3.迟发性囊性变　Hasegawa 通过对 440 例接受伽玛刀治疗的听神经瘤患者进行平均 12.5 年的长期随访,发现 10 例患者的肿瘤在伽玛刀治疗后 30～142 个月发生囊性变,其中 3 例需要干预治疗,实性的大体积肿瘤远期更易发生囊性变。其中 6 例囊性变形成于肿瘤内,4 例囊性变形成于肿瘤外,考虑瘤内囊性变形成与射线所致的瘤内反复微出血或血管壁通透性增加有关;瘤外囊性变形成一般是因为受照射肿瘤与周边组织发生粘连,脑脊液进入而形成囊,因渗透压作用,囊不断扩大所致。笔者亦发现 1 例患者于伽玛刀治疗后 8 年(图 9-8)和 1 例患者于伽玛刀治疗后 12 年听神经瘤发生囊性变,前者行显微外科手术,后者因体积小而行二次伽玛刀治疗。

4.射线诱发肿瘤恶变及引发新肿瘤　肿瘤接受放射外科治疗的实质是肿瘤对射线产生放射生物学反应,从组织学上讲存在远期恶变或侵袭性生长的潜在可能。与放射治疗相关的良恶性肿瘤,一般定义为经组织学证实且在 2 年以后从原照射野发生的与原肿瘤性质不同的新生物,组织学上"良性"的听神经瘤有在治疗后远期转变为恶性的侵袭性肿瘤的可能。据报道,到目前为止,全球经病理证实的有 8 例,散发听神经瘤患者接受伽玛刀治疗后中位 72 个月,肿瘤继发性恶变,这些患者在伽玛刀治疗前均接受过开颅手术。诱发其他新肿瘤的有 4～5 例。保守估计,伽玛刀治疗后 5～30 年发生与放射治疗相关的肿瘤恶变或诱发新肿瘤的概率不超过 0.1%。

5.照射野迟发动脉瘤　有零星报道,在伽玛刀治疗数年后,肿瘤周边的正常血管形成动脉瘤,甚至破裂、出血。虽不是常规观察指标,但对此要有所认知。首都医科大学附属北京天坛医院治疗的 1000 余例听神经瘤患者中,仅发现 1 例发生照射野迟发动脉瘤,发生率不超过 0.1%。

(十二)生活质量评价

在最近的 30 年,关于听神经瘤治疗后生活质量的评价发生了革命性的变化。在 20 世纪 60 年代,外科医生主要关注挽救生命,共济失调和严重的面神经功能障碍是患者必须付出的代价。随着显微外科和放射外科的发展,面听神经功能保留率大为提高,患者的生活质量也随之提高。

目前导致生活质量降低的一个重要因素是持续的眩晕,但没有临床证据表明伽玛刀治疗会马上改善眩晕。有文献报道,在伽玛刀治疗后个别患者会发生眩晕,眩晕关系到患者生活质量的改善。眩晕的治疗主要依靠药物,没有一致的治疗措施,伽玛刀治疗没有确定的效果。另外一个影响生活质量的常见症

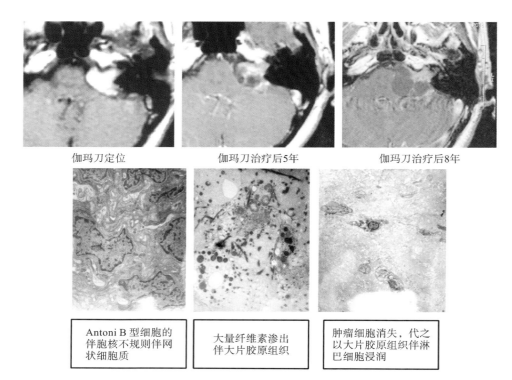

伽玛刀定位　　　　　　　　伽玛刀治疗后5年　　　　　　　　伽玛刀治疗后8年

Antoni B 型细胞的伴胞核不规则伴网状细胞质　　　大量纤维素渗出伴大片胶原组织　　　肿瘤细胞消失，代之以大片胶原组织伴淋巴细胞浸润

图 9-8　听神经瘤伽玛刀治疗后 8 年发生延迟性囊性变伴体积增大，行显微外科手术

状是耳鸣，耳鸣是听神经瘤患者的普遍症状，治疗上也没有什么好办法，一般认为伽玛刀对耳鸣的治疗效果无法预估，大部分患者的耳鸣在伽玛刀治疗后不会好转。共济失调一般是大体积听神经瘤患者所具有的症状，患者不适合采用伽玛刀治疗而应进行开颅手术。

　　与临床观察相比，伽玛刀治疗并不影响患者的生活质量。Nilsen 等将患者分为临床观察组（124 例）和伽玛刀治疗组（113 例），平均随访时间为 55 个月，临床观察组的有用听力丧失率为 76%，伽玛刀治疗组的有用听力丧失率为 64%，两组的听力保留率无明显差别，但是伽玛刀治疗组的肿瘤体积较临床观察组明显缩小。

（十三）伽玛刀治疗失败后的显微外科治疗

　　伽玛刀治疗后肿瘤进一步发展的概率很低，为 2%～5%，笔者曾报道听神经瘤在伽玛刀治疗后复发的平均时间为 53 个月（24～168 个月）。不少神经外科医生认为，伽玛刀治疗增加了手术的难度，有的也有不同看法，但手术难度实际上与伽玛刀治疗后手术时机、病例选择及伽玛刀治疗规划等因素相关。如果伽玛刀治疗的肿瘤体积较大，治疗规划粗犷，会造成治疗后肿瘤周围严重水肿，此时进行手术干预，必给手术造成困难，疗效会大打折扣。但是，伽玛刀治疗数年后，肿瘤重新生长，或由于肿瘤反复微出血、囊性变而造成肿瘤体积扩大，显微外科手术的难易程度则与伽玛刀治疗无明显直接关系。

　　Pollock 等回顾分析了 13 例接受放射外科治疗后平均 27 个月再行显微外科手术的患者，认为放射外科治疗与治疗后显微外科手术的难易程度间无明显直接关系，由于一部分听神经瘤在放射外科治疗后会出现一过性体积增大，因此对于这类肿瘤，应在明确肿瘤继续生长、放射外科治疗无效后，再行手术切除。Szeifert 等回顾分析了 1350 例接受伽玛刀治疗的患者中又行手术切除的 22 例患者，通过组织病理学研究得出结论，放射外科治疗的原理是直接摧毁肿瘤细胞（使肿瘤细胞坏死或诱导肿瘤细胞凋亡）及损伤血管，并建议仅影像显示肿瘤体积增大而临床症状无进展的患者不考虑开颅手术。美国匹兹堡大学医学中心认为听神经瘤病例在伽玛刀治疗后再行手术并不困难，术后复发再行伽玛刀治疗后需要二次手术的病例才困难。2014 年，韩国的 Lee 等报道了一组接受伽玛刀治疗后再行显微外科手术的病例，600 例听神经瘤患者在伽玛刀治疗后接受了至少 1 年的随访，13 例需再接受显微外科手术，其中 4 例在治疗后 4～11 个月因肿瘤肿胀及瘤周严重水肿而手术，6 例在治疗后 24～107 个月因肿瘤体积继续增大而手术，

3 例在治疗后 3～44 个月因肿瘤囊性变扩大而手术。除 1 例经病理证实为恶性周围神经鞘瘤外，其余 12 例良性神经鞘瘤患者术后面神经功能均未受损，但眩晕及耳鸣均未缓解。

笔者随访观察两例听神经瘤患者接受伽玛刀治疗后 4 年、8 年，发现肿瘤体积明显增大且症状加重，均行显微外科手术，术后电镜结果显示肿瘤细胞与放射性反应（纤维素渗出、胶原增生、淋巴细胞浸润）共存，因此笔者不支持伽玛刀治疗后观察 5 年即认为是肿瘤治疗最终结果的观点，即使肿瘤控制良好达 10 年以上的病例也不能终止随访，但可以延长随访间隔时间。

对接受伽玛刀治疗后再行显微外科手术的病例的分析，有助于我们对相关临床现象的理解。伽玛刀治疗后肿瘤体积增大可能与瘤内出血、中心坏死、实体部分增大和囊性变形成有关，肿瘤囊性变可能与瘤内出血及血管受损后渗透压的改变有关。放射外科治疗后再手术的颅神经受损率增加，其原因可能有二：①射线导致肿瘤与脑干或其他神经血管结构粘连紧密；②射线导致肿瘤血管闭塞进而使颅神经处于缺血状态，更容易发生损伤。患者在伽玛刀治疗后应接受长期乃至终生的追踪随访，以防止肿瘤的远期复发。

（十四）伽玛刀的再程治疗

伽玛刀治疗后 24 个月听神经瘤体积明显增大（直径增大超过 2 mm），可视为肿瘤继续生长（2%～5%），可考虑伽玛刀的再程治疗（即二次治疗），二次治疗的周边剂量一般不超过 12 Gy。如表 9-6 所示，二次伽玛刀治疗仍有 80% 以上的肿瘤控制率，文献报道二次治疗的肿瘤控制率范围为 85%～100%。但反复的放射外科治疗有增加颅神经功能受损的风险。

笔者曾报道 18 例接受二次伽玛刀治疗的患者，其中 8 例患者因肿瘤体积较大行分次治疗，7 例因治疗后肿瘤发展、3 例因继发三叉神经痛而接受二次伽玛刀治疗（再治疗后疼痛均缓解）。肿瘤控制率为 89%（16/18），永久的轻度面神经功能障碍发生率为 11%（2/18），永久的轻度三叉神经功能障碍发生率为 22%（4/18），较单次伽玛刀治疗的颅神经功能损伤率有所增加。Lonneville 等于 2015 年报道 25 例接受二次伽玛刀治疗的病例，平均随访时间为 46 个月，肿瘤控制率为 85%，二次治疗前保有有用听力的 5 例患者随访期间有用听力均消失，面神经及三叉神经功能均无进一步损伤，其中 4 例患者以 PET 融合 MRI 定位并做 PET 影像随访，PET 显示二次治疗后肿瘤代谢活性减低，MRI 证实肿瘤控制良好。2020 年埃及的 Hafez 等报道 14 例患者接受二次治疗的随访研究，两次伽玛刀治疗平均间隔时间为 44 个月，中位随访时间为 60 个月，肿瘤控制率为 93%，颅神经损伤的发生率无明显增加。

笔者报道的 18 例患者二次治疗后未发生明显的放射性不良反应（adverse radiation effect，ARE）。Lonneville 等报道无放射性水肿发生，Dewan 等和 Norén 报道 2 例患者发生轻度水肿，Kano 等报道 1 例患者发生经影像学检查证实的水肿但无明显症状。不断更新的放射外科设备大大降低了二次伽玛刀治疗后放射性水肿发生的可能性。

表 9-6　二次伽玛刀治疗的临床报道

作者	年份	例数	第一次治疗的平均周边剂量/Gy	第二次治疗的平均周边剂量/Gy	两次治疗间隔时间/月	平均随访时间/月	二次伽玛刀治疗效果			
							肿瘤控制率	有用听力保留率	面神经功能障碍	三叉神经功能障碍
Dewan 等	2008	11	12	12	51	NA	91%	1/1 (100%)	11/11 (100%)	9/11 (82%)
Yomo	2008	8	12	12	46	64	100%	1/7 (14%)	7/7 (100%)	8/8 (100%)
Liscak 等	2009	24	12.5	13	43	43	92%	2/2 (100%)	18/19 (95%)	22/24 (92%)
Kano 等	2010	6	13	11.5	63	29	100%	0/0	3/3 (100%)	6/6 (100%)

续表

作者	年份	例数	第一次治疗的平均周边剂量/Gy	第二次治疗的平均周边剂量/Gy	两次治疗间隔时间/月	平均随访时间/月	二次伽玛刀治疗效果			
							肿瘤控制率	有用听力保留率	面神经功能障碍	三叉神经功能障碍
Sun 等	2011	18	12.2	11.1	56.8	109	89%	NA	2/18 (11%)	4/18 (22%)
Lonneville 等	2015	27	12	12	45	46	85%	0/5	23/23 (100%)	26/26 (100%)
Hafez 等	2020	14	12	12	44	60(中位)	93%	1/3	0	0

参 考 文 献

[1] 李龄.听神经瘤[M].北京:人民卫生出版社,2002.

[2] 吕静荣,吴皓.听神经瘤分子生物学研究[J].国际耳鼻咽喉头颈外科杂志,2006,30(1):49-52.

[3] 孙时斌,刘阿力,罗斌,等.听神经鞘瘤伽玛刀治疗 10 年以上的长期随访[J].中华神经外科杂志,2011,27(10):975-978.

[4] 孙时斌,刘阿力.听神经瘤的治疗现状[J].中华神经外科杂志,2011,27(10):1077-1080.

[5] 王恩敏,潘力,王滨江,等.伽玛刀治疗高龄大型听神经瘤 50 例的 11 年随访分析[J].中华医学杂志,2009,89(17):1189-1191.

[6] Liu A,Wang J M,Li G L,et al. Clinical and pathological analysis of benign brain tumors resected after gamma knife radiosurgery[J]. J Neurosurgery,2014,121(Suppl):179-187.

[7] Boari N,Bailo M,Gagliardi F,et al. Gamma knife radiosurgery for vestibular schwannoma:clinical results at long-term follow-up in a series of 379 patients[J]. J Neurosurg,2014,121(Suppl):123-142.

[8] Dewan S,Norén G. Retreatment of vestibular schwannomas with gamma knife surgery[J]. J Neurosurg,2008,109(Suppl):144-148.

[9] Dzierzęcki S,Turek G,Czapski B,et al. Gamma knife surgery in the treatment of intracanalicular vestibular schwannomas[J]. Acta Neurol Scand,2020,141(5):415-422.

[10] Flickinger J C,Kondziolka D,Niranjan A,et al. Results of acoustic neuroma radiosurgery:an analysis of 5 years' experience using current methods[J]. J Neurosurg,2001,94(1):1-6.

[11] Hafez R F A,Morgan M S,Fahmy O M,et al. Outcomes of gamma knife surgery retreatment for growing vestibular schwannoma and review of the literature[J]. Clin Neurol Neurosurg,2020,198:106171.

[12] Hasegawa T,Kida Y,Kato M T,et al. Long-term safety and efficacy of stereotactic radiosurgery for vestibular schwannomas:evaluation of 440 patients more than 10 years after treatment with gamma knife surgery[J]. J Neurosurg,2013,118(3):557-565.

[13] Jean Régis J,Carron R,Park M C,et al. Wait-and-see strategy compared with proactive gamma knife surgery in patients with intracanalicular vestibular schwannomas[J]. J Neurosurg,2010,113(Suppl):105-111.

[14] Johnson S,Kano H,Faramand A,et al. Long term results of primary radiosurgery for vestibular schwannomas[J]. J Neurooncol,2019,145(2):247-255.

[15] Kano H,Kondziolka D,Khan A,et al. Predictors of hearing preservation after stereotactic radiosurgery for acoustic neuroma[J]. J Neurosurg,2009,111(4):863-873.

［16］ Leksell L. A note on the treatment of acoustic tumours［J］. Acta Chit Scand，1971，137（8）：763-765.

［17］ Linskey M E. Stereotactic radiosurgery versus stereotactic radiotherapy for patients with vestibular schwannoma：a Leksell Gamma Knife Society 2000 debate［J］. J Neurosurg，2000，93（Suppl 3）：90-95.

［18］ Lunsford L D，Niranjan A，Flickinger J C，et al. Radiosurgery of vestibular schwannomas：summary of experience in 829 cases［J］. J Neurosurg，2005，102（Suppl）：195-199.

［19］ Norén G，Arndt J，Hindmarsh T. Stereotactic radiosurgery in cases of acoustic neurinoma：further experiences［J］. Neurosurgery，1983，13（1）：12-22.

［20］ Norén G. Long-term complications following gamma knife radiosurgery of vestibular schwannomas［J］. Stereotact Funct Neurosurg，1998，70（Suppl 1）：65-73.

［21］ Lonneville S，Delbrouck C，Renier C，et al. Repeat gamma knife surgery for vestibular schwannomas［J］. Surg Neurol Int，2015，6：153.

［22］ Sun S，Liu A. Long-term follow-up studies of gamma knife surgery with a low margin dose for vestibular schwannoma［J］. J Neurosurg，2012，117（Suppl）：57-62.

［23］ Smouha E E，Yoo M，Mohr K，et al. Conservative management of acoustic neuroma：a meta-analysis and proposed treatment algorithm［J］. Laryngoscope，2005，115（3）：450-454.

［24］ Suryanarayanan R，Ramsden R T，Saeed S R，et al. Vestibular schwannoma：role of conservative management［J］. J Laryngol Otol，2010，124（3）：251-257.

［25］ Chung W Y，Liu K D，Shiau C Y，et al. Gamma knife surgery for vestibular schwannoma：10-year experience of 195 cases［J］. J Neurosurg，2005，102（Suppl）：87-96.

［26］ Wowra B，Muacevic A，Jess-Hempen A，et al. Outpatient gamma knife surgery for vestibular schwannoma：definition of the therapeutic profile based on a 10-year experience［J］. J Neurosurg，2005，102（Suppl）：114-118.

［27］ Yang H C，Kano H，Awan N R，et al. Gamma knife radiosurgery for larger-volume vestibular schwannomas［J］. J Neurosurg，2011，114（3）：801-807.

［28］ Yang I，Sughrue M E，Han S J，et al. A comprehensive analysis of hearing preservation after radiosurgery for vestibular schwannoma［J］. J Neurosurg，2010，112（4）：851-859.

［29］ Yoshimoto Y. Systematic review of the natural history of vestibular schwannoma［J］. J Neurosurg，2005，103（1）：59-63.

（孙时斌）

第二节　神经纤维瘤病Ⅱ型相关听神经瘤

一、导言

神经纤维瘤病Ⅱ型（neurofibromatosis type Ⅱ，NF-2）是 NF-2 抑癌基因突变引起的一种多发性神经皮肤综合征，属于常染色体显性遗传病。NF-2 抑癌基因位于 22 号染色体 12.2 区段上，具有表型多样性，到 60 岁时有近 100％的外显率。NF-2 的发生率为 1/25000。NF-2 抑癌基因的突变大致可分为生殖细胞突变和体细胞突变，80％的典型 NF-2 病例是由生殖细胞突变引起的。生殖细胞突变主要是无义突变和剪接突变，而体细胞突变主要是移码突变。NF-2 抑癌基因突变及表达产物 merlin 蛋白（又称神经膜蛋白）的功能异常是发病基础，merlin 蛋白是一种负性调节因子，被认为与抑制细胞的过度增殖有关，可与多种细胞蛋白及生长因子相互作用,参与多个信号转导途径。Merlin蛋白的功能突变或缺失就会导致NF-2的发生。

95%的NF-2患者表现为双侧听神经瘤,50%的患者可能形成听神经瘤、脑膜瘤、室管膜瘤、脊髓神经鞘瘤和玻璃体混浊中的任何两种疾病。皮肤的神经鞘膜瘤主要表现为牛奶咖啡色素斑。根据临床表现和疾病严重程度,NF-2可分为两型:①Wishart型:患者在20岁以前发病,临床症状重,病情进展快,除双侧听神经瘤外多伴颅内和椎管内多发占位。②Gardner型:患者发病年龄较大,临床症状较轻,伴双侧前庭神经鞘瘤,而相关的颅内肿瘤较少。Wishart型和Gardner型各自的基因改变及预后标准各不相同。NF-2患者伴发的肿瘤通常沿神经呈蔓状结节样生长,并吞噬或浸润蜗神经,致残率、致死率高,情况较复杂,手术完全切除一般是不可能的。

1987年美国国立卫生研究院对NF-2的诊断标准和后来的补充标准如下:①双侧听神经瘤。②相关性一般的NF-2和单侧听神经瘤,或以下任何两种:脑膜瘤、神经纤维瘤、神经鞘膜瘤、胶质瘤、青少年后囊膜下晶状体混浊。③单侧听神经瘤和以下任何两种:脑膜瘤、神经纤维瘤、神经鞘膜瘤、胶质瘤、后囊膜下晶状体混浊。④多发性脑膜瘤(2个或多个)和单侧听神经瘤,或以下任何两种:神经纤维瘤、神经鞘膜瘤、胶质瘤、白内障。患者符合上述一项表现即可诊断NF-2。

二、首都医科大学附属北京天坛医院经验

(一)放射外科设备

首都医科大学附属北京天坛医院伽玛刀中心从1994年至2000年使用Leksell伽玛刀B型设备(Elekta AB),2000年升级至C型。1996年5月之前使用Kula治疗计划系统,后升级至Leksell治疗计划系统。所有患者均在局麻下安装Leksell G型立体定向框架,高分辨率增强MRI用于肿瘤定位和随访检查。

(二)一般资料

1994年12月至2008年12月,60例NF-2患者于本院行伽玛刀治疗并得到1年以上的随访。其中男性27例(45%),女性33例(55%),中位年龄30岁(12～59岁)。10例患者有家族史,其中5例患者来自2个家庭。13例患者仅发现双侧听神经瘤,47例患者并发其他肿瘤(如神经鞘瘤或脑膜瘤等)。本组中30例患者(50%)为Gardner型患者,30例患者(50%)为Wishart型患者。

60例患者的120个听神经瘤中,14个单纯行开颅手术,13个处于动态观察中,其余93个听神经瘤中74个单纯行伽玛刀治疗,19行开颅手术后再行伽玛刀治疗。曾行开颅手术的33个听神经瘤病灶侧均伴有不同程度的面瘫,其中20个听神经瘤病灶侧听力均完全丧失;未行开颅手术的87个听神经瘤病灶侧均有不同程度的听力下降。33个听神经瘤行开颅手术,术后患者病灶侧听力保留率为39.4%(13/33);13个听神经瘤因发现时体积小选择动态观察,平均随访时间8年,远期听力保留率为38.5%(5/13)。

(三)放射外科参数

93个听神经瘤的中位体积为2.6 cm³(0.056～36.1 cm³)。60例患者接受伽玛刀治疗的平均次数为2次(1～5次),其中19例患者行1次伽玛刀治疗,28例患者2次,9例患者3次,3例患者4次,1例患者5次。中位周边处方剂量为13 Gy(10～15 Gy),中位中心剂量为28 Gy(16～40 Gy),中位周边等剂量曲线为46%。

(四)随访标准及分析方法

伽玛刀治疗后患者全部采用MRI检查进行随访,测听和MRI影像随访同步进行,一般要求患者每年进行检查,但因经济或身体原因,有的患者未严格执行。本研究以肿瘤平均直径改变2 mm(体积改变10%)作为肿瘤体积明显改变的判定标准。本组患者中位随访时间为100个月(12～245个月),其中50例患者随访时间不短于5年,24例患者随访时间不短于10年。采用SPSS17.0统计软件进行数据处理,

Kaplan-Meier 法计算累积肿瘤控制率和听力保留率,并比较 Wishart 型和 Gardner 型患者的疗效,$p<$ 0.05 为差异有统计学意义。

（五）临床结果

93 个听神经瘤中,经 MRI 证实,33 个听神经瘤（35.5％）体积明显缩小,39 个听神经瘤（41.9％）体积无变化,21 个听神经瘤（22.6％）体积明显增大,NF-2 相关听神经瘤的肿瘤控制率为 77％,3 年、5 年、10 年及 15 年累积肿瘤控制率分别为 96％、94％、80％及 70％。其他肿瘤的控制率为 80.2％（81/101）。

接受伽玛刀治疗的 93 个听神经瘤中,23 个听神经瘤病灶侧听力无下降,远期听力保留率为 25％,3 年、5 年、10 年及 15 年累积听力保留率分别为 89％、81％、47％及 19％;其中 1 例 Wishart 型的年轻女性患者,经过 7 年的临床观察,尽管她的双侧听神经瘤体积未见明显增大,但双侧有用听力逐渐丧失,考虑可能与肿瘤细胞侵蚀第Ⅷ对颅神经和耳蜗有关。60 例患者中,16 例（26.7％）最终双侧听力丧失,21 例（35％）单侧听力保留,23 例（38.3％）双侧听力保留。93 个听神经瘤中,17 个瘤灶侧治疗后出现面瘫,面瘫发生率为 18.3％;11 个听神经瘤病灶侧治疗后出现面部麻木或症状加重,三叉神经功能障碍发生率为 11.8％。

从患者最早出现症状起到伽玛刀治疗后最后一次随访截止被认定为患者的整个病程,60 例患者的中位病程为 11 年（3～38 年）,其中 13 例患者在随访期内因病情发展而丧失自理能力或严重残疾,3 例患者死于肿瘤进展。30 例 Wishart 型患者中有 4 例患者（13.3％）在随访期间病情无进展,26 例患者（86.7％）病情持续进展;30 例 Gardner 型患者中 17 例患者病情无进展（56.7％）,13 例患者（43.3％）病情持续进展。如图 9-9 所示,Wishart 型及 Gardner 型患者的预后和病情发展有显著差异,伴发多个神经鞘瘤或脑膜瘤的 Wishart 型年轻患者病情进展迅速,病程较短,综合治疗亦难以控制,预后远差于 Gardner 型患者。

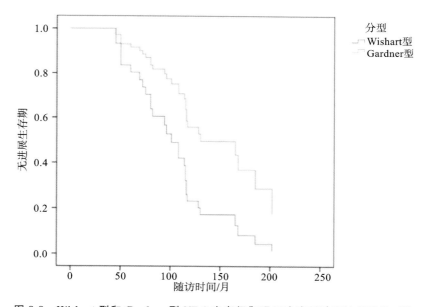

图 9-9　**Wishart 型和 Gardner 型 NF-2 患者行伽玛刀治疗后肿瘤控制率的对比**

三、肿瘤控制及影响因素

（一）肿瘤控制效果

非常巧合的是,1969 年 Leksell 教授首次使用伽玛刀治疗的听神经瘤患者就是一例女性 NF-2 患者,该患者有双侧听神经瘤和家族史,但其右侧听神经瘤在伽玛刀治疗后 12 年因肿瘤增大而接受开颅手术。最早的伽玛刀治疗 NF-2 相关听神经瘤的临床报道发表于 1992 年,作者为来自美国匹兹堡大学医学中心的 Linsky 等。在这篇开创性的文章中,17 例 NF-2 患者的 19 个听神经瘤病灶接受了较高周边剂量（18

Gy)的伽玛刀治疗,中位随访时间为 1.4 年。该文章的初步随访结果显示,肿瘤控制率虽然达到 89.5%,但颅神经功能障碍发生率却相对较高(听力下降发生率为 67%,面神经损伤发生率为 36.8%,三叉神经损伤发生率为 26.3%)。7 年后匹兹堡大学医学中心的 Subach 等继续开展这项开创性的工作,报道了 40 例 NF-2 患者的 45 个听神经瘤接受伽玛刀治疗的临床研究,中位随访时间为 36 个月,采用相对较低的周边剂量(平均 15 Gy)对患者进行治疗,获得了较高的肿瘤控制率(98%)和明显降低的颅神经功能障碍发生率(听力下降发生率为 57%,面神经损伤发生率为 19%)。

2000 年以后随着立体定向放射外科时代的到来,越来越多的临床医生对伽玛刀治疗 NF-2 相关听神经瘤的长期临床结果感兴趣,而在同一时期,伽玛刀治疗散发性听神经瘤的长期临床效果已被证实。

2000 年,Roche 和 Regis 等发表了伽玛刀治疗 27 例 NF-2 患者的 35 个听神经瘤的临床报道,肿瘤控制率为 74%,周边剂量继续降低(平均 13 Gy),平均随访时间为 32 个月。2000 年,Kida 等同时报道了另一项短期随访的临床数据。这些研究初步证实了伽玛刀治疗 NF-2 相关听神经瘤的安全性和有效性,伽玛刀治疗是 NF-2 患者综合治疗中的重要手段之一。

2003 年,Rowe 等报道了伽玛刀治疗 96 例 NF-2 患者的 122 个听神经瘤的临床研究,平均随访时间达 50 个月。该论文首次探讨了伽玛刀治疗对 NF-2 患者病程产生的影响,该组 96 例患者中 15 例在接受伽玛刀治疗后的随访过程中因肿瘤进展而死亡。

2007 年匹兹堡大学医学中心的 Mathieu 等继续前期的工作,报道了伽玛刀治疗 62 例 NF-2 患者的 74 个听神经瘤的研究,平均随访时间为 53 个月,其 5 年、10 年和 15 年的累积肿瘤控制率分别为 85%、81% 和 81%。

2014 年初,梅奥医学中心的 Mallory 等报道了伽玛刀治疗 26 例 NF-2 患者的 32 个听神经瘤的研究,中位肿瘤体积为 2.7 cm³,中位周边剂量和中位中心剂量分别为 14 Gy 和 28 Gy。平均随访时间为 7.6 年,肿瘤控制率为 84%,5 年和 10 年的累积肿瘤控制率分别为 85% 和 80%。该文的作者提出了与以往文章不同的观点,即适当增加周边剂量可能会增加局部肿瘤控制率。

2014 年底,首都医科大学附属北京天坛医院伽玛刀中心报道了伽玛刀治疗 46 例 NF-2 患者的 73 个听神经瘤的研究,中位影像随访时间达 109 个月。平均肿瘤体积为 5.1 cm³,平均周边剂量和平均中心剂量分别为 12.9 Gy 和 27.3 Gy。肿瘤控制率为 84%,5 年和 10 年的累积肿瘤控制率分别为 87% 和 41%。该伽玛刀中心同意 Mallory 等的观点,对于 NF-2 相关听神经瘤,所采取的周边剂量不能完全等同于散发性听神经瘤。同时,该伽玛刀中心也发现,NF-2 患者的临床表型是预测伽玛刀治疗 NF-2 患者的长期临床效果的最重要因素。

在临床实践中,NF-2 相关听神经瘤与散发性听神经瘤的伽玛刀治疗效果的异同越来越受到关注。2018 年和 2019 年均有相关的论文发表。2018 年,来自荷兰蒂尔堡伊丽莎白医院的 Kruyt 等报道了伽玛刀治疗 34 例 NF-2 患者的 47 个听神经瘤的临床研究,中位随访时间为 70 个月,中位肿瘤体积为 3.1 cm³,中位周边剂量和中位周边等剂量曲线分别为 13 Gy 和 60%。肿瘤局部控制率为 87%,1 年、3 年、5 年、8 年的累积肿瘤控制率分别为 98%、89%、87% 和 87%,其中 1 例患者死于 NF-2 的病情进展。2019 年,东京大学附属医院的 Shinya 等报道了伽玛刀治疗 25 例 NF-2 患者的 30 个听神经瘤病灶的临床病例,平均随访时间为 121 个月,平均肿瘤体积为 4.4 cm³,平均周边剂量和平均中心剂量分别为 13 Gy 和 27 Gy,10 年累积肿瘤控制率达 92%,总体生存率为 73%。两篇报道均认为,NF-2 相关听神经瘤与散发性听神经瘤在伽玛刀治疗后,肿瘤控制率差别不大。

2000 年后的长期随访研究表明,伽玛刀治疗的 NF-2 相关听神经瘤的局部肿瘤控制率为 70%～93%,5 年、10 年和 15 年的累积肿瘤控制率分别为 66%～87%、41%～92% 和 81%。从临床报道的数据来看,各个中心的长期肿瘤控制率差异较大,这可能归因于患者选择性偏倚(如临床表型分类)和肿瘤体积变化的不同评价标准等。但是这些循证医学证据表明,伽玛刀治疗作为 NF-2 患者综合治疗手段中的一种,可以起到控制局部肿瘤生长并减缓 NF-2 病情进展的作用。

(二)肿瘤体积因素

在伽玛刀放射外科实践中,肿瘤体积已被证实是影响伽玛刀治疗效果的重要因素,NF-2 相关听神经瘤也不例外。我们的临床经验和随访数据均支持这一观点,本中心同时期发表的伽玛刀治疗散发性听神经瘤的文章也认为肿瘤体积是影响肿瘤控制率的主要因素,肿瘤体积越大,肿瘤控制率越低。

Mathieu 等的文章也支持这一观点,即无论是单因素分析还是多因素分析,结果均显示肿瘤体积是局部肿瘤控制率的一个重要预测因素。Kruyt 等在其随访分析的基础上提出,伽玛刀治疗后中小体积肿瘤($\leqslant 6$ cm^3)比大体积肿瘤(> 6 cm^3)有更高的肿瘤控制率。

毫无疑问,NF-2 相关听神经瘤的体积是影响肿瘤控制率高低的主要因素,肿瘤体积越大,肿瘤控制率越低,之前的临床经验和统计分析都证实了这一点。

(三)处方剂量因素

伽玛刀治疗散发性听神经瘤或 NF-2 相关听神经瘤的周边剂量的确定经历了一个长期的演变过程,特别是在 20 世纪 90 年代以后,周边剂量从 $16 \sim 20$ Gy 显著下降到 $12 \sim 13$ Gy(周边等剂量曲线为 50%)。但是匹兹堡大学医学中心的开创性文章得出结论,虽然周边剂量下降,但肿瘤控制率并没有明显下降。Kruyt 等认为,现代伽玛刀放射外科使用较低的周边剂量($12 \sim 13$ Gy),可以获得较高的肿瘤控制率和较低的并发症发生率。

但是 Phi 等持有不同的观点,他们的研究结果表明,平均周边剂量为 12.1 Gy,伽玛刀治疗 NF-2 相关听神经瘤的 5 年累积肿瘤控制率仅为 66%。他们认为,周边剂量越低,患者越年轻,肿瘤控制效果越差。Mallory 等也持有相同的观点。他们在论文中采用 Cox 比例风险回归模型进行分析,揭示了周边剂量与肿瘤进展之间的显著反比关系(风险比(HR),0.49;95% 置信区间,$0.17 \sim 0.92$;$p = 0.02$),伽玛刀治疗后肿瘤缩小($n = 19$)的中位周边剂量为 15.5 Gy($12 \sim 20$ Gy),而伽玛刀治疗后肿瘤增大($n = 5$)的中位周边剂量为 13 Gy($12 \sim 14$ Gy)。因此 Mallory 等认为,将周边剂量增加到 $15 \sim 16$ Gy 可以提高肿瘤控制率,其临床研究表明,以较低的周边剂量治疗 NF-2 相关听神经瘤,比散发性听神经瘤的疗效差。

当然,随着周边剂量的增加,颅神经功能受损的概率会相应增加。但是换一个角度思考,虽然采用较低的周边剂量($12 \sim 13$ Gy)会提高颅神经功能保留率,但大多数 NF-2 患者会因为病情进展而最终失去双侧听力,甚至出现面瘫、面部麻木等其他颅神经功能损伤症状。因此,如果肿瘤的进展控制不住,颅神经功能损伤迟早会随着病情进展而发生,伽玛刀放射外科的首要目标应该是阻止肿瘤生长以尽量减缓 NF-2 的进程。适当增加周边剂量,从而实现更高的局部肿瘤控制率并尽量延缓病情进展,总体的临床疗效对 NF-2 患者是有利的。因此,适当增加伽玛刀周边剂量范围(从 $12 \sim 13$ Gy 到 $12 \sim 15$ Gy),以治疗 NF-2 相关听神经瘤,这一观点是可行的。

(四)基因表型因素

笔者所在医院伽玛刀中心的研究发现,基因表型分类是影响伽玛刀治疗 NF-2 相关听神经瘤临床效果的重要因素。在我们的文章中,单因素分析(Kaplan-Meier 的 log-rank 法)中与无进展生存期相关的因素如下:患者性别($p = 0.219$)、患者年龄($p = 0.016$)、NF-2 家族史($p = 0.203$)、NF-2 基因表型($p = 0.011$)、肿瘤类型($p = 0.034$)和治疗方式($p = 0.577$),其中与无进展生存期显著相关的因素是患者年龄、NF-2 基因表型和肿瘤类型;多因素分析(Cox 回归方法)中与无进展生存期相关的因素如下:患者性别($p = 0.087$)、患者年龄($p = 0.475$)、NF-2 家族史($p = 0.127$)、NF-2 基因表型($p = 0.016$)、肿瘤类型($p = 0.107$)和治疗方式($p = 0.946$),其中唯一与无进展生存期显著相关的因素是 NF-2 基因表型。

本组病例的治疗经验显示,患者的 NF-2 基因表型是影响伽玛刀治疗效果的显著因素,Wishart 型患者在伽玛刀治疗后远期发生肿瘤进展的比例远高于 Gardner 型患者,从长期疗效看,Wishart 型患者也明显差于 Gardner 型患者。其原因在于 Wishart 型患者病情进展迅速,肿瘤生长快且多,侵袭颅神经,自然病程短,目前的显微外科手术和放射外科治疗仅能对局部肿瘤起到一定的控制作用,并不能控制整体病情的发展;而 Gardner 型患者病情进展缓慢,肿瘤数目少,目前的显微外科手术和放射外科治疗能起到很好的控制作用。

在没有其他中枢肿瘤的情况下,伽玛刀治疗可以使散发性前庭神经鞘瘤患者获益,因为中小型前庭神经鞘瘤的控制率很高。目前的放射外科治疗在控制 Gardner 型患者的病情进展中起着重要的作用,但对于 Wishart 型患者，由于肿瘤无进展生存期相对较短，多部位多类型肿瘤快速生长，伽玛刀治疗在综合治疗中的作用相对有限。

Mathieu 等和 Phi 等均发现，患者发病年龄较小是肿瘤控制不良的预测因素，而事实上患者发病年龄、疾病的整体严重程度均与 NF-2 患者的基因表型相关。Phi 等明确地支持我们的观点：基因表型会影响最终的临床疗效。Kruyt 等也根据基因表型，将 NF-2 患者分为 Gardner 型和 Wishart 型两组并进行研究分析，单因素分析和多因素分析均表明，Wishart 型与肿瘤无进展生存期缩短独立相关。

总之，我们认为 NF-2 患者的基因表型是影响局部肿瘤控制率和肿瘤无进展生存期的重要因素。Kruyt 等认为，之所以不同中心报道的伽玛刀治疗 NF-2 患者的临床结果差异较大，很可能是因为各中心的随访病例中不同基因表型的比例差异较大。在现代，Gardner 型 NF-2 患者在手术和放射外科综合治疗下，一般会获得较长的肿瘤无进展生存期和较好的生活质量，而 Wishart 型 NF-2 患者的生活质量较差，需要更多的其他治疗手段来减缓病情的快速发展。Mallory 等提出，由于 NF-2 患者基因表型的差异，每例 NF-2 患者都应该采取包括外科手术、伽玛刀治疗、靶向药物治疗在内的个体化治疗策略，平衡颅神经功能保护与肿瘤控制的关系，让患者获益最大化。

四、颅神经功能障碍及与伽玛刀治疗结果相关的因素

（一）伽玛刀治疗后的有用听力保留

据各中心的临床报道，NF-2 患者在伽玛刀治疗后有用听力保留率为 25%～78%，而在中位或平均随访时间为 90 个月以上的患者中，长期有用听力保留率仅为 25%～50%。

Mathieu 等报道，伽玛刀治疗后 1 年、2 年和 5 年的累积有用听力保留率分别为 73%、59% 和 48%；Phi 等报道，伽玛刀治疗后 1 年、2 年和 5 年的累积有用听力保留率分别为 50%、45% 和 33%；首都医科大学附属北京天坛医院报道，伽玛刀治疗后 3 年、5 年、10 年和 15 年的累积有用听力保留率分别为 98%、93%、44% 和 17%；Kruyt 等报道，伽玛刀治疗后 1 年、3 年、5 年和 7 年的累积有用听力保留率分别为 95%、82%、59% 和 33%。总体而言，伽玛刀治疗后 NF-2 患者 5 年、10 年和 15 年的累积有用听力保留率分别为 33%～93%、44% 和 17%，随着随访时间的延长和 NF-2 病情的发展，有用听力保留率逐渐下降，各中心报道的差异性应该与各中心随访病例中不同基因表型的比例差异有关。

（二）其他颅神经功能障碍

伽玛刀治疗后面神经功能障碍的发生率从 0～24% 不等，此差异与周边剂量从 16～20 Gy 到 12～13 Gy 的较大调整相关。在立体定向放射神经外科时代，由于采用 MRI 定位及相对较低的周边剂量，伽玛刀治疗所致的面神经功能障碍发生率稳定在 0～6.7% 的相对较低水平。Kruyt 等报道，伽玛刀治疗后的面神经功能障碍发生率为 2.5%；首都医科大学附属北京天坛医院报道，面神经功能障碍发生率为 5%。Mallory 等报道的面神经功能障碍发生率为 24%，考虑与其周边剂量（中位 14 Gy，范围为 12～20 Gy）偏高有关。

Rowe 等报道，以平均周边剂量 13.4 Gy 行伽玛刀治疗，NF-2 患者的三叉神经功能障碍发生率为 2%；Mathieu 等报道的伽玛刀治疗后暂时性或永久性三叉神经功能障碍发生率为 4%；首都医科大学附属北京天坛医院报道的伽玛刀治疗后短暂性或永久性三叉神经功能障碍发生率为 8%；Kruyt 等报道的三叉神经功能障碍发生率为 10%；Shinya 等报道的三叉神经痛发生率为 3.3%。因此，NF-2 患者在接受伽玛刀治疗后的长期三叉神经功能障碍发生率为 2%～10%。

在立体定向放射神经外科时代，由于相对较低的处方剂量的应用，以及高适形性、高选择性的治疗计划的制订和实施，伽玛刀治疗后面神经功能障碍和三叉神经功能障碍的发生率处于较低水平。

（三）影响有用听力保留率的因素

90%～95% 的 NF-2 患者有双侧听神经瘤，60% 的成人和 30% 的儿童表现为听力丧失。2012 年，Asthagiri 等提出 NF-2 患者的听力丧失与基因表型、肿瘤大小和肿瘤生长速度并无直接关联，并且无法

预测其发生时间和发展速度。Asthagiri 等推测 NF-2 患者的听力丧失可能与耳蜗孔堵塞及迷路内蛋白质的累积有关,而不仅仅是因为肿瘤生长。本中心发现一个典型的病例,一名年轻的 Wishart 型女性患者的双侧听力在 7 年的临床观察期间逐渐下降直至丧失,但是随访 MRI 显示其双侧听神经瘤的体积并没有明显增大,这说明听力丧失的程度似乎并不能完全归因于听神经瘤本身的生长。

在立体定向放射神经外科时代,较低的剂量范围(12~14 Gy)被规定为周边剂量,耳蜗的照射剂量不超过 4 Gy,精准 MRI 定位,高适形性和高选择性治疗计划的制订,这些都保证了听神经功能障碍的低发生率。Phi 等及 Mathieu 等均认为,周边剂量不超过 14 Gy 有利于提高有用听力保留率。

笔者长期临床动态观察 7 例 NF-2 患者的 9 个听神经瘤病灶,平均随访时间 8 年,所有患者的听力均逐渐下降,但 4 例 Gardner 型的成年患者中,有用听力下降速度较缓慢且保留。该组临床动态观察的患者的听力保留率为 33.3%,而伽玛刀治疗患者的听力保留率为 31.9%,可见伽玛刀治疗并未给 NF-2 患者的听力带来明显的医源性损伤。

五、与散发性听神经瘤的比较

早在 1992 年,Linsky 等的文章就提到伽玛刀治疗双侧听神经瘤的肿瘤控制率和肿瘤萎缩率均略低于单侧听神经瘤。随后,Rowe 等、Mathieu 等和 Phi 等的临床研究均认为伽玛刀治疗 NF-2 相关听神经瘤的效果差于散发性听神经瘤。Phi 等推测基因表型的差异是影响伽玛刀治疗效果的因素。

笔者将首都医科大学附属北京天坛医院同期伽玛刀治疗的一组 190 例散发性听神经瘤和一组 73 例 NF-2 相关听神经瘤患者进行横向比较,两组的中位周边剂量和平均肿瘤体积相同,两组的肿瘤控制率、有用听力保留率、面神经功能损伤发生率、三叉神经功能损伤发生率有轻微差异。这两组患者的平均年龄也存在较明显差异,NF-2 相关听神经瘤患者的发病年龄比散发性听神经瘤患者年轻。我们中心的长期随访临床数据表明,伽玛刀治疗 NF-2 相关听神经瘤的肿瘤控制率略低于散发性听神经瘤,NF-2 相关听神经瘤的颅神经功能障碍发生率略高于散发性听神经瘤。

近年来,有两项临床研究专门针对伽玛刀治疗 NF-2 相关听神经瘤和散发性听神经瘤的临床效果进行了比较。Kruyt 等在同一伽玛刀中心将两类患者进行 1 对 1 匹配,适应证选择及治疗计划完全相同,其结论是在肿瘤控制率、有用听力保留率或其他并发症方面,两者之间没有发现显著差异。Shinya 等与 Kruyt 等持有相同的观点,即伽玛刀治疗 NF-2 相关听神经瘤后,患者表现出良好的肿瘤控制率和有用听力保留率,但是未治疗肿瘤的进展会导致更差的整体生存率。

可以看到,各个伽玛刀中心报道的伽玛刀治疗这两类听神经瘤的效果有一定差异,这种差异可能是由 Wishart 型患者在各中心队列研究中的比例差异造成的。我们中心的队列研究中,Wishart 型患者占比为 44%,Kruyt 等的队列研究中 Wishart 型患者占比为 28%,Shinya 等的队列研究中 Wishart 型患者占比为 37%。队列研究中 Wishart 型患者所占的比例越高,伽玛刀治疗的总体效果越差。当然,伽玛刀治疗效果也与其他因素有关,如肿瘤病理特征、疗效评价标准、放射外科计划设计理念等。

然而,两者在肿瘤控制率和颅神经损伤发生率的轻度差异并不影响伽玛刀治疗在 NF-2 患者中的临床应用。事实上,所有的临床研究都证实,在立体定向放射神经外科时代,伽玛刀治疗作为 NF-2 患者综合治疗中的重要手段之一,可以控制局部肿瘤生长,延缓 NF-2 病情的进展。

六、治疗策略

尽管大部分 NF-2 患者的听力不可避免地逐渐下降,但伽玛刀治疗可以对局部中小体积肿瘤或术后残留、复发的肿瘤起到较好的控制生长作用。Gardner 型患者双侧听神经瘤在接受显微外科手术和伽玛刀治疗的综合应用或单纯的伽玛刀治疗后,长期随访 MRI 显示肿瘤控制良好,Gardner 型患者的自然病程被终止(图 9-10)。对于 Wishart 型患者,虽然不能阻止全身其他各处肿瘤的疯长,但通过控制局部肿瘤生长可减缓其病程发展速度。

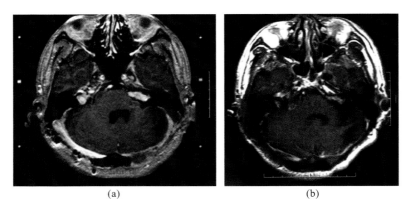

(a)　　　　　　　　　　　(b)

图 9-10　Gardner 型患者左侧听神经瘤显微外科手术后,双侧同时行伽玛刀治疗,周边剂
量均为 12 Gy,14 年后随访 MRI 显示双侧肿瘤明显萎缩,控制良好
(a)伽玛刀定位图;(b)伽玛刀治疗后 14 年随访图

　　NF-2 患者治疗策略的选择,一般取决于病情进展程度、局部肿瘤体积及患者对双侧有用听力保护的意愿等。对于新发现的双侧听神经瘤患者,经过临床观察,听力下降更明显的一侧或肿瘤明显进展的一侧应首先予以治疗。大体积肿瘤或伴有明显的颅内高压症状者首选显微外科手术,中小体积肿瘤或术后残留肿瘤患者可考虑伽玛刀治疗(图 9-11)。对于早期发现的 NF-2 患者,分次伽玛刀治疗颅内中小体积肿瘤,既可以控制病情进展,又可以避免多次开颅手术。对于伴有双侧听神经瘤和三叉神经鞘瘤的患者,可以选择分次交叉治疗的策略,即一侧的听神经瘤和对侧的三叉神经鞘瘤同时进行第一次伽玛刀治疗,半年后另一侧听神经瘤及对侧三叉神经鞘瘤行第二次伽玛刀治疗,以尽量避免对脑干的放射性损伤。

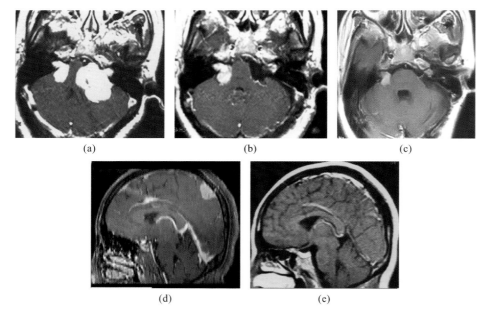

(a)　　　　　　　　(b)　　　　　　　　(c)

(d)　　　　　　　　(e)

图 9-11　患者,女,34 岁,NF-2(双侧听神经瘤合并脑膜瘤)。左侧桥小脑角大体积听神经瘤行经乙状窦后入路开颅
手术切除;右侧桥小脑角小体积听神经瘤及脑膜瘤行伽玛刀治疗,周边剂量分别为 14 Gy 和 13 Gy,中心
剂量分别为 31 Gy 和 29 Gy。10 年后复查 MRI,可见右侧听神经瘤及脑膜瘤明显萎缩,左侧听神经瘤未
见复发
(a)双侧听神经瘤;(b)左侧听神经瘤行开颅手术,右侧听神经瘤行伽玛刀治疗;(c)10 年后双侧听神经瘤控制良好;(d)治疗前合并脑膜瘤,与右侧听神经瘤同时行伽玛刀治疗;(e)10 年后脑膜瘤萎缩控制良好

　　NF-2 是常染色体显性遗传病,提倡早期对有家族史或有临床症状的患者进行基因筛查,以提高临床治疗效果。如果患者有非对称的听力下降、听力正常而有 NF-2 家族史或有 NF-2 其他症状时,需做脑部

和内听道、全部脊髓的 MRI 增强扫描。NF-2 患者的所有下一代,在出生后不久每年需要进行眼科学的检查,从 7 岁开始进行每年 1 次的神经科学检查、每年 2 次的听力学检查和每年 1 次的 MRI 扫描,以对病情进行评估。若父母是非镶嵌型 NF-2,他们的突变基因有 50% 的概率遗传给下一代;若子女继承了父母异常的 NF-2 抑癌基因,那么他们有 95% 的概率发展成为双侧听神经瘤。大约一半的 NF-2 患者没有家族史,他们表现出新的种系或镶嵌型的基因结构突变,是非遗传性的。

在听力重建方面,NF-2 发病早期,助听器对听力的改善是有帮助的;对于重度听力障碍的 NF-2 患者,若有特殊的职业要求,双侧听力康复有两种选择:①人工耳蜗植入(cochlear implant,CI);②听觉脑干植入(auditory brainstem implant,ABI)。Pisa 等认为,伽玛刀治疗的患者和临床动态观察的患者接受 CI 手术后,在语音感知评分上并无显著性差异,现代伽玛刀外科技术并不影响耳蜗的功能和 CI 手术的效果。

对 Wishart 型患者的综合治疗不仅包括显微外科手术和伽玛刀治疗,还包括抗肿瘤血管生成药物贝伐珠单抗的应用,该药物使部分患者听力改善和肿瘤体积缩小。先前的研究表明,施万细胞产生的血管内皮生长因子(VEGF)可能激活肿瘤生长,导致 NF-2 患者的听力损失,贝伐珠单抗作为人源化的抗 VEGF 单抗可以起到抑制作用。2009 年,Plotkin 等首次报道了贝伐珠单抗治疗对 NF-2 相关听神经瘤的确切效果,10 例患者接受贝伐珠单抗治疗,中位随访时间为 12 个月,结果发现 9 例肿瘤体积缩小。2019 年,Killeen 等再一次证实贝伐珠单抗可能会降低肿瘤生长速度和病情进展的风险,7 例 NF-2 患者的 11 个听神经瘤病灶接受贝伐珠单抗治疗,中位随访时间为 33 个月,MRI 证实肿瘤均明显缩小,有用听力保留率为 20%。贝伐珠单抗治疗的并发症也有详细的描述,包括疲劳(43%)、恶心/呕吐(43%)、高血压(43%)、鼻出血(29%)和蛋白尿(29%)。然而从我们的临床经验来看,贝伐珠单抗并不是对所有 NF-2 患者有效,其最终疗效和长期并发症尚待研究。

无论是临床医生还是 NF-2 患者本身,因病情复杂,都难以独自制订个体化的治疗策略,需要考虑患者的一般情况、疾病进展程度、基因表型、局部肿瘤体积、双侧听力状况和患者意愿、手术医生的水平和主治医生的认识等方方面面的因素。通常,NF-2 相关听神经瘤的综合治疗包括显微外科手术、放射外科治疗、临床动态观察和抗 VEGF 药物治疗。个体化治疗的目标是延缓 NF-2 的发展,最大限度地使患者获得更好的生活质量,因此在肿瘤控制与维持神经功能之间需要一个精细和微妙的平衡。

参 考 文 献

[1] Asthagiri A R,Parry D M,Butman J A,et al. Neurofibromatosis type 2[J]. Lancet,2009,373 (9679):1974-1986.

[2] Asthagiri A R,Vasquez R A,Butman J A,et al. Mechanisms of hearing loss in neurofibromatosis type 2[J]. PLoS One,2012,7(9):e46132.

[3] Baser M E,Evans D G,Jackler R K,et al. Neurofibromatosis 2,radiosurgery and malignant nervous system tumours[J]. Br J Cancer,2000,82(4):998.

[4] Baser M E,Kuramoto L,Woods R,et al. The location of constitutional neurofibromatosis 2 (NF2) splice site mutations is associated with the severity of NF2[J]. J Med Genet,2005,42(7):540-546.

[5] Baser M E,Makariou E V,Parry D M. Predictors of vestibular schwannoma growth in patients with neurofibromatosis type 2[J]. J Neurosurg,2002,96(2):217-222.

[6] Cahan W G,Woodard H Q,Higinbotham N L,et al. Sarcoma arising in irradiated bone:report of eleven cases[J]. Cancer,1998,82(1):8-34.

[7] Evans D G,Trueman L,Wallace A,et al. Genotype/phenotype correlations in type 2 neurofibromatosis(NF2):evidence for more severe disease associated with truncating mutations [J]. J Med Genet,1998,35(6):450-455.

[8] Evans D G. Neurofibromatosis type 2 (NF2):a clinical and molecular review[J]. Orphanet J Rare

Dis,2009,4:16.

[9] Evans D G,Moran A,King A,et al. Incidence of vestibular schwannoma and neuro-fibromatosis 2 in the North West of England over a 10-year period:higher incidence than previously thought[J]. Otol Neurotol,2005,26(1):93-97.

[10] Husseini S T, Piccirillo E, Taibah A, et al. Malignancy in vestibular schwannoma after stereotactic radiotherapy:a case report and review of the literature[J]. Laryngoscope,2011,121 (5):923-928.

[11] Kida Y,Kobayashi T,Tanaka T,et al. Radiosurgery for bilateral neurinomas associated with neurofibromatosis type 2[J]. Surg Neurol,2000,53(4):383-389.

[12] Killeen D E,Klesse L,Tolisano A M,et al. Long-term effects of bevacizumab on vestibular schwannoma volume in neurofibromatosis type 2 patients[J]. J Neurol Surg B Skull Base,2019, 80(5):540-546.

[13] Kruyt I J,Verheul J B,Hanssens P E J,et al. Gamma knife radiosurgery for treatment of growing vestibular schwannomas in patients with neurofibromatosis type 2:a matched cohort study with sporadic vestibular schwannomas[J]. J Neurosurg,2018,128(1):49-59.

[14] Leksell L. A note on the treatment of acoustic tumours[J]. Acta Chir Scand,1971,137(8): 763-765.

[15] Mallory G W,Pollock B E,Foote R L,et al. Stereotactic radiosurgery for neurofibromatosis 2— associated vestibular schwannomas:toward dose optimization for tumor control and functional outcomes[J]. Neurosurgery,2014,74(3):292-300;discussion 300-301.

[16] Massager N,Delbrouck C,Masudi J,et al. Hearing preservation and tumour control after radiosurgery for NF2-related vestibular schwannomas[J]. B-ENT,2013,9(1):29-36.

[17] Mathieu D,Kondziolka D,Flickinger J C,et al. Stereotactic radiosurgery for vestibular schwannomas in patients with neurofibromatosis type 2:an analysis of tumor control, complications,and hearing preservation rates[J]. Neurosurgery,2007,60(3):460-468;discussion 468-470.

[18] Petrilli A M, Fernández-Valle C. Role of Merlin/NF2 inactivation in tumor biology [J]. Oncogene,2016,35(5):537-548.

[19] Pisa J,Sulkers J,Butler J B,et al. Stereotactic radiosurgery does not appear to impact cochlear implant performance in patients with neurofibromatosis type Ⅱ [J]. J Radiosurg SBRT,2017,5 (1):63-71.

[20] Plotkin S R,Stemmer-Rachamimov A O,Barker F G Ⅱ,et al. Hearing improvement after bevacizumab in patients with neurofibromatosis type 2[J]. N Engl J Med,2009,361(4):358-367.

[21] Rouleau G A,Merel P,Lutchman M,et al. Alteration in a new gene encoding a putative membrane-organizing protein causes neuro-fibromatosis type 2[J]. Nature,1993,363(6429): 515-521.

[22] Rowe J G,Radatz M W,Walton L,et al. Clinical experience with gamma knife stereotactic radiosurgery in the management of vestibular schwannomas secondary to type 2 neurofibromatosis[J]. J Neurol Neurosurg Psychiatry,2003,74(9):1288-1293.

[23] Seferis C,Torrens M,Paraskevopoulou C,et al. Malignant transformation in vestibular schwannoma:report of a single case,literature search,and debate[J]. J Neurosurg,2014,121 (Suppl):160-166.

[24]　Sharma M S，Singh R，Kale S S，et al. Tumor control and hearing preservation after gamma knife radiosurgery for vestibular schwannomas in neurofibromatosis type 2[J]. J Neurooncol，2010，98(2)：265-270.

[25]　Shinya Y，Hasegawa H，Shin M，et al. Long-term outcomes of stereotactic radiosurgery for vestibular schwannoma associated with neurofibromatosis type 2 in comparison to sporadic schwannoma[J]. Cancers(Basel)，2019，11(10)：1498.

[26]　Subach B R，Kondziolka D，Lunsford L D，et al. Stereotactic radiosurgery in the management of acoustic neuromas associated with neurofibromatosis type 2[J]. J Neurosurgery，1999，90(5)：815-822.

[27]　Sun S B，Liu A L. Long-term follow-up studies of gamma knife surgery with a low margin dose for vestibular schwannoma[J]. J Neurosurg，2012，117(Suppl)：57-62.

[28]　Trofatter J A，MacCollin M M，Rutter J L，et al. A novel moesin-，ezrin-，radixin-like gene is a candidate for the neurofibromatosis 2 tumor suppressor[J]. Cell，1993，72(5)：791-800.

（孙时斌）

第三节　三叉神经鞘瘤

一、概述

三叉神经鞘瘤是起源于三叉神经半月节或三叉神经鞘的颅内良性肿瘤，占所有颅内肿瘤的 0.07%～0.36%，占所有颅内神经鞘瘤的 0.8%～8%，属于第二常见的颅内神经鞘瘤，仅次于听神经瘤。

1955 年 Jefferson 首次详细报道三叉神经鞘瘤，并根据肿瘤位置将其分为颅中窝神经节型、颅后窝神经根型、颅中后窝哑铃型、周围型。Yoshidak 等将三叉神经鞘瘤分为 6 型：颅中窝型、颅后窝型、颅中后窝型、颅中窝颅内外沟通型、颅中后窝颅内外沟通型和颅外型。

三叉神经鞘瘤起源于三叉神经根、三叉神经节和周围分支，三叉神经鞘瘤大多数由颅中窝的半月神经节长出，有些由神经节后根长出而成为颅后窝肿瘤，或骑跨在颅中、后窝之间形成哑铃状。自神经节长出的肿瘤呈椭圆形，由海绵窦突向颅中窝，有薄的硬脑膜覆盖，肿瘤增大延伸到眶上裂，进入眼眶，可压迫海绵窦，侵犯岩骨尖、蝶骨大翼内侧、中颅窝底、蝶鞍侧面或前床突，自神经根长出的肿瘤占据桥小脑角，位于颅中窝的肿瘤可见卵圆孔及圆孔扩大。

二、病理

病理学上三叉神经鞘瘤与听神经瘤的组织结构相同，亦分为两型：①Antoni A 型，为致密型，细胞呈梭形或束状排列，细胞核大、呈卵圆形或棒状，细胞排列紧密呈栅栏状或旋涡状；②Antoni B 型，为网状型，瘤细胞结构稀疏呈网状，细胞稀少呈多角形，血管丰富，常出现坏死、出血或囊性变，偶见钙化灶。在不同肿瘤中两种类型的细胞比例不尽相同，网状型可伴有致密型成分，被称为混合型。Antoni A 型细胞排列紧密，细胞间液少，CT 表现为均匀等或略低密度，T1WI 上呈均匀等或略低信号，T2WI 上呈均匀等或略高信号，增强扫描呈均匀强化。Antoni B 型细胞稀少，排列稀疏呈网状，细胞间液多，常出现坏死或囊性变，CT 表现为不均匀低密度，T1WI 上呈不均匀低信号，T2WI 上呈不均匀高信号，增强扫描呈不均匀强化。大多数三叉神经鞘瘤为混合型，兼有两种密度和信号改变。

三、影像学特点

根据三叉神经鞘瘤的发生部位、生长方式和病理学改变，其影像学特点如下：①肿瘤位于岩骨尖，

Meckel 腔扩大,岩骨尖骨质吸收,肿瘤向前生长而累及海绵窦,海绵窦受压变形;②肿瘤位于桥小脑角区,与三叉神经根相连,邻近三叉神经根处增粗;③肿瘤位于岩骨尖,沿三叉神经跨颅中、后窝呈哑铃状生长;④颞下窝、翼腭窝肿瘤向颅中窝生长,或颅中窝肿瘤向颞下窝、翼腭窝生长,圆孔、卵圆孔扩大;⑤肿瘤位于上直肌与眼眶之间,肿瘤向颅中窝生长,或颅中窝肿瘤向眼眶生长,眶上裂增宽;⑥肿瘤边界清楚。

三叉神经鞘瘤在 CT 上呈不均匀的等或低密度灶,骨窗像常可见岩骨尖骨质吸收甚至破坏性改变。肿瘤在磁共振 T1WI 上呈不均匀低或等信号,T2WI 上呈不均匀等或高信号,瘤内易出现囊性变和坏死,囊性变部分呈更长 T1、更长 T2 的信号,并伴有一定占位效应。实性部分增强扫描呈明显均匀或不均匀强化(图 9-12),囊性部分呈环状强化。

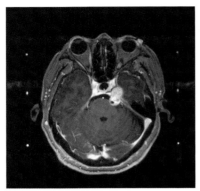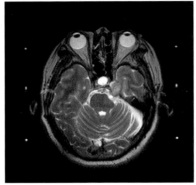

图 9-12　三叉神经鞘瘤的影像学表现

三叉神经鞘瘤需与累及颅中后窝的脑膜瘤、向上方生长的前庭神经鞘瘤以及桥小脑角区的胆脂瘤等疾病相鉴别。

四、临床表现

三叉神经鞘瘤多见于 20～50 岁人群,好发于青壮年,临床表现多不典型,最常见的首发症状为患侧面部疼痛或麻木,以后逐渐出现咀嚼肌无力及萎缩。80％～90％的神经节三叉神经鞘瘤患者可有面部麻木或疼痛、角膜反射迟钝,60％的患者以此为首发症状,但 10％～20％的患者从未发生三叉神经功能障碍。Samii 等发现 51％的患者主要表现为三叉神经症状,16％表现为头痛,11％表现为复视。患者多因三叉神经感觉异常起病,三叉神经分布区感觉减退及角膜反射减弱发生率远高于三叉神经痛。

根据肿瘤发生部位及生长方向的不同,三叉神经鞘瘤可表现出不同的伴随症状。当肿瘤向颅中窝方向生长,压迫海绵窦及眶上裂等部位时,可出现同侧动眼神经麻痹、眼球突出、复视、眼球活动障碍及视力下降等症状。

若肿瘤向颅后窝方向生长,累及第Ⅶ、Ⅷ对颅神经时,可引起耳鸣、听力下降、面肌痉挛、面瘫等症状。晚期肿瘤体积较大时患者可出现小脑症状、颅内高压以及后组颅神经症状。同时累及颅中窝和颅后窝的三叉神经鞘瘤患者的临床症状可兼有以上两型的特点。

五、三叉神经鞘瘤的立体定向放射外科治疗

(一)伽玛刀治疗的临床效果

1849 年 Smith 报道了世界上第一例源于三叉神经半月节的三叉神经鞘瘤,1895 年 Krogius 实施了世界上第一例三叉神经肿瘤切除术。在神经外科发展的早期,三叉神经鞘瘤手术全切除率仅为 50％左右,且伴有较高的致残率和致死率。随着显微外科技术及颅底手术技术的发展,三叉神经鞘瘤手术死亡率已基本降至零,至少 70％可以做到全切除或近全切除,但三叉神经功能损伤率仍达 38％～75％,永久性颅神经功能障碍发生率为 13％～86％。而且 Samii 等认为,海绵窦区的肿瘤即使全切除也有可能因窦内少量残留而导致远期复发。作为显微神经外科重要的辅助手段,伽玛刀治疗三叉神经鞘瘤的报道逐渐

增多,1995 年 Kida 等报道了 5 例,1999 年 Huang 等报道了 16 例,2002 年 Pollock 等报道了 10 例。复旦大学附属华山医院潘力等于 2005 年报道 56 例三叉神经鞘瘤患者的长期随访结果,平均周边剂量为 13.3 Gy(10~15 Gy),平均中心剂量为 27 Gy(24~40 Gy),平均随访时间为 68 个月(27~114 个月),39 例症状改善(70%),7 例经影像随访证实肿瘤基本消失(13%),41 例肿瘤体积萎缩(73%),4 例肿瘤体积不变(7%),4 例肿瘤体积增大(7%),长期的肿瘤控制率为 93%。首都医科大学附属北京天坛医院孙时斌等于 2006 年报道 58 例三叉神经鞘瘤患者的长期随访结果,平均周边剂量为 13.1 Gy(10~14.4 Gy),平均中心剂量为 28.3 Gy(21.4~40 Gy),平均随访时间为 42.5 个月(6~120 个月),28 例症状改善(48%),4 例经影像随访证实肿瘤基本消失(7%),34 例肿瘤体积明显萎缩(59%),16 例肿瘤体积不变(28%),4 例肿瘤体积增大(7%),长期的肿瘤控制率同为 93%。Hasegawa 等于 2013 年报道一组 53 例三叉神经鞘瘤患者的长期随访结果,中位周边剂量为 14 Gy,中位中心剂量为 28 Gy,中位随访时间为 98 个月,肿瘤控制率为 87%,5 年和 10 年的肿瘤控制率分别为 90% 和 82%。Hasegawa 研究了 7 例增大的病例,发现其中 6 例是因为肿瘤囊性变形成或囊性变增大,考虑形成原因与听神经瘤囊性变的原因一致,瘤内囊性变形成与射线所致的瘤内反复微出血或血管壁通透性增加有关;瘤外囊性变形成一般因受照射肿瘤与周边组织发生粘连,脑脊液进入而形成囊,在渗透压作用下,囊不断扩大所致。

由于三叉神经鞘瘤发病率低,国内外关于伽玛刀治疗三叉神经鞘瘤的较大宗的长期随访研究远比听神经瘤少,主要的临床随访报告见表 9-7。从各中心的随访研究可知,伽玛刀治疗三叉神经鞘瘤的平均周边剂量范围为 12.8~16 Gy,肿瘤控制率为 86.5%~100%,可以长期控制三叉神经鞘瘤的生长甚至使其明显萎缩(图 9-13);三叉神经功能障碍改善率为 31.3%~72%,三叉神经功能障碍加重率为 0~27%,新发或者加重的神经功能缺损症状均以三叉神经神经功能缺损症状为主,未出现其他颅神经功能缺损,在保留三叉神经鞘瘤患者其他神经功能方面有明显优势。与听神经瘤一样,在伽玛刀治疗后 3 个月至半年,三叉神经鞘瘤患者会出现肿瘤中心坏死和肿瘤暂时性增大,处置方法亦相同(图 9-14)。

表 9-7　各伽玛刀中心的长期随访研究

作者	年份	例数	中位体积/cm³	平均周边剂量/Gy	平均随访时间/月	肿瘤控制率	三叉神经功能障碍	
							改善	加重
Huang 等	1999	16	5.3	15.3	44	100%	31.3%	0
Nettel 等	2004	23	4.5	15	40	91%	52%	9%
潘力 等	2005	56	8.7	13.3	68	93%	68%	7.9%
孙时斌 等	2006	58	4.6	13.1	42.5	93%	48.3%	12.1%
Sheehan 等	2007	25	3.9	15	48.5	88%	72%	12%
Peker 等	2007	15	4	16	61	100%	40%	7%
Phi 等	2007	22	4.1	13.3	46	95%	33%	27%
Kano 等	2009	33	4.2	15(中位)	72	87.9%	33.3%	9.1%
杜汉强 等	2011	41	9	12.8	38	90.2%	63%	2%
孙君昭 等	2013	52	7.2	13.9	61	86.5	67.3%	3.8%
Hasegawa 等	2013	53	6	14(中位)	98(中位)	87	49%	22%

(二)影响伽玛刀治疗效果的因素

Hasegawa 和 Kano 等认为,大体积(超过 8 cm³)、哑铃形、压迫第四脑室是显著降低肿瘤控制率的因素。笔者认为,纯实性或纯囊性肿瘤较囊实混合性肿瘤易复发,颅后窝肿瘤较颅中窝肿瘤易复发。周边剂量是影响肿瘤控制率和颅神经功能的重要因素。Pollock 等在早期使用的平均周边剂量为 18 Gy,肿瘤控制率为 96%,而颅神经并发症发生率为 30%;Nettel 等认为周边剂量 15 Gy 是导致 2 例患者发生颅神经功能障碍的原因,建议周边剂量为 13 Gy;Kano 等认为周边剂量大于 16 Gy 会明显提高肿瘤控制率。

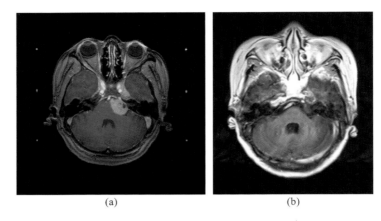

(a) (b)

图 9-13　左侧三叉神经鞘瘤,伽玛刀治疗的周边剂量为 13 Gy(45%),伽玛刀治疗后 63 个月肿瘤明显缩小,控制良好

(a)伽玛刀定位片;(b)伽玛刀治疗后 63 个月(图由首都医科大学附属北京天坛医院伽玛刀中心提供)

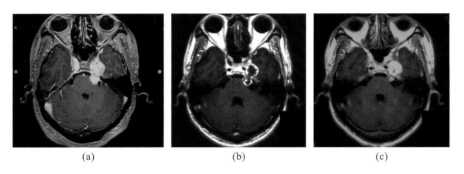

(a) (b) (c)

图 9-14　伽玛刀治疗前后影像学表现

(a)伽玛刀定位片,周边剂量为 14 Gy(50%);(b)伽玛刀治疗后 7 个月肿瘤中心 LOE 反应;(c)伽玛刀治疗后 17 个月(图由首都医科大学附属北京天坛医院伽玛刀中心提供)

与听神经瘤相比,三叉神经鞘瘤在伽玛刀治疗后更易发生皱缩。王恩敏等讨论其中原因,他们认为,从组织病理学看,多数三叉神经鞘瘤属于神经鞘瘤的 Antoni B 型结构(网状型),该型结构特点如下:①肿瘤细胞之间的空间大,排列疏松,间质内有大量的黏液样基质,这些基质易发生变性,形成微小的囊腔或形成较大的囊性变。此外肿瘤内组织坏死也较常见。②肿瘤实质内可见扩张和发育不良的血管,这些血管的管壁厚薄不均,管壁常增厚发生玻璃样变性,部分血管有血栓形成。③肿瘤组织内纤维组织成分较少。王恩敏等报道了 1 例伽玛刀治疗后再行显微外科手术的三叉神经鞘瘤患者的病理结果,肿瘤在伽玛刀照射后发生中心坏死,大片肿瘤组织发生玻璃样变性或成为无结构物质,肿瘤内小血管闭合,呈玻璃样变性,肿瘤内泡沫细胞的聚集表明巨噬细胞在吞噬变形坏死的肿瘤细胞,而残存的肿瘤细胞发生玻璃样变性,细胞核异形及固缩。随着时间的推移,这些肿瘤细胞也会发生坏死。他们认为上述病理学特点和伽玛刀后病理学改变可能是三叉神经鞘瘤经伽玛射线聚焦照射后,肿瘤易缩小或消失的原因。

(三)立体定向放射外科实践

立体定向放射外科治疗对中小体积的三叉神经鞘瘤安全有效,有良好的长期控制作用,并可有效地改善患者的临床症状,保护周围颅神经,成为三叉神经鞘瘤的重要治疗手段之一,可作为开颅手术切除肿瘤的替代或补充方案。

1.适应证

(1)中小型三叉神经鞘瘤。

(2)术后残留或复发的肿瘤。

(3)年老体弱或伴有其他疾病不能耐受手术或拒绝行开颅手术者。

对于占位效应明显、脑干受压、有明显颅内高压等表现的三叉神经鞘瘤患者，仍建议行开颅手术切除肿瘤，术后如有残留再考虑行立体定向放射外科治疗。

2. 术前准备　完善血常规、凝血功能、心电图等术前常规检查，治疗前一晚清洁头发。

3. 上立体定向框架　原则上应将病灶中心置于立体定向框架的中心。

4. MRI 定位　采用 T1 增强及 T2WI 序列，2 mm 左右薄层扫描，扫描范围需包括完整的肿瘤，整个桥小脑角区及海绵窦区。

5. 剂量规划　依肿瘤大小和邻近结构，推荐周边剂量范围为 12～15 Gy，一般为 13 Gy 左右，等剂量曲线为 40%～60%。对于体积较大的三叉神经鞘瘤，可考虑分阶段治疗（体积分割或剂量分割），不过目前国内外对三叉神经鞘瘤的分阶段治疗仍缺乏相关的疗效评价分析，有待进一步研究。

6. 术后处理　术后可用 20% 甘露醇 125～250 mL，静脉滴注，1～2 次/天；地塞米松 5 mg，肌内注射或静脉推注，1～2 次/天。有颅神经受累症状者可加用神经营养药物。

7. 并发症

（1）颅神经症状：立体定向放射外科治疗后出现面部感觉减退、咀嚼功能障碍及其他颅神经症状，如动眼神经麻痹、复视等，症状的出现大多与肿瘤坏死膨胀压迫相应的颅神经有关，少部分是因颅神经受照后发生放射性损伤所致，但是这些并发症的发生率仍远低于开颅手术。

（2）瘤体肿胀：研究报道，31.8% 的患者在立体定向放射外科治疗后的 6 个月内有过短暂的瘤体肿胀，可加重颅神经功能障碍及引起新的症状，提示后期可能发生肿瘤进展。国外有学者报道了几例治疗后出现快速肿瘤肿胀的三叉神经鞘瘤病例，并认为肿瘤的体积与治疗后的一过性肿胀相关。国内亦有研究支持较大的肿瘤体积与治疗后一过性的肿瘤肿胀有关这一观点。但是目前尚缺乏多中心的数据支持，仍需要进一步的研究来明确肿瘤体积和受照剂量对肿瘤肿胀发生风险的影响。

（3）放射性脑坏死及水肿：放射性脑坏死及水肿一直是立体定向放射外科治疗难以完全规避的并发症，伴有严重脑肿胀及颅内高压者甚至需通过开颅手术来进行治疗。采用较低的处方剂量有助于降低放射性脑坏死的发生率，但可能降低肿瘤控制率，需与治疗效果相权衡。采用剂量分割的治疗方式对于降低放射性坏死的风险有一定帮助。贝伐珠单抗对于立体定向放射外科治疗后的放射性水肿及坏死可起到良好的治疗效果，最近几年在放射性水肿及坏死的治疗中应用越来越广。

（4）囊性变：部分三叉神经鞘瘤在治疗后可能会发生囊性变坏死，囊性变区在 T1WI 上呈低信号，T2WI 上为高信号。若囊性变没有引起明显的瘤体增大、症状加重，建议继续随访观察。对于产生占位效应及症状明显加重的囊性变，建议尽早进行外科手术干预。

（四）总结

立体定向放射外科治疗是一种有效和安全的治疗三叉神经鞘瘤的方法，能够作为开颅手术的补充治疗，在某些情况下甚至更优于手术切除方案。对于其治疗后出现的放射性不良反应，仍需要进行更大规模和多中心的研究，以优化剂量策略，并确定与治疗效应相关的预测因素。

参 考 文 献

［1］　陈利锋，余新光，周定标，等. 三叉神经鞘瘤的诊断与治疗［J］. 中华神经外科杂志，2009，25（2）：152-154.

［2］　崔勇，吴震，郝淑煜，等. 三叉神经鞘瘤的分型及手术入路的选择［J］. 中华神经外科杂志，2009，25（12）：1068-1071.

［3］　杜汉强，梁军潮，张聿浩，等. 伽玛刀治疗三叉神经鞘瘤疗效观察［J］. 中华神经外科杂志，2011，27（10）：992-995.

［4］　王恩敏，潘力，王滨江，等. 伽玛刀治疗大型三叉神经鞘瘤的临床分析［J］. 中华医学杂志，2005，85（18）：1266-1269.

［5］　Sun J，Zhang J，Yu X，et al. Stereotactic radiosurgery for trigeminal schwannoma：a clinical retrospective study in 52 cases[J]. Stereotact Funct Neurosurg,2013,91(4):236-242.

[6] Kano H,Niranjan A,Kondziolka D,et al. Stereotactic radiosurgery for trigeminal schwannoma: tumor control and functional preservation clinical article[J]. J Neurosurg,2009,110(3):553-558.

[7] Langlois A M,Iorio-Morin C,Masson-Côté L,et al. Gamma knife stereotactic radiosurgery for nonvestibular cranial nerve schwannomas[J]. World Neurosurg,2018,110:e1031-e1039.

[8] Li M,Wang X,Chen G,et al. Trigeminal schwannoma:a single-center experience with 43 cases and review of literature[J]. Br J Neurosurg,2021,35(1):49-56.

[9] Nettel B,Niranjan A,Martin J J,et al. Gamma knife radiosurgery for trigeminal schwannomas[J]. Surg Neurol,2004,62(5):435-444;discussion 444-446.

[10] Pan L,Wang E M,Zhang N,et al. Long-term results of Leksell gamma knife surgery for trigeminal schwannomas[J]. J Neurosurg,2005,102(Suppl):220-224.

[11] Peker S,Bayrakli F,Kiliç T,et al. Gamma-knife radiosurgery in the treatment of trigeminal schwannomas[J]. Acta Neurochir (Wien),2007,149(11):1133-1137;discussion 1137.

[12] Phi J H,Paek S H,Chung H T,et al. Gamma knife surgery and trigeminal schwannoma:is it possible to preserve cranial nerve function? [J]. J Neurosurg,2007,107(4):727-732.

[13] Ryu J,Lee S H,Choi S K,et al. Gamma knife radiosurgery for trigeminal schwannoma:a 20-year experience with long-term treatment outcome[J]. J Neurooncol,2018,140(1):89-97.

[14] Sheehan J,Yen C P,Arkha Y,et al. Gamma Knife surgery for trigeminal schwannoma[J]. J Neurosurg,2007,106(5):839-845.

（姚东晓　王飞跃　赵洪洋）

第四节　其他神经鞘瘤

一、颈静脉孔区神经鞘瘤

颈静脉孔区神经鞘瘤(jugular foramen schwannoma,JFS)在颅内神经鞘瘤中的发病率居第三位,占所有颅内神经鞘瘤的 2.9%～4%,仅次于听神经瘤和三叉神经鞘瘤。肿瘤起源于舌咽神经、迷走神经和副神经的神经鞘膜施万细胞。一般认为多起源于颈静脉孔区的神经部,多见于舌咽神经,极少起源于迷走神经和副神经。这些神经纤维从脑干延髓发出,集结在颈静脉孔而后出颅,神经鞘瘤多在颈静脉孔区发生和发展,向下可延伸至颞下窝颈动脉鞘区,向上可至桥小脑角区。由于颈静脉孔的解剖结构复杂,很难分辨肿瘤的神经来源,即使在显微外科手术中亦难以区别,因而统称为颈静脉孔区神经鞘瘤。占颅内肿瘤的 0.2%,占颈静脉孔区肿瘤的 50%～59%,病程平均为 2.7～5.0 年,患者发病年龄为 37～43 岁,女性略多于男性。

（一）分类

Samii 等于 1995 年按肿瘤生长方向和颅内外累及程度提出的分型方法:A 型,肿瘤原发并大部分位于颅内,颈静脉孔有扩大;B 型,肿瘤原发于颈静脉孔区,并向颅内扩展;C 型,肿瘤原发于颅外,向颈静脉孔区扩展;D 型,肿瘤呈哑铃形,颅内外均有侵犯。A 型肿瘤生长到一定程度多表现为颅后窝或桥小脑角综合征,B 型表现为各种形式的颈静脉孔综合征,C 型主要表现为单一神经麻痹和咽侧壁肿块,D 型患者可出现上述三型的症状。

（二）临床表现

颈静脉孔区神经鞘瘤的临床症状一般是肿瘤压迫相邻的神经结构导致神经病变或功能缺失所致。由于颈静脉孔区神经鞘瘤的神经来源、位置、大小、生长方向和累及结构不同,其临床表现具有多样性,不能仅以首发症状来推断肿瘤的起源。临床上的典型症状为声音嘶哑、吞咽困难、饮水呛咳等后组颅神经障碍症状,如病变向上累及听神经和面神经,患者可出现听力下降和面瘫,随着肿瘤的发展,患者会因相应的颅神经受累而表现出相应的症状。后期有明显占位效应者可能会出现与颅内压增高相关的症状。

（三）影像学特点

神经鞘瘤所致的扩大颈静脉孔的边缘常是光滑的,肿瘤边界清楚,内听道无扩大。神经鞘瘤容易发生囊性变和坏死。CT 表现为不均匀的等或低密度影,其中低密度且不强化的部位即为肿瘤囊性变和坏死区域。MRI 上肿瘤囊性变和坏死表现为 T1WI 低信号而 T2WI 高信号,神经鞘瘤的实质部分可明显强化,但不如颈静脉球瘤和脑膜瘤明显(图 9-15)。

（四）颈静脉孔区神经鞘瘤的立体定向放射外科治疗

1. 颈静脉孔区神经鞘瘤的伽玛刀治疗效果　颈静脉孔区神经鞘瘤虽为良性肿瘤,但由于颈静脉孔区及其毗邻结构关系较复杂,出入皆为重要血管、神经,颈静脉孔及其周围的骨性结构常有变异,肿瘤形态、位置也多变,所以手术难度较大,肿瘤全切除率低,术后并发症多且严重,即使在显微外科手术有较大发展的今天也是很大的挑战。国外有研究者收集并分析了后组颅神经鞘瘤外科手术切除后的数据,发现术后约 34.9% 的患者出现后组颅神经麻痹,6%～34% 的患者有面神经和听神经损伤等新发的神经功能障碍,此外可能还有颅内感染、脑脊液漏、肺部感染、血栓形成等并发症。颈静脉孔区神经鞘瘤的治疗策略根据患者年龄、肿瘤大小和位置以及后组颅

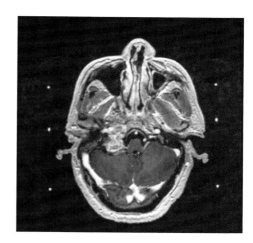

图 9-15　右侧颈静脉孔区神经鞘瘤

神经的功能等因素综合决定,手术大部切除联合立体放射外科治疗对于较大体积的颈静脉孔区神经鞘瘤是较好的选择。

1990 年,匹兹堡大学开始应用伽玛刀治疗颈静脉孔区神经鞘瘤,从 1990 年至 1997 年共收治 17 例颈静脉孔区神经鞘瘤患者,其中 13 例有手术史,中位周边剂量为 15 Gy(12～18 Gy),中位中心剂量为 30 Gy(21～36 Gy),中位随访时间为 39 个月(6～74 个月)。在伽玛刀治疗后,8 例(47%)肿瘤萎缩,8 例(47%)肿瘤体积未变,1 例因肿瘤体积增大而行手术切除,无颅神经功能障碍或其他并发症。

1995 年 Kida 等报道了 6 例行伽玛刀治疗的颈静脉孔区肿瘤病例,其中 4 例为神经鞘瘤,2 例为颈静脉球瘤。3 例有手术史,平均周边剂量为 15.6 Gy(13～16.5 Gy),平均随访时间为 19 个月。经 MRI 证实,在伽玛刀治疗后 4 例肿瘤明显萎缩,2 例肿瘤体积未变,无明显的并发症发生。伽玛刀治疗逐渐成为颈静脉孔区肿瘤的主要治疗手段之一。

2002 年 Pollock 等报道了采用伽玛刀治疗的 23 例非前庭神经鞘瘤病例,其中三叉神经鞘瘤 10 例,颈静脉孔区神经鞘瘤 10 例,舌下神经鞘瘤 2 例,滑车神经鞘瘤 1 例。中位周边剂量为 18 Gy(12～20 Gy),中位中心剂量为 36 Gy(24～40 Gy),中位随访时间为 43 个月(12～111 个月)。肿瘤控制率为 96%,其中 3 例三叉神经鞘瘤患者治疗后出现颅神经功能受损,而颈静脉孔区神经鞘瘤患者无一例颅神经功能受损。

复旦大学附属华山医院张南等于 2002 年报道了采用伽玛刀治疗并随访的 25 例颈静脉孔区神经鞘瘤病例,其中 12 例有手术史,平均周边剂量为 14.6 Gy(9.8～20 Gy),平均中心剂量为 32.6 Gy(25.4～50 Gy),平均随访时间为 38.7 个月(9～90 个月)。在伽玛刀治疗后,11 例肿瘤萎缩,13 例肿瘤体积未变,1 例肿瘤体积增大并行二次伽玛刀治疗。2007 年王鹏等报道了采用国产伽玛刀治疗的 19 例颈静脉孔区神经鞘瘤病例,肿瘤基本消失的 3 例(15.8%),肿瘤明显萎缩的 9 例(47.4%),肿瘤体积没有明显改变的 6 例(31.6%),肿瘤体积增大的 1 例(5.3%),肿瘤总控制率为 94.7%。

2012 年 Peker 等报道了 17 例采用伽玛刀治疗的中小体积颈静脉孔区神经鞘瘤病例,平均随访时间

为 64 个月,治疗后 13 例肿瘤萎缩,4 例肿瘤体积未变,仅有 1 例出现暂时性的声音嘶哑,肿瘤控制率为 100%。

首都医科大学附属北京天坛医院于 1995 年 1 月至 2008 年 12 月治疗并随访了 20 例显微外科手术后残留或复发的颈静脉孔区神经鞘瘤病例,均经病理证实且术后均有程度不同的后组颅神经症状,其中 9 例男性和 11 例女性,平均年龄为 42.8 岁,平均肿瘤体积为 8.7 cm³,平均周边剂量为 13.8 Gy(12.0~15.0 Gy),平均中心剂量为 31.1 Gy(26.0~33.3 Gy)。平均随访时间为 71.7 个月(12~175 个月),经 MRI 证实肿瘤萎缩的 10 例(50%)(图 9-16),体积不变的 5 例(25%),肿瘤体积增大的 5 例(25%),肿瘤总控制率为 75%;5 例(25%)患者后组颅神经症状好转,12 例(60%)患者症状同治疗前,3 例(15%)患者因肿瘤增大而出现后组颅神经症状加重。

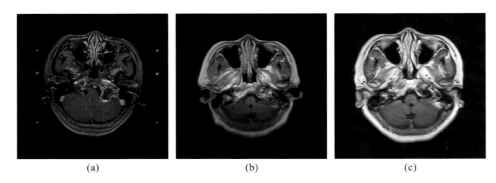

(a)　　　　　　　　　　(b)　　　　　　　　　　(c)

图 9-16　显微外科手术后残留的颈静脉孔区神经鞘瘤行伽玛刀治疗,周边剂量为 13 Gy(45%),随访 MRI 显示肿瘤逐渐缩小,控制良好

(a)伽玛刀定位片;(b)伽玛刀治疗后 36 个月;(c)伽玛刀治疗后 90 个月(图由首都医科大学附属北京天坛医院伽玛刀中心提供)

综上所述,伽玛刀治疗颈静脉孔区神经鞘瘤的肿瘤控制率为 75%~100%,对后组颅神经的损伤率远小于显微外科手术,对后组颅神经功能起到保护作用。但颈静脉孔区神经鞘瘤与听神经瘤一样需重视远期随访,伽玛刀治疗后短期出现肿瘤萎缩或体积不变并不代表肿瘤已得到永久控制,远期仍会出现肿瘤囊性变增大或复发。

2. 治疗

(1)适应证:

①中小体积颈静脉孔区神经鞘瘤。

②术后残留或复发的肿瘤。

③年老体弱或伴有其他疾病不能耐受手术或拒绝行开颅手术者。

对于占位效应明显、脑干受压、有明显颅内高压等表现者仍建议行开颅手术切除肿瘤,术后如有残留再考虑行立体定向放射外科治疗。

(2)术前准备:完善血常规、凝血功能、心电图等术前常规检查,治疗前一晚清洁头发。

(3)立体定向框架:原则上应将病灶中心置于立体定向框架的中心。

(4)MRI 扫描定位:采用 T1 增强及 T2WI 序列扫描,层厚 2~3 mm。扫描范围包括整个肿瘤及整个颈静脉孔区,条件允许者加做 CT 检查以明确病变区域骨质情况。颅底及颈静脉孔区神经、血管多,解剖结构复杂,鉴别诊断尤其重要,建议以 3 个定位序列为基础做多模态影像融合,有助于确定肿瘤性质和靶区范围。

(5)剂量规划:依肿瘤大小和邻近结构,肿瘤周边剂量一般为 12~13 Gy,等剂量曲线为 40%~60%。对于体积较大尤其是压迫延髓的颈静脉孔区神经鞘瘤,处方剂量可略低,或予以分阶段治疗,不过目前尚缺乏分阶段治疗的疗效分析数据,仍需进一步的研究。对于双侧均有后组颅神经症状者,制订治疗规划时更需慎重,处方剂量不可过高,避免出现严重的神经功能障碍。

(6)术后处理:术后可用 20% 甘露醇 125~250 mL,静脉滴注,1~2 次/天;地塞米松 5 mg,肌内注射,1~2 次/天。有颅神经受累症状者可加用神经营养药物。

（7）并发症：

①颅神经症状：部分病例治疗后出现新增的后组颅神经症状或症状在原有基础上加重，这与神经受照后的功能损伤有关，但是其发生率仍远低于开颅手术。

②放射性坏死及水肿：对于贴近延髓生长的颈静脉孔区神经鞘瘤患者，若是在接受立体定向放射外科治疗时，延髓受到过多的照射，延髓可能会发生水肿及坏死，其结果可能是致命性的，因此在制订治疗规划时需尽可能考虑到延髓的受照剂量，必要时分阶段治疗。

二、面神经鞘瘤

面神经鞘瘤在临床上较为罕见，占颅内神经鞘瘤的比例不到 2%。肿瘤起源于面神经鞘的施万细胞，可发生于面神经任一走行区域。面神经鞘瘤常发生于膝状神经节，与听神经瘤或该区域的脑膜瘤难以鉴别。可从面神经的水平部或垂直部长出；前者向颅中窝或岩锥发展，后者则易侵入中耳或外耳道，很少侵入颅内。

（一）分类

面神经鞘瘤根据发病部位可分为桥小脑角区、迷路区、膝状区、鼓室区、乳突区和腮腺区面神经鞘瘤。关于哪个部位发病率最高目前尚有争议。

（二）临床表现

面神经鞘瘤的临床表现与肿瘤的大小、生长部位及累及范围有关。慢性进展性面瘫是面神经鞘瘤的典型临床表现。11% 的面神经鞘瘤患者会突发面瘫，27% 没有面瘫。首发症状多为渐进性的面瘫或面肌痉挛。若病变累及桥小脑角区、迷路区、膝状区或鼓室区，患者可出现听力下降或丧失。

（三）影像学特点

面神经鞘瘤在 CT 上主要表现为面神经径路上出现软组织肿块和面神经管的扩大，听小骨被向外推是其重要的征象。迷路段及乳突段病变多显示面神经管的扩大，一般为圆形扩大，部分边缘可欠规则。在 MRI 上多表现为 T1WI 等或低信号的囊实性占位，T2WI 等或高信号，增强扫描后轻度或明显强化。

因走行特点，桥小脑角区的面神经鞘瘤在影像学上是难以与听神经瘤相鉴别的，面瘫等首发症状可作为鉴别诊断的依据，因为听神经瘤很少会出现面瘫的首发症状。

（四）面神经鞘瘤的立体定向放射外科治疗

面神经鞘瘤的治疗策略同听神经瘤，包括临床动态观察、显微外科手术和伽玛刀治疗。由于肿瘤侵及面神经，一旦采用显微外科手术将肿瘤全切除，面神经功能一般很难保住，部分切除肿瘤会发生远期复发。而伽玛刀治疗因具有保护颅神经功能的优越性，临床应用逐渐增多。国外有多例临床报道，但因为罕见病病例数只能逐渐积累，近期有多中心的联合报道。国内目前尚无相关的临床随访报告。

2014 年韩国学者 Moon 等报道了 14 例采用伽玛刀治疗的面神经鞘瘤患者，其中 5 例有手术史，平均周边剂量为 13.2 Gy（12～15 Gy），平均中心剂量为 26.4 Gy（24～30 Gy），平均随访时间为 80.7 个月（2～170 个月），随访超过 2 年的 12 例患者肿瘤控制率为 100%，2 例面神经功能改善，3 例（21%）面神经功能受损，所有患者有用听力未受影响，无其他明显的颅神经功能损伤症状。面神经鞘瘤与其他种类鞘瘤一样，治疗后 6 个月一般会出现瘤中心低密度伴肿瘤肿胀，肿瘤体积暂时性扩大，进而压迫周围骨性结构，以致对面神经产生机械性损伤，Moon 等认为 3 例患者的面神经功能受损很大程度上源于此，而非射线的直接损伤所致。

2015 年 McRackan 等对 1995—2014 年 10 篇相关的临床报道进行荟萃分析，总共 45 例患者治疗后接受至少 2 年的随访，平均随访时间为 42.1 个月，19 例肿瘤萎缩，23 例肿瘤体积不变，3 例肿瘤体积增大。面神经功能受损率为 12.8%，听力下降率为 36.7%。

2013 年 Hasegawa 发表来自日本多中心的临床研究报道，42 例患者来自 10 个伽玛刀中心，其中 13 例有手术史，平均周边剂量为 12 Gy，中位随访时间为 48 个月，23 例肿瘤明显萎缩，19 例肿瘤体积保持不变。只有 1 例肿瘤在 60 个月后增大,但二次伽玛刀治疗后肿瘤萎缩。3 年、5 年的累积肿瘤控制率分别为 100% 和 92%。19% 患者的面神经功能改善,12% 患者的面神经功能受损,90% 患者的有用听力未受影响。

2015 年 Sheehan 等发表来自美国多中心的临床研究报道,42 例患者来自 8 个伽玛刀中心,其中 15 例有手术史,平均周边剂量为 12.5 Gy(11～15 Gy),中位随访时间为 28 个月,肿瘤总控制率为 90%,1 年、2 年、3 年和 5 年的累积肿瘤控制率为 97%、97%、97% 和 90%。肿瘤体积越小,面神经功能保护率越高。周边剂量不超过 12.5 Gy 有利于保护颅神经功能。

综上所述,伽玛刀治疗面神经鞘瘤的周边剂量同听神经瘤,肿瘤控制率为 90%～100%;面神经功能损伤率为 12%～21%,明显高于听神经瘤;听力受损率相对较低,有用听力保留率高于听神经瘤。伽玛刀治疗对于中小体积的面神经鞘瘤患者而言,应为一线治疗,建议早期发现、早期治疗,保护颅神经功能;对于术后残留或复发肿瘤,伽玛刀治疗为首选。

制订治疗规划时,肿瘤周边剂量推荐为 12～13 Gy,等剂量曲线为 40%～60%。耳蜗受照剂量尽可能不超过 4.5 Gy。

(五)并发症

面神经鞘瘤在立体定向放射外科治疗之后的并发症主要为面瘫和听力损伤,根据病变特点选择合适的处方剂量,并控制耳蜗受照剂量,有助于降低并发症的发生率。

三、动眼神经鞘瘤

动眼神经鞘瘤是一种非常罕见的颅内良性肿瘤,大多数颅内神经鞘瘤起源于颅神经的感觉区,而动眼神经鞘瘤则是少有的起源于运动神经的肿瘤。

(一)发生部位

动眼神经自上丘水平动眼神经核发出后经脚尖窝侧壁出中脑,在大脑后动脉和小脑上动脉之间向前走行,再在后交通动脉下方向前,经过后床突两侧进入海绵窦,在海绵窦外上方与滑车神经伴行,经眶上裂出颅,进入眼眶内,支配除外直肌、上斜肌之外的眼外肌。动眼神经鞘瘤多发生在动眼神经走行的脑池段、海绵窦段以及眶尖部分,极少部分病变会向眶内发展。

(二)临床表现

动眼神经鞘瘤患者的临床症状取决于肿瘤的位置,但大多数患者会出现动眼神经麻痹。较常见的症状包括上睑下垂和复视,部分病例伴有眼球突出和结膜水肿。向视神经方向生长的肿瘤可引起视力下降、视神经乳头水肿等表现。

(三)诊断

动眼神经鞘瘤患者的首发症状多为动眼神经麻痹,如累及第 Ⅱ、Ⅳ、Ⅴ 对颅神经等,易被误诊为三叉神经鞘瘤等其他颅内神经鞘瘤,可通过首发症状及 MRI 表现协助诊断,但因发病率极低,诊断较为困难。

(四)动眼神经鞘瘤的立体定向放射外科治疗

动眼神经鞘瘤患者大多选择手术治疗,然而术后动眼神经完全瘫痪的比例较高。立体定向放射外科治疗动眼神经鞘瘤虽有一些成功的病例,但是治疗经验仍有所欠缺,相关的报道亦是少见,需更多的样本和随访结果以确定合适的治疗剂量。

动眼神经鞘瘤的推荐处方剂量为 12～13 Gy,等剂量曲线为 40%～60%。更合理的处方剂量有待进一步研究。体积较大或邻近视神经者可考虑分割治疗。

国外曾报道 2 例用伽玛刀治疗动眼神经鞘瘤的病例。其中 1 例患者曾接受外科手术切除,术后出现上睑下垂的动眼神经损伤症状,手术切除后 3 年肿瘤复发,患者接受伽玛刀治疗。另 1 例患者因动眼神经麻痹发现病灶,直接行伽玛刀治疗。周边剂量分别为 11 Gy 和 13 Gy。在随访期间,患者的一般情况没有变化,治疗后 2 例病灶均缩小。

（五）并发症

动眼神经对于损伤因素非常敏感，动眼神经鞘瘤患者行立体定向放射外科治疗后最常见的并发症仍然是动眼神经麻痹甚至完全瘫痪。调整处方剂量，采用剂量分割治疗等措施有助于降低动眼神经受损的概率。

四、滑车神经鞘瘤

滑车神经鞘瘤发病率极低，临床少见，缺乏典型的临床表现，诊断非常困难。

（一）发生部位

滑车神经是唯一从背侧出脑干的颅神经，起自中脑动眼神经核下端、下丘平面导水管周围灰质腹侧中的滑车神经核，其纤维走向背侧顶盖，在顶盖与前髓帆交界处交叉，经下丘下方出中脑，再绕大脑脚至腹侧脚底，穿过海绵窦外侧壁，与动眼神经伴行，经眶上裂入眶后，越过上直肌和上睑提肌向前走行，支配上斜肌。滑车神经鞘瘤发生于滑车神经的鞘膜，多位于脑池段。

（二）临床表现

滑车神经鞘瘤的特征性症状是复视、偏瘫、小脑共济失调。肿瘤长大侵及海绵窦时，常累及面神经、三叉神经、动眼神经，造成眼球运动障碍和复视。若肿瘤累及桥小脑角区，患者可出现共济运动障碍、锥体束征，以及面神经、听神经、后组颅神经损害等桥小脑角综合征的表现。晚期肿瘤可压迫中脑导水管、第四脑室而引起梗阻性脑积水，进而导致患者出现颅内高压症状。

（三）诊断

滑车神经鞘瘤的诊断较为困难，利用 MRI 表现，结合患者复视等滑车神经麻痹症状有助于做出诊断。但因此病罕见，对于症状不典型或累及多个颅神经的病变，诊断仍然不易。

（四）滑车神经鞘瘤的立体定向放射外科治疗

对于所有有症状且有明显占位效应的患者都建议行手术减压，然而术后出现滑车神经麻痹等并发症的比例仍然较高。

立体定向放射外科治疗对于仅出现复视的患者而言是一个很好的选择，国外有报道称 75% 的患者在治疗后症状有所改善。滑车神经鞘瘤的推荐处方剂量为 12～13 Gy，等剂量曲线为 40%～60%。制订治疗规划时需注意视觉通路的受照剂量不超过 9.5 Gy。体积较大或邻近视神经者可考虑剂量分割治疗。

五、外展神经鞘瘤

外展神经鞘瘤是一种极为罕见的轴外实体肿瘤，迄今为止的病例报道也极少。

（一）临床表现

外展神经鞘瘤的主要症状是外展神经麻痹相关症状，如眼球外展活动受限、复视等，也可能无症状，或表现为头痛等颅内高压症状或其他颅神经症状。超过半数的患者可有其他颅神经受累。

（二）治疗

对于体积较大、占位效应明显或伴有严重神经功能症状者建议手术切除，但因海绵窦区手术操作的风险和难度较高，往往难以做到完全切除，对术者的要求也较高。

推荐将立体定向放射外科治疗用于中小体积外展神经鞘瘤或手术切除后残留或复发的肿瘤患者。周边剂量推荐为 12～13 Gy，等剂量曲线为 40%～60%。

（三）并发症

外展神经鞘瘤患者行立体定向放射外科治疗后的并发症以外展神经损伤的表现为主。对于大体积的肿瘤，可考虑分割治疗方案，以降低并发症的发生率。

六、嗅沟神经鞘瘤

颅内神经鞘瘤一般来源于构成神经鞘膜的施万细胞,而嗅神经缺乏含施万细胞的鞘膜,因此发生于嗅沟的神经鞘瘤十分罕见。

(一)临床表现

嗅沟神经鞘瘤的早期临床表现缺乏特异性,多表现为鼻塞、流涕、出血、头痛、嗅觉减退、感觉异常等,易误诊为感冒而延误治疗,后期逐渐出现颅内压增高的症状。因嗅沟神经鞘瘤较少见,其影像学表现缺乏特异性,难以与嗅沟脑膜瘤相鉴别。

(二)治疗

嗅沟神经鞘瘤首选手术治疗。对于无法耐受手术、拒绝手术或术后残留复发的嗅沟神经鞘瘤患者,可考虑采用立体定向放射外科治疗。推荐处方剂量为 12～13 Gy,等剂量曲线为 40%～60%。因该病极为罕见,立体定向放射外科治疗相关经验较缺乏,仍需更多的病例及随访资料以掌握合适的处方剂量。

七、视神经鞘瘤

视神经本身缺乏施万细胞组成的鞘膜,一般认为视神经鞘瘤起源于视神经周围的异位施万细胞或眶内视神经周围的交感神经。

(一)临床表现

视神经鞘瘤的临床表现主要为缓慢进展的无痛性眼球突出、眼外肌麻痹导致的复视、严重的视力障碍或视野缺损、眶后疼痛和头痛,严重情况下甚至会失明。

(二)诊断

视神经鞘瘤难以与视神经胶质瘤或脑膜瘤等病变相鉴别,通常需要通过手术确诊。

(三)治疗

视神经鞘瘤的治疗首选手术切除,因放射外科的单次大剂量照射会导致视神经损伤,患者发生视力下降甚至失明的风险高。不过随着剂量分割治疗在临床上的逐渐应用,视神经鞘瘤亦可选择分阶段治疗的方式,视力受损的风险较单次治疗明显下降。

八、总结

在个体化医疗时代,非听神经瘤的治疗趋势正在朝手术与立体定向放射外科治疗相结合的综合治疗方向转变。

非听神经瘤是一类罕见的肿瘤,临床表现多样,取决于发病部位和颅神经。首选治疗方案一般是手术切除,但在那些手术切除会导致高并发症发生率或是患者无法耐受手术的情况下,立体定向放射外科治疗仍然是一个很好的选择。

参 考 文 献

[1] 窦以河,刘国华,闫志勇,等.滑车神经鞘瘤二例并文献复习[J].中华神经外科杂志,2011,27(4):411-413.

[2] 李志宏,施正生,陈新生,等.2例嗅沟神经鞘瘤的诊断与治疗体会[J].中华全科医学,2011,9(1):161-162.

[3] 孙艳,黄琦,杨军,等.源于颈静脉孔区的神经鞘膜瘤的处理[J].中华耳鼻咽喉头颈外科杂志,2015,50(7):546-550.

[4] 王鹏,潘绵顺,朱世友,等.颅内非听神经性神经鞘瘤的放射外科治疗临床研究[J].立体定向和功能性神经外科杂志,2007,20(6):354-357.

［5］　钟平,周范民,高翔.动眼神经鞘瘤诊断与治疗[J].山西临床医药,2000,9(5):344-345.

［6］　Hasegawa T. Stereotactic radiosurgery for nonvestibular schwannomas[J]. Neurosurg Clin N Am,2013,24(4):531-542.

［7］　Sheehan J P,Kano H,Xu Z,et al. Gamma knife radiosurgery for facial nerve schwannomas:a multicenter study[J]. J Neurosurg,2015,123(2):387-394.

［8］　Langlois A M,Iorio-Morin C,Faramand A,et al. Outcomes after stereotactic radiosurgery for schwannomas of the oculomotor,trochlear,and abducens nerves[J]. J Neurosurg,2021,135(4):1044-1050.

［9］　McRackan T,Wilkinson E P,Brackmann D E,et al. Stereotactic radiosurgery for facial nerve schwannomas:meta-analysis and clinical review[J]. Otol Neurotol,2015,36(3):393-398.

［10］　Moon J H,Chang W S,Jung H H,et al. Gamma surgery for facial schwannomas[J]. J Neurosurg,2014,121(Suppl):116-122.

［11］　Noureldine M H A,Jha R T,Peto I,et al. Facial nerve schwannoma complicated by acute hemorrhage after treatment with stereotactic radiosurgery[J]. World Neurosurg,2020,134:128-132.

［12］　Peciu-Florianu I,Tuleasca C,Comps J N,et al. Radiosurgery in trochlear and abducens nerve schwannomas:case series and systematic review[J]. Acta Neurochir(Wien),2017,159(12):2409-2418.

［13］　Pollock B E,Foote R L,Stafford S L. Stereotactic radiosurgery:the preferred management for patients with nonvestibular schwannomas？[J]. Int J Radiat Oncol Biol Phys,2002,52(4):1002-1007.

［14］　Safavi-Abbasi S,Bambakidis N C,Zabramski J M,et al. Nonvestibular schwannomas:an evaluation of functional outcome after radiosurgical and microsurgical management[J]. Acta Neurochir(Wien),2010,152(1):35-46.

［15］　Tucker A,Miyake H,Tsuji M,et al. Intradural microsurgery and extradural gamma knife surgery for hypoglossal schwannoma:case report and review of the literature[J]. Minim Invasive Neurosurg,2007,50(6):374-378.

［16］　Zhang N,Pan L,Dai J Z,et al. Gamma knife radiosurgery for jugular foramen schwannomas[J]. J Neurosurg,2002,97(5 Suppl):456-458.

（姚东晓　王飞跃　赵洪洋）

第十章　脑膜瘤的立体定向放射外科治疗

第一节　良性脑膜瘤

一、概述

脑膜瘤(meningioma)是颅内常见的肿瘤之一,由于脑膜瘤细胞和蛛网膜细胞的细胞组织学和结构相似,现在普遍认为脑膜瘤细胞来源于神经外胚层,起源于脑膜及脑膜间隙的衍生物。根据 WHO 病理分级,脑膜瘤可分为 WHO Ⅰ级、Ⅱ级和Ⅲ级。一般认为,良性脑膜瘤指的是 WHO Ⅰ级脑膜瘤。据统计,WHO Ⅰ级脑膜瘤约占 80.5%,WHO Ⅱ级脑膜瘤约占 17.7%,WHO Ⅲ级脑膜瘤约占 1.7%。

二、流行病学

脑膜瘤的发病率在不同地区/种族中略有差异,为(1.28~7.44)/10 万。根据美国脑肿瘤注册中心统计的 2012—2016 年的数据,脑膜瘤占所有脑肿瘤的 37.6%,占非恶性脑肿瘤的 53.3%。其发病率随着年龄的增长而增加。其常见于 65 岁及以上的成年人,少见于 14 岁以下人群,荷兰的一项研究显示,18 岁以下人群脑膜瘤的发病率仅为 0.06/10 万。脑膜瘤的发病与性别相关,男、女比例约为 1∶2.32,在 20 岁以下的人群中,男、女发病率相似;在 35~44 岁人群中,男、女比例可达 1∶3.28,黑人发病率明显比白人高。近年来随着 CT、MR 技术的广泛应用,许多无症状脑膜瘤得以发现,使得脑膜瘤的发病率明显升高,尤其是在老年患者中。

三、病原学

脑膜瘤的病因目前仍然不清楚,其发生可能与内、外环境以及基因的改变有关,并非单因素所致。通过流行病学研究,其致病因素逐渐为人们所知。

(一)物理因素

电离辐射是最常见的物理致癌因素。自 1895 年伦琴发现 X 线后,电离辐射的致癌性逐渐为人们所知。1902 年第一例与电离辐射相关的癌症(即电离辐射引起的皮肤癌)被报道后,类似的病例相继被报道出来。在脑膜瘤中,电离辐射也是目前明确的致病因素之一。有研究表明,在日本广岛和长崎的原子弹爆炸幸存者中,脑膜瘤的发病率明显增加。在行 X 线照射的口腔疾病患者和曾行头部放射治疗的儿童白血病幸存者中,脑膜瘤的发病风险亦显著增加。

(二)化学因素

动物实验已证实了某些化学物质(如铅、农药、尼古丁、亚硝酸盐和有机溶剂等)可诱发脑肿瘤,包括肉瘤、胶质瘤、上皮癌、脑膜瘤等。有研究表明,吸烟与脑膜瘤有一定的关系,尤其是在男性患者中。法国的一项研究表明,有除草剂暴露史的女性,脑膜瘤的发生风险显著升高,并随暴露剂量的增加而升高。

(三)头部外伤

头部外伤是否是脑膜瘤的危险因素目前尚有争议。支持者认为,在头部外伤患者中,氧自由基的产生、凹陷性骨折时瘢痕组织所致的慢性炎症、细胞分裂增殖时释放的内分泌物质破坏血脑屏障都有可能诱发脑肿瘤的形成。Zülch 提出了头部外伤与脑肿瘤发生相关的标准:①受伤前身体健康;②脑外伤的

程度比较严重;③外伤和脑肿瘤的部位一致;④外伤和脑肿瘤发生的间隔时间较长,一般为 4～20 年;
⑤脑肿瘤经病理组织学证实。反对者认为,头部外伤与脑肿瘤没有关系,外伤只是促发或加重了已在生长的脑肿瘤的临床症状。丹麦的一项研究显示,1977—1992 年 228055 例脑震荡、颅骨骨折或头部受伤的其他住院患者中,大部分脑肿瘤发生于头部外伤后第 1 年,而头部外伤 1 年后未发现脑膜瘤,在这项研究中,头部外伤与脑膜瘤相关可能是由研究偏倚引起的。

(四)激素

脑膜瘤在女性中的发病率是男性的 2.32 倍,在女性生育期甚至是男性的 3 倍,这促使人们联想到性激素与脑膜瘤的关系。脑膜瘤的病理中也检测到雌激素、孕激素及雄激素受体的表达,这从另一方面提示性激素与脑膜瘤相关。有研究表明,绝经前使用激素替代治疗的患者发生脑膜瘤的风险是绝经后未使用激素替代治疗患者的 2.48 倍。芬兰的一项全国性调查研究显示,1994—2009 年,曾应用激素替代治疗至少 6 个月的 262728 名女性中,仅用雌激素替代治疗的人群发生脑膜瘤的标准化发病比为 1.29,而在使用雌激素替代治疗至少 3 年的人群中,脑膜瘤的发病风险是背景人群的 1.4 倍。另一项病例研究显示,1987—1992 年在芝加哥确诊的 219 例脑膜瘤患者中,口服避孕药和雌激素替代治疗具有保护作用(OR＝0.2,95％ 置信区间为 0.0～0.8)。到目前为止,仍不能确定脑膜瘤具有明确的激素依赖性,外源性和内源性激素的流行病学研究等的差异可能会引起不同的研究结果。

(五)遗传因素

脑膜瘤存在一定的家族聚集性和遗传易感性。瑞典癌症数据库显示,父母有脑膜瘤病史的,其后代发生脑膜瘤的标准化发病比为 3.06,而兄弟姐妹发生脑膜瘤的标准化发病比为 4.41。通过对脑膜瘤的分子流行病学的研究,人们发现相关基因在脑膜瘤的发生发展中起着重要作用,如叶酸代谢基因、药物代谢基因、DNA 损伤修复基因和细胞凋亡基因等。现认为,多发性脑膜瘤多见于 NF-2 基因异常者,NF-2 基因定位于第 22 号染色体上。这些研究表明基因的遗传多态性与脑膜瘤的发生有一定的关系。

四、病理

脑膜瘤大多质韧或质硬,与脑组织边界清楚,可呈分叶状,广泛附着在硬脑膜上,呈球形生长,瘤体可呈锥形、球形、哑铃形或扁平形,常压迫邻近脑组织,常侵及硬脑膜和硬脑膜窦,很少侵及脑组织,偶可侵犯颅骨,引起骨质增生。肿瘤剖面呈致密的灰色或暗红色,有时肿瘤切面有砂粒感,这提示肿瘤内有大量砂粒体。在组织学上,脑膜瘤形态多种多样。大部分良性脑膜瘤的临床生物学行为类似,常见的良性脑膜瘤有以下亚型。

(一)脑膜皮细胞型脑膜瘤

该类型最常见,瘤细胞大小一致,呈分叶状排列,间隔少许胶原纤维,细胞核呈卵圆形,有时嗜伊红染色的胞质突入核内可形成“包涵体”,旋涡状结构及砂粒体较少见。大的分叶结构易与“片状”结构混淆。在小叶内,瘤细胞比较像正常的蛛网膜细胞,合体状,细胞之间的分界不清,细胞核呈卵圆形,染色质细。

(二)纤维型脑膜瘤

瘤体主要由成纤维细胞和胶原纤维组成,成纤维细胞样的梭形细胞平行或束状交叉排列在富含胶原和网状纤维的基质内,少见砂粒体、旋涡状结构和核内假包涵体结构。

(三)血管型脑膜瘤

瘤内富含血管及血窦,血管腔小至中等大小,管壁薄,管壁玻璃样变性,血管外壁或间质中的蛛网膜上皮细胞呈条索状排列,胶原纤维很少。

(四)砂粒型脑膜瘤

好发于胸段脊髓,尤其是中年女性,肿瘤形成不规则钙化,少数情况下形成骨化小体,瘤内有大量砂粒体,有些肿瘤甚至全部为砂粒体结构,细胞排列成旋涡状,血管内皮肿胀,可呈玻璃样变性后钙化。

（五）过渡型脑膜瘤

该类型常见，多发生在大脑凸面，兼具纤维型和脑膜皮细胞型脑膜瘤的特点，肿瘤细胞排列成分叶状和束状，上皮样细胞和长梭形细胞往往交错分布，旋涡状结构丰富，常见砂粒体。

（六）分泌型脑膜瘤

肿瘤基本结构为脑膜皮细胞型，在细胞间隙或微囊腔内可见圆形嗜酸性小体，嗜酸性小体大小不一、染色均匀，嗜酸性小体似未钙化砂粒体，称假砂粒体，其免疫组化染色呈 CEA 阳性，PAS 染色阳性。另外，分泌型脑膜瘤可出现明显的瘤周水肿。

（七）富于淋巴浆细胞型脑膜瘤

较少见，肿瘤基本结构为纤维型，瘤内可见丰富的淋巴细胞和浆细胞浸润，该型脑膜瘤易伴发造血组织异常。

（八）化生型脑膜瘤

肿瘤含有间叶组织成分，如骨、脂肪、软骨、黏液和黄色瘤等，化生骨通常远离硬脑膜，应与肿瘤侵犯颅骨时残留的骨组织鉴别。

（九）微囊型脑膜瘤

肿瘤细胞具有细长的胞质突起，环绕肿瘤细胞形成微囊，大小不一，外观似蜘蛛网，可见囊内黏液样物质，肿瘤排列疏松，可见退行性核，局部可见上皮样合体细胞团或旋涡状结构，瘤周常见明显水肿。

五、临床表现

良性脑膜瘤好发于大脑凸面、镰旁、矢状窦旁、鞍结节、海绵窦、桥小脑角和小脑幕等部位。通常生长缓慢，一般病程较长，因此当肿瘤不引起梗阻性脑积水或者无局部症状时，患者常无相关症状。据报道，良性脑膜瘤患者出现早期症状平均需要 2.5 年，少数患者可达 6 年。因此，多数患者常由体检等偶然发现。患者出现症状主要源于肿瘤对周围脑组织和颅神经的压迫。头痛和癫痫是常见的首发症状。由于肿瘤的生长部位不同，患者还可出现不同的症状，如视力、视野、听觉、嗅觉障碍及肢体运动障碍等。肿瘤位于一些特殊的部位还可引起海绵窦综合征、桥小脑角综合征等。一些巨大肿瘤患者甚至会出现颅内高压的表现。此外，脑膜瘤还可造成邻近颅骨变化，表现为骨板破坏，骨板变厚或受压变薄，肿瘤甚至穿破骨板侵蚀至帽状腱膜下，导致头皮局部隆起。

六、影像学检查

（一）头颅 X 线片

脑膜瘤患者可出现局部性骨质改变，表现为内板骨质增厚，外板骨质增生呈针状放射，邻近部位骨质增生、吸收或破坏，脑膜瘤引起局部骨板变薄或破坏的发生率在 10% 左右。此外，颅板的血管压迹可增多，常见脑膜中动脉沟增粗扭曲。

（二）脑血管造影

脑血管造影可协助明确肿瘤血管结构、供血动脉来源、肿瘤血运程度、主要脑血管的移位情况、肿瘤与硬脑膜窦的关系、静脉窦的开放程度等。为部分颅底和大脑凸面脑膜瘤患者在术前栓塞供血动脉以减少术中出血提供帮助。利用脑血管造影，在毛细血管期可见肿瘤染色，静脉期可见静脉窦受累情况，如狭窄、移位、阻塞等，还可看到周围静脉引流情况。可为制订手术方案提供帮助。

（三）头颅 CT 检查

在 CT 出现之前，人们主要采用头颅 X 线片和脑血管造影对脑膜瘤进行辅助诊断。20 世纪 70 年代后，CT 检查逐渐成为诊断脑膜瘤的主要方法之一。典型的脑膜瘤在 CT 平扫时可表现为孤立的等密度或高密度占位，肿瘤边缘清楚，宽基底附着于硬脑膜表面，与硬脑膜成钝角，部分肿瘤可见钙化，增强扫描时可见肿瘤呈均匀一致的强化,部分肿瘤可出现周围密度降低的瘤周水肿区,部分肿瘤可伴不典型坏死、囊性变或瘤内出血。

(四)磁共振成像(MRI)检查

磁共振成像检查是脑膜瘤重要的检查之一。在磁共振 T1WI 上,脑膜瘤多数表现为等信号,少数为低信号;T2WI 上可呈高、低混合信号。无论是在 T1WI 上还是在 T2WI 上,肿瘤信号常不均匀,这与瘤体内血管流空、钙化、囊性变及纤维间隔有关;部分肿瘤可出现囊性变,肿瘤内部囊性变区在 T1WI 上呈低信号,T2WI 上呈高信号;部分肿瘤可出现瘤周水肿,在 T1WI 上为低信号,T2WI 上为高信号,水肿程度与肿瘤大小、组织类型,以及良、恶性无明显相关性。注射造影剂 Gd-DTPA 后脑膜瘤大多出现明显强化,而内部囊性变区则不强化,40％～60％的脑膜瘤显示肿瘤邻近硬脑膜处强化,此即硬膜尾征。此外,磁共振成像能清楚地显示肿瘤与周围重要结构和邻近血管的关系,肿瘤侵袭及颅内静脉窦受压迫等情况,对指导手术切除有一定的帮助。

七、诊断

脑膜瘤的临床诊断主要依据肿瘤的生长部位、形态、占位效应,以及影像学表现。脑膜瘤好发于大脑凸面、矢状窦旁和蝶骨嵴等位置,常以宽基底与硬脑膜相连,周围见脑脊液环绕,皮质塌陷,肿瘤边界清楚,圆形或类圆形,病灶密度均匀,一般在 CT 图像上呈稍高密度,出血、坏死少见,钙化常见,周围骨质常见增生性改变;MR 平扫信号均匀,T1WI 上呈等或稍低信号,T2WI 上呈等信号,增强扫描后明显均匀强化,可见硬膜尾征。

八、治疗

颅内良性脑膜瘤的治疗方法主要包括手术和放射治疗等。对良性脑膜瘤患者来说,直接进行手术切除是最基本、最有效的治疗方法。手术是彻底清除肿瘤的唯一手段。肿瘤全部切除的良性脑膜瘤患者不需要其他辅助性治疗即可获得痊愈。手术可以协助明确诊断、缓解症状、减少肿瘤负荷、提高生活质量。手术的原则是尽可能地切除肿瘤,同时尽量保持周围脑组织结构和功能的完整。有文献报道,肿瘤全切除后,5 年和 10 年的局部复发率分别为 10％和 20％左右。脑膜瘤次全切除后,5 年、10 年和 15 年的局部复发率分别为 25％、70％和 90％左右。放射治疗是脑膜瘤不可或缺的治疗手段,其在良性脑膜瘤中的应用范围主要包括:术后残留及复发的肿瘤;肿瘤位于脑深部或累及重要结构,估计手术不能切除或手术使原有症状加重的肿瘤;存在手术禁忌证或拒绝接受手术治疗的患者。随着医疗技术的发展和进步,现代常用的放射治疗技术主要有常规二维放射治疗、三维适形放射治疗、调强放射治疗、螺旋断层放射治疗和立体定向放射治疗。立体定向放射外科(stereotactic radiosurgery,SRS)以单次大剂量、高精度为特点,是良性脑膜瘤最常用的立体定向放射治疗技术。

九、立体定向放射外科(SRS)

SRS 已成为多种神经系统疾病的治疗手段,包括颅内原发或继发性良恶性肿瘤、动静脉畸形和三叉神经痛等。与常规分次放射治疗不同,SRS 的作用原理并不是基于正常细胞和肿瘤细胞之间修复能力的差异。在 SRS 治疗中,肿瘤内部等中心与周围正常组织之间形成陡峭的剂量分布,高剂量区集中在肿瘤内部,引起不可修复的细胞损伤以及瘤内血管闭塞,进而造成肿瘤坏死。

良性脑膜瘤所具有的一些鲜明的特点,使得其非常适合采用 SRS 治疗。首先,多数良性脑膜瘤生长速度缓慢,SRS 的放射生物学效应因此而得以发挥;其次,良性脑膜瘤在 CT 或 MR 下显像清楚,呈非浸润性生长,与周围正常组织之间边界清楚,有利于 SRS 的精确、恰当的剂量分布。此外,肿瘤内部血管丰富,单次大剂量的照射容易引起肿瘤内部血管闭塞,继而导致肿瘤缺血、坏死。

SRS 治疗适用于以下情况的患者:无或有轻微神经系统症状和体征的脑膜瘤患者;年龄偏大,体质较弱,全身情况较差,不能耐受麻醉、手术或有手术禁忌证者;病变位于颅底、矢状窦旁或松果体区,累及动脉、颅神经或静脉窦,手术风险较大者;多发性脑膜瘤或手术后残留、复发性肿瘤患者。

对良性脑膜瘤而言,SRS 周边剂量 12～15 Gy 能使患者获得足够持久的肿瘤局部控制。有文献报道,SRS 治疗良性脑膜瘤 5 年和 10 年的无进展生存率分别为 85%～100%(中位数为 89%)和 53%～100%(中位数为 85%)。2012 年 Santacroce 等报道了采用 SRS 治疗的 4565 例患者 5300 个良性脑膜瘤的长期疗效和安全性的多中心研究,中位肿瘤体积为 4.8 cm³,中位周边剂量为 14 Gy,中位随访时间为 63 个月,在 SRS 治疗后 58% 的肿瘤缩小,34.5% 的肿瘤维持稳定,7.5% 的肿瘤增大,肿瘤控制率为 92.5%,5 年和 10 年的无进展生存率分别为 95.2% 和 88.6%。2019 年天津医科大学第二医院报道,130 例良性脑膜瘤患者行 SRS 治疗后,肿瘤控制率为 94.7%,5 年无进展生存率为 87%。

然而,肿瘤的大小及位置可能会影响处方剂量。肿瘤最大径大于 3 cm 时,需要适当降低周边剂量,以便降低不良反应的发生率;当肿瘤邻近重要结构(尤其是视神经和视交叉)时,需要降低周边剂量,以便保护重要的正常组织,肿瘤与视神经及视交叉的安全距离应该在 2 mm 以上。当肿瘤明显压迫脑干时,SRS 单次大剂量治疗可能不适合,这是因为 SRS 治疗后肿瘤在坏死的过程中可能会出现肿胀而导致脑干受压进一步加重。因此,这种情况下可采用两阶段 SRS 或者适当降低周边剂量的方式。然而,周边剂量的降低可能导致肿瘤复发。2019 年 Iwai 等报道采用体积分割的方式来治疗 24 例颅底大体积良性脑膜瘤,中位肿瘤直径为 39.4 mm,中位周边剂量为 10 Gy(范围 8～12 Gy),第一次和第二次伽玛刀治疗中位间隔时间为 5.5 个月,第一次伽玛刀治疗后中位随访时间为 84 个月,9 例(37.5%)患者肿瘤缩小,9 例(37.5%)患者肿瘤稳定,6 例(25%)患者肿瘤增大,5 年和 10 年无进展生存率分别为 78% 和 70%。

影响 SRS 疗效的相关因素有肿瘤大小、周边剂量和肿瘤位置(颅底脑膜瘤)等。大体积肿瘤、周边剂量低与肿瘤复发相关,而颅底脑膜瘤的预后较非颅底脑膜瘤更好。有文献报道,既往行手术切除是不良预后因素。2012 年 Santacroce 等报道,接受 SRS 治疗的 4565 例良性脑膜瘤患者中,既往未曾手术切除的肿瘤控制率更好(p<0.001)。但也有不少文献未发现差异有统计学意义。因此,对良性脑膜瘤患者来说,首先行 SRS 治疗是否比术后行 SRS 治疗效果更好,目前仍有争议。此外,WHO Ⅰ 级的脑膜瘤可在病理类型上转变为 WHO Ⅱ 级或 Ⅲ 级,进而导致肿瘤复发,治疗失败。据统计,20%～40% 的 WHO Ⅱ 级和 Ⅲ 级脑膜瘤起源于 WHO Ⅰ 级。2020 年的一项荟萃分析显示,良性脑膜瘤发生恶性进展的概率每年为 2.98/1000(患者),出现恶性进展的中位时间在 5 年左右。一项来自广州医科大学附属第二医院伽玛刀中心的研究显示,130 例经手术病理确诊为 WHO Ⅰ 级的脑膜瘤行伽玛刀治疗后,51 例出现局部进展,其中 9 例(17.6%)确诊为恶性进展(8 例病理确诊为 WHO Ⅱ 级,1 例出现颅内种植转移),出现恶性进展的中位时间为 97.9 个月。另一项来自中山大学肿瘤防治中心的研究显示,745 例 WHO Ⅰ 级脑膜瘤患者术后 34 例复发,其中 12 例出现恶性进展;72 例 WHO Ⅱ 级脑膜瘤患者术后 13 例复发,其中 4 例发生恶性进展。脑膜瘤术后患者行伽玛刀治疗的影像学表现如图 10-1、图 10-2 所示。然而,脑膜瘤发生恶性进展的具体机制仍未明确,研究表明,细胞骨架、细胞间粘连通路、钙通道和谷氨酸受体,以及氧化还原通路、内质网相关降解通路可能与脑膜瘤恶性进展相关。因此,目前仍需要大量的研究来探讨良性脑膜瘤发生恶性进展的相关机制,寻找相关的分子标志物,为早期识别恶性进展相关危险因素、选择个体化治疗方案以及获得持久的肿瘤控制提供帮助。

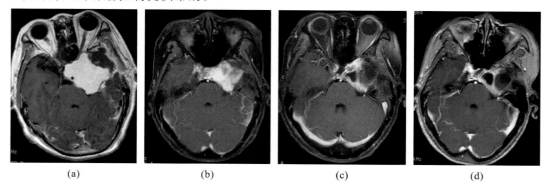

(a)　　　　　　　　　(b)　　　　　　　　　(c)　　　　　　　　　(d)

图 10-1　血管型脑膜瘤术后影像学表现

(a)血管型脑膜瘤术后残留;(b)血管型脑膜瘤行伽玛刀治疗后 12 个月;(c)血管型脑膜瘤行伽玛刀治疗后 49 个月;(d)血管型脑膜瘤行伽玛刀治疗后 82 个月

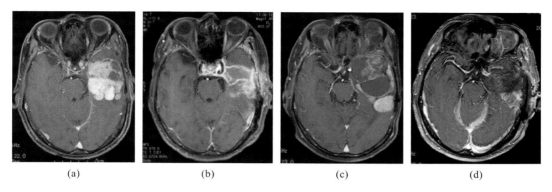

图 10-2 左颞脑膜瘤术后影像学表现

(a)左颞脑膜瘤术后 10 年复发;(b)左颞脑膜瘤术后复发二次术后,病理性质为脑膜皮细胞型,WHO Ⅰ级;(c)左颞脑膜瘤二次术后 54 个月,再次复发;(d)左颞脑膜瘤二次复发切除术后,病理性质为非典型脑膜瘤,WHO Ⅱ级

十、不良反应

总体而言,SRS 治疗良性脑膜瘤的不良反应发生率较低,为 2.5%~34.6%,常见的不良反应包括恶心呕吐、头痛、视力受损、认知功能障碍、放射性脑水肿和放射性坏死等。放射性脑水肿是最常见的不良反应,其发生率为 15%~28%。文献报道,肿瘤体积、照射剂量、组织学类型以及肿瘤位置(镰旁、矢状窦旁及大脑凸面)与放射性脑水肿的发生有关。Kollová 等报道,周边剂量大于 16 Gy、肿瘤体积大于 10 cm³ 与放射性水肿相关。Hoe 等报道,15.3% 的患者在伽玛刀治疗后出现新发或加重的脑水肿,其中 8.8% 的患者是症状性脑水肿;治疗前瘤周水肿、肿瘤位于大脑半球、肿瘤体积大于 4.2 cm³ 与脑水肿相关。

参 考 文 献

[1] 柯超,林富华,蒋小兵,等. 颅内脑膜瘤单中心 845 例临床病理分析[J].广东医学,2017,38(24):3734-3737.

[2] Baldi I,Gruber A,Alioum A,et al. Descriptive epidemiology of CNS tumors in France:results from the Gironde Registry for the period 2000-2007[J]. Neuro Oncol,2011,13(12):1370-1378.

[3] Davis F G,Kupelian V,Freels S,et al. Prevalence estimates for primary brain tumors in the United States by behavior and major histology groups[J]. Neuro Oncol,2001,3(3):152-158.

[4] Fu J,Wu L,Peng C,et al. Initial gamma knife radiosurgery for large or documented growth asymptomatic meningiomas:long-term results from a 27-year experience[J]. Front Oncol,2020,10:598582.

[5] Ge Y,Liu D,Zhang Z,et al. Gamma knife radiosurgery for intracranial benign meningiomas:follow-up outcome in 130 patients[J]. Neurosurg Focus,2019,46(6):E7.

[6] Goldbrunner R,Minniti G,Preusser M,et al. EANO guidelines for the diagnosis and treatment of meningiomas[J]. Lancet Oncol,2016,17(9):e383-e391.

[7] Hijiya N,Hudson M M,Lensing S,et al. Cumulative incidence of secondary neoplasms as a first event after childhood acute lymphoblastic leukemia[J]. JAMA,2007,297(11):1207-1215.

[8] Lee E,Grutsch J,Persky V,et al. Association of meningioma with reproductive factors[J]. Int J Cancer,2006,119(5):1152-1157.

[9] Malmer B,Henriksson R,Grönberg H. Familial brain tumours-genetics or environment? A nationwide cohort study of cancer risk in spouses and first-degree relatives of brain tumour patients[J]. Int J Cancer,2003,106(2):260-263.

[10] Marchetti M,Sahgal A,De Salles A A F,et al. Stereotactic radiosurgery for intracranial

noncavernous sinus benign meningioma：international stereotactic radiosurgery society systematic review，meta-analysis and practice guideline［J］. Neurosurgery，2020，87（5）：879-890.

［11］ Nakamura H，Makino K，Yano S，et al. Epidemiological study of primary intracranial tumors：a regional survey in Kumamoto prefecture in southern Japan—20-year study［J］. Int J Clin Oncol，2011，16（4）：314-321.

［12］ Nakasu S，Nakasu Y. Natural history of meningiomas：review with meta-analyses［J］. Neurol Med Chir（Tokyo），2020，60（3）：109-120.

［13］ Nakasu S，Notsu A，Na K，et al. Malignant transformation of WHO grade Ⅰ meningiomas after surgery or radiosurgery：systematic review and meta-analysis of observational studies［J］. Neurooncol Adv，2020，2（1）.

［14］ Ostrom Q T，Cioffi G，Gittleman H，et al. CBTRUS statistical report：primary brain and other central nervous system tumors diagnosed in the united states in 2012-2016［J］. Neuro Oncol，2019，21（Suppl 5）：v1-v88.

［15］ Preston D L，Ron E，Yonehara S，et al. Tumors of the nervous system and pituitary gland associated with atomic bomb radiation exposure［J］. J Natl Cancer Inst，2002，94（20）：1555-1563.

［16］ Provost D，Cantagrel A，Lebailly P，et al. Brain tumours and exposure to pesticides：a case-control study in southwestern France［J］. Occup Environ Med，2007，64（8）：509-514.

［17］ Sadetzki S，Flint-Richter P，Ben-Tal T，et al. Radiation-induced meningioma：a descriptive study of 253 cases［J］. J Neurosurg，2002，97（5）：1078-1082.

［18］ Sadetzki S，Flint-Richter P，Starinsky S，et al. Genotyping of patients with sporadic and radiation-associated meningiomas［J］. Cancer Epidemiol Biomarkers Prev，2005，14（4）：969-976.

［19］ Santacroce A，Walier M，Régis J，et al. Long-term tumor control of benign intracranial meningiomas after radiosurgery in a series of 4565 patients［J］. Neurosurgery，2012，70（1）：32-39；discussion 39.

［20］ Thuijs N B，Uitdehaag B M，Van Ouwerkerk W J，et al. Pediatric meningiomas in The Netherlands 1974-2010：a descriptive epidemiological case study［J］. Childs Nerv Syst，2012，28（7）：1009-1015.

［21］ Wöhrer A，Waldhör T，Heinzl H，et al. The Austrian Brain Tumour Registry：a cooperative way to establish a population-based brain tumour registry［J］. J Neurooncol，2009，95（3）：401-411.

（邓印辉　余锦秀）

第二节　非典型脑膜瘤

一、概述

脑膜瘤是中枢神经系统中最常见的原发肿瘤，既往统计，非典型脑膜瘤年发病率为5/10万，其中，90％的脑膜瘤为WHO Ⅰ级良性肿瘤，5％～10％的脑膜瘤为非典型脑膜瘤，仅5％左右为恶性脑膜瘤。2007年版和2016年版WHO关于脑膜瘤的病理分类中，将新增的"脑组织侵犯"作为WHO Ⅱ级非典型脑膜瘤的诊断标准。根据新标准，WHO Ⅱ级脑膜瘤的比例已经增加到大约25％。2004—2010年的研究结果显示，WHO Ⅱ级脑膜瘤的年增长率为3.6％。非典型脑膜瘤的病理性质介于良性（WHO Ⅰ级）与恶性（WHO Ⅲ级）之间，开颅手术切除为主要的治疗方法。鉴于肿瘤的异质性，肿瘤全切除术后5年复发率仍然高于35％，并且部分肿瘤毗邻颅底神经、血管或位于静脉窦旁，全切除或Simpson Ⅰ级切除困难,需综合治疗,其中放射治疗(包括放射外科治疗)为主要的辅助性治疗手段,在临床上的应用越来越广泛。目前针对非典型脑膜瘤的研究缺乏大量前瞻性数据,对于其治疗方式(外科手术、放射治疗、药物治疗)的选择和获益、预后/复发情况等,仍有不同的意见。

二、病因、病理、危险/预后因素

1. 病因 脑膜瘤起源于脑膜上皮(蛛网膜)细胞,大部分位于大脑凸面硬膜下,部分位于颅底。脑膜瘤的诱发因素较多,与非典型脑膜瘤相关的诱发因素主要为激素和电离辐射。

性激素为脑膜瘤的主要诱发因素。研究显示,脑膜瘤组织中有生长抑素受体 2 (SSTR2)、孕激素受体、雌激素受体和雄激素受体。随着年龄的增长,肿瘤发病更偏于女性,且病理级别增高,非典型脑膜瘤所占比例增高。

电离辐射(射线刺激)为脑膜瘤诱发因素中唯一的环境危险因素。脑膜瘤是电离辐射引起的最常见的脑肿瘤,有文献报道,电离辐射后脑膜瘤的发病风险增加 6~10 倍,高剂量和低剂量电离辐射均可导致脑膜瘤形成。放射诱导脑膜瘤(RIM)患者常表现为多发肿瘤,非典型或间变性脑膜瘤比例较高,复发率也较高,电离辐射诱发肿瘤出现的时间未有定论。

2. 病理分级 脑膜瘤的病理分级诊断是一个逐渐细化的过程。2007 年版和 2016 年版 WHO 关于脑膜瘤的病理分级与以往不同,不是单纯根据高倍镜下细胞形态进行分类的,而是同时把脑组织侵犯纳入非典型脑膜瘤的诊断标准。其中,2007 年版 WHO 分级仅把脑组织侵犯作为脑膜瘤进展的过程特称,直到 2016 年,WHO 中枢神经系统肿瘤分类标准才把脑组织侵犯作为非典型脑膜瘤的单独诊断标准,这也造成了既往研究结果的差异,同时也是非典型脑膜瘤和恶性脑膜瘤发病率升高的原因。

3. 预后相关指标 Ki-67 指数、孕激素受体、E-钙黏蛋白等免疫标志物均与复发率相关,其中,Ki-67 指数可作为 WHO Ⅱ级脑膜瘤局部控制率的一个有用的预测因素,Ki-67 指数大于 4% 和大于 20% 分别提示肿瘤复发率增加与患者死亡率增加,在非典型脑膜瘤及恶性脑膜瘤中,Ki-67 的表达高于 7%,因此建议 Ki-67 指数≥13% 的患者进行术后放射治疗以提高肿瘤的局部控制率。另外,Ki-67 在良性脑膜瘤与非典型脑膜瘤中的表达存在差异,其表达与不同病理分型肿瘤的生物学行为一致,高表达与肿瘤复发相关。此外,某些细胞因子在非典型脑膜瘤中异常表达,也与其生物学行为相关。血小板源性生长因子亚型(PDGF-BB)、表皮生长因子受体(EGFR)、血管内皮生长因子受体(VGFR)均与肿瘤的侵袭性行为相关。值得注意的是,目前的 WHO 分类中未包括脑膜瘤的任何基因及分子特征,放射外科医生更应关注肿瘤危险因素的预测指标,以预测肿瘤发展情况。

三、影像学特征

良性脑膜瘤多位于鞍结节、前床突和岩斜区,肿瘤的硬膜尾征明显,分级多属于 WHO Ⅰ级,而更高级别脑膜瘤更容易出现在大脑凸面、旁矢状面、镰状面和脑室内,MRI 平扫可见等或稍长 T1 信号,等或长 T2 信号,呈囊实性类圆形,增强扫描呈中度不均匀强化(图 10-3)。另外,非典型脑膜瘤细胞增殖活跃、分布不均匀,肿瘤多呈分叶状,伴有囊性变、坏死与间隔;由于其具有脑侵袭特性,影像学上肿瘤边界不清,该特征亦有别于良性脑膜瘤的肿瘤压迫行为;肿瘤血供增多,血管内皮生长因子表达水平较高且静脉充血,瘤周水肿较明显,总体占位效应更高,部分肿瘤可呈现颅骨侵袭特征。多数研究认为,肿瘤形态不规则、水肿明显、不均匀强化为高级别脑膜瘤(WHO Ⅱ~Ⅲ级)的独立预测因素。由于脑膜瘤的这些影像学特征均有别于良性脑膜瘤,影像学检查通常可以用于初步判断,但不能直接用于病理分级诊断。

由于肿瘤的脑侵袭及囊性变、坏死特征,部分病例在影像学上与胶质瘤、淋巴瘤不易区分。磁共振弥散加权成像(ADC、DWI)是利用组织中水分子扩散速度反映组织间内环境变化的检查方法。多数侵袭性肿瘤细胞间隙变小,水分子弥散受限,ADC 表现为信号降低,DWI 表现为高或稍高信号。在各种典型脑膜瘤的诊断中,有影像学研究认为 ADC 值可用于脑膜瘤的分级诊断,ADC 阈值为 0.85×10^{-3} mm^2/s 可

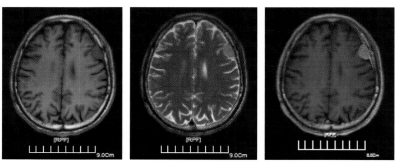

检查所见：
　　脑瘤：送检灰粉色不整形组织一块，大小2.5cm×2.5cm×1cm，上附脑膜组织
面积5cm×4.5cm，切面灰白、灰粉色，实性，质中。

病理诊断：
　　（脑瘤）非典型脑膜瘤，可见砂粒体，核分裂象>4个/10HPF，WHO分级Ⅱ级。

图 10-3　左额占位，呈长 T1 信号、稍长 T2 信号，肿瘤呈分叶状，不明显均匀强化，病理诊断 WHO Ⅱ 级

区分良恶性脑膜瘤（敏感性和特异性分别为 72.9％和 73.1％），在鉴别非典型脑膜瘤与恶性脑膜瘤时，恶性脑膜瘤的 ADC 值高于非典型脑膜瘤，影像信号更低。由于 DWI 存在 T2 穿透效应，ADC 值有更高的稳定性及灵敏性。还有研究显示，ADC 值与 Ki-67 指数呈负相关，提示 ADC 值与脑膜瘤分级相关。

四、治疗

（一）外科手术

手术切除是非典型脑膜瘤的主要治疗方式。研究表明，最大范围切除肿瘤与预后相关，近期多篇回顾性研究强调了全切除或 Simpson Ⅰ～Ⅲ级切除对非典型脑膜瘤预后的重要性，全切除后 5 年无进展生存率为 59％～90％，次全切除后的 5 年无进展生存率只有 30％～70％。另外，肿瘤的病理分级和手术切除程度也与预后相关。一项回顾性研究显示，WHO Ⅰ级脑膜瘤在 Simpson Ⅰ 级切除（全切除）后的 5 年复发率为 7％～23％，而 WHO Ⅱ 级脑膜瘤采用同样切除方式后的 5 年复发率为 50％～55％，WHO Ⅲ 级脑膜瘤的 5 年复发率为 72％～78％。对可以进行全切除手术的肿瘤患者而言，全切除比次全切除有更大获益。

然而，考虑到某些部位（如海绵窦、颅底）肿瘤行全切除手术后并发症发生率较高，最大安全切除可能比全切除更合适患者，因此，虽然全切除是我们的追求目标，但需要结合患者具体临床症状及肿瘤部位，综合评估肿瘤复发率与神经血管损伤之间的矛盾后确定手术方案才能使患者综合获益。

随着切除范围的减小，复发率增加，但是 Simpson Ⅲ级、Ⅳ级与Ⅴ级切除相比，切除程度与预后的关系无法判定，因此，对于 WHO Ⅱ 级和Ⅲ级的更高级别脑膜瘤，进行辅助性治疗（如放射外科治疗）以延迟或减少复发是必要的。

（二）放射治疗

放射治疗是非典型脑膜瘤的重要治疗手段，包括分割外放射治疗（FEBRT）、分割/单次立体定向放射外科（SRS）治疗。临床上对于是否使用放射治疗、放射治疗的时机、采用何种方式都存在不同意见。

关于是否使用放射治疗，大多数研究推荐根据手术切除程度做选择。2016 年欧洲神经肿瘤协会（EANO）的指南认为，对于全切除的 WHO Ⅱ 级脑膜瘤，建议观察或行分割立体定向放射外科（SRS）治疗，对于部分或次全切除的 WHO Ⅱ 级脑膜瘤，建议行辅助性分割立体定向放射外科（SRS）治疗。2020 年美国国家综合癌症网络（NCCN）指南中，非典型脑膜瘤行放射治疗的 2A 级证据如下：对于直径小于 30 mm，无症状的 WHO Ⅱ 级、次全切除的肿瘤，应该考虑行放射治疗；对于直径大于 30 mm，无症状的 WHO Ⅱ 级肿瘤，争取行放射治疗；对于无法手术或存在手术禁忌证的患者，建议行单纯放射治疗；对于复发的病例,建议在放射治疗或再次放射治疗之后进行手术治疗(如果患者可耐受),或进行单纯放射治疗(如果无法进行手术)。值得注意的是,这些内容没有考虑肿瘤的位置、患者的年龄或任何分子病理标志物的综合影响。总体来说,对于全切除的高级别脑膜瘤,建议随访观察(1C 级推荐),对于未能达到全切除的病例,放射治疗是值得推荐的。

1. 分割外放射治疗(FEBRT)　并不是所有的次全切除术后患者可以从辅助性 FEBRT 中获益。有研究表明,组织学坏死是放射性耐受的一个强有力的预测因子,因此,辅助性 FEBRT 在伴有坏死的非典型脑膜瘤中的效果可能有限。此外,有报道提出,脑组织侵犯与手术后行辅助性 FEBRT 的无进展生存率降低和无进展生存期缩短相关,但与单纯手术无关。总的来说,次全切除术后行辅助性 FEBRT 是合理的,但结果仍不理想,5 年无进展生存率为 43%~91%。因此,应该研究 FEBRT 的剂量方案与控制率的关系,或使用放射增敏的新方法提高疗效,特别是对伴有坏死的病例。

2. 放射外科治疗

(1)疗效:放射外科治疗(包括伽玛刀治疗、射波刀治疗)是非典型脑膜瘤的主要治疗方案之一。由于肿瘤具有复发倾向,手术或放射治疗的作用有限,伽玛刀治疗的效果备受关注。但大多数关于非典型脑膜瘤放射外科治疗结果的分析是回顾性分析。既往的研究由于病理分级标准不同,整体的生存期和无瘤进展生存率无法评估,而且部分中心对于病理诊断明确的 WHO Ⅱ 级的肿瘤优先行 FEBRT,优先行 FEBRT 是接受 SRS 治疗的非典型脑膜瘤患者预后的负向预测因子,FEBRT 与 SRS 剂量效应叠加引起放射反应,影响 SRS 治疗的效果观察,不能说明单纯 SRS 治疗对非典型脑膜瘤的真实效果。因此,SRS 对非典型脑膜瘤的真正疗效应该在未行放射治疗的背景下通过前瞻性的研究进行比较,才能获得更高级别的循证医学证据支持。

非典型脑膜瘤的复发率与手术切除程度相关,部分中心的优先放射治疗倾向,可能使患者承受更多的放射性损伤,因此,近年来放射外科治疗在临床上使用的频率越来越高,部分单中心的长期随访数据表明,SRS 治疗有较理想的效果。有中心回顾性分析了 1999—2019 年的 48 例患者,中位处方等剂量曲线为 50%,中位处方剂量为 15 Gy,从初始 SRS 阶段测得患者的 5 年无病生存率和总体生存率分别为 45.8% 和 74.7%,5 年局部控制率为 68.9%。另一个中心的数据显示,1993—2013 年,46 例经组织学证实为不典型或间变性脑膜瘤的患者接受了术后伽玛刀治疗,中位随访时间为 32.6 个月,中位周边剂量为 13.1 Gy(12.0~16.5 Gy),结果提示 3 年和 5 年的局部控制率分别为 50.6% 和 32.1%。由于纳入了恶性脑膜瘤,受肿瘤体积或综合治疗因素(既往放射治疗等)的影响,5 年控制率较低;其中,WHO Ⅱ 级脑膜瘤患者的 3 年和 5 年总体生存率分别为 97.1% 和 88.3%。

(2)相关的复发因素:以上研究除了初步肯定 SRS 治疗非典型脑膜瘤的效果外,也提出了相关问题,首先是肿瘤复发,复发部位包括局部/边缘复发、远处复发。与非典型脑膜瘤复发相关的因素较多,多因素 logistic 回归分析认为手术切除程度是预测复发的相关因素,这与良性脑膜瘤不同,但是肿瘤大小是否为复发的独立危险因素有待高级别证据论证。

其中,与放射外科治疗相关的复发因素分别是 SRS 治疗的剂量与肿瘤分级。

多项研究发现,部分患者可以出现照射野局部和边缘复发。研究提示,处方剂量小于或等于 13 Gy($p=0.049$)与局部复发相关。部分患者出现孤立的远处复发,在单次 SRS 治疗中远处复发的发生率较高,远处复发是否与剂量相关有待研究,因此,进一步研究 SRS 处方剂量和治疗策略是必要的。另一些研究提示,非典型脑膜瘤是一组异质性肿瘤,存在多重复发倾向,局部/边缘复发与高级别的肿瘤成分和肿瘤所占体积的增加有关,32% 的高级别脑膜瘤(WHO Ⅱ 级和 Ⅲ 级)在随访期间出现复发,与组织学分级显著相关($p \leqslant 0.001$),部分原先病理诊断为 WHO Ⅱ 级的非典型脑膜瘤复发后病理级别增高,为 SRS 治疗非典型脑膜瘤治疗带来更大的挑战。

SRS 治疗虽也被用作手术和 FEBRT 失败的非典型脑膜瘤的抢救性治疗措施,但需要注意的是,SRS 治疗主要针对术后残余病灶与影像强化病灶进行规划适形治疗,不可能大范围覆盖术野,已有靶体积之外放射外科治疗失败的报道。Huffmann 等回顾性分析了 15 例接受 SRS 治疗的患者,中位处方剂量为 16 Gy。在 18～36 个月时,虽然肿瘤的局部控制率为 60%,但仍有 5 例患者照射野外复发,为了避免病灶周围部位的肿瘤复发,对非典型脑膜瘤靶体积的规划是否包括整个切除野存有争议,单次的局部高剂量会引起放射性坏死、水肿等系列并发症,未必使患者获益,分割放射外科治疗是否值得推荐,如何平衡 SRS 治疗效果与肿瘤复发的关系,需要更进一步的研究数据支持。

综上所述,放射治疗是术后非典型脑膜瘤的主要治疗手段,各种治疗方式各有利弊,与肿瘤进展和并发症相关的预测因素可以给放射治疗医生提供预后判断。华盛顿大学医学院的一项研究纳入了 50 例接受 SRS 治疗或 FEBRT 的残留和复发的非典型脑膜瘤患者,分析放射治疗后肿瘤进展的相关特征,结果提示肿瘤治疗方式(SRS vs FEBRT(p=0.45)、辅助性放射治疗 vs 挽救性放射治疗(p=0.34))与肿瘤进展无关,接受 SRS 治疗或 FEBRT 均有获益。多因素分析显示,自发性坏死(HR=82.3,p<0.001)、栓塞性坏死(HR=15.6,p=0.03)和脑组织侵犯(HR=3.8,p=0.008)预测肿瘤进展,自发性坏死、栓塞性坏死和侵犯脑组织的肿瘤的 2 年局部控制率分别为 76%、92%、100%;5 年局部控制率分别为 36%、73%、100%(p<0.001)。

非典型脑膜瘤表现为临床侵袭性增加,以复发和生存期减少为特征。复发性非典型脑膜瘤的最佳治疗方法不明确。研究复发性非典型脑膜瘤抢救治疗后的预后特征及进一步复发的危险因素是必须的。回顾性分析某机构 65 例非典型脑膜瘤抢救治疗的病例,第一次和第二次挽救性治疗后的中位无病生存期分别为 2.9 年和 1.3 年,单因素分析显示,既往次全切除程度、既往放射治疗史、肿瘤直径>2.5 cm 与多灶性局部复发及抢救治疗后复发相关;多因素 logistic 回归分析显示,只有多灶局部复发与进一步的复发相关。复发性非典型脑膜瘤在临床和病理上都比原发非典型脑膜瘤更具侵袭性,且持续局部控制和挽救性治疗的可能性更低。未来应努力识别有复发风险的患者,并采用积极的前期治疗。

五、后续研究方向

对非典型脑膜瘤的放射外科治疗虽然缺乏大量前瞻性数据支持,但随着设备的精度增加及治疗副作用(如放射性反应、水肿等)的相对减轻,放射外科治疗在临床上的使用频率正在升高,但仍有部分难题需要进一步解决:①治疗规划(剂量规划、范围规划)与肿瘤局部控制率的关系;②SRS 治疗后并发症(包括放射性坏死/假性进展)的对症治疗;③复发性非典型脑膜瘤再次行 SRS 治疗的相关问题等。另外,高级别脑膜瘤的异质性较高,在采用单纯的治疗方式后患者仍面临复发的问题,联合治疗包括抗血管生成药物治疗、化学药物治疗等都有更大的研究前景。

参 考 文 献

[1] Baskan O,Silav G,Bolukbasi F H,et al. Relation of apparent diffusion coefficient with Ki-67 proliferation index in meningiomas[J]. Br J Radiol,2016,89(1057).

[2] Brastianos P K,Galanis E,Butowski N,et al. Advances in multidisciplinary therapy for meningiomas[J]. Neuro Oncol,2019,21(Suppl 1):i18-i31.

[3] Delgado-López P D,Cubo-Delgado E,González-Bernal J J,et al. A practical overview on the molecular biology of meningioma[J]. Curr Neurol Neurosci Rep,2020,20(12):62.

[4] Goldbrunner R,Minniti G,Preusser M,et al. EANO guidelines for the diagnosis and treatment of meningiomas[J]. Lancet Oncol,2016,17(9):e383-e391.

[5] Huntoon K,Toland A M S,Dahiya S. Meningioma:a review of clinicopathological and molecular aspects[J]. Front Oncol,2020,10:579599.

[6] Nabors L B,Portnow J,Ahluwalia M,et al. 2020. Central nervous system cancers,version 3.2020,NCCN clinical practice guidelines in oncology[J]. J Natl Compr Canc Netw,2020,18(11):1537-1570.

[7] Magill S T,Lau D,Raleigh D R,et al. Surgical resection and interstitial iodine-125 brachytherapy

for high-grade meningiomas:A 25-year series[J]. Neurosurgery,2017,80(3):409-416.

[8] Kim M,Cho Y H,Kim J H,et al. Role of gamma knife radiosurgery for recurrent or residual World Health Organization grade Ⅱ and Ⅲ intracranial meningiomas[J]. Br J Neurosurg,2020,34 (3):239-245.

[9] Park C K,Jung N Y,Chang W S,et al. Gamma knife radiosurgery for postoperative remnant meningioma:analysis of recurrence factors according to World Health Organization grade[J]. World Neurosurg,2019,132:e399-e402.

[10] Pereira B J A,Oba-Shinjo S M,de Almeida A N,et al. Molecular alterations in meningiomas: literature review[J]. Clin Neurol Neurosurg,2019,176:89-96.

[11] Sun S Q,Cai C,Murphy R K,et al. Radiation therapy for residual or recurrent atypical meningioma:the effects of modality,timing,and tumor pathology on long-term outcomes[J]. Neurosurgery,2016,79(1):23-32.

[12] Hanakita S,Koga T,Igaki H,et al. Role of gamma knife surgery for intracranial atypical (WHO grade Ⅱ) meningiomas[J]. J Neurosurg,2013,119(6):1410-1414.

[13] Wang W H,Lee C C,Yang H C,et al. Gamma knife radiosurgery for atypical and anaplastic meningiomas[J]. World Neurosurg,2016,87:557-564.

[14] Wiemels J,Wrensch M,Claus E B. Epidemiology and etiology of meningioma[J]. J Neurooncol, 2010,99(3):307-314.

[15] Chen W C,Hara J,Magill S T,et al. Salvage therapy outcomes for atypical meningioma[J]. J Neurooncol,2018,138(2):425-433.

[16] Choi Y,Lim D H,Yu J I,et al. Prognostic value of Ki-67 labeling index and postoperative radiotherapy in WHO grade Ⅱ meningioma[J]. Am J Clin Oncol,2018,41(1):18-23.

（梁军潮　王嘉嘉）

第三节　脑膜瘤的射波刀治疗

一、概论

立体定向放射外科(SRS)治疗和立体定向放射治疗(SRT)已成为脑膜瘤切除手术的有效替代或补充,特别是当肿瘤位置靠近颅内重要结构,以及术后残留或复发时。据报道,立体定向放射外科治疗的 5 年肿瘤控制率与根治性切除术相似,发病率比手术低,尤其是对于颅底病变。此外,采用次全切除术联合辅助性放射治疗可获得相当于根治性切除术的肿瘤控制率。多项研究(包括一些系统评价)报道了立体定向放射外科和多程立体定向放射外科治疗对脑膜瘤的安全性和有效性。既往的经验表明,单次立体定向放射外科治疗(12~18 Gy)可作为小脑膜瘤的主要治疗方法,或作为残留肿瘤的辅助性治疗。现已证实,立体定向放射外科治疗对颅底脑膜瘤的长期控制有效,设备主要为伽玛刀。但大肿瘤(体积＞7.5 cm^3)患者使用这种方法的预后很差,局部失败率较高。如果肿瘤位于颅底附近,放射毒性对颅神经的损害值得关注。基于射波刀的分割立体定向放射治疗的优势在于保护神经功能。一项纳入 12 个回顾性研究共 1736 例脑膜瘤患者的研究显示,立体定向放射外科治疗对肿瘤的控制(OR＝0.46,95％ CI 为 0.26 ~0.80,p＝0.006)优于单纯放射治疗(OR＝0.81,95％ CI 为 0.21~3.17,p＝0.76)。此外,立体定向放射外科治疗组在随访期间临床神经功能恶化的风险(OR＝2.07,95％ CI 为 1.06~4.06,p＝0.03)和即刻症状性水肿(OR＝4.58,95％ CI 为 1.67~12.56,p＝0.003)明显高于立体定向放射治疗组。与立体定向放射外科治疗相比,立体定向放射治疗后 4~10 年的无进展生存率更高,但差异无统计学意义(p＝

0.29)。与立体定向放射外科治疗相比,立体定向放射治疗的肿瘤控制率更高,治疗后症状性恶化和症状性水肿的发生率更低。然而,还需要进一步的前瞻性研究来验证这些结果。Oermann 等也在 38 例良性脑膜瘤的射波刀治疗中验证了中位处方剂量 25 Gy/5 fx 分割治疗方案的安全性及有效性,认为分割治疗可能为位于关键部位的大肿瘤患者或其他高危患者提供更多优势。下面根据脑膜瘤的性质及位置具体阐述射波刀的应用。

二、良性脑膜瘤

(一)颅底脑膜瘤

大多数脑膜瘤发生在幕上,大约 1/4 的脑膜瘤发生在颅底。颅底脑膜瘤通常毗邻或包裹神经血管结构,并可延伸到 1 个以上的颅窝。颅底脑膜瘤最常见于蝶骨嵴,然后依次为嗅沟、鞍区/海绵窦、桥小脑角、枕大孔和视神经鞘周围。60%～75% 的颅底脑膜瘤被认为是可以切除的。颅底脑膜瘤患者的治疗比较困难,因为这些患者通常具有惰性病程,只有轻微症状。同时,根治性手术由于会影响关键的血管结构、颅神经和(或)脑干,可导致较大并发症。一项研究显示,颅底脑膜瘤实施侵袭性手术后脑脊液漏发生率高达 21%。在另外两个大型系列研究中,Sindou 等和 Knosp 等报道,三叉神经和视神经功能缺失的发生率在 14%～58%。

由于存在上述问题,颅底脑膜瘤的局部复发率较高。因此,许多颅底脑膜瘤是放射外科的理想靶点。一项纳入 341 例颅底脑膜瘤患者的立体定向放射治疗研究显示,射波刀分割立体定向放射治疗组 1 年、3 年、10 年的肿瘤局部控制率分别为 99.4%、96.8%、80.3%。普通放射治疗组 1 年、3 年和 10 年的肿瘤局部控制率分别为 100%、99% 和 79.1%。两组的肿瘤局部控制率无显著性差异。研究认为,射波刀分割立体定向放射治疗中等大小颅底脑膜瘤有效、安全和方便,且缩短了治疗周期。在另一项纳入 199 例颅底脑膜瘤病例的研究显示,接受射波刀放射外科治疗者的 5 年肿瘤局部控制率为 93.5%。斯坦福大学也报道,射波刀放射外科治疗视鞍旁脑膜瘤,在保护视觉功能方面取得了良好的效果。

颅底肿瘤的外科切除与显著的复发率相关。在风险大于获益的情况下,放射治疗是一种有效控制肿瘤生长的选择。然而,放射治疗的最佳剂量方案仍然存在争议。Mahadevan 等在 26 例良性颅底肿瘤(16例脑膜瘤,10 例听神经瘤)中采用射波刀执行 5 次分割治疗方案,在治疗后早期,患者神经功能保存良好,但仍需要更长期随访验证。

1. 海绵窦脑膜瘤   海绵窦位于颅底中部。海绵窦内有一段颈内动脉、交感神经丛,第 Ⅲ、Ⅳ、Ⅵ 对颅神经以及第 Ⅴ 对颅神经的前两个分支通过。海绵窦脑膜瘤约占颅内肿瘤的 1%。患者的临床治疗具有挑战性。海绵窦脑膜瘤一般被认为是颅底良性肿瘤,生长速度为每年 0.02～0.24 cm³。Klinger 等的回顾性研究显示,仅 34%～77% 的海绵窦脑膜瘤在 4 年内有生长迹象。由于担心造成大出血和严重的神经血管结构损伤,外科医生和患者会谨慎地选择切除手术。为降低复发率,积极的根治性手术切除已成为海绵窦脑膜瘤的手术原则。但海绵窦区解剖结构复杂,在该部位进行手术切除要求很高,且并发症发生率很高,手术后患者生活质量下降。此外,近十年的研究显示,即使是积极的手术切除也不能完全消除海绵窦脑膜瘤,特别是在有神经血管成分微观浸润的病例中。

放射治疗和放射外科的创新为确定或辅助性治疗海绵窦脑膜瘤开辟了新的途径。立体定向放射治疗的方法已被许多回顾性研究证明具有良好的效果,并发症发生率较低。从一项包含 49 篇文献的系统评价来看,大多数报道显示,立体定向放射外科治疗的效果较好,5 年无进展生存率在 86%～99%,10 年无进展生存率在 69%～97%,立体定向放射外科治疗后神经保留率为 80%～100%。中位周边剂量的选择取决于肿瘤体积、肿瘤与邻近相关神经血管结构的解剖关系以及医生的经验。

对于中小体积海绵窦脑膜瘤患者而言,放射外科治疗是一种替代方案,它提供了高度的局部肿瘤控制,显著改善神经功能缺陷。另外,较大体积的肿瘤、肿瘤在视路上海绵窦外延伸或压迫,则需要显微外科手术切除。为了减少治疗后的神经功能缺损,最近的建议提倡联合治疗,包括有计划的大部切除(不包括海绵窦内剥离和肿瘤切除),以及对海绵窦内残留肿瘤辅以立体定向放射外科治疗。海绵窦脑膜瘤患者的肿瘤体积较大、浸润性较强,肿瘤向鞍上区或脑干延伸,可以考虑立体定向放射治疗,以最大限度地减少并发症,并优化肿瘤覆盖范围。对于较大的脑膜瘤或先前存在水肿的脑膜瘤,低分割的立体定向放射治疗引起术后水肿的可能性可能比脑膜瘤的单次立体定向放射外科治疗小。对肿瘤残留量较大,或不能手术的患者而言,分割放射治疗是另一种治疗选择。

在德国的一项单中心 116 例海绵窦脑膜瘤的射波刀和 LINAC 治疗研究中,肿瘤平均体积为 5.7 cm³(0.6～16.2 cm³),中位周边剂量为 12.6 Gy,等剂量曲线为 75%,中位随访时间为 55 个月(3～226 个月),5 年的肿瘤控制率为 98%,10 年的肿瘤控制率为 90%,12 例(10.3%)患者出现永久性或暂时性放射相关毒性,症状改善率为 26.7%(20/75)。该研究表明立体定向放射外科治疗原发性或复发海绵窦脑膜瘤达到了高水平的肿瘤局部控制效果,并能够在毒副作用较低的情况下控制或改善大多数患者的症状。

在肿瘤达到稳定状态后,常规的放射学随访时间间隔可以延长,临床随访时应继续进行常规的神经学检查和眼科评估。

2. 视路周围脑膜瘤　由于视神经的放射敏感性,位于前视路上直径小于 3 mm 的病灶传统上不能进行单次放射外科治疗。研究人员建议,前视路的受照剂量应始终低于 12 Gy,这可能不足以有效治疗脑膜瘤。事实上,单次超过 10 Gy 的受照剂量有极大的视力损伤风险。单次放射外科治疗所能达到的剂量梯度通常不能在维持对视神经无害剂量的同时,对肿瘤产生足够剂量的辐射作用。2006 年第一个使用射波刀多程放射外科治疗视路周围肿瘤的系列报道来自斯坦福大学,当时射波刀放射外科系统刚刚被开发出来。Adler 教授治疗了 49 例视路周围肿瘤患者,其中脑膜瘤 27 例,分 2～5 次治疗,累积平均周边剂量为 20.3 Gy。在 49 个月(6～96 个月)的中位随访期内,38 例患者在治疗后视力无变化,改善者 8 例(16.3%),恶化者 3 例(6.1%)。2015 年 Alfredo 等使用多程射波刀方案(2～5 次)治疗 64 例视路周围脑膜瘤患者,并对结果进行回顾性分析,随访期间无一例患者视力下降或发生肿瘤进展。多程射波刀治疗(2～5 次)提供了令人满意的结果。虽然该模型的设计没有考虑到垂体的剂量,也没有患者出现垂体功能减退,但在所选择的剂量下,垂体功能减退是一个潜在的并发症。有研究主张尽可能限制鞍区和垂体柄的受照剂量,并对垂体功能进行长期评估,此主张尚待进一步研究。

近期,一项纳入 167 例靠近前视路的脑膜瘤患者的多中心回顾性研究显示,经过 25 Gy/5fx 的射波刀治疗后,中位随访 51 个月,视力恶化的发生率为 3.7%。治疗前有视力缺陷的患者中有 42% 的人视力有所改善。对于肿瘤位于视路附近或肿瘤体积太大而无法用立体定向放射外科治疗的脑膜瘤患者,25 Gy/5fx 治疗是一种有效的治疗方案。治疗方案既能控制肿瘤,同时能保留患者的视力。非常低的视力恶化发生率证实了多程放射治疗在肿瘤位于前视路附近的患者中是安全的。

3. 视神经鞘脑膜瘤　视神经鞘脑膜瘤(ONSM)是一种位于前视路的肿瘤,ONSM 占所有颅内脑膜瘤的 1%～2%,多见于中年女性。ONSM 是起源于视神经硬脑膜鞘的良性病变。肿瘤进行性生长会导致患者逐渐失去视力和眼球突出。它们通常沿着视神经在圆周上扩散而生长,造成供血不足而导致视神经萎缩。ONSM 从颅内结构延伸到眼眶,距离光学结构小于 3 mm。在肿瘤进展的情况下,原发性 ONSM 可能会扩散到视神经管内,累及视交叉,由于视交叉的直接伸展或张力而导致双眼视力缺陷。5%～10% 的 ONSM 患者会出现双侧肿瘤,这是由对侧的过度生长引起的。ONSM 的显著症状包括渐进性无痛性视力丧失、视神经萎缩和视神经睫状分流血管三联征。ONSM 的传统治疗策略是观察,显微外科手术切除和(或)放射治疗,但观察可能导致进行性视力损害和眼球突出。手术通常只针对严重或完全视力丧失或眼球突出的患者。脑膜瘤对神经的周围性包裹使大多数患者的肿瘤不可能在避免严重损害视神经或血管系统的情况下完全切除。到目前为止,这些方法都没有被明确列为 ONSM 的治疗选择。

关于使用多程放射外科成功治疗 ONSM 的早期报道显示了一些前景,但随访的患者有限。但对于 ONSM 患者,无论是传统放射治疗还是立体定向放射治疗,均是有效的初始治疗手段。Marchetti 等报道了他们对 21 例患者进行的系列治疗结果,每例患者接受 5 次 5 Gy 的射波刀治疗,在 30 个月的随访期内视力改善者占 35%,无晚期毒性。虽然这种技术最终可能成为分割适形放射治疗的替代方案,但需要进一步研究,以评估该技术的疗效和安全性。立体定向放射治疗可能对 ONSM 患者特别有用,这些患者在外科手术后可能失明。多项小型病例研究显示,约 80% 的病例可在立体定向放射治疗后保留视力和(或)改善视力。ONSM 是一种罕见的脑膜瘤亚型。近期 Carolin 等发表了关于机器人放射外科的大型系列研究,该研究纳入了 25 例患者,共 27 个 ONSM 病灶,肿瘤总体局部控制率为 96.0%,90.0% 的患者视力稳定或提高。有限的数据说明立体定向放射治疗是 ONSM 的一种安全有效的治疗方法,将改善患者的护理和临床结果。ONSM 也是需要神经外科及眼科联合管理的疾病。

4. 颅后窝脑膜瘤　颅后窝脑膜瘤占颅内脑膜瘤的 7%~12%。颅后窝是一个独特的解剖结构,几乎没有肿块效应,这反过来又造成了特殊的外科和放射外科限制。对于许多有症状或进展性病变,尽可能完全切除仍然是优选的方法。然而,采用显微外科手术切除肿瘤的一个缺点是经常发生神经损伤。全切除率差异很大,从 40% 到 96% 不等,早期切除后的复发率为 12%~91%。重复切除时的切除平面增加了与发病率和死亡率相关的难度。美国弗吉尼亚大学神经外科的一项回顾性研究中,以肿瘤体积作为主要观察指标,分析了伽玛刀治疗颅后窝脑膜瘤的长期效果。研究者认为,对于 WHO Ⅰ 级的颅后窝脑膜瘤患者,立体定向放射外科(SRS)无论是作为初始治疗方式还是手术切除的辅助性治疗方法,都是一种可靠的治疗方式,其肿瘤控制率高,神经功能缺损发生率低;3 年短期随访的肿瘤体积变化情况可预测 5~10 年的肿瘤体积变化。目前关于射波刀治疗颅后窝较大体积脑膜瘤的研究有个案报道,其优势不言而喻。射波刀的多程放射治疗对于肿瘤靠近脑干以及轻度压迫脑干等患者均适用,同样可作为初始治疗方式或手术切除的辅助性治疗方法。

(二)矢状窦旁脑膜瘤

矢状窦旁脑膜瘤起源于上矢状窦的窦旁角(肿瘤与上矢状窦间没有脑组织)。矢状窦旁脑膜瘤较常位于上矢状窦中 1/3 段(占 45%~70%),其次位于矢状窦前 1/3 段(15%~34%)和矢状窦后 1/3 段(9%~30%)。矢状窦旁脑膜瘤更常发生于蛛网膜颗粒密集的部位。症状进行性加重或者肿瘤不断增长的患者是手术绝对适应证。有些肿瘤与重要的桥静脉等关系密切并导致部分阻塞的可以进行部分切除,并用放射外科治疗残余肿瘤。窦内肿瘤切除和窦重建手术具有高风险,并不推荐。Kondziolka 等报道了 972 例接受伽玛刀治疗的患者的结果,水肿并发症发生率为 7.7%,但矢状窦旁脑膜瘤的发生率为 9.7%。Girvigian 等报道,在凸面脑膜瘤和矢状窦旁脑膜瘤患者中,与单次立体定向放射外科治疗相比,分割立体定向放射外科治疗降低了治疗后水肿率。射波刀可执行单次及分割立体定向放射外科治疗,在降低放射性水肿发生率方面有优势。

三、非典型及恶性脑膜瘤

在目前的病理分类中,约 35% 的脑膜瘤是不典型(WHO Ⅱ 级)或恶性(WHO Ⅲ 级)的。WHO Ⅱ 级和 Ⅲ 级脑膜瘤的表现截然不同,常常表现为侵袭性病程,伴复发、侵袭甚至远处转移。侵袭性脑膜瘤患者的 5 年和 10 年生存率分别为 65% 和 51%。手术切除在不典型脑膜瘤或恶性脑膜瘤的治疗中仍然发挥着重要作用。WHO Ⅱ 级(非典型)或 Ⅲ 级(间变性或恶性)脑膜瘤患者经常进行多次重复切除。复发或残留的肿瘤可进行放射治疗、立体定向放射外科治疗或重复切除。对不典型脑膜瘤大体全切除术后患者采用辅助性放射治疗一直存在争议。有研究显示,对不典型脑膜瘤患者行辅助性放射治疗,可显著改善肿瘤的局部控制情况,且前瞻性试验 RTOG0539 的初步结果显示 3 年无进展生存率为 93.8%,而相比之下,单纯大体全切除术后患者的无进展生存率为 70%。考虑到不典型脑膜瘤复发后侵袭性增加,以及抢救性手术和(或)放射治疗相关的不良效果和并发症发生率,这些结果支持在复发时使用先期辅助性放射治疗而不是挽救性治疗。

先前的研究表明,与良性脑膜瘤相比,控制 WHO Ⅱ 级和 Ⅲ 级脑膜瘤需要更高的辐射剂量。斯坦福大学 Zhang 等采用射波刀治疗 WHO Ⅱ 级脑膜瘤,5 年局部控制率为 49%,出现放射性毒性的比例为 7.5%。多项研究证明,许多 WHO Ⅱ 级脑膜瘤患者的肿瘤治疗需要多种策略组合方案,以最大限度地控制肿瘤和改善生活质量。这些发现说明了立体定向放射外科治疗恶性脑膜瘤的必要性,值得更多关注。

总体而言,采用辅助性治疗或挽救性治疗的低分割治疗方案治疗残留或复发的 WHO Ⅱ 级脑膜瘤是一种合理的治疗策略,并得到了文献证据的支持。WHO Ⅲ 级脑膜瘤的复发率仍然很高,值得进一步研究,应尽量缩短随访间隔时间。希望大宗病例的进一步研究可确定未接受过放射治疗和经历过放射治疗的患者之间的差异。

四、放射性水肿

虽然立体定向放射外科治疗脑膜瘤显示出较低的毒性发生率,但是较大的肿瘤体积和单次立体定向放射外科治疗增加了治疗后放射性水肿的发生风险。射波刀治疗脑膜瘤时也应考虑放射性水肿的危险因素,选择合适的分割方案,并提前或及时应用糖皮质激素及甘露醇等药物进行干预。

五、总结

射波刀使单次和分割大剂量放射治疗成为可能,为肿瘤体积较大、肿瘤靠近颅底重要结构的患者提供了更多治疗选择。射波刀立体定向放射外科/分割立体定向放射治疗提供了良好的肿瘤局部控制,可保留甚至改善颅神经功能。射波刀可缩短治疗周期,其有效性、安全性和方便性为脑膜瘤患者提供了更多治疗机会。但射波刀治疗非典型及恶性脑膜瘤仍具有一定挑战性,需更多研究总结经验。

参 考 文 献

[1] Adler J R Jr,Gibbs I C,Puataweepong P,et al. Visual field preservation after multisession cyberknife radiosurgery for perioptic lesions[J]. Neurosurgery,2006,59(2):244-254;discussion 244-254.

[2] Alfredo C,Carolin S,Güliz A,et al. Normofractionated stereotactic radiotherapy versus cyberknife-based hypofractionation in skull base meningioma:a German and Italian pooled cohort analysis[J]. Radiat Oncol,2019,14(1):201.

[3] Arvold N D,Lessell S,Bussiere M,et al. Visual outcome and tumor control after conformal radiotherapy for patients with optic nerve sheath meningioma[J]. Int J Radiat Oncol Biol Phys,2009,75(4):1166-1172.

[4] Asgharian B,Chen Y J,Patronas N J,et al. Meningiomas may be a component tumor of multiple endocrine neoplasia type 1[J]. Clin Cancer Res,2004,10(3):869-880.

[5] Black P M,Villavicencio A T,Rhouddou C,et al. Aggressive surgery and focal radiation in the management of meningiomas of the skull base:preservation of function with maintenance of local control[J]. Acta Neurochir (Wien),2001,143(6):555-562.

[6] Bloch O,Kaur G,Jian B J,et al. Stereotactic radiosurgery for benign meningiomas[J]. J Neurooncol,2012,107(1):13-20.

[7] Braganza M Z,Kitahara C M,Berrington de González A,et al. Ionizing radiation and the risk of brain and central nervous system tumors:a systematic review[J]. Neuro Oncol,2012,14(11):1316-1324.

[8] Choy W,Kim W,Nagasawa D,et al. The molecular genetics and tumor pathogenesis of meningiomas and the future directions of meningioma treatments[J]. Neurosurg Focus,2011,30(5):E6.

[9] Colombo F,Casentini L,Cavedon C,et al. Cyberknife radiosurgery for benign meningiomas:short-term results in 199 patients[J]. Neurosurgery,2009,64(2 Suppl):A7-A13.

[10] Conti A,Pontoriero A,Midili F,et al. Cyberknife multisession stereotactic radiosurgery and hypofractionated stereotactic radiotherapy for perioptic meningiomas:intermediate-term results

and radiobiological considerations[J]. Springerplus,2015,4:37.

[11] De Jesús O，Sekhar L N，Parikh H K，et al. Long-term follow-up of patients with meningiomas involving the cavernous sinus：recurrence，progression，and quality of life[J]. Neurosurgery，1996,39(5):915-919;discussion 919-920.

[12] De Salles A A，Frighetto L，Grande C V，et al. Radiosurgery and stereotactic radiation therapy of skull base meningiomas:proposal of a grading system[J]. Stereotact Funct Neurosurg,2001,76(3-4):218-229.

[13] DeMonte F，Smith H K，al-Mefty O. Outcome of aggressive removal of cavernous sinus meningiomas[J].J Neurosurg,1994,81(2):245-251.

[14] DiBiase S J,Kwok Y,Yovino S,et al. Factors predicting local tumor control after gamma knife stereotactic radiosurgery for benign intracranial meningiomas[J]. Int J Radiat Oncol Biol Phys，2004,60(5):1515-1519.

[15] Dufour H,Muracciole X,Métellus P,et al. Long-term tumor control and functional outcome in patients with cavernous sinus meningiomas treated by radiotherapy with or without previous surgery:is there an alternative to aggressive tumor removal? [J]. Neurosurgery,2001,48(2):285-294;discussion 294-296.

[16] Fatima N,Meola A,Pollom E L,et al. Stereotactic radiosurgery versus stereotactic radiotherapy in the management of intracranial meningiomas:a systematic review and meta-analysis[J]. Neurosurg Focus,2019,46(6):E2.

[17] Girvigian M R，Chen J C，Rahimian J，et al. Comparison of early complications for patients with convexity and parasagittal meningiomas treated with either stereotactic radiosurgery or fractionated stereotactic radiotherapy[J]. Neurosurgery,2008,62(5 Suppl):A19-A27;discussion A27-A28.

[18] Goldbrunner R，Minniti G，Preusser M，et al. EANO guidelines for the diagnosis and treatment of meningiomas[J]. Lancet Oncol,2016,17(9):e383-e391.

[19] Klinger D R，Flores B C，Lewis J J，et al. The treatment of cavernous sinus meningiomas：evolution of a modern approach[J]. Neurosurg Focus,2013,35(6):E8.

[20] Knosp E，Perneczky A，Koos W T，et al. Meningiomas of the space of the cavernous sinus[J]. Neurosurgery,1996,38(3):434-442;discussion 442-444.

[21] Kondziolka D，Flickinger J C，Perez B. Judicious resection and/or radiosurgery for parasagittal meningiomas:outcomes from a multicenter review[J]. Neurosurgery,1998,43(3):405-413;discussion 413-414.

[22] Kondziolka D，Mathieu D，Lunsford L D，et al. Radiosurgery as definitive management of intracranial meningiomas[J]. Neurosurgery,2008,62(1):53-58;discussion 58-60.

[23] Lee C C，Trifiletti D M，Sahgal A，et al. Stereotactic radiosurgery for benign (World Health Organization Grade Ⅰ) cavernous sinus meningiomas-International Stereotactic Radiosurgery Society (ISRS) practice guideline:a systematic review[J]. Neurosurgery,2018,83(6):1128-1142.

[24] Lesser R L，Knisely J P，Wang S L，et al. Long-term response to fractionated radiotherapy of presumed optic nerve sheath meningioma[J]. Br J Ophthalmol,2010,94(5):559-563.

[25] Mahadevan A，Floyd S，Wong E，et al. Clinical outcome after hypofractionated stereotactic radiotherapy (HSRT) for benign skull base tumors[J]. Comput Aided Surg,2011,16(3):112-120.

[26] Malone J，Gaviolli E，Doody J，et al. Unresectable foramen magnum meningioma treated with CyberKnife robotic stereotactic radiosurgery[J]. Cureus,2020,12(6):e8409.

［27］ Marchetti M,Conti A,Beltramo G,et al. Multisession radiosurgery for perioptic meningiomas：medium-to-long term results from a cyberknife cooperative study［J］. J Neurooncol,2019,143 (3)：597-604.

［28］ Mattox A,Hughes B,Oleson J,et al. Treatment recommendations for primary extradural meningiomas［J］. Cancer,2011,117(1)：24-38.

［29］ Mayo C,Martel M K,Marks L B,et al. Radiation dose-volume effects of optic nerves and chiasm［J］. Int J Radiat Oncol Biol Phys,2010,76(3 Suppl)：S28-S35.

［30］ Milker-Zabel S,Huber P,Schlegel W,et al. Fractionated stereotactic radiation therapy in the management of primary optic nerve sheath meningiomas［J］. J Neurooncol,2009,94(3)：419-424.

［31］ Nanda A,Thakur J D,Sonig A,et al. Microsurgical resectability,outcomes,and tumor control in meningiomas occupying the cavernous sinus［J］. J Neurosurg,2016,125(2)：378-392.

［32］ Oermann E K,Bhandari R,Chen V J,et al. Five fraction image-guided radiosurgery for primary and recurrent meningiomas［J］. Front Oncol,2013,3：213.

［33］ Pasquier D,Bijmolt S,Veninga T,et al. Atypical and malignant meningioma：outcome and prognostic factors in 119 irradiated patients. A multicenter,retrospective study of the Rare Cancer Network［J］. Int J Radiat Oncol Biol Phys,2008,71(5)：1388-1393.

［34］ Paulsen F,Doerr S,Wilhelm H,et al. Fractionated stereotactic radiotherapy in patients with optic nerve sheath meningioma［J］. Int J Radiat Oncol Biol Phys,2012,82(2)：773-778.

［35］ Pearson B E,Markert J M,Fisher W S,et al. Hitting a moving target：evolution of a treatment paradigm for atypical meningiomas amid changing diagnostic criteria［J］. Neurosurg Focus,2008,24(5)：E3.

［36］ Pollock B E,Stafford S L,Utter A,et al. Stereotactic radiosurgery provides equivalent tumor control to Simpson Grade 1 resection for patients with small-to medium-size meningiomas［J］. Int J Radiat Oncol Biol Phys,2003,55(4)：1000-1005.

［37］ Rockhill J,Mrugala M,Chamberlain M C. Intracranial meningiomas：an overview of diagnosis and treatment［J］. Neurosurg Focus,2007,23(4)：E1.

［38］ Rogers L,Barani I,Chamberlain M,et al. Meningiomas：knowledge base,treatment outcomes, and uncertainties. A RANO review［J］. J Neurosurg,2015,122(1)：4-23.

［39］ Rogers L,Zhang P,Vogelbaum M A,et al. Intermediate-risk meningioma：initial outcomes from NRG Oncology RTOG 0539［J］. J Neurosurg,2018,129(1)：35-47.

［40］ Saeed P,Blank L,Selva D,et al. Primary radiotherapy in progressive optic nerve sheath meningiomas：a long-term follow-up study［J］. Br J Ophthalmol,2010,94(5)：564-568.

［41］ Senger C,Kluge A,Kord M,et al. Effectiveness and safety of robotic radiosurgery for optic nerve sheath meningiomas：a single institution series［J］. Cancers (Basel),2021,13(9)：2165.

［42］ Sheehan J P,Starke R M,Kano H,et al. Gamma knife radiosurgery for sellar and parasellar meningiomas：a multicenter study［J］. J Neurosurg,2014,120(6)：1268-1277.

［43］ Sindou M,Wydh E,Jouanneau E,et al. Long-term follow-up of meningiomas of the cavernous sinus after surgical treatment alone［J］. J Neurosurg,2007,107(5)：937-944.

［44］ Stafford S L,Pollock B E,Leavitt J A,et al. A study on the radiation tolerance of the optic nerves and chiasm after stereotactic radiosurgery［J］. Int J Radiat Oncol Biol Phys,2003,55(5)：1177-1181.

［45］ Umansky F,Shoshan Y,Rosenthal G,et al. Radiation-induced meningioma［J］. Neurosurg Focus, 2008,24(5)：E7.

[46] Unger K R，Lominska C E，Chanyasulkit J，et al. Risk factors for posttreatment edema in patients treated with stereotactic radiosurgery for meningiomas[J]. Neurosurgery,2012,70(3)：639-645.

[47] Zhang M，Ho A L，D'Astous M，et al. Cyberknife stereotactic radiosurgery for atypical and malignant meningiomas[J]. World Neurosurg,2016,91：574-581. e1.

（潘隆盛　黄立超）

第十一章 垂体腺瘤的立体定向放射外科治疗

第一节 功能性垂体腺瘤

垂体腺瘤可分为功能性垂体腺瘤（functional pituitary adenoma，FPA）和无功能性垂体腺瘤，前者又可进一步分为催乳素腺瘤、生长激素腺瘤、促肾上腺皮质激素腺瘤、促甲状腺激素腺瘤、性腺激素腺瘤和混合性激素腺瘤。这种功能性分类法结合了组织形态学、免疫组化、血清内分泌学及电镜超微结构的观察结果，对形态学有深入认识，与临床表现、生化改变及预后判断密切相关，已成为垂体腺瘤（特别是FPA）病理诊断的主要手段。伽玛刀治疗FPA的目的不仅在于控制肿瘤生长，还在于控制异常的激素水平，改善临床症状。本节我们将讨论常见的FPA的伽玛刀治疗。

一、催乳素腺瘤

（一）概述

催乳素腺瘤是来源于腺垂体内催乳素细胞、可分泌催乳素（PRL）的良性肿瘤，是最常见的FPA，占所有垂体腺瘤的40%。催乳素腺瘤在女性和男性中均可见，根据初次出现时的大小可细分为催乳素微腺瘤（直径＜10 mm）和催乳素大腺瘤（直径≥10 mm）。催乳素微腺瘤更常见，很少发展为催乳素大腺瘤。催乳素腺瘤患者通常表现为高催乳素血症相关症状，如女性溢乳、闭经或卵巢功能障碍，男性勃起功能障碍和（或）性欲下降。此外，侵袭性催乳素大腺瘤患者，尤其是男性患者，常伴有视交叉和海绵窦等周围组织占位效应相关症状，导致视力障碍或眼肌麻痹。男性催乳素腺瘤常超出鞍区边界延伸至鞍上区，压迫视交叉或下丘脑，鞍旁侵袭海绵窦，鞍下累及蝶窦。

对于几乎所有的女性或男性催乳素腺瘤患者，多巴胺激动剂治疗被认为是首选和"金标准"治疗方式。多巴胺激动剂可快速起效，通过与多巴胺D2受体结合，抑制催乳素的合成和释放，并抑制催乳素细胞的增殖。溴隐亭是一种可与多巴胺D1受体和D2受体结合的激动剂，在20世纪70年代初首次显示疗效，并在1975年被批准用于治疗高催乳素血症。高催乳素血症的女性患者接受溴隐亭治疗后，高催乳素水平可被抑制，并恢复正常的性腺功能。即使在性腺功能减退多年后，月经和生育能力也会得到恢复。高催乳素血症男性患者的性欲低下、勃起功能障碍也可受益于溴隐亭治疗。溴隐亭的半衰期短，只有几小时，每日服用2～3次（片剂2.5 mg），每日剂量为2.5～15 mg。溴隐亭可使80%～90%的催乳素微腺瘤患者和70%的催乳素大腺瘤患者的血清催乳素水平恢复正常，使大多数患者的肿瘤缩小，性腺功能恢复正常。与溴隐亭有关的一个有争议的问题是，长期持续的药物治疗是否会导致腺瘤组织纤维化，进而阻碍未来的手术干预。

（二）伽玛刀治疗

1.适应证 伽玛刀放射外科（GKRS）治疗主要用于对多巴胺激动剂耐药的催乳素腺瘤患者。在10%的催乳素微腺瘤患者和18%的催乳素大腺瘤患者中，可观察到对多巴胺激动剂（特别是卡麦角林）的耐药现象。耐药的催乳素腺瘤更常见于男性患者。耐药性催乳素腺瘤是较大的肿瘤，患者通常存在海绵窦侵袭。GKRS治疗的适应证如下：对多巴胺激动剂耐药；不能耐受药物治疗；试图减少多巴胺激动剂治疗的剂量和（或）缩短多巴胺激动剂治疗的疗程。

2.治疗效果 Hung等在2019年发表了一项国际多中心队列研究。该队列为目前已知的立体定向放射外科(SRS)治疗催乳素腺瘤最大的队列,共纳入 289 例患者(男性 119 例,女性 170 例),中位肿瘤体积为 2 mm³,中位周边剂量为 22 Gy,中位等剂量曲线为 50%。SRS 治疗后的第 3 年、第 5 年、第 8 年的内分泌缓解率分别为 28%、41%、54%。SRS 治疗后,24.9%(72/289)的患者出现新的激素缺乏症;3.1%(9/289)的患者出现新的视觉并发症;4.5%(13/289)的患者被记录到肿瘤进展。

在该研究中,虽然有 43% 的患者内分泌情况得到完全缓解,但许多患者在 SRS 治疗后,在相同的用药剂量下,催乳素水平继续下降,有些患者甚至可以减少药物治疗剂量。按照以内分泌缓解或药物治疗后催乳素水平≤30 ng/mL 的内分泌控制定义,201 例患者中有 127 例(63.2%)有效数据达到内分泌控制。

广州医科大学附属第二医院的 Li 等在 2020 年发表了 GKRS 治疗 24 例催乳素腺瘤患者的效果。该研究回顾性分析了 5 例男性患者,19 例女性患者。中位年龄为 30.5 岁(18.1～51.1 岁),中位随访时间为 109.3 个月(23.2～269.3 个月)。GKRS 治疗的中位周边剂量为 15 Gy(10.5～23.6 Gy)。总的来说,66.7% 的患者在 GKRS 治疗后催乳素水平恢复正常。10 例患者(41.7%)达到内分泌缓解(停用多巴胺激动剂后催乳素水平恢复正常),6 例患者(25%)达到内分泌控制(服用多巴胺激动剂后催乳素水平恢复正常)。所有患者的肿瘤都得到了控制。4 例患者(16.7%)在 GKRS 治疗后新发垂体功能减退。GKRS 治疗后未出现新的视觉功能障碍和颅神经功能障碍。

3. 预后因素　早期 SRS 治疗催乳素腺瘤的研究中,内分泌缓解的预后因素如下:在 SRS 治疗前 6～8 周停止多巴胺激动剂治疗;较高的周边剂量;较高的最大剂量(超过 40 Gy);无海绵窦侵袭。然而,在 Hung 等的研究中,多变量分析发现以上因素均无统计学意义。SRS 治疗催乳素腺瘤后,内分泌缓解只与 SRS 治疗前催乳素水平≤270 ng/mL 相关。与 SRS 治疗前催乳素水平>300 ng/mL 的患者相比,SRS 治疗前催乳素水平≤100 ng/mL 的患者,会在 SRS 治疗后获得较高的缓解率。在一些研究中,SRS 治疗时停止多巴胺激动剂治疗的时间被认为是一个重要的评估内分泌缓解预后的指标。而在 Hung 等的研究中,该因素只在单变量分析中显示有统计学意义,因此其作用需在未来的研究中重新评价。

4. 不良反应　放射外科治疗最常见的不良反应是新发的激素缺乏症。有文献报道,在 SRS 治疗垂体腺瘤的研究中,新发的激素缺乏症的发生率为 16%～41%。在 Hung 等的研究中,289 例患者中有 71 例出现新发的激素缺乏症。他们还注意到,这 71 例患者中有 31 例出现一种以上的激素缺乏症。生长激素(GH)缺乏症最不常见。目前研究的局限在于出现激素缺乏症的确切时间无法确定。因此,建议对垂体功能进行纵向监测。

可以得出结论,在催乳素腺瘤的治疗中,GKRS 治疗可能提供较高的内分泌缓解率和肿瘤控制率,以及较低的新发垂体功能减退发生率。GKRS 可能是一种有效且安全的治疗催乳素腺瘤的方法。

二、生长激素腺瘤

(一)概述

生长激素腺瘤可引起垂体生长激素(growth factor,GH)分泌过多,同时胰岛素样生长因子-1(insulin-like growth factor-1,IGF-1)水平升高,在成人可引起肢端肥大症。尽管肢端肥大症的临床表现多样,但其主要症状包括肢端及软组织肿大、关节疼痛、心力衰竭、呼吸衰竭、糖尿病、高血压等,从而导致并发症发生率及死亡率增高。因此,早期诊断对于提高患者预期寿命和生活质量至关重要。肢端肥大症的确切患病率并不十分清楚;其估计发病率为每年(3～4)/100 万,患病率为(40～125)/100 万。肢端肥大症的发病率并不因性别、种族和民族不同而变化。虽然本病发生的平均年龄为 32 岁,但诊断的平均年龄为 40～45 岁。

2010 年,相关共识确定了最佳的疾病控制(即治疗后肢端肥大症缓解),是指与年龄和性别匹配的 IGF-1 水平正常化,以及随机 GH 水平< 1.0 μg/L。经鼻蝶垂体腺瘤切除术通常被推荐作为生长激素腺瘤的一线治疗。成功的手术可以立即降低生长激素水平,并提供肿瘤组织用于诊断和判断预后。目前,可用于治疗肢端肥大症的药物包括生长激素受体配体、生长激素受体拮抗剂,以及针对选定的患者所使

用的多巴胺受体激动剂。第一代生长激素受体配体——奥曲肽和兰瑞肽是生长激素腺瘤的主要治疗药物。近来基因工程重组生长激素受体拮抗剂培维索孟(pegvisomant)也被推荐作为一线治疗药物。在不同的研究中,生长激素受体配体的生化效应率和肿瘤缩小率有很大的差异,取决于研究设计、外科手术史和研究终点。最近的一项荟萃分析评估了研究设计对生长激素受体配体的生化效应率的影响,生长激素控制的总体有效率为56%,IGF-1正常化的总体有效率为55%,生长激素受体配体类型之间无显著差异。接受奥曲肽长效缓释剂(LAR)和兰瑞肽凝胶剂治疗的患者中,分别有75%和54.1%的患者的肿瘤体积缩小超过20%,但随访时间各不相同。

(二)伽玛刀治疗

1.适应证　在肢端肥大症的治疗方法中,放射治疗排在第三位。手术后残留(或复发)的肿瘤患者,或者药物治疗不成功及不能耐受药物治疗的肿瘤患者通常应考虑放射治疗。与常规放射治疗相比,立体定向技术、SRS治疗可为靶区肿瘤提供更精确、更高的辐射剂量,并限制对邻近正常结构的照射。SRS治疗为手术切除后持续存在肢端肥大症的患者,提供了除单纯药物治疗外终生有效的替代性治疗选择。在等待IGF-1正常化的过程中,可适当使用生长抑素类药物。

2.治疗效果及安全性　2019年Ding等报道了371例生长激素腺瘤患者行放射外科治疗后平均随访79个月的内分泌结果。在严格的内分泌指标(IGF-1和GH)缓解改善标准下,结果证实该治疗方式对44%的患者有效。尽管延迟缓解的时间(38个月)比预期的更短,但仍意味着有效持久的内分泌改善需要一段时间。大约10%的患者在治疗后平均17个月复发。在接受伽玛刀治疗前,56%的患者使用过生长抑素类药物治疗。平均病灶体积为3 cm³,平均周边剂量为24.2 Gy。内分泌指标改善比例和伽玛刀治疗后10年长期改善比例分别为69%和59%。出现持久病情缓解的平均时间为伽玛刀治疗后38个月。9%的患者在接受初次伽玛刀治疗后病灶缩小,但内分泌指标再度发生异常,病情复发的平均时间为伽玛刀治疗后17个月。在伽玛刀治疗前停止使用生长抑素类药物是唯一能独立预测持久病情缓解的因素($p=0.01$)。26%的患者新出现垂体功能减退,4.3%的患者出现颅神经损伤。同年,韩国的Kong等发表了一项回顾性多中心研究。1991—2017年,共有138例来自韩国三个三级转诊中心的患者参与了这项研究。主要观察指标为内分泌缓解、生长抑素类药物控制内分泌、垂体功能减退。平均随访时间为85.2个月(12~304个月),长期应用生长抑素类药物缓解和控制内分泌的总的中位时间分别为138个月和96个月。在最后一次随访中,138例患者中有12例(8.7%)发生伽玛刀治疗引起的(1项或多项)垂体功能减退。2019年,Mohammed等发表了美国、西班牙、加拿大、捷克等的多中心研究,该研究采用回顾性配对队列,第一次直接比较首选SRS治疗和术后接受SRS治疗的内分泌和影像学表现相似的肢端肥大症患者的结果。该研究中,首选SRS治疗组中69%的患者出现肿瘤缩小(较基线缩小超过30%),其余31%的患者肿瘤大小稳定。所有26例接受首选SRS治疗的患者获得肿瘤生长的放射影像学控制,表现出明显的差异。该研究发现,首选SRS治疗的患者初次缓解后生化复发的时间有缩短的趋势(4.4个月 vs 7.3个月;$p=0.06$)。相比于术后接受SRS治疗的腺瘤,首选SRS治疗时腺瘤的解剖定位可能更为清晰,术后的腺瘤常常被术后MRI的改变所掩盖。此外,首选SRS治疗的患者更容易接受重复SRS治疗(15.3%,术后接受SRS治疗组为1.9%;$p=0.02$)。匹配的首选SRS治疗组和术后接受SRS治疗队列的SRS治疗后新发垂体功能减退的发生率分别为15%和19%($p=0.67$)。该研究认为,对于不接受手术切除的肢端肥大症患者,首选SRS治疗提供了较大的内分泌缓解的可能性,而且有较高的肿瘤控制率,并发症发生率也在可接受范围内。SRS治疗联合药物治疗可以作为不能或不愿接受手术切除的患者的一种替代性治疗方法。

2021年,有研究者发表了英国谢菲尔德的国家立体定向放射外科中心采用SRS治疗肢端肥大症患者的结果,对伽玛刀治疗肢端肥大症的安全性进行了评估。1985—2015年,118例肢端肥大症患者接受SRS治疗。数据来自病例记录、医院数据库和患者问卷。与正常人群相比,采用标准化发生率(standard incident rate,SIR)量化卒中发生率,并评估视力下降并发症。88.1%(104/118)的患者有完整的并发症发生率随访资料。平均随访时间为134个月,SRS治疗的中位剂量为30 Gy。81%的肿瘤有海绵窦侵袭。与两项年龄和性别匹配的大型人群研究相比,没有出现卒中发生率过高（SIR＝1.36,95％ CI 为 0.27～3.96;SIR＝0.52,95％ CI 为 0.06～1.89）。在 104 例 MRI 引导的 SRS 治疗患者中,68 例没有进一步接受放射治疗（SRS 或分割放射治疗）,视力没有下降,3％发生眼肌麻痹。超过 1 次的放射治疗与眼肌麻痹伴视力恶化之间呈正相关。该研究得出结论,SRS 治疗不增加肢端肥大症患者的卒中发生率。基于 MRI 的精确治疗计划和单次 SRS 治疗能带来最低的并发症发生率。多次放射治疗（SRS 或分割放射治疗）与视力下降并发症增加相关。

3. 预后因素　有研究显示,较小的生长激素腺瘤体积预示着较明显的内分泌缓解。对于使用放射外科治疗作为后续治疗,特别是手术难以完全切除瘤体的患者,放射外科治疗后病情缓解的速度更快。

Kong 等的多中心研究显示,女性、年龄调整后的正常 IGF-I 水平≤2 和伽玛刀辅助治疗是病情明显缓解的有利因素（p 值分别为 0.004、0.001 和 0.010）。早期反应组的年龄调整后的正常 IGF-I 水平＞2 的比例显著低于晚期反应组（22.2％ vs 51.7％,p＝0.035）,尽管该组使用较低的照射剂量（24.3 Gy,晚期反应组为 27.0 Gy,p＝0.003）。

Landolt 等发现在 SRS 治疗期间进行药物治疗会影响治疗效果。具体地说,他们注意到在 SRS 治疗期间,接受奥曲肽治疗的患者需要更长的时间来达到内分泌缓解。SRS 治疗期间的药物治疗可能会通过改变细胞周期动力学而增加肿瘤细胞的辐射抵抗性能。因此,SRS 治疗之前中止药物治疗,也被纳入临床实践指南。一些研究也提出了中止药物治疗和 SRS 治疗后内分泌改善之间有关系,但也有一些研究认为二者没有任何联系。

三、促肾上腺皮质激素腺瘤

(一)概述

促肾上腺皮质激素（adrenocorticotropic hormone,ACTH）腺瘤可自主分泌 ACTH,导致肾上腺分泌过多的皮质醇而引起库欣病（Cushing disease,CD）。据估计,库欣病每年每百万人中有 1.2～1.8 例,并与发病率和死亡率的增加有关,这主要是心血管疾病和继发性感染风险增加的结果。

治疗库欣病患者的目标是消除皮质醇过量,恢复正常皮质醇分泌,维持正常垂体功能,实现肿瘤控制。经鼻蝶垂体瘤手术仍然是治疗库欣病的主要方法,90％的（肿瘤直径小于 1 cm）微腺瘤患者和 65％的大腺瘤（肿瘤直径大于或等于 1 cm）患者通过经鼻蝶垂体瘤手术切除腺瘤达到内分泌缓解。在库欣病的治疗中,药物的作用一般是辅助性的,目前并不认为药物治疗是明确的治疗方法。目前对库欣病患者主要使用三种药物,根据药物的作用位置,其可分为类固醇生成抑制剂（抑制合成肾上腺皮质激素）、中枢作用剂（控制 ACTH 超量分泌）和糖皮质激素受体拮抗剂（抑制皮质醇作用）。

(二)伽玛刀治疗

1. 适应证　对于经鼻蝶垂体瘤手术后出现持续性或复发性库欣病的患者,包括伽玛刀放射外科（GKRS）治疗在内的放射治疗,是主要的辅助治疗手段。日益普及的 SRS 治疗相对于传统的外照射放射治疗,为需要辅助治疗的患者提供了更多选择。

2. 治疗效果　2018 年,Ironside 等发现,在平均随访 61 个月（7.5～204 个月）内,放射外科治疗后内分泌改善的比例平均为 65.8％（26.7％～100％）。放射外科治疗后持久的内分泌改善的比例为 64.7％（16.7％～100％）。放射外科治疗后内分泌改善的时间平均为 19.9 个月（7.5～39.6 个月）。放射外科治疗后 8 年内,内分泌指标再度异常的比例为 0～36％。多中心治疗的资料显示,周边剂量和中心剂量偏低,与治疗后的内分泌指标再度异常存在统计学意义上的关联。若为了获得持久的内分泌改善而选择相当高的治疗剂量,会导致放射性不良反应,需要加以权衡。放射外科治疗后 94％（24％～89％）的库欣病患者的随访影像中出现肿瘤缩小。平均周边剂量为 22.6 Gy（14.7～35 Gy）,平均中心剂量为 47 Gy。周边剂量在 25 Gy 或以上时,肿瘤会更早缩小。

2020 年,一项单中心研究评估了 SRS 治疗库欣病的有效性和安全性。该研究纳入 38 例库欣病患者（31 例患者接受 GKRS 治疗,7 例患者接受射波刀治疗）。如果患者在使用小剂量地塞米松后皮质醇水平被抑制,24 h 尿游离皮质醇测定结果正常,临床特征缺乏或回归,则被认为达到激素缓解。该研究发现 52.6％的库欣病患者接受放射外科治疗后达到生化控制,激素缓解的中位时间为 15 个月。所有患者的肿瘤都得到了控制。除治疗前尿游离皮质醇外,激素缓解率与实验室检查、放射影像学表现和病理性质之间没有显著关系。术前尿游离皮质醇水平较低的患者激素缓解率较高。虽然放射外科治疗前的药物治疗不影响激素缓解的速度和时间,但放射外科治疗后的药物治疗延长了激素缓解的时间。

同年,一项国际多中心研究对切除术后接受早期与晚期 SRS 治疗的库欣病患者的效果进行了比较。该项研究使用来自国际放射外科研究基金会的 10 个医疗机构所汇总的数据,对随访(65.59±49.01)个月的 255 例患者资料进行分析。77 例(30％)患者在术后 3 个月内接受 GKRS 治疗;46 例(18％)患者在术后 4~6 个月接受 GKRS 治疗;34(13％)患者在术后 7~12 个月接受 GKRS 治疗;98 例(38％)患者在术后 12 个月后接受 GKRS 治疗。在术后 3 个月内接受 GKRS 治疗的患者的精算内分泌缓解率高于术后 3 个月后接受 GKRS 治疗的患者的精算内分泌缓解率(分别为 78％和 65％;$p=0.017$)。在切除术后 12 个月后接受 GKRS 治疗的患者的内分泌缓解率低于在切除术后 12 个月内接受 GKRS 治疗的患者的内分泌缓解率(分别为 57％和 76％;$p=0.006$)。在根据临床和治疗特点调整的多因素 Cox 回归分析中,早期 GKRS 治疗与内分泌缓解率增加相关(HR:1.518,95％ CI:1.039~2.218;$p=0.031$),而晚期 GKRS 治疗与内分泌缓解率降低有关(HR:0.641,95％ CI:0.448~0.919;$p=0.015$)。新发垂体激素缺乏症($p=0.922$)、新发视觉障碍($p=0.740$)及其他颅神经受损($p=0.610$)的发生率与手术切除至 GKRS 治疗的间隔时间无显著相关性。该作者得出结论,早期 GKRS 治疗与内分泌缓解率增加相关,而晚期 GKRS 治疗与垂体腺瘤切除术后内分泌缓解率较低相关。不完全垂体腺瘤切除术后的库欣病患者应考虑早期进行 GKRS 治疗。

3. 不良反应　Ironside 等的荟萃分析发现,放射外科治疗后,29.7％(0~69％)的库欣病患者在平均 3 个月(4~132 个月)内出现垂体功能减退或垂体功能减退。周边剂量高于 16 Gy,与垂体功能减退的发生有关。视神经耐受的剂量一般控制在 8~12 Gy,放射外科治疗后很少有患者出现视力下降或减退,放射外科治疗后动眼神经、滑车神经、外展神经和三叉神经等颅神经损伤的发生率为 1.5％(0~6％)。

4. 预后因素　病灶体积较小,24 h 尿游离皮质醇水平低,是单变量预测内分泌改善的影响因子。有文献报道,放射外科治疗前未使用酮康唑治疗的患者,内分泌指标改善更为明显。在放射外科治疗前,应及时中止类固醇抑制剂的治疗,从而促进内分泌指标改善。

四、总结

由此可见,虽然不同类型的 FPA 在放射外科治疗后内分泌改善的状况、内分泌改善的时间,以及垂体腺瘤控制的比例存在一定差异(这可能与病例选择的差异、治疗参数的不同以及是否选用辅助药物治疗有关),但仍可看出,伽玛刀放射外科(GKRS)治疗在功能性垂体腺瘤的治疗上可以发挥重要的作用,对于适宜的适应证,可取得令人满意的效果。新发垂体功能减退仍然是放射外科治疗后常遇到的不良反应,而放射外科治疗后颅神经损害和视力下降等并发症并不常见。

参 考 文 献

[1] Hung Y C,Lee C C,Yang H C,et al. The benefit and risk of stereotactic radiosurgery for prolactinomas:an international multicenter cohort study[J]. J Neurosurg,2019,133(3):717-726.

[2] Li Y,Huang M,Liang S,et al. Gamma knife radiosurgery (GKRS) for patients with prolactinomas:long-term results from a single-center experience[J]. Med Sci Monit,2020, 26:e924884.

[3] Ding D,Mehta G U,Patibandla M R,et al. Stereotactic radiosurgery for acromegaly:an international multicenter retrospective cohort study[J]. Neurosurgery,2019,84(3):717-725.

[4] Kong D S,Kim Y H,Kim Y H,et al. Long-term efficacy and tolerability of gamma knife

radiosurgery for growth hormone-secreting adenoma:a retrospective multicenter study（MERGE-001）[J].World Neurosurg,2019,122:e1291-e1299.

[5]　Mohammed N,Ding D,Hung Y C,et al. Primary versus postoperative stereotactic radiosurgery for acromegaly:a multicenter matched cohort study[J].J Neurosurg,2019,132(5):1507-1516.

[6]　Sims-Williams H P，Rajapaksa K，Yianni J，et al. Long-term safety of gamma knife radiosurgery (SRS) for acromegaly[J].Pituitary,2021,24(5):724-736.

[7]　Ironside N,Chen C J,Lee C C,et al. Outcomes of pituitary radiation for Cushing's disease[J]. Endocrinol Metab Clin North Am,2018,47(2):349-365.

[8]　Apaydin T,Ozkaya H M,Durmaz S M,et al. Efficacy and safety of stereotactic radiotherapy in Cushing's disease:a single center experience[J].Exp Clin Endocrinol Diabetes,2021,129(7):482-491.

[9]　Bunevicius A,Kano H,Lee C C,et al. Early versus late gamma knife radiosurgery for Cushing's disease after prior resection:Results of an international,multicenter study[J].J Neurosurg,2020, 134(3):807-815.

（刘晓民）

第二节　无功能性垂体腺瘤的放射外科治疗

一、无功能性垂体神经内分泌肿瘤的病理学

当代病理学观点认为无功能性垂体腺瘤不应该再被称为腺瘤,而应被称为垂体神经内分泌肿瘤（pituitary neuroendocrine tumor,PitNET）,虽然目前尚无切实可行的方法对这类肿瘤的良恶性进行分类,但这类肿瘤应引起足够重视,甚至考虑将其纳入"癌症"统计的范畴。虽然 2017 年版的 WHO 内分泌肿瘤分类中仍然没有统一使用该命名方法,但从近年来主要的神经病理学文献中可以发现,使用该名词是趋势所在。因此,本节内容统一使用该命名方法,或者采用其英文缩写 PitNET 来代替"垂体腺瘤"的称谓。无功能性垂体神经内分泌肿瘤因为其名称较为冗长,也使用 NFPitNET 来代替。

2017 年版 WHO 垂体瘤病理分类比较明显的改进是引入了细胞转录因子的检测。检测项目包括 T-PIT,PIT1 和 SF1。上述转录因子的检测方法较多,但不同的机构和不同的病理科医生习惯使用的方法差异很大,一般认为比较可靠的转录因子检测方法是基因测序,但该方法成本过高。

2017 年版 WHO 垂体瘤病理分类将 PitNET 分为 11 大类,但没有了传统的无功能性垂体腺瘤。传统的无功能性垂体腺瘤只是一大类不表达活性激素的肿瘤的统称,其中包括零细胞瘤（null adenoma）、"静默性"的 ACTH 腺瘤、GH 腺瘤、PRL 腺瘤和 TSH 腺瘤,还有所谓的分化差单一表型多激素垂体特异性转录因子-1（PIT1）系肿瘤等。最常见的 NFPitNET 仍然是促性腺激素腺瘤（LH 和（或）FSH 腺瘤）。"静默性"或者旧称"无功能性"腺瘤有转变为"功能性"腺瘤的可能,这需要引起临床医生的注意。

肿瘤的侵袭性（aggressive）是手术治疗失败的重要原因,也是放射外科需要关注的重要的肿瘤特性。2017 年版 WHO 垂体瘤病理分类的另一个特点是试图对侵袭性肿瘤进行定义,不过,目前仍然没有很好的关于侵袭性的定义标准。但分类系统指出侵袭性较高的肿瘤包括：①稀疏颗粒 GH 腺瘤；②静默性 ACTH 腺瘤；③男性 PRL 腺瘤；④Crooke 细胞瘤；⑤PIT1 阳性的多激素腺瘤。仅静默性 ACTH 腺瘤与"无功能性"腺瘤相关。其余肿瘤均有不同程度的功能性激素分泌。因此,在传统无功能性腺瘤中有侵袭性的肿瘤类型相对较少。

北京协和医院 Dai 等提出的侵袭性标准如下：①影像学检查或术中发现肿瘤侵犯邻近结构；②Ki-67 指数>3%,每月生长速度>2%；③目前的治疗方法无法控制肿瘤生长和（或）激素分泌过多；④术后 6 个

月内肿瘤复发。在没有可靠的免疫组化检测和基因检测前，该方法可以作为临床医生参考的标准之一。但侵袭性并不等同于原有 WHO 诊断分类中的不典型垂体瘤。因为现有研究发现不典型垂体瘤在预后的诸多方面与典型垂体瘤并无二致。放射外科关心的侵袭性肿瘤的另一个问题是照射范围的大小，即对于可疑蝶鞍和鞍膈侵犯的肿瘤是否要进行照射。由于蝶鞍/鞍膈侵犯后的病灶表现出不同于实体肿瘤的不规则形态，如果要实现处方剂量线"完整"覆盖，则会明显增加放射外科治疗计划的复杂性和对神经-视交叉结构保护的困难性，因此放射外科医生对该问题也有争议。目前的大样本研究似乎并没有发现蝶鞍/鞍膈侵犯会增加肿瘤局部复发概率，这对无功能性腺瘤来说非常重要。因为，不同于功能性腺瘤，放射外科治疗 NFPitNET 的主要目的是控制肿瘤生长，而并非抑制过高的内分泌状态。

二、无功能性垂体神经内分泌肿瘤(NFPitNET)的病因学

NFPitNET 的病因学研究发现多数肿瘤仍然为单克隆起源。其中，Rb/P16/细胞周期素 D1/CDK4 通路研究较多，该通路主要控制 G1/S 检查点，主要功能是允许受损的 DNA 进行修复，而 80％的垂体瘤患者中该通路有不同程度的异常，这些异常的所谓表观遗传学因素，即非先天的 DNA 改变。例如，P16 甲基化，这可能是很多垂体瘤患者发病的早期因素，P16 本身的基因突变反而较为罕见，P16 甲基化导致的表观遗传学改变为基因功能下调，从而使进入 G1/S 检查点的细胞减少，无法对受损的 DNA 进行修复。

此外，与肿瘤形成相关的因素还有促增殖-抗增殖作用失衡，简而言之，即抗增殖作用下调和促增殖作用上调，参与的因素较多，据报道有 GADD45γ、MEG 和垂体肿瘤转化基因(PTTG)等。

此外，如前所述，NFPitNET 的侵袭性对放射外科也非常重要。所谓侵袭性，本质上是指肿瘤的恶性倾向或者程度(恶性程度高于惰性的肿瘤，但尚未达到癌症的程度)；而浸润性(invasive)指肿瘤的生长方式，可以与侵袭性相关，但不等于侵袭性；而肿瘤复发(regrow)同样也是侵袭性的一个指标，也不代表肿瘤一定具有侵袭性。中南大学湘雅医院的 Yang 等报道，可能 35％的 NFPitNET 是所谓侵袭性的，其认为 HIF-1α、基质金属蛋白酶(MMPs，如 MMP-2 和 MMP-9)是 NFPitNET 侵袭性的核心分子。瘤内卒中和缺氧引起的 HIF-1 可能是侵袭性转化的起始因素，随后血管内皮生长因子(VEGF)过表达可以促进血管形成、PTTG 过表达可以引起表皮间质细胞转化(EMT)、MMPs 过表达导致细胞外基质(ECM)降解。上述因素造就了垂体内肿瘤生长侵袭适宜的环境。其中值得注意的是 PTTG，多项研究表明 PTTG 可能成为衡量侵袭性的指标。国内甚至有利用外周血 PTTG 检测来协助判断侵袭性的报道。除上述方法外，临床通常利用 Ki-67(MIB-1)来判断肿瘤的侵袭性，但似乎不同的研究，其结论有一定的互相矛盾之处，仅能作为参考。

三、无功能性垂体神经内分泌肿瘤(NFPitNET)的放射外科治疗

NFPitNET 的放射外科治疗包括以下方面：定位、靶区勾画(同时包括危及器官的勾画)、计划制订和随访。

1. NFPitNET 放射外科治疗的定位　对神经外科医生而言，在 NFPitNET 导航手术中较常使用 MRI 和 CT 图像进行融合，其次是单用增强 MRI，其他定位方法较少。这对放射外科医生有一定的启发意义，手术导航的目的是帮助神经外科医生明确手术切除的范围和邻近的重要结构；不同于神经外科医生，放射外科医生不能在直视下观察到相应的解剖结构，必须在治疗前明确。

NFPitNET 的放射外科治疗仍然主要依靠 MRI 明确病灶范围，尤其是增强 MRI。常用的序列有增强后的轴位 T1、T2 加权成像。也可以使用 T1 增强的容积扫描获得更为精细的解剖结构，同时避免常规 T1 薄层扫描时过低的信噪比。T1 加权成像的增强时机也非常重要，注射造影剂后过早或者过迟扫描都可能影响病灶范围的"清晰"显示，需要技术人员根据设备特性和造影剂特性制订适合自己中心的定位规范。T2 加权成像对于功能性垂体腺瘤可能更为重要，尤其是生长激素腺瘤和催乳素腺瘤，对于上述肿瘤的预后有一定的预测作用；NFPitNET 病例中的 T2 加权成像可能有助于和其他疾病相鉴别，在少数静

默性的 ACTH 腺瘤的诊断中可能起一定作用。多数情况下,常规 MRI 可以清晰显示病灶,但在探测微腺瘤和鉴别残留/复发肿瘤时常规 MRI 的作用受到一定限制。

MRA 和 MRE 可以用于定位,判断病灶范围和可手术性,MRA 的好处是可以获得层厚足够薄但同时信噪比足够清晰辨识的图像。PWI 和 DWI 等序列由于其精度问题仅在理论上可以用于定位。增强的 CISS 序列可以用于显示海绵窦结构和其内的神经,但由于肿瘤覆盖往往很难完全避开海绵窦内的神经,理论上可以作为辅助定位手段,但必须在框架固定前使用。其他 MRI 技术如延迟扫描或者动态扫描多用于功能性微腺瘤的成像,在 NFPitNET 的 SRS 治疗时使用价值有限。

对于部分无法进行 MRI 检查的患者,如幽闭恐怖症患者或者体内有植入物无法进行核磁扫描的患者,可以使用 CT 定位,但 CT 定位前一定要进行无框架的增强 CT,以避免框架固定后螺钉引起伪影。目前的快速 CT 多支持图像薄层重建,1.25 mm 层厚无间隔重建可以获得较为精细的解剖关系,尤其是鞍区的骨性结构,对于肿瘤破骨也有很好的评估作用。肿瘤本身的钙化可能影响手术和治疗后肿瘤的坍缩,也可通过 CT 预判。经过校准的 CT 数据可以作为使用卷积算法计算局部剂量时的可靠基础。

目前功能性成像技术(如 PET)似乎对 NFPitNET 的诊断和定位作用不是太大,尚缺乏有效示踪剂。此外,对于 MRI 无法显示的无功能性腺瘤,治疗的必要似乎也不是太大。

目前有学者尝试利用影像组学联合机器学习对治疗前的病灶进行分类,但用于临床前仍需通过临床试验的检验。

2. NFPitNET 放射外科治疗的靶区和危及器官勾画　NFPitNET 的勾画主要依据 T1 强化后的图像,常规造影剂注射时间间隔扫描可以显示增强的垂体组织和尚未增强的肿瘤组织。在 MRA 上可能更为明显。如有冠状位 T1 增强图像可能更佳,横断面勾画的靶区可以在不同的序列和位置中进行验证,但需要注意冠状位图像注册时误差通常要大于横断面图像。靶区的勾画通常无须刻意避开颈内动脉(多数情况下无法避免)和海绵窦外侧壁。

通过勾画视神经和视交叉可以获得上述器官的剂量体积直方图(DVH),便于计算最高受照剂量。对视神经的耐受剂量争议不多,多数研究认为 10 Gy 以下的受照剂量可以将视神经病变的发生率控制在 3% 以下。由于 NFPitNET 的周边剂量无须很高,多数情况下的剂量跌落可以有效控制视神经/视交叉的受照剂量。无功能性腺瘤治疗时多数情况下无须勾画脑干,除非肿瘤已经压迫或者嵌入脑干。垂体柄和垂体在大/巨腺瘤中往往很难分辨,而且垂体柄、垂体和下丘脑的"安全剂量"究竟是多少仍有争议。也有研究认为,不仅需要勾画上述危及器官,还要包括双侧晶状体和海马,但似乎没有研究表明患者进行基于伽玛刀的 SRS 治疗时上述结构受照剂量会超过耐受剂量。

3. NFPitNET 放射外科治疗的计划制订　NFPitNET 的放射外科治疗参数可以参考国际立体定向放射外科学会(ISRS)无功能性腺瘤的治疗指南。放射外科治疗计划的主要参数为处方剂量、处方等剂量曲线、覆盖率、选择性、梯度指数和受照时间。处方剂量根据 ISRS 的指南,不管患者有无手术史,处方剂量至少要到 14 Gy,这与国内孙时斌教授的研究结果一致。笔者的经验认为,如果要达到更为严格意义的控制,周边剂量可能要达到 17 Gy 或者平均剂量达到 23 Gy。

处方等剂量曲线的选择是个较为灵活的问题,如果希望在降低梯度指数的同时提高平均剂量,可以考虑使用 40%~50% 的处方等剂量曲线。50% 作为伽玛刀治疗的习惯上的标准等剂量曲线通常可以满足多数计划的要求。

关于覆盖率的研究较少,笔者的研究认为更高的控制率与高覆盖率有密切关系。如无特殊困难都应该追求 1.0 的覆盖率。

关于选择性的研究更少,没有发现选择性对治疗结局有影响。理论上选择性和覆盖完整性是矛盾的,虽然 NFPitNET 侵袭性的比例不高,但不应过度追求选择性,笔者经验认为控制在 70% 以上即可。

梯度指数是衡量处方等剂量曲线外剂量跌落趋势的指标。根据指南指导意见,梯度指数应控制在 3 以下。但在很小的病灶中,梯度指数小于 3 很难实现。应该在保证视神经和(或)垂体组织的受照剂量在剂量限量以下的同时尽可能降低梯度指数。

受照时间往往是被忽略的重要因素。照射时间随着剂量率下降而延长。有研究表明受照时间越长，生物等效剂量可能越低。因此，应注意控制受照时间，合理使用较大准直器。

医科达公司的治疗计划系统 10.0 版本后的版本中都可以使用逆向设计。需要预先勾画靶区和危及器官，设置处方剂量和剂量限量。逆向设计的技巧可以参看本书相关章节。

4. NFPitNET 放射外科治疗的随访　NFPitNET 行放射外科治疗后，无论是效果还是不良反应都与剂量、时间及病灶体积相关。SRS 治疗后的效果通常以控制率或者所谓无进展生存率来表示。但目前关于 SRS 治疗后效果评价的标准至今尚未统一。常见的肿瘤控制标准有肿瘤缩小百分比、随访影像学上稳定、体积不超过原来的 25% 等。由于标准不统一，这给荟萃分析带来一定不确定性。有研究表明，使用肿瘤体积缩小作为标准，则肿瘤长期控制的剂量为 17 Gy，这与笔者的研究结果一致；而使用肿瘤体积稳定作为标准，所需剂量为 15 Gy。荟萃分析表明，5 年的单次 SRS 治疗后肿瘤控制率为 94%，低分割治疗的肿瘤控制率为 97%；10 年单次 SRS 治疗后肿瘤控制率为 83%。

治疗后的复发包括野内复发和野外复发。国内 Li 等报道，复发率为 6.5%，其中野内复发占 62.5%，野外复发占 37.5%。复发与肿瘤是否累及海绵窦外侧壁和处方剂量是否超过 12 Gy 有关。

SRS 治疗后的并发症中较重要的两类如下：视神经/视交叉病变和垂体功能减退。视神经病变前文已述，原则上受照剂量不应该超过 12 Gy。垂体功能减退的发生率为 21%，与治疗的体积、垂体-垂体柄的受照剂量可能有一定关系，但不同的研究差异较大，仅作为参考。其他罕见并发症有颈内动脉狭窄和脑脊液漏，虽然仅有案例报道，但应引起重视。

四、无功能性垂体神经内分泌肿瘤（NFPitNET）放射外科治疗的质量控制

质量控制（简称质控）应该包括诊断、治疗和随访三个部分。复旦大学附属华山医院神经外科"金垂体"团队推荐使用下列放射外科治疗 NFPitNET 质控标准。

1. 病史　参见表 11-1。

表 11-1　病史质控内容

项目	具体内容	对放射外科的临床意义
手术史	有无手术、手术方式、手术次数	有助于判断手术瘢痕和肿瘤边界，辨别可能的肿瘤残留区域；了解有无视力下降、视野缺损以及术后的改变；了解有无其他颅神经功能障碍；了解肿瘤实际复发生长速度
术后病理	最好有按 PIT1 或 T-PIT 等分类的详细报告，最好有 P53、核分裂象和 Ki-67（MIB）的描述	对于生长活跃的肿瘤，可考虑使用大分割立体定向放射外科（HSRS）治疗；对具有前述高危因素的肿瘤，传统 SRS 单次治疗时应该使用较高的剂量
内分泌检查	各内分泌功能轴检查	SRS 治疗前有无垂体功能减退，对于治疗中垂体柄和垂体的保护有指导意义
影像学检查	术前影像学资料，术后各个随访点的资料	应该按照时间顺序来了解病灶在海绵窦、蝶窦、周围骨质内的变化；由于多数序列为冠状位、矢状位而不是治疗计划常用的横断面，需要仔细区别
目前药物使用情况	了解患者激素替代治疗和其他治疗的情况	围 SRS 治疗期，均需继续服用激素替代药物；但治疗前要停用溴隐亭类药物
眼科检查	视力、视野、OCT	了解患者在 SRS 治疗前的视神经受损/实际功能情况
放射治疗史	包括放射外科治疗史	既往治疗的剂量和范围将影响本次治疗的剂量和范围选择

2. 治疗　参见表 11-2、表 11-3、表 11-4。

表 11-2　SRS 治疗 NFPitNET 定位影像学检查质控表

序列	最佳	推荐	基础	备注
T1 平扫 @1～3 mm 无间隔横断面	+	−	−	参考序列,用于与 T1 增强比较
T1 增强 @1～3 mm 无间隔横断面	+	+	+	主要定性、定位、定界序列
T2 平扫 @1～3 mm 无间隔横断面	+	+	+/−	有助于区别术区和肿瘤边界;对 GH 垂体腺瘤有判断预后的作用
增强 CISS 序列	+	−	−	有助于了解颅神经在海绵窦的走行
T1 增强 @1～3 mm 无间隔冠状位	+	+	−	了解病灶上下级和周边组织的"真实"解剖关系
增强 3D-FSPGR 横断面	+	+	−	理论上可在可接受的信噪比下获得最精细的图像
容积扫描 CT 平扫	+	−	−	清晰显示颅底骨性结构

表 11-3　SRS 治疗 NFPitNET 具体参数质控表

SRS 方法	方案	剂量选择	视神经保护	主要适应证
单次	等剂量曲线内部可以"调强"	周边剂量 16 Gy 以上	10 Gy 以下	体积＜10 cm³、计划肿瘤全覆盖时视神经受照剂量为 10 Gy 以下
分阶段剂量分割	2～3 次,每次间隔 3～6 个月	按 $\alpha/\beta=3$,总剂量的生物等效剂量为 16 Gy	每次在 10 Gy 以下	计划肿瘤全覆盖时视神经受照剂量无法达到 10 Gy 以下
分阶段区域分割	2 次以上,每次体积 10 cm³ 以内,间隔 3 个月以上	每次周边剂量 16 Gy 以上	每次在 10 Gy 以下	体积超过 15 cm³,单次治疗计划肿瘤全覆盖时视神经受照剂量为 10 Gy 以下
低分割治疗	3～5 次连续剂量分割	见指南	见指南	肿瘤生长活跃;病灶较大。但选择伽玛刀治疗时需谨慎
上述方法混合	剂量分割和区域分割联合使用	见上述具体方案	见上述具体方案	病灶巨大,同时压迫视神经和视交叉

表 11-4　视神经与肿瘤关系评估

分型	单侧视神经	双侧视神经	视交叉
0	−	−	−
Ⅰ	+	−	−
Ⅱ	−	−	+
Ⅲa	/	双侧视神经外	−
Ⅲb	/	双侧视神经间	−
Ⅲc	/	+	视交叉下疝
Ⅳ	/	+	+
Ⅴ	视神经、视交叉任何一部分被肿瘤完全包裹		

3. 随访　治疗后随访质控参见表 11-5。

表 11-5　SRS 治疗 NFPitNET 后随访质控

项目	内容	频率
影像学检查	增强 MRI	最佳:建议每 6 个月 1 次,至少 60 个月
	至少一个序列和治疗的条件一致	至少 12 个月第 1 次,36 个月内至少 2 次

续表

项目	内容	频率
内分泌检查	全套内分泌检查 必要时进行激发试验	最佳：治疗后每 6 个月 1 次；可能需要终生随访 至少 12 个月复查 1 次，36 个月内至少 2 次，如有功能减退，尽快应用替代治疗
视力、视野	常规眼科视敏度和视野检查 OCT 眼底检查	最佳：每 6 个月 1 次，至少 3 年 每年 1 次，至少 3 年
其他	颈内动脉狭窄评估 术后患者脑脊液漏评估	门诊问诊相应症状

参 考 文 献

[1] 吴瀚峰，潘力，戴嘉中，等. 垂体无功能腺瘤 Perfexion 系统放射外科治疗后疗效半定量评定的初步研究[J]. 肿瘤预防与治疗,2020,33(3):258-261.

[2] Asa S L，Casar-Borota O，Chanson P，et al. From pituitary adenoma to pituitary neuroendocrine tumor（PitNET）：an International Pituitary Pathology Club proposal[J]. Endocr Relat Cancer, 2017,24(4):C5-C8.

[3] Andino-Ríos G G，Portocarrero-Ortiz L，Rojas-Guerrero C，et al. Nonfunctioning pituitary adenoma that changed to a functional gonadotropinoma[J]. Case Rep Endocrinol,2018:5027859.

[4] Bal E，Kulaç İ，Ayhan S，et al. The past，present，and future statuses of formerly classified "atypical pituitary adenomas"：a clinicopathological assessment of 101 cases in a cohort of more than 1,000 pure endoscopically treated patients in single center[J]. J Neurol Surg B Skull Base, 2021,82(Suppl 3):e94-e100.

[5] Bashari W A，Senanayake R，Fernández-Pombo A，et al. Modern imaging of pituitary adenomas [J]. Best Pract Res Clin Endocrinol Metab,2019,33(2):101278.

[6] Dai C，Liu X，Ma W，et al. The treatment of refractory pituitary adenomas[J]. Front Endocrinol (Lausanne),2019,10:334.

[7] Elsarrag M，Patel P D，Chatrath A，et al. Genomic and molecular characterization of pituitary adenoma pathogenesis：review and translational opportunities[J]. Neurosurg Focus,2020,48 (6):E11.

[8] Graffeo C S，Link M J，Brown P D，et al. Hypopituitarism after single-fraction pituitary adenoma radiosurgery：dosimetric analysis based on patients treated using contemporary techniques[J]. Int J Radiat Oncol Biol Phys,2018,101(3):618-623.

[9] Inomoto C，Tahara S，Oyama K，et al. Molecular,functional,and histopathological classification of the pituitary neuroendocrine neoplasms[J]. Brain Tumor Pathol,2021,38(3):183-188.

[10] Kara M，Yılmaz M，Şengöz M，et al. Hormonal and radiologic outcomes after gamma knife radiosurgery for nonfunctioning pituitary adenomas[J]. Br J Neurosurg,2021,1-7.

[11] Kobalka P J，Huntoon K，Becker A P. Neuropathology of pituitary adenomas and sellar lesions [J]. Neurosurgery,2021,88(5):900-918.

[12] Kontogeorgos G. Update on pituitary adenomas in the 2017 World Health Organization classification：innovations and perspectives[J]. Hormones,2021,20(2):287-291.

[13] Li Y，Zhou L P，Ma P，et al. Relationship of PTTG expression with tumor invasiveness and microvessel density of pituitary adenomas：a meta-analysis[J]. Genet Test Mol Biomarkers,2014,

　　　18(4):279-285.

[14] Li H,Zhao Q,Zhang Y,et al. Image-driven classification of functioning and nonfunctioning pituitary adenoma by deep convolutional neural networks[J]. Comput Struct Biotechnol J,2021, 19:3077-3086.

[15] Maletkovic J,Dabbagh A,Zhang D,et al. Residual tumor confers a 10-fold increased risk of regrowth in clinically nonfunctioning pituitary tumors[J]. J Endocr Soc,2019,3(10):1931-1941.

[16] Májovský M,Grotenhuis A,Foroglou N,et al. What is the current clinical practice in pituitary adenoma surgery in Europe? European Pituitary Adenoma Surgery Survey (EU-PASS) results-technical part[J]. Neurosurgical Review,2022,45(1):831-841.

[17] MacFarlane J,Bashari W A,Senanayake R,et al. Advances in the imaging of pituitary tumors[J]. Endocrinol Metab Clin North Am,2020,49(3):357-373.

[18] Meij B P,Lopes M B,Ellegala D B,et al. The long-term significance of microscopic dural invasion in 354 patients with pituitary adenomas treated with transsphenoidal surgery[J]. J Neurosurg, 2002,96(2):195-208.

[19] Minniti G,Flickinger J. The risk/benefit ratio of radiotherapy in pituitary tumors[J]. Best Pract Res Clin Endocrinol Metab,2019,33(2):101269.

[20] Minniti G,Osti M F,Niyazi M. Target delineation and optimal radiosurgical dose for pituitary tumors[J]. Radiat Oncol,2016,11(1):135.

[21] Nihonmatsu A,Nishimura F,Park Y S,et al. Late-onset intractable cerebrospinal fluid leakage after stereotactic radiotherapy after resection of giant nonfunctioning pituitary adenoma[J]. World Neurosurg X,2019,4:100055.

[22] Pomeraniec I J,Xu Z,Lee C C,et al. Dose to neuroanatomical structures surrounding pituitary adenomas and the effect of stereotactic radiosurgery on neuroendocrine function:an international multicenter study[J]. J Neurosurg,2021,136(3):813-821.

[23] Spatola G,Frosio L,Losa M,et al. Asymptomatic internal carotid artery occlusion after gamma knife radiosurgery for pituitary adenoma:report of two cases and review of the literature[J]. Rep Pract Oncol Radiother,2016,21(6):555-559.

[24] Trott G,Ongaratti B R,de Oliveira Silva C B,et al. PTTG overexpression in non-functioning pituitary adenomas:correlation with invasiveness,female gender and younger age[J]. Ann Diagn Pathol,2019,41:83-89.

[25] Wang H,Chen K,Yang Z,et al. Diagnosis of invasive nonfunctional pituitary adenomas by serum extracellular vesicles[J]. Anal Chem,2019,91(15):9580-9589.

[26] Xie Z,Wang Q,Lu X. Endoscopic endonasal resection of nonfunctioning pituitary adenoma with radiological calcification[J]. Pituitary,2019,22(4):381-386.

（吴瀚峰）

第三节　鞍区肿瘤的射波刀治疗

一、概述

　　鞍区肿瘤具有复杂的解剖结构及组织学异质性,是临床诊治的难点。精准医学的发展,手术技巧的提高,放射治疗设备的更新,相关药物的研发及使用,带来了很多临床策略上的变化,鞍区肿瘤的治疗成为具有争议的热点。

　　放射治疗是利用电离辐射杀伤肿瘤细胞或其他病灶的"无创伤"治疗手段。2000年后,以图像引导为基础的分次立体定向放射外科治疗技术开始被人们认可,出现了技术上的革新。射波刀治疗是分次放射外科治疗技术的代表,与外科手术如出一辙,其技术核心在于少分次、高剂量、高精度、保功能。射波刀治疗在鞍区肿瘤的全程管理中扮演着十分重要的角色,主要体现在以下方面:对于无法手术的患者,射波刀治疗可替代手术治疗;可作为手术残留病灶的补充治疗;作为复发病灶的挽救治疗。本节就鞍区肿瘤的射波刀治疗规范进行总结,并结合最新的国内外指南、共识以及复旦大学附属华山医院"金垂体"中心临床诊疗实践,对已确立和更新的射波刀治疗鞍区肿瘤的适应证、治疗策略、技术要点、效果和相关的放射性毒副作用、并发症等分别进行阐述。

　　射波刀(cyber knife)是新型的全身立体定向放射外科治疗设备,可以实施单次立体定向放射外科(sSRS)治疗和分次立体定向放射外科(fSRS)治疗。其优势如下:①采用大分割短疗程,通常进行1～5次,在一周内完成治疗,大大节省了患者住院时间。②每次使用的分割剂量较高,治疗效果不受肿瘤本身组织对病理放射敏感性差异的限制,因此特别适合放射抵抗的肿瘤。③可以实行非共面、几十个甚至上百个照射野的聚焦照射,产生的剂量分布形状在三维形态上与肿瘤形状精确吻合,而肿瘤靶区之外的等剂量曲线像洋葱皮一样快速跌落,可以在给予肿瘤高剂量照射的同时更好地保护视路、下丘脑、垂体等正常组织。④具有高精度图像引导功能,治疗期间可以进行实时的靶区追踪,及时纠正误差,实施精准照射。因此,射波刀治疗特别适合体积较大,紧邻或压迫视路、下丘脑等重要结构的鞍区肿瘤。

二、射波刀治疗鞍区肿瘤的适应证、疗效和技术要点

(一)治疗实践操作流程

　　1. 体位固定　需要制作一个无创的网眼热缩面罩,用于固定头部,防止头部移动。

　　2. 模拟定位　采用仰卧位,以面罩固定,CT检查从头顶部开始(头顶外1 cm),一直扫描到下颌以下,扫描层厚为1～1.25 mm。MRI扫描,通常使用T1WI、T2WI、FLAIR序列、增强扫描。

　　3. 治疗计划设计　需融合CT和MRI图像,勾画肿瘤和重要器官,由物理师按照病灶的性质、部位和病灶周围是否有重要结构,选择准直器的大小、射线强度、靶区范围、剂量分布、治疗剂量和其他参数,制订逆向治疗计划。

　　4. 实施治疗　实时拍摄颅骨正交X线图像,与CT检查获得的颅骨数字重建影像(DRR)进行自动比对,通过移动治疗床,进行摆位。在治疗过程中实时跟踪,进行误差纠正。每次治疗时间为30～50 min。

(二)鞍区肿瘤治疗和管理要点

　　1. 适应证　射波刀治疗鞍区肿瘤的适应证如下:①射波刀治疗是无法手术或拒绝手术切除患者的首选治疗方案;②对于伴术后残留病灶患者,需根据患者特征、疾病范围、病理学高危因素和影像学表现,进行术后辅助治疗或补救治疗;③术后复发患者;④曾接受不同形式放射治疗后再次复发的患者。

　　2. 治疗前评估　在射波刀治疗之前,患者应进行全面的神经系统、眼科检查和神经内分泌功能评估。对于之前接受不同形式放射治疗的患者,应对之前的治疗记录和附近危及器官的剂量进行全面评估。

　　3. 计划制订

　　(1)模拟定位:进行薄层CT,上界为头顶部外1 cm,下界为下颌骨,扫描层厚为1～1.25 mm。进行MRI扫描,使用增强T1WI(通常使用压脂增强)、T2WI、T2 FLAIR序列。必须进行图像融合。

　　(2)靶区勾画:肿瘤区(gross target volume,GTV)指磁共振上显示的肿瘤强化区域。临床靶区(clinical target volume,CTV)指包括影像学之外显微镜下的肿瘤边界在内的肿瘤范围。良性肿瘤边界清晰,GTV一般不外扩,因此在射波刀治疗鞍区良性肿瘤时,GTV＝CTV。计划靶区(planning target volume,PTV)是设计放射治疗计划时因考虑照射中器官运动和摆位中靶位置及靶体积的变化而扩大的

照射范围,通常是 CTV 外扩 1～2 mm。射波刀治疗鞍区良性肿瘤时通常 GTV＝CTV＝PTV。个别中心将 GTV 外扩 1 mm 得到 PTV。

(3)危及器官勾画:危及器官包括眼球、晶状体、下丘脑、残余垂体、视路、脑干、皮肤。通常在磁共振图像上勾画这些危及器官。当肿瘤压迫视交叉或视束,或肿瘤包绕视束时,优先勾画出危及器官,再勾画肿瘤。

(4)剂量给予:处方剂量必须满足附近危及器官的约束条件(详见立体定向放射治疗正常组织限量英国专家共识及 AAPM TG101 报告),必要时可牺牲靶区覆盖。为了便于比较治疗剂量,需引入放射生物线性二次方程(linear quadratic formulation,LQ)模型生物等效剂量(biological equivalent dose,BED)的概念。常规放射治疗 30 次,每次照射 2 Gy,肿瘤处方剂量 60 Gy 的 BED 为 72 Gy。我们假设鞍区良性肿瘤的 $\alpha/\beta=3$,视神经、视束和视交叉常规放射治疗保守耐受剂量为 50 Gy,50 Gy/25fx＝83.3 Gy BED($\alpha/\beta=3$)。如果是 55 Gy 常规放射治疗,则等于 91 Gy BED($\alpha/\beta=3$)。例如,射波刀照射 24 Gy/3fx(每次 8 Gy,照射 3 次),等于 88 Gy BED($\alpha/\beta=3$)。

(5)危及器官的耐受剂量:AAPM TG101 报告将 15 Gy/3fx、25 Gy/5fx 作为视神经、视束和视交叉最大剂量点的耐受剂量。视神经的耐受剂量除了与最大剂量点有关外,还与视神经所接受的照射范围有关。笔者所在射波刀中心照射视神经、视交叉和视束的最大剂量点的耐受剂量如下:12 Gy/2fx、14.1 Gy/3fx、18 Gy/4fx、20 Gy/5fx。垂体柄的耐受剂量相对较高,相当于单次 15 Gy(BED:90 Gy)。脑干耐受剂量:17.6 Gy/2fx、21 Gy/3fx、24 Gy/4fx、25.5 Gy/5fx,相当于单次 12 Gy(BED:60 Gy)。

4.治疗后随访 接受射波刀治疗的患者应接受常规临床随访,包括眼科和神经内分泌检查,以及影像学检查。每次随访时需进行肿瘤大小或体积评估,同时对不良反应进行评估分级并进行记录。

(三)治疗后不良反应

鞍区肿瘤接受射波刀治疗后最常见的不良反应是垂体功能减退。约 30% 的患者在接受射波刀治疗后会出现某种形式的垂体功能缺陷。射波刀治疗后垂体功能障碍通常涉及垂体前叶轴,也可能涉及垂体后叶轴。极少数患者会发生泛垂体功能减退。垂体功能减退与射波刀治疗剂量相关,当肿瘤体积≤4.0 cm^3 时,垂体功能减退的 5 年风险为 18%,而病灶较大者为 58%。射波刀治疗后垂体功能减退的风险与正常垂体的治疗前状态、先前治疗的类型和时间、正常垂体接受的剂量、垂体柄的剂量以及内分泌随访评估期的严格性和随访时间长度有关。若发生垂体功能减退,通常可以应用激素替代治疗。

第二常见的不良反应是颅神经损伤。第 Ⅱ、Ⅲ、Ⅳ、Ⅴ 和 Ⅵ 对颅神经位于鞍旁或鞍上区域,进行放射外科治疗可能引起颅神经损伤。改进适形性、采用更陡的剂量梯度和剂量雕刻技术有助于降低颅神经损伤风险。

其他罕见的毒性包括邻近软组织放射性坏死、颈内动脉狭窄,以及辐射诱导的继发性恶性肿瘤等。

(四)疗效和技术要点

1.无功能性垂体腺瘤 射波刀治疗无功能的术后残留垂体腺瘤具有控制效果好、不良反应轻的优点,5 年控制率为 95%～98%。单次治疗适用于肿瘤体积小于 10 cm^3、肿瘤与视路有一定间距、计划靶区全覆盖时视神经受照剂量可控制在 10 Gy 以下者,建议使用 14～16 Gy 的处方剂量。分次治疗适用于肿瘤紧贴或压迫视路,计划靶区全覆盖时单次视神经剂量无法控制在 10 Gy 以下,或者肿瘤体积大于 10 cm^3 的患者,常用剂量方案为 21 Gy/3fx、20 Gy/4fx、25 Gy/5fx。

2.功能性垂体腺瘤 射波刀治疗功能性垂体腺瘤的目标:控制激素水平,改善临床症状;缩小肿瘤体积或控制肿瘤生长;保护正常垂体组织功能。射波刀治疗垂体腺瘤的局部控制率与照射剂量呈正相关。功能性垂体腺瘤包括 GH 垂体腺瘤、ACTH 垂体腺瘤、PRL 垂体腺瘤,内分泌恢复正常的比例为 20%～60%。

GH 垂体腺瘤的处方剂量较高。日本学者使用两种剂量方案:21 Gy/3fx 和 25 Gy/5fx,结果显示,肿瘤的 5 年控制率为 96%,但是 GH 恢复到正常水平者仅占 17%。Iwata 等报道射波刀治疗 GH 垂体腺瘤的效果,肿瘤的 5 年控制率为 96%,但是 GH 恢复到正常水平者仅占 18%。Sala 等报道了斯坦福大学采用射波刀治疗 GH 垂体腺瘤的效果,当照射的 BED 在 160 Gy 时,GH 和 IGF-1 基本达到正常水平。笔者所在射波刀中心剂量为 31.2 Gy/4fx(112 Gy BED)、26.1 Gy/3fx～33 Gy/3fx (101 Gy BED～154 Gy BED)、22 Gy/2fx (102.7 Gy BED)。总之,在视神经接受安全受照剂量的情况下,应尽量提高肿瘤照射剂量,才能获得生化正常。GH 水平恢复正常的患者,肢端肥大症状改善,其伴发的高血压、糖尿病也得到控制。

ACTH 垂体腺瘤通常比较小,往往需要更高处方剂量,斯坦福大学采用单次 22 Gy 或 25 Gy(183～233 Gy BED,$\alpha/\beta=3$),(30～35.5) Gy/5fx(90～131 Gy BED),75％的患者获得生化正常。复旦大学附属华山医院曾经治疗 1 例 ACTH 腺瘤,照射剂量为 19 Gy/2fx,患者获得完全的生化正常。

PRL 垂体腺瘤患者接受射波刀治疗后,大约 60％患者的内分泌症状和激素水平能恢复正常,少数患者仍需要配合应用小剂量的溴隐亭。当肿瘤偏侧生长时,射波刀治疗容易取得理想的效果。

3. 鞍区脑膜瘤　手术是鞍区脑膜瘤的主要治疗手段。手术部位、组织学分级和手术全切除是影响预后的主要因素。辅助放射治疗可改善不典型或恶性脑膜瘤的局部控制。常规放射治疗 54 Gy(1.8～2.0 Gy/fx)是次全切除或复发肿瘤的常用治疗选择,可改善局部控制。单次立体定向放射外科(sSRS)治疗或分次立体定向放射治疗(fSRT)在特定病例中也是一种可行的选择。

鞍区脑膜瘤通常进展缓慢,预后较好。对于肿瘤直径小于 3 cm、局限于海绵窦、远离视路和脑干的患者,初始进行放射外科治疗也是一种可行的选择。对于肿瘤直径大于 3 cm、紧贴或压迫视路的患者,建议行根治性手术或减压术,然后进行放射外科治疗。WHO Ⅰ 级脑膜瘤一线治疗或复发后再治疗的局部控制率为 97％,WHO Ⅱ 级脑膜瘤为 50％,WHO Ⅲ 级脑膜瘤为 17％。射波刀治疗作为鞍区脑膜瘤的初始治疗方式或残余病灶的辅助治疗方式,显示出极好的效果,与常规放射治疗和手术治疗具有相同的肿瘤局部控制率。

直径小于 2 cm 的病灶可采用射波刀单次治疗,单次治疗的处方剂量在 12～16 Gy,5 年肿瘤局部控制率为 90％～95％ 。在周边剂量小于 14 Gy 时,并发症的发生率低于 5％,可表现为暂时性或永久性的颅神经功能障碍,但均比常规放射治疗少见。分次治疗适用于直径大于 2 cm 或靠近关键部位(如视交叉、视路或脑干)的病灶。剂量方案往往取决于周围正常组织的耐受剂量,常为 21 Gy/7fx 或 25 Gy/5fx。分次治疗的 5 年肿瘤局部控制率在 90％～95％,且颅神经毒副作用的发生率较低,癫痫、颈内动脉闭塞和垂体功能减退等的报道很少(少于 2％)。

鞍区脑膜瘤接受射波刀治疗后,肿瘤体积通常相当稳定,并且在 2 年内很少出现退缩,5 年和 10 年的肿瘤局部控制率分别为 95％和 90％。如果发现不可预测的肿瘤反应,我们建议重新复查 MRI,结合临床表现,在必要时通过活检重新明确病理诊断。目前,最佳随访策略尚存在争议。接受射波刀治疗后,患者需接受常规临床随访,包括眼科、神经内分泌检查,以及影像学检查。第 1 年每 6 个月 1 次,从第 2 年开始每年 1 次持续 5 年,之后每 2 年 1 次。在肿瘤达到稳定状态后,影像学随访的间隔时间可以延长。

4. 颅咽管瘤　采用射波刀治疗的颅咽管瘤病例数量较少。优势在于通过分次照射,提高视神经、视交叉的耐受剂量,降低视力受损的发生率。

射波刀单次治疗多用于肿瘤体积小于 10 cm³,病灶未累及视路的患者,常用剂量为 13 Gy。对于肿瘤体积较大、肿瘤紧邻视路和确诊多囊性病变的患者,应首选分次治疗。分次照射剂量取决于肿瘤体积及病灶周围正常组织耐受剂量,常用的分割方案如下:13 Gy/2fx～25 Gy/5fx。3 年肿瘤局部控制率为 85％～100％。Ohhashi 等报道了射波刀治疗颅咽管瘤的长期结果,照射剂量为(20～25.5) Gy/(4～8) fx。射波刀治疗后随访时间为 61～109 个月(平均 80 个月),肿瘤的长期控制率为 94％。患者视力均未受影响。笔者所在射波刀中心曾经对高难度的术后复发颅咽管瘤采取常规放射治疗 10 次(20 Gy/10fx),然后射波刀局部加量治疗 4～5 次,每次照射 3～4 Gy 的治疗策略,这种联合放射治疗的优势如下:视神经耐受的放射治疗剂量高,肿瘤的受照剂量高,长期控制效果好。

颅咽管瘤患者接受射波刀治疗后,发生视力下降的概率约为 2％。约 10％患者复查时发现肿瘤囊性变部分增大,需要穿刺抽吸囊液。

5.海绵窦海绵状血管瘤　海绵窦海绵状血管瘤(cavernous sinus cavernous hemangioma,CSCH)是一种起病隐匿和生长缓慢的颅内良性肿瘤,好发于亚洲人,中年女性多见。手术能够明确病理诊断,有彻底切除肿瘤的可能,但由于肿瘤血供极丰富,累及海绵窦重要的神经血管结构,术中严重出血和术后并发症的发生率较高。有文献报道 CSCH 的手术全切除率仅 30%～44%,术后颅神经受损率高,近期并发症发生率可达 70%。

不同于海绵窦的其他良性肿瘤(如脑膜瘤和神经鞘瘤等),CSCH 对射线更加敏感,如今越来越多的医疗中心已将 SRS 治疗作为 CSCH 的首选治疗方案。但由于放射外科治疗无法像手术一样获得病理,所以 CSCH 治疗前的影像学诊断显得尤其重要。笔者所在医院神经外科毛颖教授等在一项 CSCH 的MRI 影像诊断标准试验提案中指出 T2WI 极高信号、信号均一、哑铃状和侵犯鞍区这四个特征作为CSCH 影像诊断标准的敏感性、特异性和准确性分别达到 87.5%、96.3% 和 94.7%。18F-FDG PET-CT显示,CSCH 病灶 18F-FDG 代谢缺损,有望成为鉴别 CSCH 和其他海绵窦肿瘤(如脑膜瘤等)的一种新方法。

笔者对文献报道的 59 例接受放射外科治疗的 CSCH 进行了荟萃分析,单次治疗周边剂量通常为 12～14 Gy,肿瘤局部控制率为 100%,射线相关的视神经损伤并发症发生率小于 2%。分次照射适用于肿瘤体积偏大或贴近视神经的病灶,处方剂量常为 21 Gy/3fx 或(18～22) Gy/4fx。治疗技巧:使用较低等剂量曲线,将高剂量区集中在肿瘤内和肿瘤底部。

根据笔者的经验,大体积和巨大体积肿瘤,接受射波刀治疗((20～22) Gy/(3～4)fx)后,肿瘤缩小明显,症状显著改善。射波刀治疗后 1 年,肿瘤体积平均缩小 70%,之后随着随访时间的延长,肿瘤仍会缓慢缩小。5 年肿瘤局部控制率达 99%。1/3 患者肿瘤体积缩小可达 95% 以上,肿瘤基本消失。由于具有良好的安全性和有效性,放射外科治疗可替代手术作为 CSCH 的首选治疗方式。

6.脊索瘤　脊索瘤是一种相对罕见、生长缓慢的原发性骨肿瘤,起源于脊椎动物脊索两端的脊索(背索)胚胎残余。占颅内肿瘤的比例不到 1%。25%～40% 发生在蝶枕或颅底区域,斜坡是最常见的部位。脊索瘤局部具侵袭性,预后相对较差。

脊索瘤的最佳治疗模式是手术全切除后,进行高剂量质子照射。然而实现肿瘤全切除非常具有挑战性,与较高的发病率和死亡率相关。此外,由于肿瘤体积大、浸润范围广,以及毗邻关键正常组织(如脑干和颅神经),放射治疗剂量受到极大限制。常用的分次剂量为 55～66 Gy,并显示出明显的剂量-效应关系。放射外科治疗也显示出类似的效果,在周边剂量＞15 Gy 时效果更好。重带电粒子(如质子或碳离子),由于其在组织中的范围有限,可能更具优势。然而,对于几种放射治疗模式的比较,目前尚缺乏随机试验的长期数据结果。

术后直径小于 3 cm 的病灶可以采用射波刀单次治疗,剂量为 17～20 Gy。Pamir 等建议,如果术后残留肿瘤体积小于 30 cm³,首次手术治疗后可及时进行放射外科治疗。对于体积偏大或紧贴重要器官的病灶,可采用分次治疗。Vasudevan 等报道 20 例经组织病理学诊断为脊索瘤(n=16)或软骨肉瘤(n=4)的患者,接受射波刀治疗,中位剂量为 37.5 Gy(25～40 Gy)/5fx,中位随访时间为 28 个月,总体生存率和局部无复发生存率(LRFS)均为 90%。9 例患者(45%)出现了 1～3 级急性毒性,2 例患者(10%)出现了4、5 级晚期毒性。研究提示射波刀分次治疗是脊索瘤的有效辅助治疗或挽救治疗方式。

三、总结

射波刀治疗具有广泛的适应证,可应用于术后残留或复发的鞍区肿瘤,也可作为有手术禁忌证患者的初始治疗方式。总体而言,射波刀治疗鞍区肿瘤的局部控制率较高,放射性毒副作用的发生率较低。可根据临床具体情况灵活采用多种治疗策略和模式。对于体积小,与重要结构(如视路和脑干)具有一定间距的病灶,可采用单次照射。对于体积大于 10 cm³,紧贴或压迫重要结构的病灶,需采用分次照射策略。

参 考 文 献

[1] Adler J R Jr，Gibbs I C，Puataweepong P，et al. Visual field preservation after multisession cyberknife radiosurgery for perioptic lesions[J]. Neurosurgery，2006，59(2)：244-254.

[2] Benedict S H，Yenice K M，Followill D，et al. Stereotactic body radiation therapy：the report of AAPM Task Group 101[J]. Med Phys，2010，37(8)：4078-4101.

[3] Chibbaro S，Cebula H，Ganau M，et al. Multidisciplinary management of an intra-sellar cavernous hemangioma：case report and review of the literature[J]. J Clin Neurosci，2018，52：135-138.

[4] Conti A，Pontoriero A，Ghetti I，et al. Benefits of image-guided stereotactic hypofractionated radiation therapy as adjuvant treatment of craniopharyngiomas[J]. Childs Nerv Syst，2019，35(1)：53-61.

[5] Ding C，Saw C B，Timmerman R D. Cyberknife stereotactic radiosurgery and radiation therapy treatment planning system[J]. Med Dosim，2018，43(2)：129-140.

[6] Fatima N，Meola A，Pollom E L，et al. Stereotactic radiosurgery versus stereotactic radiotherapy in the management of intracranial meningiomas：a systematic review and meta-analysis[J]. Neurosurg Focus，2019，46(6)：E2.

[7] Goldbrunner R，Minniti G，Preusser M，et al. EANO guidelines for the diagnosis and treatment of meningiomas[J]. Lancet Oncol，2016，17(9)：e383-e391.

[8] Hanna G G，Murray L，Patel R，et al. UK consensus on normal tissue dose constraints for stereotactic radiotherapy[J]. Clin Oncol (R Coll Radiol)，2018，30(1)：5-14.

[9] He K，Chen L，Zhu W，et al. Magnetic resonance standard for cavernous sinus hemangiomas：proposal for a diagnostic test[J]. Eur Neurol，2014，72(1-2)：116-124.

[10] Hiniker S M，Modlin L A，Choi C Y，et al. Dose-response modeling of the visual pathway tolerance to single-fraction and hypofractionated stereotactic radiosurgery[J]. Semin Radiat Oncol，2016，26(2)：97-104.

[11] Hung Y C，Lee C C，Yang H C，et al. The benefit and risk of stereotactic radiosurgery for prolactinomas：an international multicenter cohort study[J]. J Neurosurg，2019，1-10.

[12] Iwata H，Sato K，Nomura R，et al. Long-term results of hypofractionated stereotactic radiotherapy with cyberknife for growth hormone-secreting pituitary adenoma：evaluation by the Cortina consensus[J]. J Neurooncol，2016，128(2)：267-275.

[13] Kocher M，Treuer H，Hoevels M，et al. Endocrine and visual function after fractionated stereotactic radiotherapy of perioptic tumors[J]. Strahlenther Onkol，2013，189(2)：137-141.

[14] Kotecha R，Sahgal A，Rubens M，et al. Stereotactic radiosurgery for non-functioning pituitary adenomas：meta-analysis and International Stereotactic Radiosurgery Society practice opinion[J]. Neuro Oncol，2020，22(3)：318-332.

[15] Lehrer E J，Prabhu A V，Sindhu K K，et al. Proton and heavy particle intracranial radiosurgery[J]. Biomedicines，2021，9(1)：31.

[16] Lee M，Kalani M Y，Cheshier S，et al. Radiation therapy and cyberknife radiosurgery in the management of craniopharyngiomas[J]. Neurosurg Focus，2008，24(5)：E4.

[17] Li S，Shen L. Radiobiology of stereotactic ablative radiotherapy (SABR)：perspectives of clinical oncologists[J]. J Cancer，2020，11(17)：5056-5068.

[18] Marchetti M，Bianchi S，Pinzi V，et al. Multisession radiosurgery for sellar and parasellar benign meningiomas：long-term tumor growth control and visual outcome[J]. Neurosurgery，2016，78

（5）：638-646.

［19］ Moore J M，Sala E，Amorin A，et al. Cyberknife radiosurgery in the multimodal management of patients with cushing disease［J］. World Neurosurg，2018，112：e425-e430.

［20］ Nguyen E K，Nguyen T K，Boldt G，et al. Hypofractionated stereotactic radiotherapy for intracranial meningioma：a systematic review［J］. Neurooncol Pract，2019，6（5）：346-353.

［21］ Ohhashi G，Miyazaki S，Ikeda H，et al. Postoperative long-term outcomes of patient with craniopharyngioma based on cyberknife treatment［J］. Cureus，2020，12（3）：e7207.

［22］ Pamir M N，Ozduman K. Tumor-biology and current treatment of skull-base chordomas［J］. Adv Tech Stand Neurosurg，2008，33：35-129.

［23］ Puataweepong P，Dhanachai M，Hansasuta A，et al. Clinical outcomes of perioptic tumors treated with hypofractionated stereotactic radiotherapy using cyberknife® stereotactic radiosurgery［J］. J Neurooncol，2018，139（3）：679-688.

［24］ Sala E，Moore J M，Amorin A，et al. Cyberknife robotic radiosurgery in the multimodal management of acromegaly patients with invasive macroadenoma：a single center's experience ［J］. J Neurooncol，2018，138（2）：291-298.

［25］ Shibamoto Y，Miyakawa A，Otsuka S，et al. Radiobiology of hypofractionated stereotactic radiotherapy：what are the optimal fractionation schedules？［J］. J Radiat Res，2016，57（Suppl 1）：i76-i82.

［26］ Vasudevan H N，Raleigh D R，Johnson J，et al. Management of chordoma and chondrosarcoma with fractionated stereotactic radiotherapy［J］. Front Surg，2017，4：35.

［27］ Wang X，Liu X，Mei G，et al. Phase Ⅱ study to assess the efficacy of hypofractionated stereotactic radiotherapy in patients with large cavernous sinus hemangiomas［J］. Int J Radiat Oncol Biol Phys，2012，83（2）：e223-e230.

［28］ Wang X，Mei G，Liu X，et al. The role of stereotactic radiosurgery in cavernous sinus hemangiomas：a systematic review and meta-analysis［J］. J Neurooncol，2012，107（2）：239-245.

［29］ Wang X，Zhu H，Knisely J，et al. Hypofractionated stereotactic radiosurgery：a new treatment strategy for giant cavernous sinus hemangiomas［J］. J Neurosurg，2018，128（1）：60-67.

（王　鑫　王恩敏）

第十二章　颅咽管瘤的立体定向放射外科治疗

第一节　概　　述

颅咽管瘤(craniopharyngioma,CP)是颅内最常见的先天性肿瘤,占儿童颅内肿瘤的 $5.6\%\sim15\%$,属 WHO I 级肿瘤,组织学上分为造釉细胞型颅咽管瘤(ACP)和乳头型颅咽管瘤(PCP)。ACP 几乎都发生于儿童,成人罕见,而 PCP 则多见于成人。手术及放射治疗是目前主要的治疗方法。但手术存在高致残率、高死亡率问题,放射治疗存在部分肿瘤不敏感或超过安全剂量的问题。常导致垂体功能减退,需要终生激素替代治疗,严重影响患者的生活质量和寿命。颅咽管瘤尽管在组织学上是良性的,但在临床上是难治性肿瘤。即使采取各种综合治疗措施,颅咽管瘤的 10 年、20 年复发率仍分别高达 54% 和 95% 。因此,颅咽管瘤的治疗仍然是一大难题。

一、国内外研究现状

颅咽管瘤发病年龄有两个高峰,一个在 $5\sim14$ 岁,另一个在 $50\sim74$ 岁。因其位于鞍区,毗邻垂体柄、下丘脑等重要结构,手术难度较大,围手术期并发症较多,患者预后较差。目前主要治疗方法是外科手术和放射治疗,其他针对颅咽管瘤的治疗手段十分局限,故其治疗仍面临诸多未解难题,如开颅手术与神经内镜下经鼻蝶入路手术的疗效比较和适应证选择、术中肿瘤切除程度与术后并发症之间的关系、术后辅以放射治疗的时机、肿瘤发生机制以及分子靶向药物研发进展等。

二、手术治疗

目前颅咽管瘤的治疗仍以手术切除为主,但由于肿瘤周围复杂而重要的解剖关系(如视神经、视交叉、垂体柄、颈内动脉、大脑前动脉、大脑中动脉、垂体、丘脑下部等)和肿瘤本身因素(如部位、钙化、范围、粘连等),手术全切除率仅为 $18\%\sim84\%$,术后严重并发症发生率较高,术后死亡率为 $1.7\%\sim5.4\%$ 。而且术后复发率(影像学证实肿瘤全切除者的 10 年复发率为 $0\sim62\%$,次全切除或部分切除后 10 年肿瘤复发率为 $25\%\sim100\%$),远期垂体、视丘下部功能障碍也是困扰神经外科多年的难题。复发性颅咽管瘤的治疗难度则明显增大,不仅手术全切除率明显下降(仅为 $0\sim25\%$),而且围手术期的死亡率($10.5\%\sim24\%$)和致残率明显上升。作为一种良性肿瘤,颅咽管瘤目前手术治疗的总体结果并不能令人满意。

三、放射治疗

放射治疗(普通分次外放射治疗,立体定向放射外科治疗和肿瘤间质内放射治疗)作为单独的或辅助的颅咽管瘤治疗措施,已显示出明显的治疗效果,颅咽管瘤对放射治疗的敏感性也得到广泛的临床证实和多数学者的认可。普通分次外放射治疗作为辅助治疗可明显降低手术后肿瘤的复发率,延长复发时间,但其对肿瘤周围重要结构的放射性损伤的高发生率大大限制了外放射治疗的临床应用。立体定向放射外科治疗可以用较小的总剂量更好地覆盖病灶,且总次数较普通放射治疗更少。Leavitt 报道视神经所受放射剂量大于 8 Gy 时,放射性视神经损害发生率为 1% ;大于 12 Gy 时发生率为 10% 。对于放射治疗方式的选择,普通放射治疗分割照射的优势不明显。X-刀、射波刀治疗颅咽管瘤的研究例数较少,其疗效及安全性尚需更大样本的长期随访研究予以确认。伽玛刀治疗颅咽管瘤的研究较多,对于适宜的病例疗效确切,安全性好,但剂量的选择十分关键。囊性颅咽管瘤可采用放射性同位素进行近距离放射治疗。

对于囊实混合性颅咽管瘤,立体定向放射外科治疗联合囊内放射治疗可取得较好的效果。有课题组报道,肿瘤缩小或消失率为70.9%～87.5%,肿瘤稳定者占比为3.1%～19.3%,肿瘤增大者占比为9.4%～9.6%。术后视力改善率、垂体及视丘下部功能低下发生率、5年生存率、10年生存率等均与手术治疗相似。因此,立体定向肿瘤间质内放射治疗是颅咽管瘤的一种很具吸引力的治疗选择,具有死亡率低、并发症少以及远期疗效好等优势,具有很好的应用前景。中国人民解放军海军总医院从1987年开始在国内开展立体定向肿瘤间质内放射治疗颅咽管瘤的临床研究,至今已完成2500余例患者的治疗,为全球治疗病例数最多的单位,临床随访发现总体疗效满意。笔者所在单位对立体定向放射外科治疗联合肿瘤间质内放射治疗囊实混合性颅咽管瘤进行了研究,研究纳入67例囊实混合性颅咽管瘤患者,平均随访114个月,伽玛刀联合立体定向肿瘤间质内放射治疗对大实体小囊性、大囊性小实体颅咽管瘤的总体有效控制率分别为90.9%和89.6%。视力受损者长期随访的改善率为70.0%。治疗后6～12个月4例视力下降,4例出现新的丘脑下部功能受损表现,1例于术后5年出现一侧动眼神经不全麻痹,并发症发生率为13.4%。伽玛刀联合立体定向肿瘤间质内放射治疗为囊实混合性颅咽管瘤患者提供了良好的肿瘤控制率和理想的远期生存率,是一种安全有效的治疗选择,具有很好的应用前景。

由于肿瘤往往与视觉通路、下丘脑及垂体腺关系密切,颅咽管瘤的治疗仍然具有挑战性。通常需要多模式治疗以达到最佳治疗效果:肿瘤控制与内分泌、视觉及神经认知功能关系密切。许多外科医生倾向于对可能长期生存的肿瘤,先进行次全切除,再通过辅助治疗提高患者的生活质量,即使需要再加上定期采取新的干预措施。在患者随后的随访中,实性或囊性肿瘤的复发或进展往往需要额外的治疗选项。Leksell立体定向放射外科是有价值的辅助策略,可改善残留或复发性颅咽管瘤患者的长期预后。目前对颅咽管瘤的治疗仍存在争议,采用显微外科手术切除肿瘤仍是主要的治疗手段,但手术彻底切除十分困难,死亡率及严重并发症的发生率均较高。有文献报道,手术全切除率为45.7%～90%,全切组的手术死亡率在4%～16%,全切除后10年内的复发率为10%～17%。对于手术后复发的颅咽管瘤,目前为止尚无有效的治疗方法。

当视力迅速恶化时,完全切除肿瘤仍然是一个合理的目标,能减少肿块占位效应。此外,颅咽管瘤亚型可以在组织学上定义。诊断时尝试全切除可能与内分泌、视觉或血管损伤的显著风险相关。已发表的外科研究系列报道的差异很大,27%～90%的颅咽管瘤能够实现初步的大体全显微外科手术切除或内镜下切除。在很多情况下,只有次全切除术可以改善患者的结果。有报道显示,71%～90%的患者部分切除后残留的肿瘤会发生进展。然而复发性颅咽管瘤的重复手术,与并发症的风险较高有关,但治愈率仍然更低。重复手术的总体死亡率较高(10.5%～40.6%)。

在过去的25年里,许多中心选择进行不太激进的初次手术以保留或提高患者生活质量,并加入各种各样的辅助放射治疗模态以治疗残留肿瘤,提高长期疗效。这些策略包括立体定向放射外科(SRS)治疗和分割放射治疗(FRT),使用纯释放β放射性同位素进行腔内放射治疗,重复抽吸或使用博来霉素进行腔内化学治疗复发性或进展性囊肿。

采用11～13 Gy周边剂量,应用伽玛刀照射肿瘤,已报道的肿瘤控制率达70%～90%。较小的肿瘤有更好的放射外科治疗结果。立体定向放射外科(SRS)治疗是残留或复发实性颅咽管瘤的有效治疗方法,具有良好的获益-风险比。

第二节　颅咽管瘤立体定向放射外科治疗的适应证、注意事项和剂量

尽管伽玛刀治疗具有单次大剂量集束照射、定位精确、靶区周围剂量陡然下降、周围结构受照剂量小等特点,但由于鞍区解剖结构复杂,病变与周围重要组织结构(如视神经、视交叉、垂体、视丘下部及颅底动脉环等)关系密切,因此治疗上应严格选择适应证。伽玛刀治疗颅咽管瘤的最好适应证为体积相对较小(直径最好小于2 cm),不伴有脑积水并与视神经、视交叉有一定距离(最好小于3 mm)的实性颅咽管

瘤。特别适合位于鞍内、鞍旁或位置较低的肿瘤,因此类病变便于辨认视神经,疗效可能更理想。对于以囊性成分为主的颅咽管瘤,特别是多房性囊性颅咽管瘤,不论其部位、与周围结构的关系如何,不适宜进行单纯的立体定向放射外科治疗。

立体定向放射治疗的主要顾虑为视神经和视交叉损伤。由于视神经和视交叉是颅内对放射线较敏感的组织之一,其单次照射的耐受剂量低于 9 Gy。以往已经接受放射治疗者,视路可能已经接受了耐受剂量,视力受损的危险性明显增加。病史较长,且采用多种治疗方法无效或反复复发者,由于视神经和视交叉反复受压、牵拉等,其对单次照射的耐受剂量也明显降低,应引起注意。多数学者认为,对于立体定向放射外科治疗前未失明的患者,视神经、视交叉和视束的受照剂量应在 9 Gy 以下,垂体、下丘脑的受照剂量应在 15 Gy 左右。

至于放射治疗的处方剂量,已由开始时的 20～30 Gy 降至现在的 11～14 Gy,经随访,放射治疗效果并未受到明显影响,但视神经及视交叉受损等并发症的发生率则明显下降。因此颅咽管瘤的常规周边剂量应以 11～14 Gy 为宜,同时应考虑到周围组织的受照剂量,以不造成视神经、视交叉、垂体及视丘下部损伤为标准。因放射剂量不足所致的肿瘤控制不理想或肿瘤复发时,可考虑重复进行立体定向放射外科治疗,但两次治疗的间隔时间应在半年以上(图 12-1、图 12-2)。

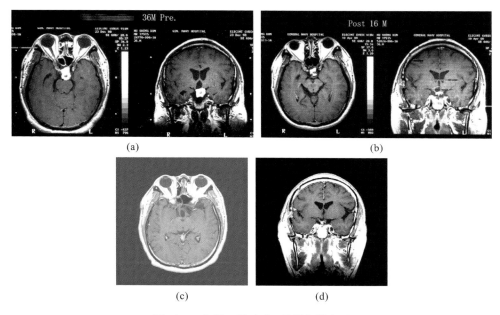

图 12-1 伽玛刀治疗前、后影像学表现
(a)伽玛刀治疗前(周边剂量为 9 Gy,等剂量曲线为 45%,中心剂量为 20 Gy);(b)伽玛刀治疗后 16 个月,肿瘤缩小;
(c)伽玛刀治疗 5 年后肿瘤近全消失(轴位);(d)伽玛刀治疗 5 年后肿瘤近全消失(冠状位)

Leksell 立体定向放射外科已被用作复发或残留颅咽管瘤的微创治疗方法。立体定向放射外科是多模态治疗残留或复发颅咽管瘤非常重要的部分。自 1987 年以来,匹兹堡大学医学中心已经进行了 100 余次伽玛刀放射外科治疗复发或残留颅咽管瘤患者。颅咽管瘤的放射外科治疗剂量计划需要特别考虑,因为肿瘤邻近视交叉。他们的方法是设计一个高度适形的剂量计划,在瘤体上部使用较小直径的射线以保持视交叉附近剂量的急剧下降。当前的周边剂量(11～13 Gy)与肿瘤控制率高度相关。使用当前基于MRI 的剂量规划,接触到视交叉的肿瘤是可以被治疗的。对肿瘤接触视交叉的部分使用低剂量(9～10Gy)进行治疗,并检查和保持视交叉、视神经处的剂量衰减到低于 8 Gy。所有患者都接受了连续的脑部影像学、临床、眼科、内分泌评估。患者应在放射外科治疗后 2 年内每隔 3～6 个月进行 1 次评估。若有证据显示肿瘤生长得到控制且没有新的神经系统发现,可以将随访间隔延长至每 1～2 年 1 次。

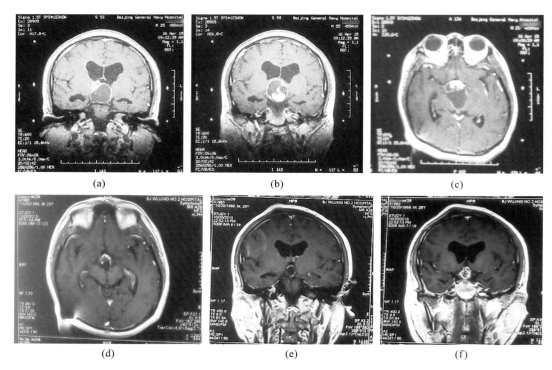

图 12-2 伽玛刀治疗前、后影像学表现

（a）囊液抽吸＋伽玛刀治疗术前冠状位 1；（b）囊液抽吸＋伽玛刀治疗术前冠状位 2；（c）立体定向囊液抽吸伽玛刀治疗术前（周边剂量为 12 Gy；病灶中心剂量为 24 Gy；等剂量曲线为 50%。抽出淡黄色囊液 25 mL，注入 P32 凝胶 2 毫居里）；（d）立体定向囊液抽吸＋伽玛刀治疗术后半年复查轴位；（e）囊液抽吸＋伽玛刀治疗术后半年复查冠状位 1；（f）囊液抽吸＋伽玛刀治疗术后半年复查冠状位 2

第三节 颅咽管瘤立体定向放射治疗的疗效评价及影响因素

Backlund 于 1979 年首先应用伽玛刀治疗颅咽管瘤，第一例患者接受了周边剂量 20 Gy 的伽玛刀照射，但患者于 4 个月后因分流手术失败而死亡，尸检仅发现少量细胞岛存在而并未发现其他肿瘤细胞存活的证据。以后他又联合伽玛刀和同位素内放射治疗为 4 例患者进行治疗，随访 3.5 年，4 例患者均生活良好。Kobayashi 等于 1994 年报道了 10 例实性颅咽管瘤患者的伽玛刀治疗结果，平均最大剂量和周边剂量分别为 27.6 Gy 和 14.2 Gy，视神经平均受照剂量低于 13.0 Gy，平均随访 13.9 个月，结果 7 例肿瘤明显缩小，3 例肿瘤出现中央坏死，无严重并发症。Chung 等于 1998 年报道了 21 例治疗结果，肿瘤体积为 0.3～28 cm³（平均 9 cm³），中心剂量为 19～32 Gy，周边剂量为 9.5～16 Gy，视路所接受的最大剂量为 3.2～12.5 Gy，随访 6～40 个月（平均 18.4 个月），结果 19 例患者（90.5%）肿瘤得到控制（18 例缩小，1 例稳定），7 例视力、视野得到改善，无视力下降。Prasad 所报道的接受伽玛刀治疗的 9 例患者中，7 例实体部分得到控制（5 例缩小，2 例无变化），5 例含有囊性成分，3 例联合应用 90Y 内放射治疗，结果 2 例缩小，1 例无变化，2 例增大。鉴于同位素囊内放射治疗能成功地治疗囊性颅咽管瘤，而伽玛刀治疗对实性肿瘤有效，于新等采用伽玛刀与立体定向同位素囊内置入内放射治疗相结合为 46 例囊实混合性颅咽管瘤患者进行治疗，38 例获得 6 个月至 2 年的随访，大实体小囊性肿瘤的有效控制率为 90%，小实体大囊性肿瘤的有效控制率为 85.7%，总有效控制率为 89.5%，所有 38 例中实体部分的控制率为 92.1%，且无严重并发症和死亡病例，效果较为满意。笔者曾对 26 例行立体定向内放射治疗的老年颅咽管瘤患者进行统计分析。26 例中，12 例行无框架立体定向囊液抽吸＋³²P 内放射治疗术，14 例行有框架立体定向囊液抽吸＋³²P 内放射治疗术，其中 10 例联合应用伽玛刀治疗肿瘤实体部分。立体定向穿刺抽出囊液 1.5～27 mL（平均 11.3 mL）。11 例患者术后当日即出现视力及视野不同程度的改善。无严重并发症及手术死亡病例。共有 22 例获得 12 个月至 6 年(平均 55 个月)的随访。4 例死亡。18 例中,肿瘤有效控制率为 83.3%。10 例联合应用伽玛刀治疗者,9 例得到随访,对实体部分的有效控制率为 88.9%。对老年颅咽管瘤患者不能耐受开颅手术治疗或手术后残留、复发的,可采用立体定向囊液抽吸+^{32}P 内放射治疗;对有实体部分者,联合应用伽玛刀治疗,上述方法治疗老年颅咽管瘤简单、安全、有效。2010 年美国匹兹堡大学 Niranjan 等报道了 46 例接受伽玛刀治疗的术后残留或复发颅咽管瘤患者,共行 51 次治疗,平均肿瘤体积为 1.0 cm³(0.07~8.0 cm³),平均周边剂量为 13.0 Gy(9~20 Gy),平均中心剂量为 26.0 Gy(20~50 Gy)。平均随访时间为 62.2 个月(12~232 个月)。结果显示,伽玛刀治疗后 5 年总体生存率为 97.1%。实性肿瘤患者的 3 年和 5 年无进展生存率均为 91.6%。1 年、3 年和 5 年的总体局部控制率(包括实性肿瘤和囊性肿瘤)分别为 91%、81% 和 68%。垂体功能正常的患者在伽玛刀治疗后没有 1 例出现垂体功能减退。2 例患者由于肿瘤进展而出现同向偏盲。在所考虑的因素中,完整的肿瘤靶区覆盖与肿瘤的控制呈正相关。根据从 2004 年开始的对 29 例患者进行的为期 10 年立体定向放射外科治疗的分析,Kobayashi 等提出了他们的建议。平均肿瘤体积为 2.64 cm³(0.3~9.3 cm³)。平均周边剂量为 11.7 Gy。中位随访时间为 91 个月。随访评估显示 8 例完全缓解,12 例部分缓解,6 例无变化,3 例出现进展。2 例患者死于下丘脑处肿瘤进展。总体肿瘤反应率为 69%(20/29),肿瘤控制率为 90%(26/29)。他们特别指出在这个研究系列中未发现新的神经内分泌症状或体征,尽管有 2 例患者确实显示出进一步的下丘脑功能障碍。基于 Karnofsky 功能状态(KPS)评分,14 例患者的结果属于极好的(KPS 评分为 100 分),9 例患者属于好的(KPS 评分为 90 分),2 例患者属于一般(KPS 评分为 70~80 分),1 例患者属于差的(KPS 评分为 50~60 分)。精算 5 年和 10 年生存率分别为 96% 和 86%。5 年和 10 年无进展生存率分别为 76% 和 76%。这些结果提示有效的肿瘤周边剂量范围为 11~12 Gy,以控制肿瘤生长,同时尽量减少放射性不良反应。

Lee 等报道了他们应用伽玛刀放射外科治疗 137 例颅咽管瘤患者的单中心经验。大多数患者(68.6%)在接受伽玛刀放射外科治疗前已接受切除手术。中位肿瘤体积为 5.5 cm³,中位周边剂量为 12 Gy。据作者报道,5 年和 10 年总体生存率分别为 91.5% 和 83.9%,5 年和 10 年无进展生存率分别为 70% 和 43.8%。他们认为,较小的肿瘤体积与更好的放射外科治疗结果相关。8% 的患者出现新的激素缺乏症。2 例患者视野缺损加重,1 例发生新的动眼神经麻痹。

在影响颅咽管瘤立体定向放射治疗效果的因素中,肿瘤的放射治疗剂量不足是疗效不佳的主要原因,由于肿瘤与周围许多放射敏感组织(如视神经、视交叉、垂体、视丘下部等)关系密切,这些放射敏感组织甚至被肿瘤包绕其中,为保证放射敏感组织免受放射损伤而出现功能障碍,必然要降低肿瘤的放射剂量。Mokry 报道了 6 年间应用伽玛刀治疗 24 例颅咽管瘤的结果,经过 6~57.2 个月(平均 22.6 个月)的随访,14 例(58%)肿瘤明显减小;1 例在 3 个月后出现囊性复发,经囊腔注入博来霉素,肿瘤得到有效控制;3 例患者为获得长期控制,进行了第二次伽玛刀治疗。6 例(25%)患者肿瘤继续生长,分析表明,这 6 例患者仅有 81% 的肿瘤体积被包括在处方剂量的等剂量曲线内,这提示放射剂量不足是颅咽管瘤继续生长的原因。肿瘤体积也是影响治疗效果的因素之一,立体定向放射外科治疗的颅咽管瘤的靶区体积越小,肿瘤生长抑制越理想。在病理分型方面,有人提出乳头型和混合型颅咽管瘤对放射线相对敏感,而造釉细胞型颅咽管瘤对放射线不敏感。儿童颅咽管瘤通常以造釉细胞型多见,临床上肿瘤多呈囊性,而成人颅咽管瘤在病理分型上以乳头型多见,肿瘤通常呈实质性。因此颅咽管瘤患者年龄越小,立体定向放射外科治疗的效果越差,表现为肿瘤不易控制,易于复发。故针对儿童颅咽管瘤患者的特点,应该采取综合治疗措施,囊性部分进行立体定向穿刺引流,囊内注入核素进行内放射治疗,尽可能消除囊腔,缩小肿瘤体积后再考虑实体肿瘤或残留肿瘤的立体定向放射治疗,以减少复发机会。

第四节　立体定向放射外科治疗颅咽管瘤的并发症

视路受损(视力下降或失明)是立体定向放射外科治疗鞍区病变最常见的并发症,与放射剂量有关。

视神经与视交叉接受的放射剂量越大,视路受损的发生率就越高,如果视神经已经受到不同程度的损伤,如接受过一定剂量的放射线照射,受肿瘤压迫或手术牵拉损伤,则并发症的风险就随之增加。一般来说,视神经、视交叉的受照剂量低于 9 Gy 是安全的。其他并发症有尿崩症、垂体功能减退、下丘脑功能低下等。目前的资料尚不能表明这些并发症的出现与治疗剂量直接相关。放射性水肿与放射性坏死罕见,由立体定向放射外科治疗所引起者尚未见报道。以上并发症可以是暂时性的,也可能是永久性的。永久性的垂体功能减退患者,需要终生使用激素进行替代治疗。其他罕见的并发症为肿瘤恶变。Plowman 等报道,1 例患者在接受立体定向放射外科治疗后,颅咽管瘤出现恶变,最终导致患者死亡,但该患者在立体定向放射外科治疗之前曾进行常规外放射治疗,因而肿瘤恶变不能全部归因于立体定向放射外科治疗。2015 年 Liu 等报道,一例 30 岁女性颅咽管瘤患者在三次手术(一次开颅手术,两次内镜辅助经鼻蝶窦手术)后,肿瘤出现恶变,患者从未行任何放射治疗。放射治疗可能引起恶变,应引起足够的重视。

Leksell 立体定向放射外科与较少的并发症相关。与分割放射治疗相比,涉及放射外科治疗的大多数研究显示,新的激素缺乏症的发生率降低。因迟发性神经认知功能障碍,从 2000 年起,分割放射治疗基本上被摒弃。辅助立体定向放射外科治疗也可以帮助患者避免全切除手术的直接并发症。Gopalan 等回顾性分析了 10 项伽玛刀放射外科研究系列,伽玛刀放射外科治疗的并发症发生率为 4%,比切除手术和不同形式的分割放射治疗的风险低。较高的生活质量结果常出现在放射外科治疗后肿瘤消退的患者中。匹兹堡大学医学中心(UPMC)的研究显示,对于较小的肿瘤和放射外科完全覆盖的肿瘤,放射外科治疗是最有效的治疗方法。

第五节　伽玛刀结合囊内照射治疗颅咽管瘤

囊内核素放射治疗能成功地治疗囊性颅咽管瘤,是当前囊性颅咽管瘤的一种有效治疗手段。而立体定向放射治疗确实对实性肿瘤有效。以上两种治疗方法各有明显的缺点,都不是囊实混合性颅咽管瘤的最佳治疗方法。从以上事实可以推测,立体定向放射治疗结合囊内核素置入放射治疗对某些囊实混合性颅咽管瘤有效。

一、伽玛刀结合囊内照射治疗颅咽管瘤的适应证

立体定向囊内核素置入放射治疗适用于单纯的单一囊性颅咽管瘤,其治疗的最佳囊液体积是 3~40 mL,对囊实混合性或多囊性肿瘤则无效;而伽玛刀治疗颅咽管瘤的较佳适应证为体积相对较小(直径最好小于 2 cm),与视神经、视交叉有一定距离(距离最好大于 2 mm)的实性颅咽管瘤,特别适合位于鞍内、鞍旁或位置较低的肿瘤。采用伽玛刀治疗时,应注意避免视神经和视交叉损伤。笔者的体会是,适合进行伽玛刀与立体定向囊内核素置入联合治疗的囊实混合性颅咽管瘤应以单囊性为主,其实体部分大多位于下方,与视神经之间有囊液相隔,更利于实体部分的伽玛刀放射治疗。联合治疗过程中要重视囊性部分的处理,穿刺抽液或引流几日,使其完全减压塌陷,置入核素的计算剂量应使囊壁的受照剂量达到 250 Gy,这样才能降低囊性部分的复发率。

二、伽玛刀结合囊内照射治疗颅咽管瘤的手术操作及注意事项

(一)手术操作及要点

局部麻醉下安装 Leksell G 型立体定向框架,行病变区 MRI 薄层(层厚 2~3 mm,无间距)高分辨率轴位、冠状位增强扫描,通过各种媒介(如网络传送、磁盘或扫描仪等)将 MRI 图像数据分别传送至立体定向手术及伽玛刀治疗工作站。立体定向手术采用 Aero Tech 立体定向手术计划系统(由北京航空航天大学图像处理中心、中国人民解放军海军总医院全军神经外科中心和北京浪腾科技发展有限公司共同研制)进行手术靶点坐标的计算,并通过分析病灶及周围解剖结构的关系、三维模拟显示手术路径及仿真手

术过程,确定最佳手术途径,尤其注意穿刺过程中避开脑室并避免对视神经和视交叉的损伤。根据病变特征先进行囊腔穿刺内放射治疗。

1. 穿刺抽液　根据病情,患者可取仰卧位或坐位,按靶点计算出 X、Y、Z 三维坐标数值,安装定向仪侧板及定位弓。装上导向系统,用 0.5% 利多卡因 20 mL 行局部麻醉,选好入颅点,用 3 mm 电钻行颅骨钻孔;或用细钻头(直径 2 mm)钻透颅骨内板。穿刺抽液:应用尖针刺破硬膜,抽囊液行瘤细胞检查及寻找胆固醇结晶体。初次治疗抽出的囊液多为褐黄色或浓咖啡色,黏稠囊液在灯泡下可见大量发光的胆固醇结晶体,抽液时可用含抗生素及凝血剂的生理盐水对囊内容物进行彻底冲洗,一般冲洗至液体清亮、微黄为止;患者若有不适反应,可减慢冲洗速度或减少冲洗次数。

2. 注入核素　选用胶体磷酸铬核素(^{32}P)和钇-90 核素(^{90}Y)作为颅咽管瘤内放射治疗的射线源。^{32}P 和 ^{90}Y 均具有短距离软组织穿透力。这种短距离组织穿透力对肿瘤周围重要血管或神经组织不会产生损害,从而可避免引起术后严重并发症。因这两种核素都产生纯 β 射线,它们能杀死肿瘤囊壁的上皮细胞,且很少引起周围组织的放射性损害。另外,^{32}P 和 ^{90}Y 穿透软组织能力弱,故易于防护、保存和运送。

3. 核素注射量的计算　颅咽管瘤瘤内放射性核素注入剂量,一般按照囊壁上可接受照射剂量 200 Gy 的标准,根据肿瘤体积计算出注入剂量;也可采用 Taasan 报道的公式计算,即放射性核素剂量(μCi)＝27.47×囊体积(mL)。立体定向手术中,按囊腔大小把适量的核素直接注入囊腔内,留针 1～3 min 再拔针。同位素胶体注入肿瘤后,可立刻黏着在囊壁或肿瘤上。由于胶体不易流动,故常无外溢之忧;但当小囊腔、囊壁很厚或者实性肿瘤活检造孔注入核素时,应注意防止外漏。推注核素时应缓慢,注入后要留针片刻。如果估计术后可能出现核素外漏,可把止血用的海绵处理成细条送入穿刺针内,边拔针边用针芯推入海绵条使其堵塞囊壁穿刺孔,防止核素外溢。

4. 伽玛刀治疗　在伽玛刀治疗的规划和治疗过程中,应注意辨别肿瘤和周围组织的解剖关系,尤应注意视神经、视交叉、垂体、视丘下部等结构的位置以及它们与肿瘤的关系,照射时特别注意避免放射性损伤而导致严重后果。伽玛刀的放射治疗剂量:中心剂量 24～30 Gy,周边剂量 12～15 Gy,视神经、视交叉受照剂量应低于 9 Gy。但即便如此,视神经的放射性损伤也是常见的并发症之一,若肿瘤距离视神经很近或已经受压、粘连,为保护视神经、视交叉等周围重要结构,必然要降低病变组织的放射剂量,这也必然会影响肿瘤的有效控制率。于新等应用立体定向囊内核素置入间质内放射治疗结合伽玛刀治疗 82 例手术后残留或复发颅咽管瘤患者,其中男性 54 例,女性 28 例,年龄 3～70 岁。对实体肿瘤为主者,先行囊内穿刺核素内放射治疗,再行伽玛刀治疗,共 21 例;对囊性肿瘤为主者,则先对实体部分肿瘤行伽玛刀治疗,再对囊性部分行核素内放射治疗,共 61 例。结果显示,70 例患者接受 12～54 个月(平均 33.4 个月)的随访,对实体肿瘤为主、囊性肿瘤为主的控制率,以及总有效控制率分别为 94.1%、92.5% 和 92.9%。无手术死亡病例及严重并发症发生(图 12-3、图 12-4)。

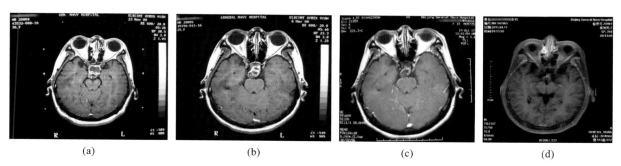

(a)　　　　　　　　　(b)　　　　　　　　　(c)　　　　　　　　　(d)

图 12-3　立体定向囊内核素置入间质内放射治疗结合伽玛刀治疗手术后残留或复发颅咽管瘤患者

(a)联合治疗前;(b)联合治疗后 4 个月;(c)联合治疗后 8 年;(d)联合治疗后 15 年

(二)治疗原则

根据不同类型的囊实混合性颅咽管瘤,可以采取不同的治疗原则。

1. 大实体小囊性颅咽管瘤　先行立体定向手术抽吸囊液,重新进行 MRI 定位扫描,将肿瘤的实体部

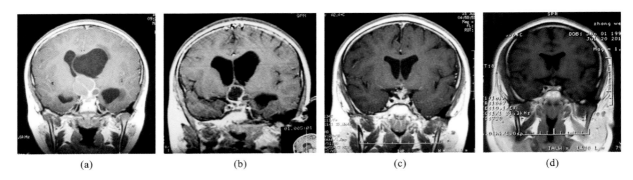

(a)　　　　　　　　(b)　　　　　　　　(c)　　　　　　　　(d)

图 12-4　立体定向囊内核素置入间质内放射治疗结合伽玛刀治疗手术后残留或复发颅咽管瘤患者

（a）治疗前 MRI 冠状位扫描显示多囊及囊实混合性颅咽管瘤；（b）治疗后 1 年肿瘤明显缩小；（c）治疗后 2 年 MRI 扫描示肿瘤消失；

（d）治疗后 9 年复查，MRI 示肿瘤无复发

分及囊壁作为靶区进行伽玛刀治疗；此治疗适用于肿瘤体积较小、囊液量小于 5 mL、估计囊液抽出后囊壁塌陷、病灶体积明显缩小，肿瘤边界距视交叉及视神经有一点距离者。

2. 小实体大囊性颅咽管瘤　采用伽玛刀治疗，伽玛刀治疗实体部分肿瘤后，行立体定向手术抽吸囊液并置核素于囊内再行放射治疗。对囊液量在 5～15 mL 者，先行实体部分照射治疗（靶区不包括囊壁），再行囊内穿刺内放射治疗；对囊液量在 15 mL 以上者，先行实体部分伽玛刀照射治疗，再行囊腔穿刺，置管引流 1～3 天，待囊腔缩小再注入核素行内放射治疗。

（三）注意事项

（1）使全部病灶（实体与囊性部分）均接受有效剂量照射，是提高疗效、降低肿瘤复发率的关键所在。

（2）将视神经及视交叉的受照剂量控制在 9 Gy 以下，避免视力受损。

（3）肿瘤囊壁所接受的放射性核素的照射剂量为 200～250 Gy。

三、伽玛刀结合囊内照射治疗颅咽管瘤的优点

伽玛刀与立体定向囊内核素置入放射联合治疗颅咽管瘤是近年来出现的一种治疗方法，对某些颅咽管瘤可取得较为理想的治疗效果，具有以下优点。

（1）兼顾两种治疗方法的优点，无论肿瘤体积如何，可使全部肿瘤（囊性部分和实体部分）接受有效剂量的照射。

（2）肿瘤的囊性部分，以及与视神经、视交叉关系密切甚至形成压迫者也可进行此种治疗。

（3）术后患者的压迫症状（尤其是视力受损症状）可因囊液的抽出减压而迅速恢复。

（4）安全可靠，并发症少。

（5）囊实混合性颅咽管瘤由于生长方式的原因，实体部分大多位于基底部而囊性部分位于上部并向上方推挤视神经及视交叉，使实体部分与视路之间产生一定的距离，这样可以使颅咽管瘤的实体部分受到足量的放射线照射并使视神经、视交叉免受放射性损伤，这为实体部分的立体定向放射治疗提供了方便。

总之，手术切除仍是颅咽管瘤的首选治疗方法，但对于不接受手术或因某些原因不能采用全麻手术，以及术后残留部分实体肿瘤或肿瘤复发的患者，立体定向放射外科是有效的治疗方法，具有良好的获益-风险比。立体定向放射外科也可用作选定的与视觉或内分泌功能障碍不相关的关键部位的小体积肿瘤患者的初步治疗方法。处方剂量同时覆盖实体部分和囊性成分会获得最好的结果。对囊实混合性颅咽管瘤，采用伽玛刀治疗联合瘤内放射治疗的方法可取得较好效果。因此我们推荐核素置入结合伽玛刀治疗囊实混合性颅咽管瘤，囊性部分行核素治疗，实体部分行伽玛刀治疗，是一种可提倡的有效疗法。

参 考 文 献

［1］　刘宗惠，田增民，李士月，等.颅咽管瘤立体定向核素内放疗（附 220 例临床分析）［J］.海军医学，

1995,(3):216-220.

［2］　刘宗惠,李士月,于新,等.CT 引导立体定向颅咽管瘤瘤内置入放射性核素治疗的研究［J］.中华神经外科杂志,1999,15(2):72.

［3］　刘宗惠.颅脑伽玛刀治疗学［M］.北京:人民卫生出版社,2006.

［4］　孙君昭,田增民,于新,等.立体定向^{32}P 内放射治疗老年颅咽管瘤［J］.中华神经外科疾病研究杂志,2009,8(1):60-63.

［5］　于新,张剑宁,刘锐,等.伽玛刀联合立体定向间质内放疗治疗囊实体混合性颅咽管瘤的远期疗效分析［J］.2013,51(7):631-635.

［6］　于新,张剑宁,孙君昭,等.立体定向手术联合伽玛刀治疗颅内病变［J］.立体定向和功能性神经外科杂志,2011,24(3):149-152.

［7］　于新,周东学,李士月,等.联合应用立体定向间质内放疗及 γ-刀治疗复发性颅咽管瘤［J］.中华神经外科疾病研究杂志,2004,3(1):42-46.

［8］　于新,周东学,刘宗惠,等.伽玛刀结合囊内照射治疗颅咽管瘤的临床疗效分析［J］.中华医学杂志,2001,81(2):86-89.

［9］　Bunin G R,Surawicz T S,Witman P A,et al. The descriptive epidemiology of craniopharyngioma［J］. J Neurosurg,1998,89(4):547-551.

［10］　Caldarelli M,Massimi L,Tamburrini G,et al. Long-term results of the surgical treatment of craniopharyngioma:the experience at the Policlinico Gemelli,Catholic University,Rome［J］. Childs Nerv Syst,2005,21(8-9):747-757.

［11］　Chiou S M,Lunsford L D,Niranjan A,et al. Stereotactic radiosurgery of residual or recurrent craniopharyngioma,after surgery,with or without radiation therapy［J］. Neuro Oncol,2001,3(3):159-166.

［12］　Duff J M,Meyer F B,Ilstrup D M,et al. Long-term outcomes for surgically resected craniopharyngiomas［J］. Neurosurgery,2000,46(2):291-302,disscussion 302-305.

［13］　Iannalfi A,Fragkandrea I,Brock J,et al. Radiotherapy in craniopharyngiomas［J］. Clin Oncol(R Coll Radiol),2013,25(11):654-667.

［14］　Ishida M,Hotta M,Tsukamura A,et al. Malignant transformation in craniopharyngioma after radiation therapy:a case report and review of the literature［J］. Clin Neuropathol,2010,29(1):2-8.

［15］　Jensterle M,Jazbinsek S,Bosnjak R,et al. Advances in the management of craniopharyngioma in children and adults［J］. Radiol Oncol,2019,53(4):388-396.

［16］　Julow J,Lányi F,Hajda M,et al. Stereotactic intracavitary irradiation of cystic craniopharyngiomas with yttrium-90 isotope［J］. Prog Neurol Surg,2007,20:289-296.

［17］　Karavitaki N,Cudlip S,Adams C B,et al. Craniopharyngiomas［J］. Endocr Rev,2006,27(4):371-397.

［18］　Kiliç M,Can S M,Özdemir B,et al. Management of craniopharyngioma［J］. J Craniofac Surg,2019,30(2):e178-e183.

［19］　Kobayashi T. Long-term results of gamma knife radiosurgery for 100 consecutive cases of craniopharyngioma and a treatment strategy［J］. Prog Neurol Surg,2009,22:63-76.

［20］　Laws E R Jr. Transsphenoidal removal of craniopharyngioma［J］. Pediatr Neurosurg,1994,21:57-63.

［21］　Lee C C,Yang H C,Chen C J,et al. Gamma knife surgery for craniopharyngioma:report on a 20-

year experience[J]. J Neurosurg,2014,121(Suppl):167-178.

[22] Minniti G,Esposito V,Amichetti M,et al. The role of fractionated radiotherapy and radiosurgery in the management of patients with craniopharyngioma[J]. Neurosurg Rev,2009,32(2):125-132, disscussion 132.

[23] Müller H L,Merchant T E,Warmuth-Metz M, et al. Craniopharyngioma[J]. Nat Rev Dis Primers,2019,5(1):75.

[24] Niranjan A,Kano H,Mathieu D,et al. Radiosurgery for craniopharyngioma[J]. Int J Radiat Oncol Biol Phys,2010,78(1):64-71.

[25] Niranjan A, Lunsford L D. The role of Leksell radiosurgery in the management of craniopharyngiomas[J]. Prog Neurol Surg,2019,34:166-172.

[26] Pollock B E,Lunsford L D,Kondziolka D,et al. P-32 intracavitary irradiation of cystic craniopharyngiomas:current technique and long-term results[J]. Int J Radiat Oncol Biol Phys, 1995,33(2):437-446.

[27] Prasad D,Steiner M,Steiner L. Gamma knife surgery for craniopharyngioma[J]. Acta Neurochir (Wien),1995,134(3-4):167-176.

[28] Regine W F,Mohiuddin M,Kramer S. Long-term results of pediatric and adult craniopharyngiomas treated with combined surgery and radiation[J]. Radiother Oncol,1993,27 (1):13-21.

[29] Sanford R A. Craniopharyngioma:results of survey of the American Society of Pediatric Neurosurgery[J]. Pediatr Neurosurg,1994,21:39-43.

[30] Scott R M,Hetelekidis S,Barnes P D,et al. Surgery,radiation,and combination therapy in the treatment of childhood craniopharyngioma:a 20-year experience[J]. Pediatr Neurosurg,1994,21 (Suppl 1):75-81.

[31] Stiller C A,Nectoux J. International incidence of childhood brain and spinal tumors[J]. Int J Epedemiol,1994,23(3):458-464.

[32] Varlotto J M,Flickinger J C,Kondziolka D,et al. External beam irradiation of craniopharyngiomas:long-term analysis of tumor control and morbidity[J]. Int J Radiat Oncol Biol Phys,2002,54(2):492-499.

[33] Yu X,Liu Z,Li S. Combined treatment with stereotactic intracavitary irradiation and gamma knife surgery for craniopharyngiomas[J]. Stereotact Funct Neurosurg,2000,75(2-3):117-122.

[34] Yu X,Zhang J,Liu R,et al. Interstitial radiotherapy using phosphorus-32 for giant posterior fossa cystic craniopharyngiomas[J]. J Neurosurg Pediatr,2015,15(5):510-518.

(孙君昭)

第十三章　颅底脊索瘤的立体定向放射外科治疗

第一节　脊索瘤的流行病学和病理学

　　脊索瘤的详细介绍参见本丛书系列相关章节内容,本章仅做放射外科相关的简要介绍。脊索瘤(chordoma)起源于脊索,是生长缓慢的恶性肿瘤,多见于中线,好发于斜坡和骶尾部。1857 年由 Virchow 首先报道,好发于 60～70 岁的年龄段,占原发性骨恶性肿瘤的 1％～4％。42％的患者病灶位于颅内,颅内脊索瘤发现时 41.3％为局限型,36.1％为局部进展型,8.8％有远处转移。病理学上可分为传统型、去分化型、低分化型和软骨样型。所有的脊索瘤都表达脊索系由 TBXT 基因编码的转录因子短链蛋白。25％的患者表达双倍 TBXT 基因,10％～20％的患者有 PI3K 信号通路成分的突变。

　　传统型脊索瘤最为常见,有研究认为其占比为 94.8％。肿瘤细胞形成巢状或者条索状,也可以是片状或者孤立的肿瘤细胞镶嵌于黏液基质的小叶中。典型的肿瘤细胞胞质为嗜酸性,并有空泡。软骨样型脊索瘤的基质形成透明软骨,并表达细胞角蛋白和短链蛋白。去分化型脊索瘤表现为传统型和软骨样型的混合类型并伴有肉瘤样成分。低分化型脊索瘤的特征性表现为 INI1 蛋白缺失,这主要是由染色体上 22q11 区段 SMARCB1 基因的缺失造成的,该型是唯一好发于儿童的脊索瘤类型,平均发病年龄为 7 岁,而其他类型的脊索瘤患者的平均年龄为 45～60 岁。与传统型脊索瘤相比,低分化型和去分化型脊索瘤的预后都较差,染色体上 1p36 和 9p21 区段的缺失是复发的预测指标。

　　颅内脊索肉瘤仅占所有脊索肉瘤的 1％,好发于岩斜区,其次是颞枕交界区。包括 3 个亚型:传统型、去分化型和透明细胞型。与脊索瘤不同,颅内脊索肉瘤的 S-100 免疫染色阳性,细胞角蛋白和短链蛋白均为阴性。脊索肉瘤的 IDH1 突变很常见,85％的患者有 R132C 突变,而胶质瘤中最常见的是 R132H 突变。

第二节　颅内脊索瘤的临床和影像学表现

　　颅内脊索瘤的临床表现与肿瘤所在的部位有关,常见表现为头痛、颅神经功能障碍和内分泌功能障碍。由于病情较为隐匿,发现时病灶往往较大。诊断往往还要依靠影像学检查。CT 上可以发现起源于中线、边界较清晰的膨胀性软组织灶,肿瘤周边可以有溶骨性改变。注射造影剂前,病灶中可以有高密度灶,主要是被破坏但未被吸收的骨质。软骨样型脊索瘤可以有钙化灶。使用造影剂后病灶强化,其中可以出现低密度灶,主要为病灶内的黏液或胶样物质。

　　核磁共振 T1 加权成像上,病灶主要表现为低到中等强度的信号,其中可以有高信号灶,高信号灶可能是瘤内出血、钙化灶,也有可能是肿瘤内的黏液灶。T2 加权成像上主要表现为高信号,其中有低信号的囊内间隔,还可以有小灶性的低信号区,主要为肿瘤内出血、钙化和肿瘤内部黏液池。强化后病灶呈蜂巢样改变,有学者认为强化的程度和病灶的侵袭性相关。具体影像学表现参见图 13-1(a)至(d)。

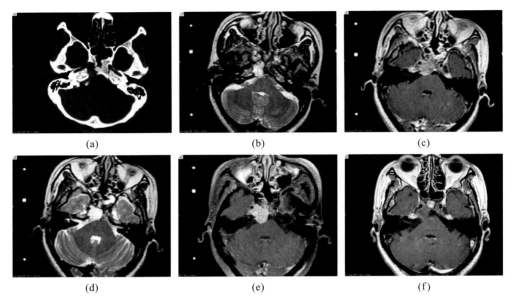

图 13-1 脊索瘤影像学表现

(a)CT 骨窗位可见斜坡骨质缺损,蓝色线为靶区范围,由此可见 CT 与靶区不完全相符,但在靶区边界可见骨质破坏;
(b)T2 加权成像可较为清晰地显示病灶范围,较 T1 增强相和 CT 显示的边界都更为明显;(c)脂肪抑制后的 T1 增强
相,可见病灶强化不规则,且边界和周边骨质很难分辨;(d)T2 加权成像再次显示了在靶区勾画时的作用;(e)周边剂
量 15 Gy 治疗后 41 个月病灶控制并不满意,肿瘤体积仍在增大;(f)再次予以周边剂量 15 Gy 治疗后随访 21 个月病灶
缩小,病灶强化也明显减弱

第三节　脊索瘤的临床分类

　　常用的脊索瘤临床分类有 Al-Mefty 等的分类法,Silva 的临床分级系统和 Wang 的分类法。Al-Mefty 等和 Wang 的分类法主要是基于病灶累及的范围和需要的手术路径,更多与手术入路相关。Silva 的临床分级系统更为复杂,考虑的参数更多,似乎对放射外科更有指导意义。该分级系统内容如下:①肿瘤大小:由肿瘤转换直径(肿瘤三径乘积的立方根计算获得),分为小于 2 cm、小于 4 cm、小于 6 cm 和超过 6 cm,分别对应 1、2、3、4 分。②肿瘤部位:斜坡(上、中、下)、海绵窦(左、右)、岩骨(左、右)和颈 1/2/3(左、右),每个部位为 1 分。③血管累及:颈内动脉(左、右)、椎动脉(左、右)和基底动脉,如血管受压超过50%,为 1 分。④硬膜内侵犯:无,病灶小、没有脑干移位,病灶较大、有脑干移位,分别对应 0、1、2 分。⑤肿瘤复发:手术后 2 分,放射治疗后 3 分,最多可以 5 分。该分级系统根据得分情况再分为 0～7 分、8～12 分和超过 12 分三类。根据该分类无进展生存期(PFS)的差异有统计学意义。

第四节　脊索瘤的治疗

　　由于颅底脊索瘤多位于中线,通常需要多学科联合治疗。最常用的方法依然是以根治为目的的手术。

　　几乎所有的综述都表明,手术全切是脊索瘤最好的治疗方法。但手术的全切率在不同的文献中差异很大,为 0～73.3%。当代的手术全切率并未明显提高,Zhang 等报道手术全切率为 24%。Quyang 等报道手术全切率为 32.5%。手术全切与否很大程度上决定了患者的预后。

　　除以切除肿瘤为目的的手术外,还有活检手术,具体手术细节参考本丛书相关章节内容。

　　此外,放射治疗在无法手术或者不愿手术的患者中也起到很大的作用。本章另有讨论。

近年来,关于脊索瘤的药物治疗也得到了飞速发展。一般认为脊索瘤对于常规化学治疗并不敏感,但随着对其发生机制理解的深入,近年来已有较多小规模的临床靶向治疗试验。主要位点为 EGFR、CDK4/6 以及 PD-1/PD-L1,此外,短链蛋白作为脊索瘤的特征性蛋白(已有针对性的疫苗 GI-6301)也有望成为脊索瘤治疗的靶点。

第五节 脊索瘤的预后

判断脊索瘤的预后时使用的主要参考指标有无进展生存期(PFS)和总体生存期(OS),5 年 PFS 在早期报道中为 15%~80%,平均为 50.8%。早期的数据显示,5 年 OS 为 61.5%~100%,平均为78.4%。2015 年,Tamura 等报道的 5 年和 10 年 PFS 分别为 47% 和 35%。Tamura 等的数据表明,5 年和 10 年 OS 分别为 86% 和 72%。Zhang 等报道 5 年 PFS 为 54%,OS 为 70%,与 Tamura 等的报道没有什么本质差别。

手术全切的患者 5 年 PFS 为 87%,而部分切除的患者为 50%。全切的患者 5 年 OS 为 95%,而部分切除的患者为 71%。10 年 PFS 和 OS 在全切的患者中仍然高于部分切除的患者,分别为 47% 和 25%、95% 和 53%。部分切除后 5 年复发风险是全切患者的 3.83 倍,而 5 年死亡风险是全切患者的 5.85 倍。Tamura 等的数据同样表明肿瘤没有全切是预后不佳的主要因素之一。

第六节 脊索瘤的立体定向放射外科治疗

一、放射外科治疗脊索瘤的技术参数

ESTRO/ACROP 联合制定了颅底肿瘤的靶区边界勾画标准和推荐剂量限量,其中包括脊索瘤,现小结如下。

影像学:建议使用 MRI 的 T1、T2 平扫和增强扫描。建议缩短治疗前扫描与治疗的间隔时间,对于生长缓慢的良性病灶,间隔时间可以为 3~4 周,但对于侵袭性的病灶,应尽可能不要超过 1 周,同时做好 MRI 的图像畸形矫正。磁共振图像畸变在气房-骨质交界处较为常见,图像误差应控制在 1 mm 内。MRI 和 CT 的扫描层厚也都尽可能控制在 1 mm 内。图像注册时可以仅使用包含肿瘤的部分区域,而不要使用整个头颅的扫描数据。如有手术史,术前的图像往往有助于判断病灶侵袭的范围。

GTV:MRI 上可见的肿瘤病灶。

CTV:指南建议 CTV 的设置要基于术前的肿瘤体积、术后残留和手术边界。因此有两个推荐的CTV 设置。CTV1:包括术前肿瘤的位置外扩 1~2 cm 的范围并包含残留和手术切缘。CTV2:包括残留外扩 5~10 mm 的范围。CTV1 的处方剂量要达到 54 Gy,CTV2 的处方剂量为 74~76 Gy。

PTV:在 CTV 的基础上外放 5 mm,而且质子治疗所需的外放要大于光子治疗计划。

剂量:质子治疗的剂量建议为 72~76 Gy (RBE),每次 1.8~2 Gy。对于脊索肉瘤,剂量应为 70~72 Gy。光子治疗时剂量为 66~70 Gy,每次 1.8~2 Gy。单次治疗时建议周边剂量为 13~20 Gy。

OAR:指南建议危及器官(OAR)主要包括双侧视神经、双侧视网膜、视交叉和视束(10~20 mm)、垂体腺(0.25~0.5 cm³)、垂体柄(7~10 mm)、脑干(从中脑一直到 C3 的上缘)、双侧海马(单侧 2.5~4 cm³)和双侧耳蜗(0.5~0.6 cm³)。

指南建议的剂量限量参见表 13-1。

表 13-1　OAR 剂量限量和毒性反应发生率

OAR	标准分割治疗	标准分割治疗毒性反应发生率	单次	单次治疗毒性反应发生率	3次分割	3次分割毒性反应发生率	5次分割	5次分割毒性反应发生率	主要毒性反应
脑组织	$D_{max}<60$ Gy	3%	12 Gy，5~10 cm³	10%~20%	18 Gy (6 Gy/fx)，<26 cm³	3%	—	—	症状性坏死
脑干	$D_{max}<54$ Gy	5%	$D_{max}<12.5$	<5%	18 Gy (6 Gy/fx)，<1 cm³	<3%	$D_{max}=26$ Gy (5.2 Gy/fx)，<1 cm³	<3%	永久性的颅神经功能障碍或脑坏死
视神经和视交叉	$D_{max}<55$ Gy	<3%	$D_{max}<8$ Gy；$D_{max}<12$ Gy	<3%；<10%	19.5 Gy (6.5 Gy/fx)	<3%	$D_{max}=25$ Gy (5 Gy/fx)	<3%	视神经病
耳蜗	平均剂量<45 Gy	<15%	$D_{max}≤14$ Gy	<25%	$D_{max}=20$ Gy (6.67 Gy/fx)	<3%	$D_{max}=27.5$ Gy (5.5 Gy/fx)	3%	听力丧失
垂体腺	$D_{max}≤45$ Gy	20%~40%，5年	$D_{max}<15$ Gy	2%~30%，5年	—	—	—	—	垂体功能减退
海马	$D_{max}≤7.3$ Gy (40%的体积)	—	—	—	—	—	—	—	记忆力受损
延髓	D_{max} 为 54 Gy 和 60 Gy	1%和10%	$D_{max}=13$ Gy	1%	22.5 Gy (6.67 Gy/fx)	1%	30 Gy (6 Gy/fx)	1%	脱髓鞘病变

二、立体定向放射外科治疗脊索瘤的效果和预后

在 2019 年 Kano 等的综述中,脊索瘤患者应用伽玛刀治疗时,周边剂量为 12.7~15 Gy,病灶体积为 7.1~19.7 cm³,5 年 PFS 为 55%~79%,10 年 PFS 为 72%。5 年 OS 为 53%~84%,10 年 OS 为 67%。由于病例数很少,均为回顾性研究,临床证据等级较低。单从数字看,伽玛刀治疗效果似乎并不劣于手术治疗。近年来,Cahill 等、Ogawa 等和 Yoo 等分别发表了伽玛刀治疗复发脊索瘤的研究,均发现类似的 PFS 和更高的 OS,同时还发现预后更好的相关因素:病灶体积较小(<7 cm³),年龄超过 40 岁,男性,周边剂量超过 15 Gy。

Dial 等的大样本回顾性研究发现,放射治疗剂量超过 65 Gy 更有利于肿瘤控制,对于病灶切缘阳性的病例,手术联合放射治疗似乎比单纯手术治疗有更好的 5 年 PFS。作者同时发现质子治疗似乎比传统光子治疗更有优势。对于放射治疗后再次复发的脊索瘤,Evans 等发现立体定向放射外科治疗比手术和化学治疗的局部控制效果更为理想。具体实例参看图 13-1。

参 考 文 献

[1] Al-Mefty O,Borba L A. Skull base chordomas:a management challenge[J]. J Neurosurg,1997,86(2):182-189.

[2] Barber S M,Sadrameli S S,Lee J J,et al. Chordoma-current understanding and modern treatment paradigms[J]. J Clin Med,2021,10(5):1054.

[3] Brito da Silva H,Straus D,Barber J K,et al. Cranial chordoma:a new preoperative grading system[J]. Neurosurgery,2018,83(3):403-415.

[4] Cahill J,Ibrahim R,Mezey G,et al. Gamma knife stereotactic radiosurgery for the treatment of

chordomas and chondrosarcomas[J]. Acta Neurochir (Wien),2021,163(4):1003-1011.

[5]　Combs S E,Baumert B G,Bendszus M,et al. ESTRO ACROP guideline for target volume delineation of skull base tumors[J]. Radiother Oncol,2021,156:80-94.

[6]　Di Maio S,Temkin N,Ramanathan D,et al. Current comprehensive management of cranial base chordomas:10-year meta-analysis of observational studies[J]. J Neurosurg,2011,115(6):1094-1105.

[7]　Dial B L,Kerr D L,Lazarides A L,et al. The role of radiotherapy for chordoma patients managed with surgery:analysis of the national cancer database[J]. Spine (Phila Pa 1976),2020,45(12):E742-E751.

[8]　Evans L T,DeMonte F,Grosshans D R,et al. Salvage therapy for local progression following definitive therapy for skull base chordomas:is there a role of stereotactic radiosurgery? [J]. J Neurol Surg B Skull Base,2020,81(1):97-106.

[9]　Kano H,Niranjan A,Lunsford L D. Radiosurgery for chordoma and chondrosarcoma[J]. Prog Neurol Surg,2019,34:207-214.

[10]　Ogawa Y,Jokura H,Tominaga T. Midterm prognosis and surgical implication for clival chordomas after extended transsphenoidal tumor removal and gamma knife radiosurgery[J]. BMC Neurol,2021,21(1):207.

[11]　Ouyang T,Zhang N,Zhang Y,et al. Clinical characteristics,immunohistochemistry,and outcomes of 77 patients with skull base chordomas[J]. World Neurosurg,2014,81(5-6):790-797.

[12]　Traylor J I,Pernik M N,Plitt A R,et al. Immunotherapy for chordoma and chondrosarcoma:current evidence[J]. Cancers (Basel),2021,13(10):2408.

[13]　Wang Q,Wang Y,Wang J,et al. Clinical classification of clival chordomas for transnasal approaches[J]. Neurosurg Rev,2020,43(4):1201-1210.

[14]　Yoo S K,Strickland B A,Zada G,et al. Use of salvage surgery or stereotactic radiosurgery for multiply recurrent skull base chordomas:a single-institution experience and review of the literature[J]. J Neurol Surg B Skull Base,2021,82(2):161-174.

[15]　Zhang G J,Cui Y S,Li H. Survival and treatment of cranial and spinal chordomas:a population-based study[J]. Neurosurg Rev,2021,45(1):637-647.

（吴瀚峰）

第十四章　颈静脉球瘤的立体定向放射外科治疗

颈静脉球瘤(glomus jugulare tumor,GJT)指在舌咽神经的鼓膜分支(又称雅各布森神经)或迷走神经耳廓分支(又称阿诺德神经)的神经节旁组织内发生的罕见肿瘤,发病率为1/30000,男女比例为1:(2~5),发病年龄大多在40岁左右。1945年Rossenwasser首次报道了颈静脉球瘤。颈静脉球瘤分为颈静脉球体瘤和鼓室体瘤,前者来源于颈静脉球穹隆部,后者来源于鼓岬黏膜下鼓室神经丛,二者均起源于副神经节。副神经节瘤是一种少见的肿瘤,来源于神经嵴细胞,从胚胎期开始,神经嵴细胞从颅底向骨盆迁移,副神经节瘤可发生于迁移过程中的任何部位。来源于头颈部以下的副神经节瘤均称为嗜铬细胞瘤,最常见于肾上腺组织。来源于头颈部的多为无分泌功能组织,称为头颈部副神经节瘤,临床上罕见,占全身肿瘤的0.03%、头颈部肿瘤的6%,恶变比例不足5%。鼓室体瘤及颈静脉球体瘤约占头颈部副神经节瘤的30%,鼓室体瘤少见。由于上述分布区的副神经节瘤均可累及颈静脉孔区,很难鉴别其确切起源,故将累及颈静脉孔区的副神经节瘤泛称为颈静脉球瘤。

第一节　病因及遗传学

颈静脉球瘤的致病原因目前尚不清楚,可能与琥珀酸脱氢酶(SDH)基因突变有关。颈静脉球瘤可分为散发型和家族遗传型,家族遗传型主要有4种表型,为PGL1~PGL4,均与编码SDH的基因有关,分别由SDHD、SDHAF2、SDHC、SDHB基因突变导致,其中SDHAF2突变发生率最低,VHL、SDHA、TMEM127、RET、NF-1等基因突变也被证实与颈静脉球瘤相关,但相对罕见。SDHx突变基因携带者相比于无突变的患者更年轻,多中心病变及恶性转移概率提高。SDHD突变基因携带者外显率最高,头颈部恶性转移概率约为7.5%,居颈静脉球瘤基因突变之首,多中心性肿瘤亦是此基因突变者的主要特征,通常为父系遗传,母系遗传子女只会表现为携带状态而没有临床表现,以常染色体遗传的方式传给后代,可能由第二个父系抑制基因起决定性作用,其具体定位还有待证实。SDHB基因突变常导致肾上腺外副神经节瘤、嗜铬细胞瘤,SDHB基因突变携带者发生全身范围内恶性转移的概率高达17%,头颈部发生恶性转移的概率低于其他部位,SDHB基因突变是患者死亡的唯一危险因素。已有研究发现SDHB基因突变患者的5年生存率为36%,而没有SDHB基因突变的患者的5年生存率为67%。

第二节　病理特征

颈静脉球瘤的组织学图像与其他部位的副神经节瘤、化学感受器瘤相似,典型表现为瘤细胞大小一致,呈上皮样,细胞质丰富透亮,核分裂象少见(图14-1)。组织学亚型大致分为:①经典型(实体型):瘤细胞密集、体积中等大小,紧密相贴呈镶嵌状排列,纤维间质少,毛细血管丰富。②腺泡样型:瘤细胞体积较大,细胞质丰富透亮,呈巢状排列,巢与巢之间有开放或闭锁的血窦,血管内皮细胞将细胞巢包绕而形成器官样结构。③血管瘤样型:瘤细胞呈短梭形或新月形,体积较小、核深染,排列松散,不形成明显的细胞巢,毛细血管穿插于瘤细胞之间;有时瘤细胞在毛细血管外呈放射状排列,形似血管外皮瘤。④嗜铬细胞瘤样型:即肾上腺外嗜铬性副神经节瘤。显微镜下观察,颈静脉球瘤主要是由主细胞和支持细胞构成的瘤巢样结构,有富含血管的纤维性间质环绕,含有丰富的血窦及扩张的血管,一般无明显囊性变坏死。免疫组化染色结果显示,突触素(Syn)、嗜铬素A(CgA)、NSE、CD56、S-100常呈阳性。Ki-67染色时,大部分颈静脉球瘤为低表达。

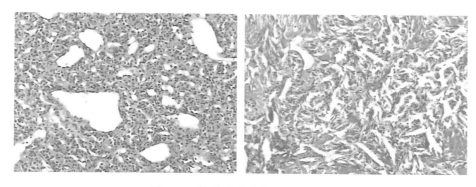

图 14-1 颈静脉球瘤术后病理切片

第三节 临床特征

颈静脉球瘤多单发,少数可双侧同时发生,通常为良性,好发于中年女性,生长速度缓慢、起病隐蔽,因而早期临床表现不明显,但其具有局部侵袭性生长的特点。在病程的晚期,患者可能出现明显的临床症状。来源于鼓室的颈静脉球瘤,可破坏听骨链引起听力损失,患者通常主诉搏动性耳鸣,可在早期诊断。鼓室颈静脉球瘤偶可向耳后、乳突生长,容易被误诊为皮肤血管瘤。颈静脉球瘤可沿最小阻力路径侵入气房及岩部颈动脉管,晚期侵犯颈静脉球内侧壁而损伤后组颅神经,毗邻颈静脉球的面神经垂直段也常受侵犯。颈静脉球的解剖位置周围有第Ⅶ、Ⅸ、Ⅹ和Ⅺ对颅神经,颈静脉球瘤的症状通常包括面神经麻痹、吞咽困难、声音嘶哑、头痛、高血压和心动过速等,罕有患者以眩晕为主诉及引起颅内高压进而导致视神经乳头水肿出现视力下降表现。多年以来,国内外学者根据各自的经验和不同的角度,提出了不同的分型方法,以求明确病变范围和程度,评估病变严重性、手术难度和术后并发症,从而选择不同的手术方法。

常用的几种分型方法如下。

(1)Fisch 分型:①A 型:病变局限于中耳腔。②B 型:病变局限于鼓室乳突区,可能有骨质破坏,迷路下间隙无受累。③C 型:病变累及迷路下间隙,延伸至岩骨尖。a. C1 型:颈静脉孔骨质破坏,颈动脉垂直部轻度受累。b. C2 型:迷路下间隙受累,颈动脉垂直部有明显骨质破坏。c. C3 型:岩骨尖、颈动脉水平部骨质破坏。④D 型:病变侵犯颅内。a. D1 型:肿瘤直径<2 cm。b. D2 型:肿瘤直径≥2 cm。

(2)Glasscock-Jackson 分型如下。鼓室体瘤Ⅰ型:病变局限于鼓岬周围。鼓室体瘤Ⅱ型:病变完全充满中耳腔。鼓室体瘤Ⅲ型:病变充满中耳腔,并延伸至乳突。鼓室体瘤Ⅳ型:病变充满中耳腔,并延伸至乳突或穿过鼓膜。颈静脉球体瘤Ⅰ型:累及颈静脉球、中耳、乳突的病变。颈静脉球体瘤Ⅱ型:病变累及内听道,可能侵犯颅内。颈静脉球体瘤Ⅲ型:病变累及岩骨尖,可能侵犯颅内。颈静脉球体瘤Ⅳ型:肿瘤范围超过岩骨尖达斜坡或颞下窝,可能侵犯颅内。

第四节 影像学特征

颈静脉球瘤为富血管性的良性肿瘤,早期无明显特异性临床表现,MRI 检查是最有价值的诊断方法,其典型表现为 T1WI 呈等信号或稍高信号,内有点状、条索状低信号,T2WI 呈高低混杂信号,可见血管流空现象。增强扫描显著强化,可呈不均匀强化,边界清晰,低信号血管流空影仍存在(图 14-2)。这些条状的低信号影是流空的血管影,代表了肿瘤内扭曲扩张的血管,是该肿瘤的特征性表现。既往研究认为"椒盐征"是颈静脉球瘤的特征性表现,即在 T1WI 上肿瘤内部可见代表缓慢血流的信号,其中 Fisch D 型肿瘤中"椒盐征"发生率较高,其原因可能与较大的肿瘤更易发生自发性出血有关,也可能与较大肿瘤内部具有更丰富的供血血管,易产生缓慢血流,从而表现出血管壁边缘的高信号有关,抑或是两者共同作用。但是最近的一些研究发现,仅有约半数的病例出现典型的"椒盐征",因此仅根据"椒盐征"诊断颈静脉球瘤易造成误诊。数字减影血管造影(DSA)检查可以显示颈静脉孔区明显的早期肿瘤染色,颞骨高分辨率 CT 提示颈静脉球瘤早期颈静脉孔扩大,边缘呈不规则虫食样改变,肿瘤容易侵犯鼓室、鼓窦,破坏听骨链,根据病变程度不同,肿瘤向下侵犯颈内静脉和颞下窝,向内破坏面神经骨管,向后侵入颅后窝、内听道,向前侵犯颈内动脉并可能跨颅内外生长。鼓室体瘤早期影像表现为鼓岬表面的软组织肿物,局限于鼓室或乳突气房内,听骨链常常被包裹、破坏,在诊断方面具有十分重要的意义。

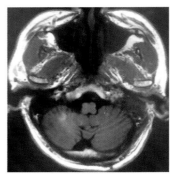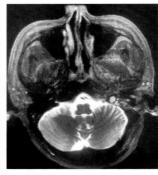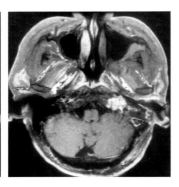

图 14-2　颈静脉球瘤术后 MRI(术后病理结果显示为颈静脉球瘤):T1WI 呈稍高信号,T2WI 呈高低混杂信号,增强扫描后强化明显

第五节　诊断与鉴别诊断

结合患者的临床特征,MRI 提示颈静脉孔区有肿块,颅底高分辨率 CT 提示颈静脉孔扩大,周围骨质破坏,CTA 或 MRA 多方位观察肿块的大小、形态及肿块与周围神经血管之间的关系,颈动静脉受压及包绕的情况,可以协助诊断及确定手术方案。

颈静脉球瘤需要与脑膜瘤、神经鞘瘤、颈静脉孔变异等相鉴别。原发于颈静脉孔区的脑膜瘤起源于颈静脉球附近的蛛网膜细胞,十分罕见,约占颅后窝脑膜瘤的 4%,脑膜瘤通常在 MRI 上表现为等或稍高密度,增强扫描可见明显强化,可伴有特征性的硬膜尾征,也可伴有邻近的骨质改变。神经鞘瘤容易发生囊性变坏死,有完整的包膜,并呈哑铃状生长。颈静脉孔变异如颈静脉球高位,可表现为两侧颈静脉孔明显不等大,但是骨壁光滑,骨质无破坏。

第六节　颈静脉球瘤的治疗

颈静脉球瘤位置特殊、周围解剖关系复杂,术后并发症多,如何选择更合理的治疗方法存在一定的争议,目前颈静脉球瘤的治疗方法主要是手术和放射治疗。手术全切肿瘤为首选治疗方案。由于肿瘤位置深,易出血,影响视野从而妨碍重要结构的识别,因此暴露术野至关重要。国内外学者都充分认识到这一点,主张手术切口足够暴露病变,如采用颅-颈或耳-颈联合入路,以及颅中窝-颞下窝入路。局限于鼓室内的小型肿瘤可采用耳科手术入路,肿瘤体积较大,多涉及颈静脉孔、岩骨及颞下窝等颅-颈交界区,需采用颅底手术入路,颅外肿瘤占优势的病例需要联合应用颈部切口,肿瘤侵及幕上者需联合应用幕上下切口。重症者手术难度极大,具有挑战性,手术处理不当将导致严重并发症。

根据病变部位、病变范围、有无颅内侵犯等因素选择手术方法。一般术前 3 天内行 DSA,并栓塞供血血管。通常大体积颈静脉球瘤手术前可辅助行介入栓塞治疗,特别是 Fisch C 型和 D 型的颈静脉球瘤,由于肿瘤血供丰富,术中出血多,术前栓塞可以明显减少术中出血。此外,介入栓塞治疗也可用作年老体弱无法接受开颅手术者的姑息性治疗。

一般认为,颈静脉球瘤范围广泛无法手术或者肿瘤部分切除后遗留病变、术后复发以及年老体弱不适合手术者要施行放射治疗,近年来强调采用立体定向放射外科(stereotactic radiosurgery,SRS)治疗。

第七节　颈静脉球瘤的立体定向放射外科治疗

颈静脉球瘤的立体定向放射外科(SRS)治疗最早可以追溯到 1990 年,至今已有 30 余年的放射外科治疗经验。随着神经影像、放射治疗设备、治疗计划系统的进步,SRS 也有了更广泛的应用,治疗效果也得到提高。基于 SRS 良好的获益-风险比,许多学者建议将 SRS 作为颈静脉球瘤的一线治疗。

一、SRS 治疗颈静脉球瘤的作用机制

颈静脉球瘤可以认为是非常适合 SRS 的理想目标,因为它们在影像学上表现为边界清楚的病灶。这允许在病灶周围以陡峭的剂量梯度进行立体定向聚焦的大剂量辐射的精确目标定位。SRS 的作用可能是通过诱导肿瘤供应血管周围的血管内皮炎症、凋亡、血管内皮损伤和纤维化,从而控制肿瘤生长。当前的图像引导技术进一步提高了治疗精度,能尽可能保留正常组织。因此,与外科治疗相比,SRS 的主要优势是损伤和毒副作用更小。

二、SRS 治疗设备

SRS 治疗从 20 世纪 90 年代中期开始成为头颈部副神经节瘤的治疗手段。常用的治疗设备有伽玛刀、射波刀以及其他基于直线加速器的系统等,其中伽玛刀是最常见同时也是应用最广泛的一种 SRS 治疗设备,因此本章也将重点讨论颈静脉球瘤的伽玛刀治疗。

三、SRS 治疗计划设计

作为 SRS 的金标准,伽玛刀治疗颈静脉球瘤的剂量规划采用“小瘤高线,大瘤低线”的原则。在对大病灶进行剂量规划时,使用 16 mm 或 14 mm、8 mm 准直器多靶点治疗方案,减少周围脑组织受照射的范围。肿瘤最大径≤30 mm 时,处方剂量为 14～15 Gy;肿瘤最大径>30 mm 时,处方剂量为 12～13 Gy。

一项欧洲多中心联合研究报道了应用伽玛刀治疗的 47 例颈静脉球瘤病例,平均周边剂量为 16.5 Gy,肿瘤控制率达 100%,肿瘤缩小率为 40%,并发症的发生率仅为 5.8%。Sharma 等报道,1997—2006 年接受伽玛刀治疗的 24 例颈静脉球瘤患者中,平均随访 2 年以上的有 13 例,临床症状明显改善的有 6 例,仅 1 例出现了短暂的三叉神经痛。有完整 MRI 资料的有 10 例,体积减小的有 7 例,无肿瘤继续增大患者。Pollock 报道了 42 例颈静脉球瘤患者,其中首选伽玛刀治疗的有 19 例,手术后复发行伽玛刀治疗的 23 例,平均周边剂量为 14.9 Gy,平均随访 44 个月,肿瘤体积缩小率为 31%,无变化率为 67%,肿瘤体积增大率为 2%,1 年及 4 年听神经保留率分别达 86% 和 81%,无患者出现新的颅神经损伤,出现副作用的比例为 15%。Sheehan 等回顾性总结了 8 例颈静脉球瘤患者,分别为术后复发、手术未能完全切除和肿瘤过大无法手术的患者,应用伽玛刀技术,SRS 治疗中位剂量为 15 Gy(12～18 Gy),随访 32 个月以上,所有患者神经系统功能稳定或改善,无恶化。Sheehan 等回顾性总结了 8 个伽玛刀中心 134 例颈静脉球瘤患者的治疗结果,其中 51 例于伽玛刀治疗前行手术切除,6 例曾行分割放射治疗,40 例在伽玛刀治疗时有搏动性耳鸣;肿瘤中位周边剂量为 15 Gy;中位随访时间为 50.5 个月;93% 的患者实现了肿瘤的生长控制,治疗后 5 年肿瘤控制率为 88%;49% 的患者搏动性耳鸣改善,新发颅神经功能障碍发生率为 15%,11% 的患者颅神经功能障碍改善。

第八节　立体定向放射外科治疗短期及长期效果

考虑到扩大切除手术的潜在风险,放射治疗可作为补充或替代的治疗策略。放射治疗尤其适用于无法手术、术后残留或复发的颈静脉球瘤老年患者。常规的外照射可以用于肿瘤广泛生长的颈静脉球瘤患

者。近期一系列报道显示,45 Gy 分 25 次治疗,具有优异的局部控制率和很少的毒性,因而也有学者建议将常规的外照射作为一线治疗方法,但长期的放射性损伤风险依然存在。相比于传统放射治疗手段,SRS 治疗的精度提高,正常周围组织保留率提高,并发症的发生概率降低,术后由肿瘤生长导致的死亡率显著降低,安全性、有效性提高。SRS 治疗有利于功能保存和改善生活质量,缩短住院时间,从经济效益方面考虑,具有其独特优势。

1. 国外相关研究　Suárez 等总结了 69 项符合条件的研究,以评估颈静脉和迷走神经节副神经节瘤的手术和放射治疗效果。与外照射放射治疗和外科手术相比,SRS 治疗的局部控制率更高(SRS 治疗的局部控制率为 93.7%,而外照射放射治疗为 89.1%,外科手术为 78.2%),SRS 治疗组无患者死亡,外科手术组和外照射放射治疗组死亡率分别为 1.6% 和 2%。外科手术和外照射放射治疗之间最显著的差异是致残率,与术前相比,外科手术使颅神经麻痹的发生率增加了 181.6%,而 SRS 治疗和外照射放射治疗分别使颅神经麻痹的发生率减少了 8.8% 和 4.1%。Lieberson 等对 41 项研究(纳入 1310 例患者)的分析显示,相比于放射治疗或放射外科治疗,外科手术的并发症发生率更高,出现颅神经麻痹的患者更多,肿瘤控制率较低。平均随访时间约为 31 个月(1~193 个月),SRS 治疗的总体局部控制率为 98%。基于这个回顾性研究,作者建议仅部分患者考虑手术。Guss 等的荟萃分析纳入 19 项研究的 335 例患者,以评估放射外科治疗颈静脉球瘤的效果,肿瘤控制率为 97%。当分析仅限于平均或中位随访时间超过 36 个月的研究时,肿瘤控制率为 96%。该项研究建议将放射外科治疗作为颈静脉球瘤的首选治疗。Ivan 等对 869 例接受手术和(或)SRS 治疗的患者进行了荟萃分析,以评估颈静脉球瘤患者的肿瘤控制率和与治疗相关的发病率,平均随访时间为 71 个月,采用 SRS 治疗的患者肿瘤控制率最高(95%)。Patel 等回顾了过去 27 年采用伽玛刀治疗的 85 例颈静脉球瘤患者。60 例患者有治疗前和治疗后的适合体积分析的磁共振资料。中位随访时间为 66 个月(7~202 个月)。5 年无进展生存率是 98%,3 例患者的肿瘤在伽玛刀治疗 10 年后出现了进展。在 Tripathi 等的研究中,2012—2017 年,10 例颈静脉球瘤患者由于肿瘤体积大或者靠近重要结构,进行了 2~3 次剂量分割伽玛刀放射外科治疗,小体积和中体积的颈静脉球瘤接受了 16~22 Gy 的照射,大体积颈静脉球瘤接受了 23~25 Gy 的照射,平均随访 39 个月(12~78 个月),平均处方剂量为 7.64 Gy(3 次分割剂量)和 11.2 Gy(2 次分割剂量),等剂量曲线均为 50%,治疗时平均肿瘤体积为 29.9 cm³(9.95~47.63 cm³),随访时平均肿瘤体积为 21.9 cm³(8.83~37.5 cm³),缩小了 26.8%,肿瘤控制率为 100%。56 个术前神经症状体征中,治疗后 27 个(48.2%)有所改善,29 个(51.8%)稳定。2 例患者出现治疗相关的不良反应(头痛和脊髓附件相关麻痹),没有患者出现永久性神经功能恶化。

2. 国内相关研究　伍犹梁等回顾性分析了 9 例颈静脉球瘤患者的临床资料,肿瘤体积为 2.8~38.6 cm³,平均 13.8 cm³,均采用 Leksell 伽玛刀治疗,周边剂量为 12~15 Gy,等剂量曲线为 40%~55%,随访时间为 9~72 个月,平均 30.3 个月。结果所有患者均未出现新的颅神经受损症状,临床症状基本消失 1 例,改善 4 例,无变化 3 例,听力下降加重 1 例。肿瘤体积缩小 4 例,无明显变化 4 例,肿瘤进展 1 例。孙君昭等回顾性分析了 1998 年 10 月至 2017 年 10 月应用伽玛刀治疗的 24 例术后残留或复发颈静脉球瘤患者的临床资料,肿瘤体积为 3.8~19.8 cm³,平均 8.26 cm³,肿瘤周边剂量为 12~16 Gy,平均 14.7 Gy,覆盖肿瘤的等剂量曲线为 45%~50%,平均 48.7%,伽玛刀治疗后随访 24~252 个月,平均 96 个月。结果显示,伽玛刀治疗后 5 年、10 年实际总体生存率分别为 100%、90.9%。影像随访显示伽玛刀治疗后肿瘤基本消失 2 例(8.3%),肿瘤体积缩小 13 例(54.2%),肿瘤稳定 8 例(33.3%),肿瘤体积增大 1 例(4.2%),肿瘤总控制率为 95.8%(23/24)。治疗后症状明显好转或消失 7 例(29.2%),无变化 15 例(62.5%),加重 2 例(8.3%)。王恩敏等回顾性总结了从 2007 年 12 月至 2010 年 12 月接受射波刀分次治疗的 25 例颈静脉孔区神经鞘瘤和颈静脉球瘤病例,肿瘤体积为 2.6~93.6 cm³,平均 23.9 cm³。根据病灶大小分 2~3 次照射,周边剂量为 19.2~24.5 Gy,随访时间为 8~41 个月,平均 17.5 个月。结果 7 例(28.0%)症状稳定,13 例(52.0%)症状较术前改善,2 例(8.0%)患者在射波刀治疗 3 个月后出现头痛症状,需脱水治疗,其中 1 例巨大肿瘤患者治疗半年后出现脑积水,行脑室腹腔分流术,术后症状消失,3

例(12.0%)症状轻度加重。

3. 病例简介(来自中南大学湘雅医院伽玛刀中心)　病例介绍(图 14-3):35 岁女性患者,因颈静脉孔区巨大占位于 2008 年 5 月行手术切除部分病灶,病理报告为颈静脉球瘤,术后残留病灶按体积分割分别于 2008 年 9 月、2009 年 3 月行两次伽玛刀治疗,周边剂量为 14～15 Gy,覆盖肿瘤的等剂量曲线为 40%～45%,肿瘤总体积为 15.8 cm³,随访 141 个月,肿瘤体积逐渐缩小,其局部生长得到有效控制。

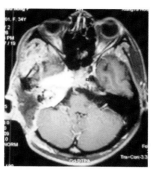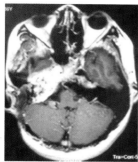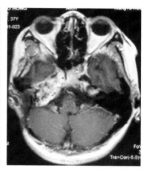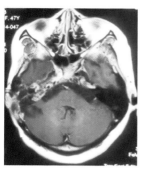

图 14-3　患者的 MRI 影像

从左至右:治疗前;治疗 1 年后(病灶稍缩小);治疗 43 个月后(病灶显著缩小);治疗 141 个月后(病灶基本消失)

第九节　立体定向放射外科治疗并发症

由于第Ⅸ、Ⅹ和Ⅺ对颅神经主要为运动神经,人们认为上述颅神经可以耐受相对较高剂量。一般认为,后组颅神经可耐受 25 Gy 的放射剂量,但在较低剂量照射后,可能会出现短暂的辐射导致的神经损伤。颈静脉球瘤 SRS 治疗后常见的并发症包括头晕、头痛、听力下降、面部麻木、吞咽困难、走路不稳等,通常认为并发症的发生率与肿瘤的体积以及处方剂量相关。已有的文献显示,相较于手术和其他放射治疗技术,颈静脉球瘤患者在伽玛刀治疗后很少出现新的颅神经受损症状。

第十节　立体定向放射外科治疗联合其他治疗

SRS 治疗较高的肿瘤控制率使其与手术切除相结合的治疗模式成为可能,在保留血管和神经等重要结构的前提下,手术次全切除肿瘤后进行 SRS 治疗,可有效控制肿瘤生长。Miller 等对 60 岁以上 Fisch C、D 型肿瘤患者进行肿瘤部分切除手术结合 SRS 治疗,结果显示,在肿瘤得到控制的同时,患者的搏动性耳鸣和残存听力改善。理论上,接受双重治疗手段的患者将面临手术与放射并发症风险的相对增加,这种治疗方式的安全性同样需要时间来验证。

对于颈静脉球瘤患者,需要综合考虑病变情况、患者年龄、身体状况、患者意愿等合理制订精细的个体化治疗策略。相比于其他治疗方式,SRS 治疗颈静脉球瘤具有较高的肿瘤控制率,且副作用较小。随着 SRS 技术以及影像技术的发展,SRS 治疗在颈静脉球瘤治疗中的地位也越来越高。同时,目前 SRS 治疗仍然缺乏大样本、根据肿瘤分型的研究,肿瘤的分期以及处方剂量的设置还没有统一的标准,对于其应用仍需进一步探索,明确其在不同分型肿瘤中的治疗效果,以便于临床制订治疗决策。由于目前随访 15 年以上的病例资料较少,SRS 治疗也需要更多、更长随访时间的研究以证实其远期安全性。

参 考 文 献

[1]　杜春发,刘晓民,徐德生,等.31 例颈静脉球瘤的治疗和随访[J].中华神经外科杂志,2015,31(3):239-241.

[2]　洪国斌,程佑,梁碧玲.颈静脉球瘤的 MRI 及 DSA 表现[J].临床放射学杂志,2006,25(11):1023-1025.

［3］ 黄德亮,杨伟炎,周定标,等.2002.颈静脉球瘤的诊断与治疗［J］.中华医学杂志,2002,82(20):1381-1384.

［4］ 黄鹤,李学军,彭泽峰,等.颈静脉孔区肿瘤的影像学特征分析［J］.中国耳鼻咽喉颅底外科杂志,2016,22(2):105-109.

［5］ 李铮,梁熙红,献军舫.MR 在颈静脉球体瘤诊断及分型中的价值［J］.中华耳科学杂志,2018,16(5):593-597.

［6］ 林中炀,林昶.鼓室颈静脉球副神经节瘤遗传学研究及治疗进展［J］.中华耳科学杂志,2019,17(3):303-304.

［7］ 刘丹丹,刘剑锋.浅谈颈静脉球-鼓室副神经节瘤的诊断和治疗［J］.中华临床医师杂志(电子版),2011,5(2):327-330.

［8］ 孙君昭,张剑宁,任文庆,等.伽玛刀治疗颈静脉球瘤 24 例临床分析［J］.中国临床神经外科杂志,2020,25(9):581-583.

［9］ 吴媛媛,黄德亮,冯勃.颈静脉球瘤的误诊分析［J］.临床耳鼻咽喉头颈外科杂志,2020,34(5):432-435.

［10］ 伍犹梁,梁军潮,王伟民,等.颈静脉球瘤的伽玛刀治疗(附 9 例报告)［J］.中国微侵袭神经外科杂志,2009,14(4):156-158.

［11］ 夏寅,严旭坤.颈静脉球副神经节瘤治疗策略［J］.中华耳科学杂志,2019,17(3):339-342.

［12］ Genç A,Bicer A,Abacioglu U,et al. Gamma knife radiosurgery for the treatment of glomus jugulare tumors［J］. J Neurooncol,2010,97(1):101-108.

［13］ Andrews K A,Ascher D B,Pires D E V,et al. Tumour risks and genotype-phenotype correlations associated with germline variants in succinate dehydrogenase subunit genes *SDHB*,*SDHC* and *SDHD*［J］. J Med Genet,2018,55(6):384-394.

［14］ Bitaraf M A,Alikhani M,Tahsili-Fahadan P,et al. Radiosurgery for glomus jugulare tumors:experience treating 16 patients in Iran［J］. J Neurosurg,2006,105(Suppl):168-174.

［15］ Borba L A,Ale-Bark S,London C. Surgical treatment of glomus jugulare tumors without rerouting of the facial nerve:an infralabyrinthine approach［J］. Neurosurg Focus,2004,17(2):E8.

［16］ Suárez C,Rodrigo J P,Bödeker C C,et al. Jugular and vagal paragangliomas:systematic study of management with surgery and radiotherapy［J］. Head Neck,2013,35(8):1195-1204.

［17］ Dupin C,Lang P,Dessard-Diana B,et al. Treatment of head and neck paragangliomas with external beam radiation therapy［J］. Int J Radiat Oncol Biol Phys,2014,89(2):353-359.

［18］ de Andrade E M,Brito J R,Mario S D,et al. Stereotactic radiosurgery for the treatment of glomus jugulare tumors［J］. Surg Neurol Int,2013,4(Suppl 6):S429-S435.

［19］ Foote R L,Pollock B E,Gorman D A,et al. Glomus jugulare tumor:tumor control and complications after stereotactic radiosurgery［J］. Head Neck,2002,24(4):332-338;discussion 338-339.

［20］ Gilbo P,Morris C G,Amdur R J,et al. Radiotherapy for benign head and neck paragangliomas:a 45-year experience［J］. Cancer,2014,120(23):3738-3743.

［21］ Gottfried O N,Liu J K,Couldwell W T. Comparison of radiosurgery and conventional surgery for the treatment of glomus jugulare tumors［J］. Neurosurg Focus,2004,17(2):E4.

［22］ Guss Z D,Batra S,Limb C J,et al. Radiosurgery of glomus jugulare tumors:a meta-analysis［J］. Int J Radiat Oncol Biol Phys,2011,81(4):e497-e502.

［23］ Ibrahim R,Ammori M B,Yianni J,et al. Gamma knife radiosurgery for glomus jugulare tumors:a single-center series of 75 cases[J]. J Neurosurg,2017,126(5):1488-1497.

[24] Ivan M E,Sughrue M E,Clark A J,et al. A meta-analysis of tumor control rates and treatment-related morbidity for patients with glomus jugulare tumors[J]. J Neurosurg,2011,114(5):1299-1305.

[25] Jordan J A, Roland P S, McManus C, et al. Stereotastic radiosurgery for glomus jugulare tumors[J]. Laryngoscope,2000,110(1):35-38.

[26] Fayad J N, Schwartz M S, Brackmann D E. Treatment of recurrent and residual glomus jugulare tumors[J]. Skull Base,2009,19(1):92-98.

[27] Lieberson R E,Adler J R,Soltys S G,et al. Stereotactic radiosurgery as the primary treatment for new and recurrent paragangliomas:is open surgical resection still the treatment of choice? [J]. World Neurosurg,2012,77(5-6):745-761.

[28] Lim M,Gibbs I C,Adler J R Jr,et al. Efficacy and safety of stereotactic radiosurgery for glomus jugulare tumors[J]. Neurosurg Focus,2004,17(2):E11.

[29] Liscak R,Urgosik D,Chytka T,et al. Leksell gamma knife radiosurgery of the jugulotympanic glomus tumor:long-term results[J]. J Neurosurg,2014,121 (Suppl):198-202.

[30] Tripathi M, Rekhapalli R, Batish A, et al. Safety and efficacy of primary multisession dose fractionated gamma knife radiosurgery for jugular paragangliomas[J]. World Neurosurg,2019,131:e136-e148.

[31] Miller J P,Semaan M,Einstein D,et al. Staged gamma knife radiosurgery after tailored surgical resection:a novel treatment paradigm for glomus jugulare tumors [J]. Stereotact Funct Neurosurg,2009,87(1):31-36.

[32] Moore M G,Netterville J L,Mendenhall W M,et al. Head and neck paragangliomas:an update on evaluation and management[J]. Otolaryngol Head Neck Surg,2016,154(4):597-605.

[33] Sager O, Dincoglan F, Beyzadeoglu M. Stereotactic radiosurgery of glomus jugulare tumors:current concepts,recent advances and future perspectives[J]. CNS Oncol,2015,4(2):105-114.

[34] Chen P G,Nguyen J H,Payne S C,et al. Treatment of glomus jugulare tumors with gamma knife radiosurgery[J]. Laryngoscope,2010,120(9):1856-1862.

[35] Pollock B E. Stereotactic radiosurgery in patients with glomus jugulare tumors[J]. Neurosurg Focus,2004,17(2):E10.

[36] Foote R L,Coffey R J,Gorman D A,et al. Stereotactic radiosurgery for glomus jugulare tumors:a preliminary report[J]. Int J Radiat Oncol Biol Phys,1997,38(3):491-495.

[37] Sager O, Dincoglan F, Beyzadeoglu M. Stereotactic radiosurgery of glomus jugulare tumors:current concepts,recent advances and future perspectives[J]. CNS Oncol,2015,4(2):105-114.

[38] Sallabanda K,Barrientos H,Isernia Romero D A,et al. Long-term outcomes after radiosurgery for glomus jugulare tumors[J]. Tumori,2018,104(4):300-306.

[39] Sharma M S,Gupta A,Kale S S,et al. Gamma knife radiosurgery for glomus jugulare tumors:therapeutic advantages of minimalism in the skull base[J]. Neurol India,2008,56(1):57-61.

[40] Sharma M, Meola A, Bellamkonda S, et al. Long-term outcome following stereotactic radiosurgery for glomus jugulare tumors:a single institution experience of 20 years [J]. Neurosurgery,2018,83(5):1007-1014.

[41] Sheehan J P,Tanaka S,Link M J,et al. Gamma knife surgery for the management of glomus tumors:a multicenter study[J]. J Neurosurg,2012,117(2):246-254.

[42] Poznanovic S A,Cass S P,Kavanagh B D. Short-term tumor control and acute toxicity after

stereotactic radiosurgery for glomus jugulare tumors[J]. Otolaryngol Head Neck Surg,2006,134 (3):437-442.

[43] Poznanovic S A,Cass S P,Kavanagh B D. Short-term tumor control and acute toxicity after stereotactic radiosurgery for glomus jugulare tumors[J]. Otolaryngol Head Neck Surg,2006,134 (3):437-442.

[44] Suárez C,Rodrigo J P,Bödeker C C,et al. Jugular and vagal paragangliomas:systematic study of management with surgery and radiotherapy[J]. Head Neck,2013,35(8):1195-1204.

[45] van den Berg R. Imaging and management of head and neck paragangliomas[J]. Eur Radiol, 2005,15(7):1310-1318.

[46] Willen S N,Einstein D B,Maciunas R J,et al. Treatment of glomus jugulare tumors in patients with advanced age: planned limited surgical resection followed by staged gamma knife radiosurgery:a preliminary report[J]. Otol Neurotol,2005,26(6):1229-1234.

（马志明　曾　瑜　刘渊渊）

第十五章　眶内占位性病变的立体定向放射外科治疗

眼眶是一个窄小的解剖间隙,内含许多重要结构,眼球位于眼眶前端,眶尖部神经、血管和肌肉密集,解剖关系复杂,手术时易受损;眶内有丰富、疏松的脂肪组织,对手术治疗干扰较大;同时由于眼眶被大脑和鼻旁窦围绕,眼眶手术变得更加困难。

眶内占位性病变是一类有致盲、致残风险的疾病,部分眶内占位性病变甚至可以威胁患者的生命健康。近年来,随着临床医疗技术的进步,眶内占位性病变的诊断和治疗水平都有了较大提高,逐渐形成了手术治疗、放射治疗和化学治疗相结合的综合治疗模式。以伽玛刀治疗为代表的立体定向放射外科技术,最初只涉及颅内近中线部位的功能性靶点和病变的治疗。随着计算机技术、神经影像技术的发展和伽玛刀设备的进步,伽玛刀治疗的适应证范围逐渐扩大到各类颅脑疾病(包括大量眶内占位性病变),各种眶内病变(特别是眼球内病变)的治疗对放射外科技术无疑提出了挑战。眼球内病变位置处于头颅边缘,囊括了晶状体、视神经等对辐射敏感的结构,以及眼球具有活动性等,均增加了放射外科治疗的难度。在眼球固定的技术问题得到解决后,对眼球内病变的治疗成为可能。

伽玛刀放射外科可以在治疗靶区内集中投照较高放射剂量,尽管靶区外受照剂量分布呈迅速衰减趋势,但是眼眶内对射线敏感的结构(如视神经、晶状体等)在治疗时必须密切关注。

Leksell 伽玛刀剂量计划系统(LGP)经过升级,其新版本中嵌入了与卷积算法有关的剂量算法,新算法根据每个体素内部的电子密度来考虑组织的异质性。卷积算法在计算均匀和高度非均匀电子密度介质中的剂量分布方面显示了优越性。新算法在未来的广泛应用,可能会改变人们对眼眶这类组织密度不均一的部位进行放射外科治疗时的剂量处方习惯。

经过几十年的临床积累,伽玛刀放射外科在眼眶占位性病变治疗中的应用范围日趋扩大,所获得的疗效也得到公认,患者从治疗中的获益已远超其可能带来的风险,成为眼球和眼眶疾病的一种重要而有效的治疗手段。

天津医科大学第二医院伽玛刀中心自 1995 年至 2020 年采用 Leksell 伽玛刀治疗的各类眼球及眼眶疾病病例,根据肿瘤位置,可分为肌锥内肿瘤、肌锥外肿瘤、视神经管内肿瘤、眶颅沟通性肿瘤、眼球内病变等;根据病变性质,可分为血管性疾病(血管畸形)、肌源性肿瘤、纤维组织源性肿瘤、脂肪瘤与脂肪肉瘤、软骨瘤与软骨肉瘤、神经源性肿瘤、继发性肿瘤、淋巴瘤、转移瘤、特发性炎性假瘤、脉络膜黑色素瘤、视网膜母细胞瘤等。

第一节　眼眶海绵状血管瘤

一、概述

眼眶海绵状血管瘤(orbital cavernous hemangioma,OCH)是眶内最常见的良性肿瘤,占眼眶原发肿瘤的 18.09%～25.75%,大约 60% 的病例为女性。眼眶海绵状血管瘤一侧单发者常见,少数为多发或双侧发生,好发于眼眶的中三分之一,多发生在肌锥内,也可出现于眼部其他位置。多数起病隐匿,呈慢性经过,病程常为数年,甚至数十年。主要临床症状包括渐进性眼球突出(每年约为 2 mm),视力下降,视野改变,复视及眼球运动受限。

CT 和 MRI 是诊断眼眶海绵状血管瘤较有用的定位方法。眼眶海绵状血管瘤的 CT 表现为位于肌锥内的圆形或类圆形或较少分叶状病变,眶尖部多保留一个三角形透明区,病变也可以占据眶尖,呈典型的梨形外观。动态增强扫描显示,早期局灶性增强,中晚期不均匀性和弥漫性增强。MRI 征象:T1WI 与眼外肌相比呈等信号或略低信号,T2WI 与眼外肌相比呈高信号,与玻璃体信号相等,信号均匀。B 型超声检查显示肿瘤受到探头连续挤压时,即出现丰富的红蓝血流信号;停止连续加压并保持一定压力时,血流信号消失;当压力逐渐解除时,则重新出现彩色血流信号,但血流信号颜色与加压过程中的相反。MRI 定位诊断精确,能清楚分辨视神经、眶脂肪和肿瘤三者的关系,优于 CT 和 B 型超声检查,尤其是在明确肿瘤与视神经的关系方面具有优势。CT 或者 MRI 的渐进性强化结合 B 型超声检查显示的肿瘤内部的血流回声的特点对眼眶海绵状血管瘤具有定性诊断意义。

二、治疗选择

由于肿物多位于球后肌锥内,肿瘤压迫视神经与眼球可损害视功能,为保护视力,宜早期治疗。传统治疗方法为开眶手术完整摘除肿瘤,适用于症状明显者、视神经受压迫或眼球突出寻求恢复外观的患者。手术入路有前路开眶、外侧开眶、内侧开眶及内镜手术。手术可能出现的并发症有视力下降或丧失、眼球运动障碍与上睑下垂等。吴中耀等总结分析了 209 例眼眶海绵状血管瘤患者,手术治疗后视力减退者占比为 17%,永久性视力丧失者占比为 4.2%。Scheuerle 等统计了一组眼眶海绵状血管瘤病例,经颅手术后视力受损率达到 14%。当肿瘤位于眶尖或者肿瘤较大要全切肿瘤时,就可能因直接损伤、牵拉视神经,或者破坏了其供养动脉(视网膜中央动脉或者眼动脉)而损害视力。病灶位于眶内侧或下部以及眶尖部者可采用内镜下经鼻入路手术。经鼻内窥镜下切除眶内侧和眶下壁,即使不能切除整个病灶,也可以进行减压。

应充分认识手术潜在的并发症,包括严重的视力下降、失明、复视、上睑下垂、角膜感觉缺失、瞳孔异常、眼肌调节能力丧失等。

三、伽玛刀放射外科治疗

近年来,关于眼眶海绵状血管瘤行伽玛刀放射外科治疗的报道陆续出现。刘东等(2018 年)报道了 45 例眼眶海绵状血管瘤患者行伽玛刀放射外科治疗的结果,随访时间为(28.2±9.4)个月,41 例(91.1%)病灶体积缩小,4 例(8.9%)体积无变化,影像控制率高达 100%,随访期内未见复发及再手术病例。眼眶海绵状血管瘤被认为是与海绵窦海绵状血管瘤同一类型的疾病,近年来国外文献多将其归为静脉畸形。对于眼眶海绵状血管瘤,伽玛刀放射外科治疗既可有效地控制肿瘤生长,又避免了手术的直接损伤。笔者采用 Leksell 伽玛刀治疗眼眶海绵状血管瘤,病灶周边剂量为 10~12 Gy,由于眶腔狭小,肿瘤与视神经关系密切,制订伽玛刀放射外科治疗计划时选用小准直器,可以通过堵塞的方法确保视神经接受的放射剂量在安全范围内(图 15-1)。对于病灶与视神经密切接触者,可考虑采取分期伽玛刀放射外科治疗,以降低视神经并发症的发生风险。随访期间未出现肿瘤体积增大的情况,病灶消失或者缩小的比例达 87.0%,获得较高的肿瘤控制率。随访期间未见严重并发症出现。伽玛刀放射外科治疗眼眶海绵状血管瘤的机制目前尚不清楚,可能的机制是射线聚焦后,单次大剂量照射病灶,产生直接或间接的放射生物学效应,造成病灶血窦内血栓形成,血管周围胶原增生,血栓机化,病灶内的薄壁血管和血窦闭锁,达到缩小肿瘤的目的。

并发症:刘东等报道了一组 45 例患者,中位周边剂量为 12 Gy,视神经受照剂量均低于 10 Gy,伽玛刀放射外科治疗后均未出现新的神经功能受损症状,22 例视力提升。仅 4 例出现一过性球结膜水肿。预防性给予糖皮质激素能够有效降低眼眶疾病伽玛刀放射外科治疗后的眼部急性放射性损伤的发生率。

四、典型病例

患者,女,20 岁,主因进行性右眼视力下降 3 个月来院,行 MRI 检查,诊断为右眶尖海绵状血管瘤,入

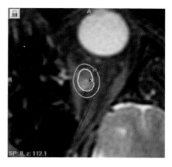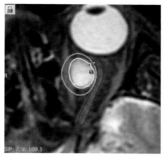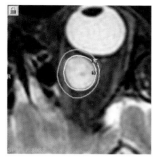

图 15-1　眼眶海绵状血管瘤伽玛刀治疗计划

院时右眼视力 0.4。伽玛刀定位 MRI 显示病灶均匀类圆形,位于球后肌锥内近眶尖,T1 中等信号,强度与眼外肌相似,T2 信号高于脂肪,伽玛刀治疗后 12 个月复查,患者右眼视力较治疗前好转,恢复至 0.8,患者无不适,影像学检查见病灶明显缩小(图 15-2)。

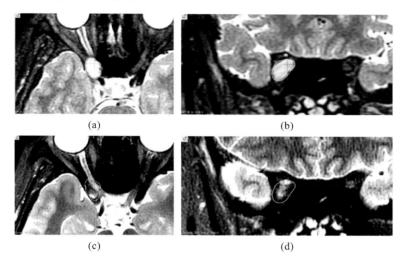

图 15-2　右眶尖海绵状血管瘤行伽玛刀治疗

(a)伽玛刀定位影像轴位 T2WI;(b)伽玛刀定位影像冠状位 T2WI;(c)伽玛刀治疗后 1 年复查轴位 T2WI;(d)伽玛刀治疗后 1 年复查冠状位 T2WI

参 考 文 献

[1]　何彦津,宋国祥,丁莹.3476 例眼眶占位性病变的组织病理学分类[J].中华眼科杂志,2002,38(7):396-398.

[2]　刘东,李彦和,张志远,等.伽玛刀放射外科治疗眼眶海绵状血管瘤[J].中国微侵袭神经外科杂志,2018,23(1):30-32.

[3]　倪逴,马小葵,郭秉宽.1422 例眼眶肿瘤的病理分类[J].中华眼科杂志,1991,27(2):71-73.

[4]　吴中耀,颜建华,韩姬,等.209 例眼眶海绵状血管瘤的诊断和手术治疗[J].中华眼科杂志,2006,42(4):323-325.

[5]　徐德生,郑立高,贾强,等.眶内肿瘤伽玛刀放射外科治疗[J].生物医学工程与临床,2003,7(1):22-24.

[6]　赵红,宋国祥,高建民,等.眼眶肿瘤的彩色多普勒超声动力学检查及海绵状血管瘤的血流成像特征[J].中华医学超声杂志(电子版),2007,4(5):273-275.

[7]　朱宏磊,韩悦,白玫.眼眶海绵状血管瘤的影像学诊断[J].放射学实践,2008,23(4):393-395.

[8]　Brusati R,Goisis M,Biglioli F,et al. Surgical approaches to cavernous haemangiomas of the orbit

[J]. Br J Oral Maxillofac Surg,2007,45(6):457-462.

[9] Calandriello L, Grimaldi G, Petrone G, et al. Cavernous venous malformation (cavernous hemangioma) of the orbit:current concepts and a review of the literature[J]. Surv Ophthalmol, 2017,62(4):393-403.

[10] Dubus F,Talbot A,Maurice J B,et al. Evaluation and validation of the convolution algorithm for Leksell gamma knife radiosurgery[J]. Phys Med Biol,2020,65(15):155012.

[11] Hejazi N,Hassler W,Offner F,et al. Cavernous malformations of the orbit:a distinct entity? A review of own experiences[J]. Neurosurg Rev,2007,30(1):50-54;discussion 54-55.

[12] Karlsson B,Kihlström L,Lindquist C,et al. Radiosurgery for cavernous malformations[J]. J Neurosurg,1998,88(2):293-297.

[13] Kondziolka D,Lunsford L D,Flickinger J C,et al. Reduction of hemorrhage risk after stereotactic radiosurgery for cavernous malformations[J]. J Neurosurg,1995,83(5):825-831.

[14] Leber K A,Berglöff J,Pendl G. Dose-response tolerance of the visual pathways and cranial nerves of the cavernous sinus to stereotactic radiosurgery[J]. J Neurosurg,1998,88(1):43-50.

[15] Scheuerle A F,Steiner H H,Kolling G,et al. Treatment and long-term outcome of patients with orbital cavernomas[J]. Am J Ophthalmol,2004,138(2):237-244.

[16] Stafford S L,Pollock B E,Leavitt J A,et al. A study on the radiation tolerance of the optic nerves and chiasm after stereotactic radiosurgery[J]. Int J Radiat Oncol Biol Phys,2003,55(5):1177-1181.

[17] Thompson T P,Lunsford L D,Flickinger J C. Radiosurgery for hemangiomas of the cavernous sinus and orbit:technical case report[J]. Neurosurgery,2000,47(3):778-783.

（刘　东　徐德生）

第二节　眼眶静脉性血管瘤

眼眶静脉性血管瘤(orbital venous angioma)在国人中较为多见。何彦津等报道的一组3476例眼眶肿瘤病例中,静脉性血管瘤占364例。静脉性血管瘤由静脉和纤维组织构成,多位于眶内上方,呈慢性生长,临床表现为眼球突出、视力下降、眶区肿物等。由于肿瘤内出血引起急性高眶压可致视力丧失,其传统治疗方法为手术切除,但多数病变因范围广、边界不清,手术难于根治,容易复发,且并发症较多,手术治疗较棘手。

(一)治疗方法的选择

眼眶静脉性血管瘤生长范围广泛,可位于眼眶前部,累及皮下及结膜下,亦可分布于球后肌锥内。前者位置表浅、局限,往往可在眶内上方扪及软性肿物,一般可直接采取前路开眶手术切除病灶,并发症较少;而对于后者,由于病灶位置较深,位置分散,且多与视神经及眼外肌关系密切,采用外侧开眶手术往往不能全部切除肿瘤,且可导致严重并发症。伽玛刀自20世纪问世以来,其治疗范围已由最初的治疗功能性疾病逐渐扩大到治疗各类颅脑疾病(包括大量眼眶疾病)。伽玛刀治疗眼眶静脉性血管瘤的经验表明,该方法可有效地控制肿瘤生长,同时避免了手术的直接损伤,在一定程度上弥补了手术的不足,为眼眶静脉性血管瘤患者提供了新的治疗选择。

(二)肿瘤控制

眼眶静脉性血管瘤的组织学特征与颅中窝及眼眶海绵状血管瘤类似,以静脉和纤维组织为主,但因病变缺乏包膜组织束缚,肿瘤在眶内多呈浸润性生长,充盈眶腔,可造成明显的眼球突出,且包绕视神经及眼外肌,多采取保守性手术切除,即在尽量不引起严重眼部并发症的基础上把病变的主要部分或造成眼球突出的肿瘤或血肿清除,术后复发较多见,部分患者需要反复多次手术,对患者的容貌和心理产生不良影响。

伽玛刀治疗良性肿瘤的目的是控制肿瘤的生长及保留现有的功能。肿瘤控制包括肿瘤体积缩小与肿瘤停止生长。Thompson 等用伽玛刀治疗眼眶及海绵窦血管瘤 4 例,周边剂量为 14~19 Gy,全部有效。有研究显示,周边剂量选择 15~20 Gy,视神经及眼球后极剂量控制在 10 Gy 以内,可取得良好效果,并发症较少。Shibata 等报道了采用分次放射治疗方法治疗颅底海绵状血管瘤的成功经验,并指出照射剂量达到 30 Gy 肿瘤即可缩小,此后再增加照射剂量对缩小肿瘤收效甚微,而造成放射损伤的风险明显升高。由此可以看出,照射剂量是影响伽玛刀治疗效果的关键因素。关于放射外科治疗良性肿瘤的剂量与肿瘤控制关系等方面的报道已有许多,近年来多选择 12~20 Gy 的较低剂量,既可以达到肿瘤控制目的,又可有效地降低放射损伤风险。对眼眶内病变采取伽玛刀治疗时主要依据病变性质、体积,病变与视神经及眼球关系、视力情况等因素进行剂量选择。同时伽玛刀可对肿瘤进行适形照射,有效剂量可以覆盖 95% 以上的肿瘤,因此肿瘤复发概率较低。

(三)视力改变及其他并发症

静脉性血管瘤患者的视力改变与肿瘤对视神经的压迫情况有关,病史较长者多有视力减退。眼眶肿瘤行伽玛刀治疗后视力能否保留以及受损的视力能否改善,是医生和患者均十分关注的问题。关于视神经放射剂量耐受性的研究表明,8~10 Gy 是安全的。Leber 等还指出照射剂量为 10~15 Gy 时,视神经病变的发生率为 26.7%,而当照射剂量>15 Gy 时,其发生率升至 77.8%。还有学者指出,神经放射性损伤与其受照时间关系密切。

对于病灶包绕视神经或病灶体积较大视神经可能受损者,选择容积分割分次伽玛刀治疗,在保证肿瘤组织接受有效剂量照射的同时可有效降低视神经受损的风险。伽玛刀剂量计划设计时选用小直径准直器多靶点治疗方案,使伽玛刀照射的形态与肿瘤的形态完全吻合,同时应用堵塞射线通道的方法对晶状体、角膜、视神经等重要结构进行保护,可减少视神经远期放射损伤并发症的发生。此外,伽玛刀治疗不会对眼外肌、上睑提肌、睫状神经节等造成损伤,因此避免了此类并发症的出现。

(四)典型病例

病例 1:患者,女,30 岁,12 年前曾行左眶静脉性血管瘤切除手术,伽玛刀治疗前左眼视力 0.01。伽玛刀定位 MRI 显示左眶混杂信号占位,部分向颅内生长,T1WI 呈中信号,T2WI 呈高信号;眼球高度突出。伽玛刀治疗后 1 年,肿瘤大部分消失,眼球复位,左眼视力恢复至 0.2(图 15-3)。

病例 2:患者,男,22 岁,5 年前曾行左眶静脉性血管瘤切除手术,伽玛刀治疗前左眼视力 0.2。伽玛刀定位 MRI 显示左眶混杂信号占位,累及左侧海绵窦,T1WI 呈中信号,T2WI 呈高信号;眼球受压变形、高度突出。行容积分割分次伽玛刀治疗,第一次周边剂量为 12 Gy,第二次周边剂量为 11 Gy,间隔时间为 7 个月。第二次伽玛刀治疗后 2 年复查 MRI,血管瘤大部分消失,眼球复位,左眼视力保持 0.2(图15-4)。

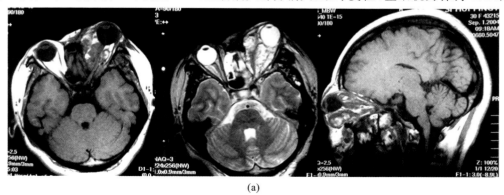

(a)

图 15-3 左眶静脉性血管瘤术后复发行伽玛刀治疗

(a)伽玛刀定位 MRI;(b)伽玛刀治疗后 1 年 MRI

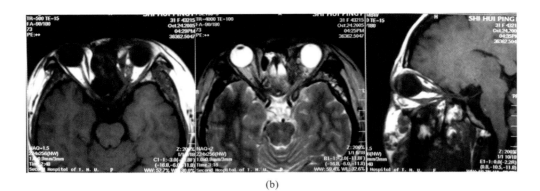

(b)

续图 15-3

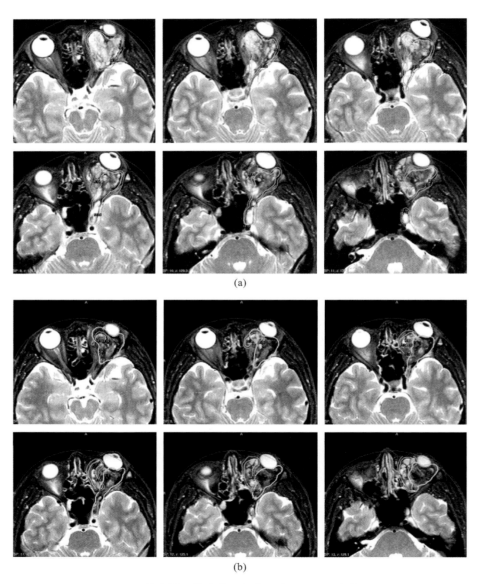

(a)

(b)

图 15-4 左眶静脉性血管瘤术后复发行容积分割分次伽玛刀治疗

（a）第一次伽玛刀治疗剂量计划；（b）第二次伽玛刀治疗剂量计划；（c）伽玛刀治疗后 2 年 MRI

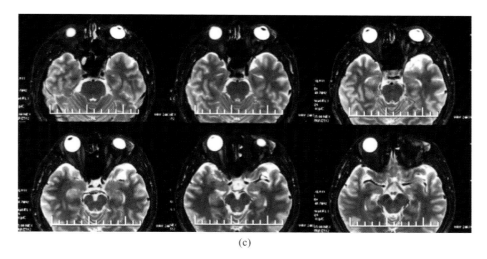

(c)

续图 15-4

参 考 文 献

［1］ 何彦津,宋国祥,丁莹.3476 例眼眶占位性病变的组织病理学分类［J］.中华眼科杂志,2002,38(7)：
396-398.

［2］ 唐东润,徐德生,尤金强,等.眼眶肿瘤立体定向放射外科治疗［J］.中国实用眼科杂志,2004,22(1)：
36-39.

［3］ 徐德生,贾强,郑立高,等.眶内及眶颅沟通性肿瘤的伽玛刀放射治疗［J］.立体定向和功能性神经外
科杂志,2005,18(5)：296-298.

［4］ 徐德生,郑立高,贾强,等.眶内肿瘤伽玛刀放射外科治疗［J］.生物医学工程与临床,2003,7(1)：
22-24.

［5］ 张文静,宋国祥.眼眶静脉性血管瘤 131 例临床分析［J］.中国实用眼科杂志,2001,19(5)：380-381.

［6］ Leber K A,Berglöff J,Pendl G. Dose-response tolerance of the visual pathways and cranial nerves
of the cavernous sinus to stereotactic radiosurgery［J］. J Neurosurg,1998,88(1)：43-50.

［7］ Linskey M E,Flickinger J C,Lunsford L D. Cranial nerve length predicts the risk of delayed facial
and trigeminal neuropathies after acoustic tumor stereotactic radiosurgery［J］. Int J Radiat Oncol
Biol Phys,1993,25(2)：227-233.

［8］ Liu D,Li Y,Zhang Y,et al. Volume-staged gamma knife radiosurgery for orbital venous
malformations［J］. J Neurosurg,2018,129(Suppl 1)：26-30.

［9］ Stafford S L,Pollock B E,Leavitt J A,et al. A study on the radiation tolerance of the optic nerves
and chiasm after stereotactic radiosurgery［J］. Int J Radiat Oncol Biol Phys,2003,55(5)：
1177-1181.

［10］ Thompson T P,Lunsford L D,Flickinger J C. Radiosurgery for hemangiomas of the cavernous
sinus and orbit:technical case report［J］.Neurosurgery,2000,47(3)：778-783.

［11］ Tishler R B,Loeffler J S,Lunsford L D,et al. Tolerance of cranial nerves of the cavernous sinus
to radiosurgery［J］. Int J Radiat Oncol Biol Phys,1993,27(2)：215-221.

（刘　东　徐德生）

第三节　视神经鞘脑膜瘤

一、概述

视神经鞘脑膜瘤指源于视神经鞘的蛛网膜脑膜上皮细胞的良性肿瘤,占所有脑膜瘤的 1‰～2‰,占原发性视神经肿瘤的 1/3,最常见的组织学类型是脑膜上皮型。该病多为单侧发病,仅少数双侧发病,且多见于儿童,双侧视神经鞘脑膜瘤患者多数伴有神经纤维瘤病 Ⅱ 型。视神经鞘脑膜瘤可发生于任何年龄,发病高峰年龄为 30～40 岁,女性多于男性。视神经鞘脑膜瘤可恶变,年龄越小,恶性程度越高,术后复发率就越高。最常发生于眶尖,沿视神经分布,临床主要表现为缓慢进行性、无痛性视力下降和眼球突出,视力下降和眼球突出的程度与肿瘤生长方式有关,眼底表现为视神经乳头水肿、苍白,晚期发生萎缩,肿瘤生长最终导致患侧视力丧失和颅内蔓延,发生恶变后进展迅速。

二、治疗选择

以往视神经鞘脑膜瘤的治疗方式主要包括临床随访观察、手术切除,以及外照射分次放射治疗。手术通常造成视力丧失等不可逆损伤,肿瘤复发率较高,因此常需随访观察至患侧视力丧失、眼球突出显著加重、肿瘤生长至视神经管前缘时才考虑手术治疗。关于视神经鞘脑膜瘤的伽玛刀治疗国内外已有报道,笔者在多年伽玛刀临床工作经验基础上提出:对于视神经鞘脑膜瘤已向视神经管内蔓延、向颅内蔓延而手术危险性大者,手术后肿瘤残留或复发者,视力较好且对手术有顾虑者均可采用伽玛刀治疗,对于患侧已失明患者可直接选择伽玛刀治疗。

三、伽玛刀治疗

视神经鞘脑膜瘤的组织学特征与颅内脑膜瘤相同,多为良性肿瘤,生长缓慢,瘤内血供丰富。伽玛刀治疗可引起迟发性血管闭塞,造成肿瘤缺血坏死,其放射生物学效应可得到充分发挥。与手术治疗不同,伽玛刀治疗视神经鞘脑膜瘤的主要目的在于长期控制肿瘤生长,治疗后肿瘤缩小或停止生长均是伽玛刀治疗有效的标志。照射剂量是影响伽玛刀治疗效果的关键因素。Kim 等报道,5 例眼眶脑膜瘤患者行伽玛刀治疗后,4 例肿瘤得到有效控制,平均周边剂量为 16 Gy(13.5～20 Gy)。笔者报道了一组病例,平均周边剂量为 13.3 Gy (10～17 Gy),肿瘤控制率为 93.3%(28/30)。由于伽玛刀可对视神经鞘脑膜瘤进行适形照射,有效剂量可以覆盖 95% 以上的肿瘤体积,因此肿瘤复发率较低。

四、典型病例

患者,女,33 岁,左侧视神经鞘脑膜瘤。伽玛刀治疗:周边剂量 13 Gy,中心剂量 26 Gy,等剂量曲线为 50%,病灶体积 4.3 cm³。伽玛刀治疗前后连续 MRI 随访对比,可见随着复查时间延长,肿瘤逐渐缩小(图 15-5)。

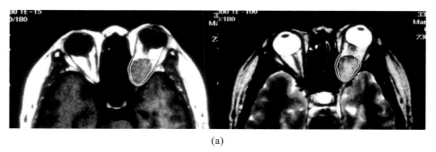

(a)

图 15-5　左侧视神经鞘脑膜瘤行伽玛刀治疗

(a)伽玛刀治疗剂量计划;(b)伽玛刀治疗后 12 个月;(c)伽玛刀治疗后 37 个月

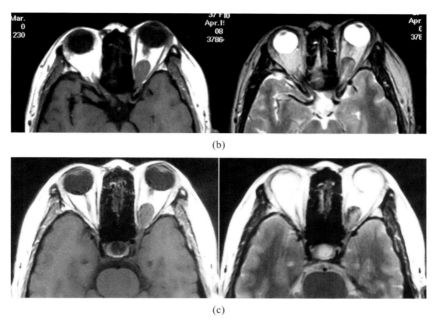

(b)

(c)

续图 15-5

参 考 文 献

[1] 刘东,徐德生,张志远,等.伽玛刀治疗视神经鞘脑膜瘤长期疗效评价[J].中华生物医学工程杂志,2009,15(3):199-202.

[2] 徐德生,贾强,郑立高,等.眶内及眶颅沟通性肿瘤的伽玛刀放射治疗[J].立体定向和功能性神经外科杂志,2005,18(5):296-298.

[3] 张虹,宋国祥,何彦津,等.3406 例眼眶病临床病理分类[J].中国实用眼科杂志,1998(3):45-47.

[4] Douglas V P,Douglas K A A,Cestari D M. Optic nerve sheath meningioma[J]. Curr Opin Ophthalmol,2020,31(6):455-461.

[5] Bosch M M,Wichmann W W,Boltshauser E,et al. Optic nerve sheath meningiomas in patients with neurofibromatosis type 2[J]. Arch Ophthalmol,2006,124(3):379-385.

[6] Eddleman C S,Liu J K. Optic nerve sheath meningioma:current diagnosis and treatment[J]. Neurosurg Focus,2007,23(5):E4.

[7] Kim M S,Park K,Kim J H,et al. Gamma knife radiosurgery for orbital tumors[J]. Clin Neurol Neurosurg,2008,110(10):1003-1007.

[8] Kwon Y,Bae J S,Kim J M,et al. Visual changes after gamma knife surgery for optic nerve tumors. Report of three cases[J]. J Neurosurg,2005,102(Suppl):143-146.

[9] Berman D,Miller N R. New concepts in the management of optic nerve sheath meningiomas[J]. Ann Acad Med Singap,2006,35(3):168-174.

[10] Roser F,Nakamura M,Martini-Thomas R,et al. The role of surgery in meningiomas involving the optic nerve sheath[J]. Clin Neurol Neurosurg,2006,108(5):470-476.

[11] Schick U,Dott U,Hassler W. Surgical management of meningiomas involving the optic nerve sheath[J]. J Neurosurg,2004,101(6):951-959.

[12] Smee R I,Schneider M,Williams J R. Optic nerve sheath meningiomas—non-surgical treatment

［J］.Clin Oncol（R Coll Radiol），2009，21（1）：8-13.

［13］ Stafford S L,Pollock B E,Leavitt J A,et al. A study on the radiation tolerance of the optic nerves and chiasm after stereotactic radiosurgery［J］. Int J Radiat Oncol Biol Phys，2003，55（5）：1177-1181.

［14］ Turbin R E,Wladis E J,Frohman L P,et al. Role for surgery as adjuvant therapy in optic nerve sheath meningioma［J］.Ophthalmic Plast Reconstr Surg,2006,22（4）:278-282.

（刘　东　徐德生）

第四节　视神经胶质瘤

一、概述

视神经胶质瘤为起源于视神经、视交叉胶质细胞的肿瘤，90％为低级别的星形细胞瘤，最常见的为毛细胞型星形细胞瘤。多见于儿童及青少年，10岁以下者占60％～80％，成人少见。儿童视神经胶质瘤大多为毛细胞型星形细胞瘤，生长缓慢；成人视神经胶质瘤则多为WHOⅡ级及以上，生长较快，常向颅内蔓延或为视交叉胶质瘤。视神经胶质瘤与NF-1密切相关，有15％～20％的NF-1患者合并视神经胶质瘤，多为良性、多发，可发生在视神经至视皮质的任何位置。

视神经胶质瘤的自然病程多种多样，部分患者的肿瘤多年无明显生长，甚至有肿瘤消退的文献报道。因此，有文献认为其属于错构瘤。Liu等从视神经胶质瘤的组织病理及生理特点、生长方式、对抗有丝分裂药物敏感性等方面阐述，他们认为，对于进展的视神经胶质瘤，应采用更积极的治疗方法。

二、临床表现

视神经胶质瘤的首发症状一般为视力及视野改变，由于低龄儿童不能正确主诉视力改变，往往出现眼球突出或斜视才被发现而就医。视神经胶质瘤的临床表现与肿瘤生长部位密切相关。①前视路胶质瘤：临床主要表现为视力减退或丧失、眼球突出、视神经萎缩或视神经乳头水肿、视野改变、斜视等。②视交叉胶质瘤：视交叉弥漫性增粗，可向前后生长侵犯视神经或视束，表现为视力减退和双侧视野缺损。若肿瘤侵及下丘脑或垂体，可表现为脑积水、发育障碍、性早熟或生长迟缓；年龄稍大者以视力障碍和下丘脑损害较为多见。

三、辅助检查

（1）B型超声：球后梭形肿物，内回声缺乏、少或中等；合并视神经乳头水肿者，肿物回声与隆起的视神经乳头前强回声光斑相连；眼球转动时肿瘤前端反方向运动；还可见眼球后部受压变平。

（2）彩色多普勒：缺乏或稍有红蓝血流信号，可检出动脉血流频谱。

（3）CT：眶内视神经胶质瘤表现为眼球后肌锥内肿物，边界清楚，呈梭形、管状、哑铃形，均质或不均质，可有钙化或囊性变，可被强化。肿瘤向颅内生长，视神经管可扩大，患侧较对侧扩大1mm以上有意义。颅内蔓延或视交叉胶质瘤表现为鞍区占位。

（4）MRI：视神经呈梭形或椭圆形增粗，多数为中心性，少数为偏心性。T1WI呈等信号或低信号，T2WI呈混杂信号或高信号，可中等程度强化。MRI显示颅内蔓延优于CT。

四、治疗

（1）随访观察：由于部分视神经胶质瘤可多年无明显生长，甚至肿瘤消退。因此，对于视力好、肿瘤体积较小的视神经胶质瘤患者,可随访观察,定期进行影像学检查,特别是儿童、单纯眶内视神经胶质瘤患者。随访过程中如发现肿瘤增大、视力下降,需采取积极方法治疗。成人视神经胶质瘤的肿瘤级别往往偏高,应慎重保守观察。

(2)手术治疗:肿瘤巨大、眼球突出严重、视力丧失、肿瘤压迫明显及颅内压增高的患者可考虑手术治疗。局限于视神经的肿瘤全切后复发率低,但以丧失视力为代价。视交叉胶质瘤全切困难,常以减压及活检为主要目的。

(3)化疗:近年来应用于视神经胶质瘤的治疗方法,特别是对于小于 7 岁的低龄患儿,化疗可以避免放射治疗对大脑及神经发育的影响。化疗可以单独使用或辅助手术或放射治疗。研究表明,化疗可以对肿瘤控制及视力保护起到良好的作用,同时无明显的并发症。但到目前为止,尚没有被人们普遍接受的统一的化疗方案。

(4)放射治疗:40～60 Gy 的分次放射治疗可以在一定程度上控制肿瘤生长,但对中枢神经系统有明显的远期损害,儿童需慎重采用,特别是低龄儿童应禁用。近年来,立体定向放射外科治疗应用于视神经胶质瘤患者中,取得了较好的肿瘤控制效果,明显延长了患者的无进展生存期;同时,对中枢神经系统及内分泌的损害明显下降。Combs 等报道了 15 例视路胶质瘤患者行分次立体定向放射外科治疗的结果,中位剂量为 52.2 Gy(1.8～2 Gy/fx)。3 年和 5 年的无进展生存率分别为 92% 和 72%;治疗后视力受损者仅 2 例,视力改善者 6 例,视力稳定者 7 例;7 例合并内分泌紊乱的患者,治疗后仅有 1 例出现新的肾上腺皮质激素缺乏;另外 8 例患者中 1 例在治疗后 16 个月出现性早熟。

(5)伽玛刀治疗:视神经胶质瘤边界清楚,可明显强化,是伽玛刀治疗理想的适应证。由于视神经胶质瘤发病率较低,目前无伽玛刀治疗的大宗病例报道,仅有个例报道。据报道,周边剂量为 8～15 Gy,肿瘤均得到良好的控制,除治疗前视力丧失者,患者视力均取得了不同程度的好转,未发生内分泌紊乱等并发症。

总结笔者所在中心伽玛刀治疗眶内视神经胶质瘤的经验,给予中位周边剂量 15 Gy 的照射,肿瘤控制率可达 90% 以上,肿瘤可明显缩小,超过半数患者视力稳定或好转,可以取得较好的治疗效果。并发症为肿瘤及周围眶内组织水肿,引起肿瘤短期体积增大、眶内压力增加、眼球突出加重、结膜水肿等,经药物治疗可逐渐缓解(图 15-6)。有文献报道射波刀治疗可引起青光眼,需引起注意。

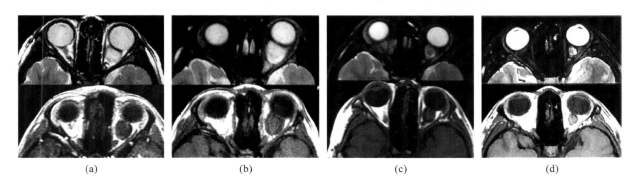

(a)　　　　　　(b)　　　　　　(c)　　　　　　(d)

图 15-6　患者,女,7 岁,伽玛刀治疗剂量 14～28 Gy

(a)伽玛刀治疗前 MRI;(b)伽玛刀治疗后 5 个月,肿瘤肿胀,患儿出现眼球突出加重、结膜水肿,持续约 6 个月缓解;(c)伽玛刀治疗后 40 个月;(d)伽玛刀治疗后 86 个月,患儿视力维持在治疗前水平

从国内外的经验来看,视神经、视交叉的耐受剂量为 8～10 Gy。眶内视神经胶质瘤行伽玛刀治疗时,视神经接受剂量远超过耐受剂量,多数患者视力得到保留,更有视力好转的报道,具体原因有待进一步研究。

参 考 文 献

[1] Liang C L,Lu K,Liliang P C,et al. Gamma knife surgery for optic glioma. Report of 2 cases[J]. J Neurosurg,2010,113(Suppl):44-47.

[2] Combs S E,Schulz-Ertner D,Moschos D,et al. Fractionated stereotactic radiotherapy of optic pathway gliomas:tolerance and long-term outcome[J]. Int J Radiat Oncol Biol Phys,2005,62(3): 814-819.

[3] Liu G T,Katowitz J A,Rorke-Adams L B,et al. Optic pathway gliomas:neoplasms,not hamartomas[J].JAMA Ophthalmol,2013,131(5):646-650.

[4] Kwon Y,Bae J S,Kim J M,et al. Visual changes after gamma knife surgery for optic nerve tumors. Report of three cases[J]. J Neurosurg,2005,102(Suppl):143-146.

[5] Lim Y J,Leem W. Two cases of gamma knife radiosurgery for low-grade optic chiasm glioma[J]. Stereotact Funct Neurosurg,1996,66(Suppl 1):174-183.

[6] Parsa C F,Hoyt C S,Lesser R L,et al. Spontaneous regression of optic gliomas:thirteen cases documented by serial neuroimaging[J]. Arch Ophthalmol,2001,119(4):516-529.

[7] Jeon S,Lee N Y,Park C K. Neovascular glaucoma following stereotactic radiosurgery for an optic nerve glioma:a case report[J]. Korean J Ophthalmol,2010,24(4):252-255.

（刘　东　徐德生）

第五节　眼眶神经鞘瘤

眼眶神经鞘瘤(orbital schwannoma)是较常见的眼眶良性肿瘤,进展缓慢,据国内统计,眼眶神经鞘瘤居眼眶肿瘤的第4～6位。由于肿瘤增长缓慢,其临床表现与一般眼眶良性肿瘤类似,表现为慢性进行性眼球突出。

眼眶神经鞘瘤的术前正确诊断主要依据影像学检查。病变在B型超声上多为椭圆形或分叶状,内回声较弱,分布较均匀,也可见无回声的液化腔。绝大多数病变在CT上显示为高密度,沿起源神经方向生长的条状、椭圆形或不规则形肿瘤是本病的典型征象,眶上裂增宽是病变向颅内蔓延的指征。当怀疑肿瘤向颅内蔓延时应做MRI扫描,MRI可清楚显示病变范围和位置。MRI均匀增强提示肿瘤为实性肿瘤,部分强化则提示瘤内有液化腔。

目前眼眶神经鞘瘤的治疗方法主要是手术切除,由于病变位置多较深、包膜菲薄,有时肿瘤体积较大、粘连严重,较难一次完全切除。宋国祥在国内率先采用囊内切除治疗眼眶神经鞘瘤,取得较好效果。但手术需要熟练操作技巧,宽阔的手术野,肿瘤蔓延至颅内时则需开颅行显微外科手术切除,否则容易出现严重并发症。

天津医科大学第二医院自1995年开始用伽玛刀治疗眼眶神经鞘瘤,取得较好效果,举例如下。

典型病例:患者,男,25岁,主因左侧眼眶神经鞘瘤术后7个月复发,行二次手术6个月后肿瘤再次复发,患者左眼突出伴视力减退,选择伽玛刀治疗。周边剂量为14 Gy,等剂量曲线为50%,肿瘤体积为4.6 cm³。伽玛刀定位及伽玛刀治疗后1年、6年随访MRI显示肿瘤生长得到有效控制(图15-7)。

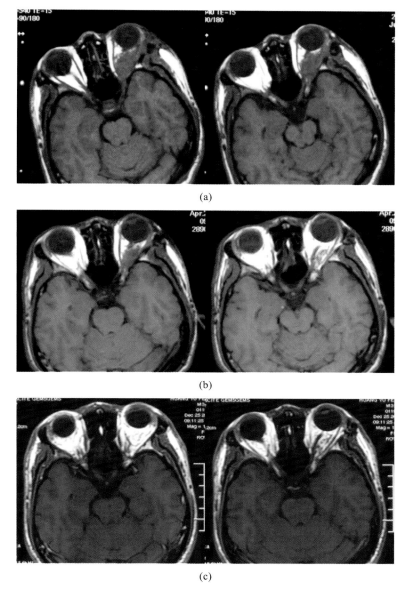

(a)

(b)

(c)

图 15-7　左侧眼眶神经鞘瘤二次手术后复发行伽玛刀治疗

(a)伽玛刀治疗定位 MRI；(b)伽玛刀治疗后 1 年 MRI；(c)伽玛刀治疗后 6 年 MRI

参 考 文 献

［1］　Abe T，Kawamura N，Homma H，et al. MRI of orbital schwannomas［J］. Neuroradiology，2000，42（6）：466-468.

［2］　Eddleman C S，Liu J K. Optic nerve sheath meningioma：current diagnosis and treatment［J］. Neurosurg Focus，2007，23（5）：E4.

［3］　Kapur R，Mafee M F，Lamba R，et al. Orbital schwannoma and neurofibroma：role of imaging［J］. Neuroimaging Clin N Am，2005，15（1）：159-174.

［4］　Kashyap S，Pushker N，Meel R，et al. Orbital schwannoma with cystic degeneration［J］. Clin Exp Ophthalmol，2009，37（3）：293-298.

［5］　Kim M S，Park K，Kim J H，et al. Gamma knife radiosurgery for orbital tumors［J］. Clin Neurol Neurosurg，2008，110（10）：1003-1007.

［6］Showalter T N,Werner-Wasik M,Curran W J Jr,et al. Stereotactic radiosurgery and fractionated stereotactic radiotherapy for the treatment of nonacoustic cranial nerve schwannomas［J］. Neurosurgery,2008,63(4):734-740;discussion 740.

［7］Wang Y,Xiao L H. Orbital schwannomas:findings from magnetic resonance imaging in 62 cases ［J］. Eye (Lond),2008,22(8):1034-1039.

（刘　东　徐德生）

第六节　眼内肿瘤

眼内肿瘤大多数为恶性,其中较多见的是视网膜母细胞瘤(retinoblastoma)和脉络膜黑色素瘤,分别占 76.55% 和 12.41%,此外还有原发性眼内淋巴瘤、脉络膜转移癌等。以往的治疗方法主要是摘除患眼和进行局部放射治疗,但疗效并不十分理想,且常毁损仪容。在眼球摘除后 2 年患者死亡率甚至比单纯随访患者的死亡率高,不可避免地给患者心理上造成一定的创伤。随着医学影像技术和计算机技术的迅速发展,伽玛刀治疗以其无创伤、安全、准确、省时和独特的疗效被人们关注。近年来国外已有利用伽玛刀治疗眼内肿瘤的成功病例报道。天津医科大学第二医院伽玛刀中心在对各种眼内肿瘤的治疗方面积累了一定的经验,下面将对常见眼内肿瘤的治疗效果进行介绍。

一、视网膜母细胞瘤

视网膜母细胞瘤是婴幼儿期常见的眼内恶性肿瘤,1/4～1/3 患者为双眼罹患,多数患者于 3 岁前被诊断出来。多有家族遗传倾向。患者常因肿瘤生长较大,影响视力或瞳孔发白而就诊。病程分为 4 期:眼内期、青光眼期、眼外蔓延期和转移期。早期肿瘤局限于眼内,逐渐发展可引起虹膜新生血管、前房积血、继发性青光眼。肿瘤继续生长,可沿视神经蔓延生长入颅,沿血液循环转移至全身,亦可穿破眼球,进入眶内可致眼球突出。较小的肿瘤可采用放射治疗、冷冻治疗或光凝治疗。较大的肿瘤可行眼球摘除术。晚期肿瘤预后不良,可试行眶内容物剜除治疗,必要时加用化学治疗。伽玛刀治疗视网膜母细胞瘤经随访证实具有一定效果。

二、脉络膜黑色素瘤

脉络膜黑色素瘤(CM)是成人最常见的眼内恶性肿瘤。发病率为(4～7)/10 万人,在国外居眼内肿瘤的首位,在国内仅次于视网膜母细胞瘤而居第二位。男性略多于女性,15 年死亡率为 40%～50%,主要死因为肝脏转移。患者大多数为 50～60 岁的中老年人。在 20 世纪 80 年代以前,摘除眼球为脉络膜黑色素瘤的主要治疗方式,随着医学的不断发展,摘除眼球的治疗方式逐渐被经瞳孔温热疗法(transpupillary thermotherapy,TTT)及放射治疗所取代。脉络膜黑色素瘤通常被认为是一种对高剂量大分割放射治疗反应良好的具有放射抵抗性质的肿瘤。近年来,随着放射外科的发展,经瞳孔温热疗法逐渐成为一种辅助治疗,放射外科治疗逐渐成为治疗的主流。放射治疗主要分为近距离敷贴放射治疗和远距离放射治疗,远距离放射治疗主要包括质子治疗和伽玛刀治疗。近 20 年来,伽玛刀治疗脉络膜黑色素瘤的报道逐渐增多,经伽玛刀治疗后,肿瘤的控制率在 90% 以上,并且在保留眼球、有效控制肿瘤的基础上,肿瘤复发率、转移率不高于眼球摘除术及贴敷治疗方式。

脉络膜黑色素瘤患者主要以视力、视野的异常改变起病,其临床症状与眼球内其他疾病相比无明显特异性,临床诊断主要依靠辅助检查。脉络膜黑色素瘤早期可行眼底镜、荧光造影及超声检查等辅助检查(图 15-8、图 15-9)。由于荧光造影有一定局限性,随着影像学的发展,目前主要的无创确诊方式为眼科彩色多普勒超声结合 CT 及 MRI 检查。

1. 眼科彩色多普勒超声检查　为眼科检查首选方式。脉络膜黑色素瘤血供丰富,可见肿瘤内部血流

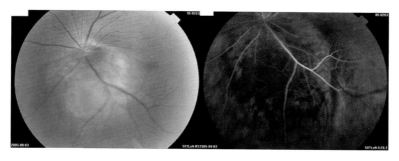

图 15-8 脉络膜黑色素瘤眼底及荧光造影表现

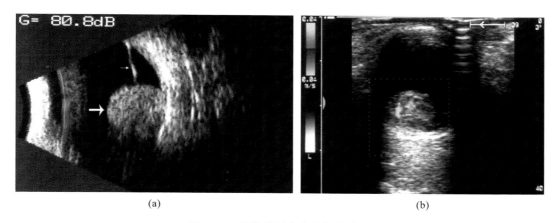

(a) (b)

图 15-9 脉络膜黑色素瘤超声检查
(a)B 型超声检查;(b)彩色多普勒超声检查

信号,结合挖空征、脉络膜凹陷征等特征,可做出初步诊断。

2.CT 平扫 眼环局限性增厚,或表现为密度均匀、边界较清楚的等密度或略高密度半球形或球形肿块,增强扫描可见病灶不同程度的强化。

3.MRI 检查 T1WI 呈高信号,T2WI 及 T2WI 脂肪抑制呈低信号或不均匀信号的眼球内占位性病变。由于视网膜剥脱,部分脉络膜黑色素瘤可表现为眼球内梭形或新月形占位,当合并积液或玻璃体积血时,T1WI 及 T2WI 的信号会有相应的改变,增强后病灶可有中度或不均匀强化。此外,部分脉络膜黑色素瘤的瘤体含有黑色素,这是一种具有顺磁性特征的物质,可以明显缩短组织的 T1 及 T2 弛豫时间,也可作为鉴别的特征之一。

作为一种眼内肿瘤,脉络膜黑色素瘤需要与脉络膜血管瘤、脉络膜黑色素痣、脉络膜出血、脉络膜转移癌等眼内肿瘤相鉴别,仅单独采用一种检查,定性诊断较为困难,只有结合眼科彩色多普勒超声检查、CT 及 MRI 检查的影像学特征表现,才可明确诊断。

伽玛刀治疗可一次性投射高剂量的辐射到肿瘤区域,其周边剂量曲线陡峭下降的特点很好地保护了治疗区域周边的组织,但是这种剂量曲线的变化使照射目标的剂量明显不均匀,因此,以 50% 的等剂量曲线包绕病灶区域是伽玛刀治疗剂量计划的通常做法。

早期脉络膜黑色素瘤的伽玛刀治疗偏向于高剂量照射,以达到控制肿瘤的目的,但视力损伤、角膜混浊等并发症的发生率较高。随着放射外科技术的逐渐进步以及放射生物学研究的进展,脉络膜黑色素瘤的放射治疗剂量逐渐下降。目前,综合文献报道及治疗经验,脉络膜黑色素瘤放射治疗周边剂量应不低于 30 Gy,推荐 30~45 Gy。虽然更低的周边剂量会降低并发症的发生率,并且没有相关的研究表明低剂量与肿瘤复发相关,但是较低的治疗剂量也没有表现出更好的眼球组织保护作用。早期的伽玛刀治疗小角度的伽玛角会造成患者头部过度后仰而引起强烈不适感甚至导致治疗不能完成,Perfexion 伽玛刀的诞生使伽玛刀治疗空间范围显著扩大,患者在正常平卧体位即可舒适地接受治疗。

遗憾的是,对脉络膜黑色素瘤的伽玛刀治疗,在患者选择、肿瘤的位置和大小、进一步辅助治疗的应用方面,目前尚无统一的标准。

在保留眼球的前提下,视力是否保留和对视力的影响程度成为首要考虑因素,肿瘤与视神经乳头或黄斑的距离、肿瘤的高度、肿瘤基底的直径、治疗前视网膜剥脱程度、初始的视力都应作为治疗后视力评估的因素。视神经和黄斑区域是对放射治疗非常敏感且容易出现不可逆损伤的部位,当肿瘤累及这些部位时,高剂量的放射治疗必然会导致这些部位的损伤而进一步影响视力。视网膜剥脱与肿瘤的组织学特征(特别是微血管因素)相关,这也是评估肿瘤对放射治疗的反应和视力的重要因素。此外,放射治疗可能对泪腺等造成损伤而导致干眼综合征等,放射治疗对结膜、角膜上皮杯状细胞以及眼睑上角膜神经和小腺体造成的远期影响,也可以间接导致相关的并发症。

对于肿瘤的复发,各学者的报道有一定差别。综合报道显示,伽玛刀治疗 24 个月以后,肿瘤复发率为 5%～15%,大部分患者因为肿瘤复发或转移而进一步行眼球摘除术。目前研究认为,除治疗范围不足之外,治疗区域的一些肿瘤细胞可能存在放射抵抗而继续存活,经过一段生长停滞期或发生一定的基因突变后复发,其中原位肿瘤的复发是更容易导致肿瘤转移还是更倾向于增加肿瘤的恶性程度目前尚不明确。回顾性分析不同治疗方式下治疗失败的病例,局部肿瘤的控制仍是治疗的重点。放射剂量和肿瘤的 TNM 分期也是主要影响因素。其他的影响因素,如患者的年龄、性别,高血压、糖尿病等合并症情况,辅助药物甚至中成药的应用,都可能对病情的转归造成影响。

目前尚无伽玛刀治疗与质子治疗的相关对比研究。目前看来,伽玛刀治疗脉络膜黑色素瘤有其独特的优势,微创、治疗时间短、对患者一般状况要求低,陡峭的剂量下降曲线和放射生物学特性,使其在达到治疗效果的同时能更好保护周边的组织。

典型病例:患者,女,27 岁,因右眼视力下降而发现右眼脉络膜黑色素瘤。行伽玛刀治疗,周边剂量 40 Gy,等剂量曲线为 50%。伽玛刀治疗后 3 个月、6 个月、12 个月、36 个月、60 个月复查 MRI,显示肿瘤得到有效控制,全身检查未发现其他部位转移(图 15-10)。

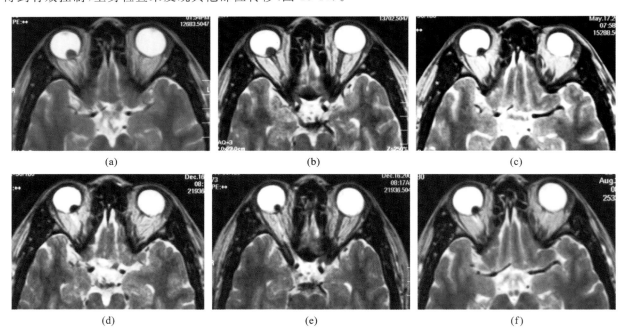

图 15-10　右眼脉络膜黑色素瘤行伽玛刀治疗

(a)伽玛刀治疗定位 MRI;(b)伽玛刀治疗后 3 个月 MRI;(c)伽玛刀治疗后 6 个月 MRI;(d)伽玛刀治疗后 12 个月 MRI;(e)伽玛刀治疗后 36 个月 MRI;(f)伽玛刀治疗后 60 个月 MRI

三、脉络膜转移癌

国外报道,脉络膜转移癌的发病率有逐渐增高的趋势,为眼内常见的恶性肿瘤,而国内关于该病的报道很少见。Shields 等报道,眼内转移癌中脉络膜转移癌占 85%～88%,虹膜和睫状体转移癌均占 10% 左右。脉络膜转移癌多来自乳腺癌、肺癌、黑色素瘤及消化系统、泌尿系统的肿瘤。

患者多主诉视力下降,眼痛,常继发青光眼和视网膜剥离,易造成误诊。Shields 等报道,34% 的患者 首先以眼部症状就诊(先前无肿瘤病史),49% 的患者后来发现原发灶,其中肺癌占 35%。目前脉络膜转 移癌的治疗方法较多,有眼球摘除术、放射治疗、化学治疗及内分泌治疗。由于出现眼部病变的均为晚期 癌症病例,治疗目的主要在于控制局部病变,提高患者生活质量。单纯眼球摘除术仅适用于眼痛难忍且 无视力的病例,目前已很少使用。放射治疗是目前认为较好的局部控制肿瘤的方法,可以挽救部分患者 的视力。伽玛刀治疗可精确照射病灶,能在控制肿瘤的同时最大限度避免周围组织损伤。

典型病例:患者,女,43 岁,因左眼视力下降 2 个月,行 CT 检查发现左眼后极部占位性病变,考虑为 转移癌,进一步检查发现左下肺占位性病变,行手术切除,病理提示为左下肺乳头状腺癌及滤泡型腺癌, 未见其他部位转移灶。治疗前左眼视力 0.1(健侧为 1.0)。于 2001 年 12 月 20 日行伽玛刀治疗,周边剂 量为 20 Gy,中心剂量为 40 Gy。伽玛刀治疗后 3 个月复查 MRI 示肿瘤消失,患者左眼视力恢复至 0.6 (图15-11)。

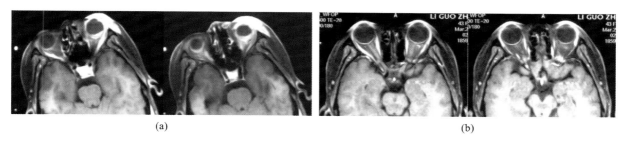

(a)　　　　　　　　　　　　　　　　　(b)

图 15-11　左眼脉络膜转移癌行伽玛刀治疗
(a)伽玛刀定位 MRI;(b)伽玛刀治疗后 3 个月 MRI

参 考 文 献

[1] 林益光,徐德生,刘东,等.伽玛刀治疗脉络膜黑色素瘤的中远期疗效分析[J].中国微侵袭神经外科 杂志,2010,15(1):7-9.

[2] 徐德生,刘东,张宜培,等.脉络膜恶性黑色素瘤的伽玛刀治疗[J].中国微侵袭神经外科杂志,2005, 10(11):489-491.

[3] Bechrakis N E,Petousis V,Willerding G,et al. Ten-year results of transscleral resection of large uveal melanomas:local tumour control and metastatic rate[J]. Br J Ophthalmol,2010,94(4): 460-466.

[4] Chang M Y,McCannel T A. Local treatment failure after globe-conserving therapy for choroidal melanoma[J]. Br J Ophthalmol,2013,97(7):804-811.

[5] Goebbels M. Tear secretion and tear film function in insulin dependent diabetics[J]. Br J Ophthalmol,2000,84(1):19-21.

[6] Gragoudas E,Li W,Goitein M,et al. Evidence-based estimates of outcome in patients irradiated for intraocular melanoma[J]. Arch Ophthalmol,2002,120(12):1665-1671.

[7] Horwath-Winter J,Schneider M R,Wackernagel W,et al. Influence of single-fraction gamma-knife radiosurgery on ocular surface and tear function in choroidal melanoma patients[J]. Br J Ophthalmol,2013,97(4):466-470.

[8] Langmann G,Pendl G,Müllner K,et al. High-compared with low-dose radiosurgery for uveal melanomas[J]. J Neurosurg,2002,97(5 Suppl):640-643.

[9] Logani S,Cho A S,Ali B H,et al. Single-dose compared with fractionated-dose radiation of the

OM431 choroidal melanoma cell line[J]. Am J Ophthalmol,1995,120(4):506-510.

[10] Moss S E,Klein R,Klein B E. Incidence of dry eye in an older population[J]. Arch Ophthalmol, 2004,122(3):369-373.

[11] Schirmer C M,Chan M,Mignano J,et al. Dose de-escalation with gamma knife radiosurgery in the treatment of choroidal melanoma[J]. Int J Radiat Oncol Biol Phys,2009,75(1):170-176.

[12] Singh A D,Kivelä T. The collaborative ocular melanoma study[J]. Ophthalmol Clin North Am, 2005,18(1):129-142,ix.

[13] Singh A D,Topham A. Incidence of uveal melanoma in the United States:1973—1997[J]. Ophthalmology,2003,110(5):956-961.

[14] Singh A D,Turell M E,Topham A K. Uveal melanoma:trends in incidence,treatment,and survival[J]. Ophthalmology,2011,118(9):1881-1885.

[15] Song W K,Yang W I,Byeon S H,et al. Clinicopathologic report of uveal melanoma with persistent exudative retinal detachment after gamma knife radiosurgery[J]. Ophthalmologica, 2010,224(1):16-21.

[16] Toktas Z O,Bicer A,Demirci G,et al. Gamma knife stereotactic radiosurgery yields good long-term outcomes for low-volume uveal melanomas without intraocular complications[J]. J Clin Neurosci,2010,17(4):441-445.

[17] van den Aardweg G J,Kiliç E,de Klein A,et al. Dose fractionation effects in primary and metastatic human uveal melanoma cell lines[J]. Invest Ophthalmol Vis Sci,2003,44(11): 4660-4664.

[18] Wackernagel W,Holl E,Tarmann L,et al. Visual acuity after gamma-knife radiosurgery of choroidal melanomas[J]. Br J Ophthalmol,2013,97(2):153-158.

[19] Wackernagel W,Holl E,Tarmann L,et al. Local tumour control and eye preservation after gamma-knife radiosurgery of choroidal melanomas[J]. Br J Ophthalmol,2014,98(2):218-223.

（林益光　徐德生）

第七节　泪腺多形性腺瘤

一、概述

泪腺多形性腺瘤又称泪腺混合瘤,是由上皮和间质成分构成的良性肿瘤,是泪腺肿瘤中最多见的上皮性肿瘤,发病率约占泪腺上皮性肿瘤的50％、眶内占位性病变的5％。多见于成人,40～50岁者发病率较高,无性别差异。泪腺多形性腺瘤易种植,切除不完全的肿瘤易复发,且反复复发,复发后侵及广泛,可引起骨破坏,易发生恶变,其有恶性肿瘤的生物学特点。泪腺多形性腺瘤可发生恶变,成为低分化癌、腺癌或肉瘤等高度恶性肿瘤,治疗困难,疗效差。

二、临床表现

泪腺多形性腺瘤主要表现为泪腺区无痛性肿块,增长缓慢,肿物可扪及,质硬不易推动;眼球突出,眼球向下移位,眼睑外侧下垂;肿瘤压迫眼球可引起视力改变。肿瘤恶变后可向眶内、颅底、颅内等部位侵袭性生长,引起相应的临床表现。

三、影像学特点

（1）B型超声检查:B型超声显示为眶外上方圆形或椭圆形占位,边界清楚,内回声多或中等而分布均匀,无可压缩性。

(2)CT:肿瘤位于眶外上方泪腺窝区域,典型的泪腺多形性腺瘤为圆形或椭圆形、边界清楚的实性肿瘤,密度稍高,泪腺窝扩大,部分肿瘤可有钙化或骨重建。复发的良性泪腺多形性腺瘤形状不规则,可侵及周围组织的骨骼。恶变的肿瘤可引起广泛的骨质破坏,可累及颅内、颅底等部位,并可有远处播散。

(3)MRI:对比肌肉,T1WI为等信号或低信号,T2WI为等信号或高信号,可中等强度到高度强化。

四、治疗

(1)手术治疗:新发的泪腺多形性腺瘤应以手术切除为主,第一次手术力争全切肿瘤。术中保持肿瘤包膜的完整性,做到非接触肿瘤剜除。完整切除肿瘤可获得较好的预后。第一次复发者,行扩大局部切除;第二次复发者,需行部分眶内容物剜除。肿瘤恶变后,侵袭广泛,手术切除困难,仅可做减瘤手术,以利于后续的放射治疗及化学治疗。

(2)放射治疗:可作为手术治疗的重要补充,肿瘤切除不完全或肿瘤复发者可辅以放射治疗。

(3)化学治疗:恶变的泪腺多形性腺瘤可进行化学治疗,常用药物为铂类及紫杉醇。

(4)伽玛刀治疗:泪腺多形性腺瘤首次手术治疗后复发的患者将面临反复复发及多次、多种方法的治疗。伽玛刀治疗可以作为手术治疗的辅助治疗方法,延长肿瘤的复发时间。伽玛刀治疗时给予14～16 Gy处方剂量(图15-12),尽可能保证治疗的高覆盖率,可以有效地控制肿瘤生长,但不能根治肿瘤。对于恶变的肿瘤,伽玛刀治疗处方剂量需提高至16～20 Gy,在保证治疗覆盖率的基础上,适当外扩等剂量曲线,可延长肿瘤复发时间。同时,联合化学治疗也可以有效地控制肿瘤生长。

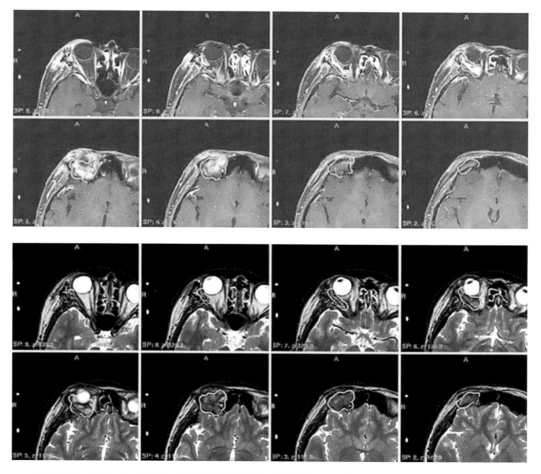

图 15-12　患者,女,25 岁,右侧泪腺多形性腺瘤术后复发,行伽玛刀治疗,周边剂量为 14 Gy

注意事项:①位于泪腺窝内的肿瘤,由于靠近眼睑皮肤,伽玛刀治疗剂量受到限制。同时,肿瘤位置表浅,利于手术,首先考虑手术切除。②对于首次复发的肿瘤,应保护视力。③反复复发或已恶变的肿瘤,应以延长患者生存期、控制肿瘤生长为首要目的。④恶变、侵及颅底的肿瘤,应仔细辨认肿瘤,尽可能做到肿瘤的完全治疗。

伽玛刀治疗不能完全避免泪腺多形性腺瘤的复发,特别是恶变的肿瘤,往往在短时间内出现伽玛刀治疗区域外的肿瘤复发或远处播散。但伽玛刀治疗在控制肿瘤生长、延长患者生存期上还是起到了重要的作用。

参 考 文 献

[1] Ahn J Y,Chang J H,Kim S H,et al. Pleomorphic adenocarcinoma of the lacrimal gland with multiple intracranial and spinal metastases[J]. World J Surg Oncol,2007,5:29.

[2] Shields C L,Shields J A. Lacrimal gland tumors[J]. Int Ophthalmol Clin,1993,33(3):181-188.

[3] Sung K S,Kim D C,Ahn H B,et al. Pleomorphic adenoma with sarcomatous change in a lacrimal gland[J]. J Korean Neurosurg Soc,2015,57(6):473-477.

[4] von Holstein S L,Coupland S E,Briscoe D,et al. Epithelial tumours of the lacrimal gland:a clinical,histopathological,surgical and oncological survey[J]. Acta Ophthalmol,2013,91(3):195-206.

(李彦和　徐德生)

第八节　泪腺腺样囊性癌

泪腺腺样囊性癌是原发于泪腺的泪腺上皮性肿瘤,仅次于泪腺多形性腺瘤而居泪腺上皮性肿瘤第二位,是泪腺恶性上皮性肿瘤中最为常见并且恶性程度最高的肿瘤。其发病率占所有原发眼眶肿瘤的4.8%,占泪腺上皮性肿瘤的29%。43%的患者可出现全身其他部位组织和脏器的转移。

临床表现:主要症状为眼球突出、移位,眶部肿块并伴有明显疼痛。眼眶疼痛为特征性表现,因肿瘤呈嗜神经性生长,早期侵犯邻近骨膜、骨壁,所以疼痛发生率很高,有文献报道可高达79%。早期视力多不受累。后期随着肿瘤增大,挤压眼球而使眼球移位,眼球运动多受限,出现复视。也可出现上睑下垂。查体局部可触及单侧泪腺窝包块,形状可为扁平状或结节状,表面欠光滑,质地硬,有压痛,与眶骨缘附着,活动度差。

影像学特点(图15-13):CT检查可见病变侧正常泪腺轮廓消失,相应区域可见长圆形、扁平形或不规则形的高密度肿块影,少数伴有点状或结节状钙化;增强扫描为中到高度强化,部分病灶强化不均匀,内可见未强化的囊性变坏死区;病灶边缘常不规则,呈锯齿状;病变常沿眼眶外壁向眶尖区、海绵窦方向生长,包绕并浸润邻近的外直肌,病变邻近眶壁多伴有虫蚀样骨质破坏。也可侵入颅内颅前窝、颅中窝及海绵窦区,蔓延到颞窝、颞下窝、翼腭窝等邻近结构。MRI检查示T1WI呈低或等信号,T2WI多呈高信号,多数信号不均匀,脂肪抑制后信号减低;中到高度强化,其内容物不强化。

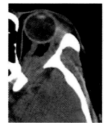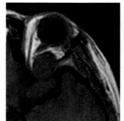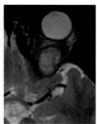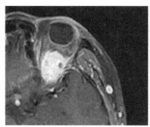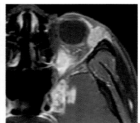

图15-13　泪腺腺样囊性癌CT及MRI表现示意图

诊断:结合临床症状、查体、CT及MRI特点,基本可确立临床诊断。

治疗方法与效果：手术切除是泪腺腺样囊性癌的主要治疗方法，但术后易复发，术后复发率高达79％。手术切除联合放射治疗可在一定程度上改善治疗效果。随着治疗次数的增加，复发间隔时间逐渐缩短，肿瘤生长加速。位于颅前窝、颅中窝、海绵窦、鼻旁窦的肿瘤，手术无法全切除，且风险大。

伽玛刀治疗：首发和术后复发病例均可采用伽玛刀治疗。通常采用单次伽玛刀治疗，体积较大不适合单次伽玛刀治疗的肿瘤可采用分次伽玛刀治疗，伽玛刀治疗后肿瘤复发者可根据情况再次行伽玛刀治疗。周边剂量 15～20 Gy，等剂量曲线均为 50％，在控制肿瘤的同时尽量避免对其周围重要组织的损伤。6个月的肿瘤控制率为 96.6％，之后肿瘤控制率逐渐下降，1 年和 5 年的肿瘤控制率分别为 72.9％和 15.2％。

并发症：术后并发症包括急性、近期和慢性并发症。急性并发症是治疗时发生或术后 24 h 之内发生的并发症，包括眼眶疼痛、恶心和呕吐；近期并发症于术后 3 个月内发生，包括睑结膜炎、视力下降、眼睑水肿等，可以通过使用激素和甘露醇治疗而缓解；慢性并发症通常发生在术后 6 个月，往往不能改善，常见的永久性并发症是视力丧失。

总之，伽玛刀治疗作为一种无创的肿瘤治疗技术是安全有效的。泪腺腺样囊性癌患者接受伽玛刀治疗后，肿瘤可获得良好的短期控制，但是不能根治。

典型病例：患者，女，28 岁，因左眶内占位性病变行手术切除，病理诊断为泪腺腺样囊性癌。术后 6 个月复查 CT 显示肿瘤复发，病灶位于眶内，球后视神经外侧，侵蚀眶外侧壁。于 2012 年 4 月 12 日行伽玛刀治疗（图 15-14），周边剂量为 18 Gy，等剂量曲线为50％，肿瘤体积为 3.65 cm³。定期复查 MRI 显示肿瘤控制良好，术后 10 个月复查 MRI 提示肿瘤复发并侵袭部分左侧海绵窦。于 2013 年 1 月 28 日行第二次伽玛刀治疗，周边剂量 20 Gy，等剂量曲线为 50％，肿瘤体积为 8.69 cm³。定期复查 MRI 显示肿瘤控制良好，部分缩小，术后 18 个月复查 MRI 提示肿瘤增大并侵

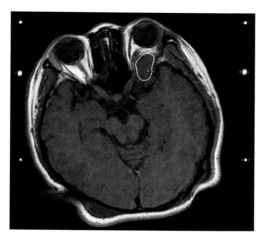

图 15-14　伽玛刀治疗示意图

袭左侧海绵窦及翼腭窝。于 2014 年 7 月 30 日行第三次伽玛刀治疗，周边剂量为 22 Gy，等剂量曲线为45％，肿瘤体积为 24.27 cm³。术后定期复查 MRI，截至 2016 年 2 月 23 日 MRI 显示肿瘤控制良好，部分缩小（图15-15、图 15-16）。

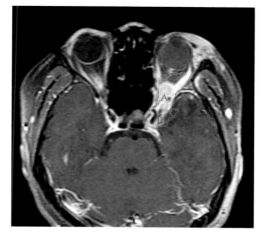

图 15-15　肿瘤体积逐次增大示意图

A.第一次伽玛刀治疗体积；B.第二次伽玛刀治疗体积；
C.第三次伽玛刀治疗体积

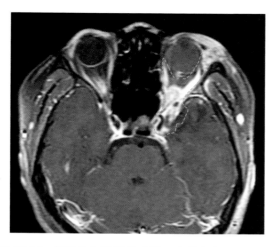

图 15-16　第三次伽玛刀治疗后 7 个月复查 MRI 显示
肿瘤缩小（虚线范围为治疗前肿瘤体积）

参 考 文 献

[1] 刘晓民,徐德生,张志远,等.眶内及眶颅沟通性病变伽玛刀治疗后眼部早期放射性损伤的预防[J].中国微侵袭神经外科杂志,2013,18(5):3.

[2] 唐东润,宋国祥,孙丰源,等.眼眶泪腺腺样囊性癌手术联合放疗的疗效观察[J].眼科研究,2002,20(1):69-71.

[3] 朱建波,李彬,孙宪丽,等.泪腺上皮性肿瘤261例的临床和组织病理学特点分析[J].中华眼科杂志,2004,40(4):220-224.

[4] Douglas J G, Laramore G E, Austin-Seymour M, et al. Neutron radiotherapy for adenoid cystic carcinoma of minor salivary glands[J]. Int J Radiat Oncol Biol Phys,1996,36(1):87-93.

[5] Tellado M V, McLean I W, Specht C S, et al. Adenoid cystic carcinomas of the lacrimal gland in childhood and adolescence[J]. Ophthalmology,1997,104(10):1622-1625.

[6] Garden A S, El-Naggar A K, Morrison W H, et al. Postoperative radiotherapy for malignant tumors of the parotid gland[J]. Int J Radiat Oncol Biol Phys,1997,37(1):79-85.

[7] Tellado M V, McLean I W, Specht C S, et al. Adenoid cystic carcinomas of the lacrimal gland in childhood and adolescence[J]. Ophthalmology,1997,104(10):1622-1625.

(刘　东　徐德生)

第九节　原发性眼眶静脉曲张

原发性眼眶静脉曲张是常见的眶内血管畸形,占眼眶疾病的5%左右,临床上多以体位性眼球突出为特征,因其多位于肌锥内,手术切除出血较多,难度较大,并发症多,术后易复发。特别是多条静脉迂曲成团、范围较大的静脉曲张因混杂有正常组织结构,切除甚为困难,故眶后段病变一般不主张手术切除,多采用保守性治疗。伽玛刀自20世纪问世以来,其治疗范围已由最初的功能性疾病逐渐扩大到各类颅脑疾病,其中也包括大量眼眶疾病,为这类疾病患者提供了新的治疗选择。

一、伽玛刀治疗适应证

原发性眼眶静脉曲张患者会出现体位性眼球突出,大部分患者经注意避免低头和过度用力可暂时缓解,但随病情进展,患者出现平卧位或头低位时疼痛,影响正常生活和工作,有眶内出血史,或有体位性眼球突出长时间不能复位或视力减退甚至丧失者,手术后复发者可以选择伽玛刀治疗。对于有迫切治疗要求者可适当放宽治疗指征。

二、伽玛刀治疗过程要点

1. 定位方法　由于原发性眼眶静脉曲张患者病灶体积因体位不同而发生变化,故伽玛刀治疗定位时应根据患者临床特点选择相应的体位,使患者在伽玛刀治疗时的头部位置与定位扫描时保持一致。部分患者仰卧位时病灶不显影,可采取俯卧位进行定位扫描,且扫描应在曲张静脉充分充盈后进行,治疗过程中尽量避免体位变动,如必须改变体位,则继续治疗应等待患者曲张静脉充分充盈后再进行。

2. 靶区范围确定　根据患者定位影像结果确定伽玛刀治疗的照射靶区范围,因静脉曲张血液来源于眼静脉,因此靶点多选择在曲张静脉近眶尖端,眼眶外侧壁的部位,此处多为交通血管所在部位,同时因大部分患者血液来自同侧海绵窦静脉,治疗时可同时照射患侧海绵窦静脉。由于曲张静脉的体积具有随体位变化的特点,因此治疗体积的选择不同于一般肿瘤,往往不需要全体积照射,这样选择照射靶点既可将曲张静脉交通血管置于靶区之内,又可避免视神经及眼球受到较高剂量的照射。曲张静脉环绕视神经者或病灶体积较大视神经可能受损者可考虑进行分期治疗,以有效降低视神经受损的风险,间隔期一般不小于 6 个月。

3.剂量选择　眼眶内病变采取伽玛刀治疗时主要依据病变性质、体积,病变与视神经及眼球的关系、视力情况等因素进行剂量选择。本病为单支静脉囊状扩张或多支静脉迂曲扩张所致,病变充盈时体积显著增大,多挤压视神经及眼球。鉴于曲张血管内血液平时处于缓慢流动甚至静止状态,且伽玛刀治疗脑海绵状血管瘤等时的剂量一般选择 15～20 Gy,故我们选择 15～18 Gy 周边剂量进行治疗,视神经及眼球后极处剂量控制在 10 Gy 以内,取得良好疗效,并发症较少。

4.视力问题　治疗后视力能否保留以及受损的视力能否改善是医生和患者均十分关注的问题。Leber 等的研究显示,如果视神经受照剂量<10 Gy,视神经功能不会受到影响;若照射剂量为 10～15 Gy,视神经病变的发生率为 26.7％;若照射剂量>15 Gy,视神经病变的发生率为 77.8％。在确保给予病灶足够照射剂量的同时,应尽量选用小直径的准直器,以提高照射的精度,并有效降低视神经受照射的体积,最大限度地减少射线对视神经的损伤。伽玛刀治疗时与定位时体位应保持一致,否则眼球后退,眼球内受照剂量可能增高,将引起白内障、眼内出血等并发症。另外,剂量设计时应用堵塞射线通道的方法对晶状体、角膜等重要结构进行保护,以减少远期放射性损伤并发症的发生。

三、治疗机制探讨

伽玛刀治疗原发性眼眶静脉曲张的机制目前尚不清楚,可能是通过射线聚焦照射,交通血管及曲张静脉闭塞,血液无法再进入曲张静脉内部;此外,射线照射引起曲张静脉血管内皮下结缔组织增生、增厚,弹性下降,容受性扩张能力降低导致静脉无法扩张,也可能是本病治疗有效原因之一,但尚缺乏病理支持。

典型病例如图 15-17 所示。

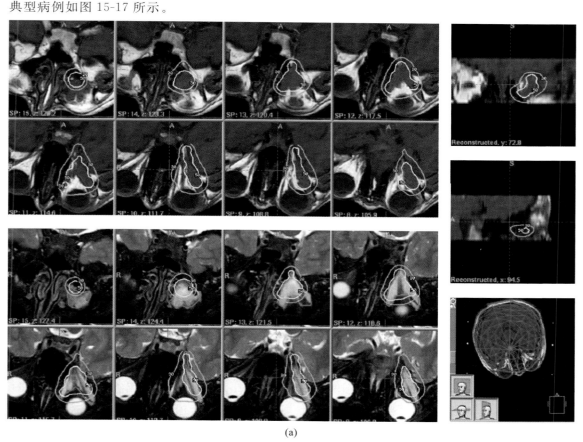

(a)

图 15-17　右侧原发性眼眶静脉曲张患者行伽玛刀治疗前后俯卧位 MRI 影像

（a）伽玛刀剂量计划（患者取俯卧位）;（b）（c）伽玛刀治疗后 12 个月 MRI（患者取俯卧位）,此时患者体位性眼球突出症状已消失

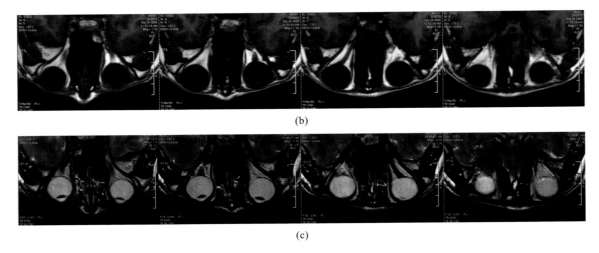

(b)

(c)

续图 15-17

参 考 文 献

[1] 徐德生,贾强,郑立高,等.眶内及眶颅沟通性肿瘤的伽玛刀放射治疗[J].立体定向和功能性神经外科杂志,2005,18(5):296-298.

[2] 徐德生,刘东,周晓东,等.原发性眼眶静脉曲张的伽玛刀治疗(附 14 例分析)[J].中国微侵袭神经外科杂志,2008,13(1):10-12.

[3] 徐德生,郑立高,贾强,等.眶内肿瘤伽玛刀放射外科治疗[J].生物医学工程与临床,2003,7(1):22-24.

[4] 周晓冬,宋国祥,张虹,等.原发眼眶静脉曲张的彩色多普勒超声检查[J].中华医学超声杂志(电子版),2007,4(5):279-281.

[5] Leber K A,Berglöff J,Pendl G. Dose-response tolerance of the visual pathways and cranial nerves of the cavernous sinus to stereotactic radiosurgery[J]. J Neurosurg,1998,88(1):43-50.

[6] Thompson T P,Lunsford L D,Flickinger J C. Radiosurgery for hemangiomas of the cavernous sinus and orbit:technical case report[J]. Neurosurgery,2000,47(3):778-783.

[7] Weill A,Cognard C,Castaings L,et al. Embolization of an orbital varix after surgical exposure[J]. Am J Neuroradiol,1998,19(5):921-923.

[8] Xu D,Liu D,Zhang Z,et al. Gamma knife radiosurgery for primary orbital varices:a preliminary report[J]. Br J Ophthalmol,2011,95(9):1264-1267.

(刘　东　徐德生)

第十节　眼眶动静脉畸形

动静脉畸形(arteriovenous malformation,AVM)原发于眶内者少见,动静脉直接交通,表现为动脉血的血流动力学特征,血液特征性顺行性地分流至静脉系统。

一、临床表现

病变位于眼眶前部,可见轻度发蓝的搏动性肿块;若巩膜静脉压力增高,使眼球表面血管增粗,呈螺旋状,可引起青光眼。畸形血管位于肌锥内或眶尖引起眼球突出、发红及疼痛,可闻及杂音和出现特征性搏动性眼球突出,视神经萎缩,视力下降。过多的血液直接通过畸形的眶内动静脉,可造成眼球供血不足而引起局部缺血。畸形的血管破裂引起自发性眶内出血。以血管造影结果为诊断标准,以评估颈内动脉、颈外动脉和眼眶静脉系统。

二、治疗

单独手术有出血和失血过多的风险,术前血管内栓塞和黏合血窦可显著降低手术结扎和减容的风险。由于炎症和侧支循环迅速发展,一般在栓塞后 24～48 h 行切除术。伽玛刀治疗颅内 AVM 的良好效果已得到广大医患的认可。天津医科大学第二医院对眶内 AVM 患者采取伽玛刀治疗已取得较好效果。

三、典型病例

患者,女,31 岁,因右眶 AVM 部分切除术后 4 年,右侧搏动性眼球突出加重 2 个月,行伽玛刀治疗。周边剂量为 18 Gy,等剂量曲线为 50%。伽玛刀治疗后 2 个月眼球突出加重,经脱水药物和甲泼尼龙治疗症状缓解,9 个月随访时复查 DSA 示血管畸形闭塞,14 个月时复查 MRI 示眶内结构恢复正常,眼球复位,右眼视力无下降(图 15-18)。

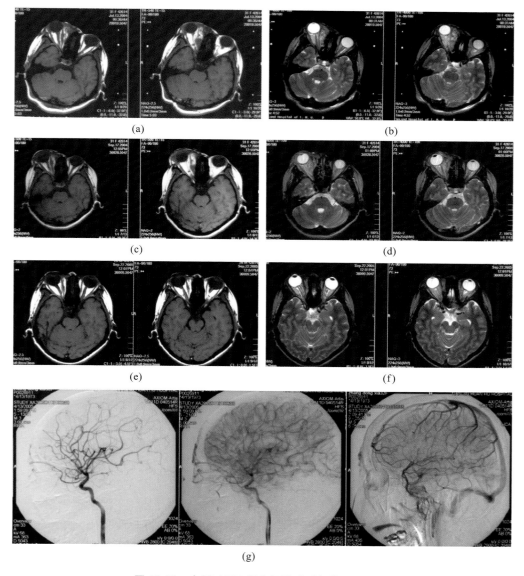

图 15-18　右眶 AVM 部分切除术后行伽玛刀治疗

(a)伽玛刀定位 MRI T1WI;(b)伽玛刀定位 MRI T2WI;(c)伽玛刀治疗后 2 个月 MRI T1WI;(d)伽玛刀治疗后 2 个月 MRI T2WI;
(e)伽玛刀治疗后 14 个月 MRI T1WI;(f)伽玛刀治疗后 14 个月 MRI T2WI;(g)伽玛刀治疗后 9 个月随访时复查 DSA

参 考 文 献

[1] Goldberg R A，Garcia G H，Duckwiler G R. Combined embolization and surgical treatment of arteriovenous malformation of the orbit[J]. Am J Ophthalmol,1993,116(1):17-25.

[2] Rootman J，Heran M K，Graeb D A. Vascular malformations of the orbit:classification and the role of imaging in diagnosis and treatment strategies[J]. Ophthalmic Plast Reconstr Surg,2014,30(2):91-104.

[3] Tan B，Rootman J，Seah L L. Combined radiological intervention and surgical excision of a periorbital arteriovenous fistula[J]. Orbit,2013,32(3):181-183.

[4] Warrier S，Prabhakaran V C，Valenzuela A，et al. Orbital arteriovenous malformations[J]. Arch Ophthalmol,2008,126(12):1669-1675.

（刘　东　徐德生）

第十一节　其他眼科疾病的放射外科治疗

眼科疾病除眼球及眼眶肿瘤和血管性疾病能够进行放射外科治疗外，一些常见的眼科疾病也有放射外科治疗的个案报道，取得了一定的疗效，解决了眼科医生在临床工作中遇到的一些棘手问题。简述如下。

一、甲状腺相关性眼病

甲状腺相关性眼病（thyroid-associated ophthalmopathy，TAO）是与多种甲状腺疾病相关、以眼球突出为主要表现的器官特异性自身免疫性疾病。其眼部改变主要分为两种类型：一类为单纯性眼球突出，与甲状腺功能亢进（简称甲亢）所致交感神经兴奋眼外肌群和上睑提肌相关；另一类为浸润性眼球突出，眶内和球后组织淋巴细胞、成纤维细胞浸润及脂肪组织增加，与自身免疫反应相关。临床症状轻者表现为眼睛畏光、流泪、疼痛、异物感、眼红；重者复视、眼睑闭合不全、眼球运动障碍，甚至失明。随着甲亢发病率的升高，TAO 发病率也逐年攀升，据统计，TAO 发病率在成人所有眼科疾病中居首位，占比约为20%。其给患者生活带来了严重影响。目前 TAO 的发病机制仍不清楚，并且缺乏有效的治疗方法，特别是对于中、重度 TAO 的患者。

放射治疗已经在临床上使用了数十年，是一种重要的治疗方法。眼眶传统放射治疗与组织受照射后的多种副作用有关。并发症的发生率随所用放射剂量的增加而增加。正常组织受照射的程度和剂量的分配也非常重要。放射治疗常见的眼部副作用是放射性视网膜病变和视神经病变，有时会引起放射性巩膜坏死。这些副作用可能会导致失明，甚至眼球摘除。另一个常见的并发症是白内障。有学者提出，严重的高血压或糖尿病性视网膜病是眼眶放射治疗的绝对禁忌证，而没有视网膜病的糖尿病应被视为相对禁忌证。年龄低于 35 岁者不应使用传统放射治疗方法。

近年来伽玛刀治疗的应用范围已由神经外科疾病逐渐扩展到各类颅脑疾病（包括眼眶疾病）。有学者报道了 5 例 TAO 的伽玛刀治疗经验，采用 50% 等剂量曲线、剂量 6.5 Gy 照射肥大增厚的眼外肌，治疗后 5 例患者的症状均有不同程度的改善，在 2 年随访期内未发生不良反应。研究者指出，伽玛刀治疗宜在尚处于炎症浸润阶段的本病早期进行，以避免患者眼球突出症状进一步恶化。立体定向放射外科技术应用于 TAO 的治疗时，与传统的球后放射治疗技术相比，其具有以下优点：① 可精确勾画靶区及危及器官；② 可使靶区内照射剂量分布精准均匀；③ 可更有效地保护周围正常组织，从而减少放射性反应。根据本研究结果中的等剂量曲线图及剂量体积直方图，伽玛刀放射外科技术可以达到较好的剂量分布，满足 TAO 精确放射治疗的需求，具有较好的安全性及有效性。

　　典型病例:患者,女,57岁,因双侧眼眶TAO,激素治疗3个月症状持续加重,右侧眼球突出加重2个月,MRI显示双侧眼外肌肥大,拟先行右侧伽玛刀治疗。周边剂量为10 Gy,等剂量曲线为50%。伽玛刀治疗后10个月复查MRI显示右侧眼外肌恢复正常,眼球复位,右眼视力无下降(图15-19)。患者拟继续行伽玛刀治疗左侧TAO。

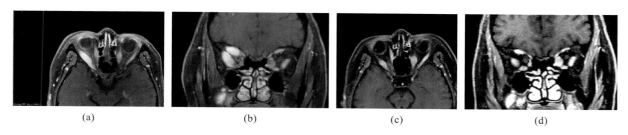

(a)　　　　　　　(b)　　　　　　　(c)　　　　　　　(d)

图15-19　甲状腺相关性眼病行伽玛刀治疗后效果

(a)伽玛刀定位影像轴位强化T1WI;(b)伽玛刀定位影像冠状位强化T1WI;(c)伽玛刀治疗后10个月复查轴位强化T1WI;(d)伽玛刀治疗后10个月复查冠状位强化T1WI

二、青光眼

　　青光眼是眼内压间断或持续升高的一种常见的疑难眼科疾病,发病率达1%,45岁以上成人发病率升至2%。持续的眼内压升高可以对眼球的各部分组织和视功能造成损害,导致视神经萎缩、视野缩小、视力减退,大约10%的患者最终发展为单侧或双侧失明,青光眼已成为导致人类失明的三大致盲眼病之一。青光眼的治疗包括药物治疗、激光治疗、冷冻治疗和手术治疗,其治疗的核心内容是降低眼内压。绝对期青光眼患者,眼内压持续升高,眼球疼痛明显,患者往往面临是否摘除眼球的选择。在伽玛刀治疗靠近睫状体的脉络膜黑色素瘤后,随访时发现患者由黑色素瘤引起的继发青光眼所致的眼痛能够得到缓解。此后有学者针对绝对期青光眼患者进行伽玛刀治疗,疼痛缓解率达77%,免除了部分患者眼球摘除的痛苦。其治疗方案如下:选用伽玛刀8 mm准直器照射患眼睫状体,等剂量曲线为50%,处方剂量为15 Gy,对于视力已丧失的患者处方剂量提高至20 Gy。患者眼痛在2～32周缓解,平均疼痛缓解时间为6周,患者眼内压由平均51.3 mmHg(23～68 mmHg)降至27 mmHg(8～48 mmHg)。关于青光眼伽玛刀治疗适应证的选择、治疗时机的选择、治疗方案的优化以及远期并发症等仍需更多病例的积累和更长时间的随访来获得。

三、老年性黄斑变性

　　老年性黄斑变性亦称年龄相关性黄斑变性(age-related macular degeneration,ARMD),是与年龄相关的导致失明的重要眼科疾病。在欧美地区,老年性黄斑变性是65岁以上老年人致盲最常见的病因。随着我国社会日趋步入老龄化,老年性黄斑变性逐渐成为重要的致盲性眼病。伽玛刀治疗用于老年性黄斑变性的报道最早见于2000年。Haas等选用90%等剂量曲线、10 Gy处方剂量,单次放射治疗黄斑下新生血管的老年性黄斑变性患者,10例患者中仅1例复发。Henderson等报道,7例老年性黄斑变性患者行伽玛刀治疗,选用12 Gy处方剂量单次照射,经2.2年随访,疗效满意。

参 考 文 献

[1] Antico J C,Crovetto L,Tenca E,et al. Initial experience with gamma knife surgery for endocrine ophthalmopathy[J]. J Neurosurg,2005,102(Suppl):272-275.

[2] Ares W J,Flickinger J C,Lunsford L D. Leksell radiosurgery for orbital, uveal, and choroidal tumors[J]. Prog Neurol Surg,2019,34:298-305.

[3] Gorman C A,Garrity J A,Fatourechi V,et al. A prospective,randomized,double-blind,placebo-controlled study of orbital radiotherapy for Graves' ophthalmopathy[J]. Ophthalmology,2020,

127(4S):S160-S171.

［4］ Kishan A U，Modjtahedi B S，Morse L S，et al. Radiation therapy for neovascular age-related macular degeneration［J］. Int J Radiat Oncol Biol Phys，2013，85(3):583-597.

［5］ Kotwal A，Stan M. Current and future treatments for Graves' disease and Graves' ophthalmopathy［J］. Horm Metab Res，2018，50(12):871-886.

［6］ Lišc Ák R，Vladyka V. Radiosurgery in ocular disorders: clinical applications［J］. Prog Neurol Surg，2007，20:324-339.

［7］ Şahlı E，Gündüz K. Thyroid-associated ophthalmopathy［J］. Turk J Ophthalmol，2017，47(2):94-105.

［8］ Senra H，Joseph S，Balaskas K，et al. Patient perceptions and experiences of stereotactic radiotherapy for wet age-related macular degeneration［J］. Eur J Ophthalmol，2016，26(4):e80-e82.

［9］ Vladyka V，Liscák R，Subrt O，et al. Initial experience with gamma knife radiosurgery for advanced glaucoma［J］. J Neurosurg，2000，93(Suppl 3):180-183.

（刘　东　徐德生）

第十六章　脑转移瘤的立体定向放射外科治疗

第一节　脑转移瘤的立体定向放射外科治疗概述

一、立体定向放射外科处理有限个数脑转移瘤(1~4个)

在二三十年前,全脑放射治疗(WBRT)是脑转移瘤(BM)患者使用最广泛的治疗方法,但是,近二十年来,这种趋势迅速改变。随着恶性肿瘤治疗手段的不断进步,患者生存期显著延长,最大限度地减少放射治疗对神经认知功能的影响或降低脑损伤的风险、维持生活质量(QOL)对BM患者而言越来越重要。立体定向放射外科(SRS)治疗应用于BM患者最初是为了提高肿瘤的局部控制率而与WBRT联合使用,目前被单独应用或作为术后手术腔的辅助治疗。在某些情况下,SRS治疗可以使BM患者获得与手术切除相似甚至更好的局部控制效果,而没有神经外科手术的风险和并发症。

最近一项针对有1~3个BM的患者的Ⅲ期随机临床研究,将SRS与SRS+WBRT进行对比。该研究纳入208例患者,主要的研究终点是神经认知功能评分的变化。在SRS+WBRT联合组中91.7%的患者出现认知功能下降,而在SRS组中,只有63.5%($p<0.001$)。补充WBRT后较受影响的认知功能包括即刻回忆、延迟回忆和言语流畅度。在生存期大于12个月的患者中,补充WBRT后更频繁出现认知功能下降,大多数表现在执行能力方面($p=0.05$)。而两组的中位生存期并没有统计学差异(10.4个月 vs 7.4个月,$p=0.92$)。

近年来,越来越多的临床研究证实了这一结果,SRS治疗在BM患者管理中的作用明显优于传统的WBRT,在总体生存期无显著变化的情况下更好地保护了神经认知功能。在过去的十年中,SRS治疗已经成为一般状态良好、有1~4个病灶的BM患者的标准治疗方式。由于SRS治疗对生存预后无显著性影响,而且在神经认知毒性方面较WBRT显著性降低,目前SRS治疗BM已被美国放射肿瘤学会(ASTRO)和国际立体定向放射外科学会(ISRS)作为共识推荐,并反对对有限个数病灶的BM患者常规使用WBRT,而仅将其作为挽救性治疗措施。

二、立体定向放射外科(SRS)处理4个以上广泛性脑转移瘤(BM)

ASTRO最新的BM指南发表于2012年,当时还缺乏4个以上新诊断的BM的1级证据,也没有进行关于辅助SRS治疗和WBRT之间神经认知结果的大型研究。2014年,ASTRO明智选择倡议(choosing wisely campaign)建议,在严密的监测下,不需要在SRS治疗中常规联合应用WBRT。近年来,随着新的临床研究证据的不断发表,有限(limited)BM的定义也在不断演变。与2017年版相比,2018年版NCCN指南更新了对BM的"有限"的定义,取消了以往"有限指1~3个BM"的定义而更改为没有明确的数量限制,还强调"除了一般情况太差或系统肿瘤控制不佳者,SRS治疗通常比WBRT更应优先推荐"。NCCN指南目前将"有限BM"定义为"与WBRT相比,SRS治疗对这一组患者同样有效,并能提供显著的神经认知保护"。近年来,随着Yamamoto等的一系列研究的推动,"有限BM"的概念(根据BM数量或总体积来定义)还在不断发生变化。长期以来,对于SRS处理广泛性BM一直存在几个误区。

(一)误区一:立体定向放射外科(SRS)治疗不应用于10个以上脑转移瘤(BM)

在多中心前瞻性研究(JLGK0901)中,有2~4个BM的患者($n=531$)与有5个或5个以上BM的患者($n=208$)具有相同的中位生存期（10.8 个月）。两组间的神经系统死亡率或局部复发率没有差别。日本的一份报道中包括 778 例患者，1～10 个 BM 的总体肿瘤体积＜15 cm³——符合多中心前瞻性研究（JLGK0901）的标准——有 1～2 个、3～4 个、5～6 个或 7～10 个 BM 的患者的总体生存率（OS）没有发现存在显著差异。Yamamoto 等认为，单纯进行放射外科治疗、有 5 个或 5 个以上 BM 的患者并不比单独使用 SRS 治疗、有 2～4 个 BM 的患者的结果差。在该系列研究中，单变量分析显示，总体肿瘤体积与较差的生存率显著相关。次要因素，包括性别、年龄＜ 65 岁、KPS 评分≥80 分、稳定的颅外疾病，以及缺乏神经系统症状，与较高的总体生存率显著相关。研究小组进一步通过病例匹配分析评估有 10 个或 10 个以上 BM 的患者采用 SRS 治疗的效果，没有发现组之间的总体生存率或神经系统死亡率，以及局部复发率、对新的病灶重复行 SRS 治疗或并发症等指标存在差异。此外，其他的类似研究也提供了额外的证据，研究者发现，有 1～5 个、6～10 个、11～15 个甚至更多的 BM 的患者行 SRS 治疗后的总体结果没有差异。

有研究将颅内转移瘤的数目作为独立预测因素。Bhatnagar 等和 Baschnagel 等的研究证明，BM 的总体积而不是 BM 的数目与总体生存率的相关性有统计学意义。Likhacheva 等报道，251 例 BM 患者接受 SRS 治疗作为初始治疗，并发现总体肿瘤体积＞ 2 cm³ 对总体生存率有预测作用，BM 的数目并不是总体生存率的显著预测因子。

（二）误区二：WBRT 能处理微转移灶，显著降低神经系统死亡率

微转移灶（影像上不可见的微小转移灶），通常应作为接受 WBRT 而不是 SRS 治疗的理论依据。一些医生认为，超过 10 个转移瘤的患者发生微转移瘤的概率较高，因此 WBRT 对这些患者来说可能是更好的选择。然而，高分辨率 MRI 可以识别直径 2 mm 以上的 BM。因此在临床密切随访监控下，患者在 SRS 治疗后局部复发（由于未识别的微转移瘤）可接受挽救性 SRS 治疗。

在 Sahgal 等的荟萃分析中，增加 WBRT 仅将神经系统死亡率从 30％降至 25％。考虑到 WBRT 带来的神经毒性反应，为了减少这 5％的神经系统死亡率而让所有患者进行 WBRT 是不合理的。与这一结果相似，多中心前瞻性研究（JLGK0901）对有多达 10 个 BM 的 1194 例患者仅使用 SRS 治疗而未辅助应用 WBRT，其报道的神经系统死亡率也只有 8％。随着恶性肿瘤靶向治疗、免疫治疗等治疗手段的进步，利用 WBRT 控制微转移瘤的理念现在已经很少受到关注。

（三）误区三：立体定向放射外科（SRS）治疗 10 个以上 BM 会导致脑部接受过高的放射剂量

虽然人们逐渐接受多发性 BM 患者不用 WBRT 而仅进行 SRS 治疗的理念，但 SRS 治疗对多发性脑转移瘤是否同样会让脑组织接受过高的放射剂量而导致严重的脑部放射性毒副作用仍然存在疑问。

Hatiboglu 等开展了一项研究，目的是比较在伽玛刀治疗不同数目和体积的 BM 时患者脑部接受的放射剂量的变化。作者在 Leksell 伽玛刀剂量计划系统上模拟了包括 0.1 cm³、0.5 cm³、1 cm³、2 cm³ 和 5 cm³ 等不同肿瘤体积和包括 1 个、3 个、5 个、10 个、15 个、20 个和 25 个等不同肿瘤数目的治疗计划。他们采用了较低的处方剂量（20 Gy 和 18 Gy）方案和较高处方剂量（24 Gy 和 20 Gy）方案。在较低处方剂量方案中，按 50％等剂量曲线给予周边剂量，在病灶数目低于 15 个时，使用 20 Gy；当病灶数目等于或大于 15 个时，使用 18 Gy。在较高处方剂量的方案中，周边剂量 24 Gy 用于体积小于 5 cm³ 的病灶，体积大于等于 5 cm³ 的病灶使用 20 Gy。对每个方案计算平均全脑剂量、全脑累积剂量，以及受照 12 Gy 的脑体积（$V_{12\,Gy}$）。他们的分析表明，相比于病灶数目，总体肿瘤体积更能有意义地预测 $V_{12\,Gy}$，而且他们发现总体肿瘤体积和 $V_{12\,Gy}$ 之间存在线性关系。他们还发现总体肿瘤体积相比于病灶数目，更能有意义地预测平均全脑剂量和全脑累积剂量。这项研究表明，使用单次伽玛刀立体定向放射外科技术可以安全治疗小体积到中等体积的多发病灶。

Rivers 等比较了 BM 个数对正常脑组织接受的放射剂量的影响。研究发现脑部接受的放射剂量与总体肿瘤体积相关而与个数无关。只有当 BM 总体积超过 25 cm³ 时，脑部接受的总放射剂量才会超过 3.0 J。3.0 J 相当于全脑接受一次 2.4 Gy 的放射治疗，甚至要低于 WBRT 单次分割的剂量。

近年来的研究表明，对于脑功能的保护，我们应该更关注 BM 的总体积，而不是 BM 的个数。

三、术后立体定向放射外科(SRS)治疗和术前新辅助立体定向放射外科(SRS)

过去认为术后 WBRT 是单纯 BM 手术后的标准治疗方法,但随着人们对 WBRT 相关神经认知后遗症了解的深入,人们对这一标准治疗方法提出疑问,并提出进行术后 SRS 治疗。一项独立的单中心研究报道,单纯 BM 手术后的患者,术后 SRS 治疗比术后 WBRT 对神经认知后遗症影响更小。

下面是几个Ⅲ期临床试验的相关报道。在多机构联合试验 N107C 中,BM 手术后的患者被随机分配到术后 WBRT 组或术后瘤腔 SRS 组,术后瘤腔 SRS 组的患者在瘤腔周围增加 2 mm 靶区边缘,同时对其他完整的 BM 进行 SRS 治疗。该试验显示,术后 SRS 治疗比术后 WBRT 更能保护神经认知功能。MD 安德森癌症中心的研究人员进行了一项单中心研究,将有 1~3 个 BM 的术后患者随机分为两组,观察组接受术后瘤腔 SRS 治疗,对照组行单纯手术切除,两组都对其他剩余的完整 BM 行 SRS 治疗。观察手术腔内的局部复发情况。对照组患者 1 年的局部控制率为 43%,观察组患者 1 年的局部控制率为 72%($p=0.015$)。根据 EORTC 22952-26001 研究,比较有 1~3 个 BM 的患者手术后辅助 WBRT 与 SRS 治疗的效果,结果显示两组患者的功能独立性主要终点的持续时间相似。2018 年发表的 JCOG0504 试验的结果显示,在进行手术切除的有 1~4 个 BM 的患者中,术后 SRS 治疗比术后 WBRT 效果好,在总体生存率的主要终点(两组中位值 16.5 个月)上没有显著差异。以上这些研究证实 SRS 治疗是一种有效的辅助治疗,可以降低手术切除后瘤腔局部的复发率。

虽然一些研究证实术后 SRS 治疗的有效性,但是我们不能忽略术后瘤腔体的形状变化带来的挑战,术后 SRS 瘤腔的靶区勾画变得复杂,而且,随着术后时间的延长,肿瘤在手术道和软脑膜中播散的风险也增加,导致 SRS 治疗具有比 WBRT 更高的局部失败率,且增加了肿瘤发生软脑膜扩散及周围组织发生放射性坏死的风险。N107C 试验中肿瘤局部复发数据表明,术后 SRS 治疗比术后 WBRT 的肿瘤局部控制率差,这可能与术后瘤腔体的变形有关。目前,为了减少术后靶区勾画的差异,由数位国际公认的专家组成的小组制定了术后瘤腔形状指南。有研究者通过利用 10 例不同患者的 CT 图像独立勾画了临床靶区,其中 8 张图像高度一致,仅幕下疾病患者和靠近横窦或硬脑膜病变患者的图像上出现差异。另外,软脑膜疾病(LMD)的扩散可能与瘤腔 SRS 治疗有关,特别是在肿瘤位于颅后窝的患者中,LMD 发生率更高。因此,研究者提出 BM 患者在手术切除前进行 SRS 治疗,以解决瘤腔靶区勾画的问题,理论上完整的 BM 比术后瘤腔更容易进行靶区勾画,而且可以把放射性坏死和 LMD 扩散的风险降到最低。目前,一些机构进行了术前 SRS 治疗与术后 WBRT 的研究,结果显示,术前 SRS 治疗可降低 LMD 发生率(术前 SRS 治疗患者(3.5%) vs 术后 WBRT 患者(9.0%);$p=0.66$),但术前 SRS 治疗比术后 WBRT 的放射性坏死发生率高(术前 SRS 治疗患者(5.6%) vs 术后 WBRT 患者(0))。但是,目前关于术前 SRS 治疗作用的相关研究较少,术前或术后 SRS 治疗的潜在优势和劣势在很大程度上还停留在理论基础上,还需要进行更多的研究。比较术前 SRS 治疗与术后瘤腔 SRS 治疗效果的随机对照试验,其中应该包括肿瘤体积和组织学分层方面的研究。这样的试验可以评估肿瘤局部控制的程度,放射性坏死的风险和随后的 LMD 风险。最近,两项Ⅲ期临床试验(NCT03750227 和 NCT03741673)已经启动,目的是比较术前和术后不同主要终点放射治疗的效果(中枢神经系统复合终点事件和 1 年 LMD 的发生率)。

四、分次立体定向放射外科(SRS)

在过去的研究中,对于直径>2 cm 的转移瘤,单次 SRS 治疗的肿瘤局部控制效果不理想。因此,我们根据分次放射生物学的优势,并结合与 SRS 相关的陡峭剂量梯度和较小治疗边界,对直径>2 cm 的转移瘤进行分次放射治疗(2~5 次)。Minniti 等进行了一项研究,将肿瘤直径>2 cm 的 BM 患者随机分成两组,一组进行单次 SRS 治疗,给予周边剂量 15~18 Gy;另一组则分 3 次进行 SRS 治疗,给予总的周边剂量 27 Gy。研究表明,分次 SRS 治疗比单次 SRS 治疗的局部控制率高(91% vs 77%;$p=0.01$),而且分次 SRS 治疗比单次 SRS 治疗放射性坏死的发生率低(9% vs 18%;$p=0.01$)。另外,在一项对 BM 患者(肿瘤直径>3 cm)的剂量递增研究中,141 例患者被随机分为三组接受 24 Gy、27 Gy 和 30 Gy 剂量的 SRS 治疗。在这些剂量中,30 Gy 组与 27 Gy 组对比,30 Gy 组的放射性坏死发生率更高(37% vs 9%),

而 27 Gy 组与 24 Gy 组对比,24 Gy 组的患者无进展生存率较低(80% vs 65%)。因此,对肿瘤直径>3 cm 的 BM 患者,研究人员认为总剂量为 27 Gy 的方案最佳。同样,有研究人员对分次治疗的时间间隔进行分析研究,结果显示,间隔 1 个月进行分次 SRS 治疗的患者效果更佳,6 个月的局部控制率为 88%,11% 的患者无不良事件发生。一般而言,对脑转移灶较大(肿瘤直径>2 cm)的患者、既往 SRS 治疗后复发的患者、术后有瘤腔的患者或转移灶位于特殊结构附近的患者,可以考虑行分次 SRS 治疗。

五、多疗程立体定向放射外科(SRS)治疗

SRS 能够治疗影像学上看得见的转移灶,但不能治疗影像学上不可见的微转移灶。因此,单独接受 SRS 治疗的患者可能很快出现新的 BM。对于初次 SRS 治疗后复发的患者,哪种疗法最佳尚缺乏有力证据。在对 112 例患者的回顾性分析中,SRS 治疗作为 BM 切除后首选治疗方案时,取得了良好效果,也维持了患者的神经认知功能(NCF)和生活质量(QOL)。数据显示,1 年后发生远期颅内治疗失败的概率为 54%,其中部分患者考虑到 WBRT 的不良反应,选择进行重复 SRS 治疗,推迟使用 WBRT,72% 的患者未行 WBRT。BM 增长的速度是评估 SRS 治疗后患者发生远期颅内治疗失败概率的一种方法。一项多中心研究对 2600 多例患者 SRS 治疗后的远期颅内治疗失败和挽救性措施的数据进行分析,结果提示以下因素使患者发生远期颅内治疗失败的概率增加:BM 数量增加($p<0.001$);接受最低 SRS 剂量($p<0.001$)和患黑色素瘤($p<0.001$)。这些研究提示我们哪些患者能从多疗程 SRS 治疗中获益。

六、立体定向放射外科(SRS)导致的放射性损伤

随着 BM 患者影像学监测频率的增加以及生存期的延长,SRS 治疗 BM 后出现影像学改变的比例越来越高,其原因可能为局部肿瘤进展及放射性坏死(RN)。

尚不清楚放射性脑坏死的确切病理生理机制,两种盛行的学说认为放射性坏死是由多因素引起的。血管性损伤学说认为,辐射可导致瘤周血脑屏障(BBB)破坏,引起放射性坏死进展。胶质细胞学说认为,辐射引起的少突胶质细胞损伤和随后的脱髓鞘反应,可导致放射性坏死发展,从而造成缺氧和周围水肿。为了延缓放射性坏死发展,必须仔细考虑剂量-体积关系,同时进行系统全身性治疗,以及在出现放射性坏死症状之前应用地塞米松进行治疗;然而,抗 VEGF 药物(如贝伐珠单抗)、激光间质热疗(LITT)以及切除手术可用于治疗皮质类固醇难治性放射性坏死的患者。鉴别放射性坏死与肿瘤复发进展是至关重要的,因为这两种情况的处理方式会明显不同,因此需要有经验的神经影像专家参与评估。

根据 Sneed 等的报道,SRS 治疗后 1 年的局部复发率为 9.2%,1 年中发生放射性坏死的比例约为 14%。其他研究报道,SRS 治疗后肿瘤局部复发的比例为 7%~27.5%,症状性放射性脑病的发生率为 2%~10%。放射性坏死发生的相关因素包括靶区体积及剂量,SRS 治疗前是否行放射治疗及系统性治疗。在一项针对 180 例患者的研究中,Colaco 等观察到同时接受 SRS 治疗和免疫治疗或靶向治疗的患者发生放射性坏死的比例相对于单独使用 SRS 治疗的患者更高。另一项研究显示,在黑色素瘤脑转移患者中,SRS 治疗联合应用 BRAF 抑制剂组发生放射性坏死的比例比单独使用 SRS 治疗组要高。出现该种现象的机制尚不明了。目前针对放射性坏死的治疗包括手术、糖皮质激素治疗、抗 VEGF 药物治疗等。目前证实,激光间质热疗对多种颅内疾病有效。MRI 导向激光间质热疗对放射性坏死及局部转移瘤进展均有效。一项多中心临床研究(NCT01651078)针对 SRS 治疗 BM 后出现影像学改变并接受激光消融术的患者,评估疗效与相关毒性。该研究结果表明,无论是 KPS 评分,还是认知功能评估,激光消融术都能为患者带来益处,而且其副作用小,安全性高,值得临床进一步分析探讨。

参 考 文 献

[1]   Angelov L,Mohammadi A M,Bennett E E,et al. Impact of 2-staged stereotactic radiosurgery for treatment of brain metastases ≥ 2 cm[J]. J Neurosurg,2018,129(2):366-382.

[2]   Aoyama H,Shirato H,Tago M,et al. Stereotactic radiosurgery plus whole-brain radiation therapy vs stereotactic radiosurgery alone for treatment of brain metastases:a randomized controlled trial

［J］. JAMA，2006，295（21）：2483-2491.

［3］　Brown P D，Ballman K V，Cerhan J H，et al. Postoperative stereotactic radiosurgery compared with whole brain radiotherapy for resected metastatic brain disease（NCCTG N107C/CEC•3）：a multicentre，randomised，controlled，phase 3 trial［J］. Lancet Oncol，2017，18（8）：1049-1060.

［4］　Chao S T，De Salles A，Hayashi M，et al. Stereotactic radiosurgery in the management of limited（1-4）brain metasteses：systematic review and international stereotactic radiosurgery society practice guideline［J］. Neurosurgery，2018，83（3）：345-353.

［5］　Choi C Y，Chang S D，Gibbs I C，et al. Stereotactic radiosurgery of the postoperative resection cavity for brain metastases：prospective evaluation of target margin on tumor control［J］. Int J Radiat Oncol Biol Phys，2012，84（2）：336-342.

［6］　Farris M，McTyre E R，Cramer C K，et al. Brain metastasis velocity：a novel prognostic metric predictive of overall survival and freedom from whole-brain radiation therapy after distant brain failure following upfront radiosurgery alone［J］. Int J Radiat Oncol Biol Phys，2017，98（1）：131-141.

［7］　Kayama T，Sato S，Sakurada K，et al. Effects of surgery with salvage stereotactic radiosurgery versus surgery with whole-brain radiation therapy in patients with one to four brain metastases（JCOG0504）：a phase Ⅲ，noninferiority，randomized controlled trial［J］. J Clin Oncol，2018，JCO2018786186.

［8］　Kim K H，Kong D S，Cho K R，et al. Outcome evaluation of patients treated with fractionated gamma knife radiosurgery for large（＞3 cm）brain metastases：a dose-escalation study［J］. J Neurosurg，2019，16：1-10.

［9］　Kocher M，Soffietti R，Abacioglu U，et al. Adjuvant whole-brain radiotherapy versus observation after radiosurgery or surgical resection of one to three cerebral metastases：results of the EORTC 22952-26001 study［J］. J Clin Oncol，2011，29（2）：134-141.

［10］　Kotecha R，Damico N，Miller J A，et al. Three or more courses of stereotactic radiosurgery for patients with multiply recurrent brain metastases［J］. Neurosurgery，2017，80（6）：871-879.

［11］　Mahajan A，Ahmed S，McAleer M F，et al. Post-operative stereotactic radiosurgery versus observation for completely resected brain metastases：a single-centre，randomised，controlled，phase 3 trial［J］. Lancet Oncol，2017，18（8）：1040-1048.

［12］　McTyre E，Ayala-Peacock D，Contessa J，et al. Multi-institutional competing risks analysis of distant brain failure and salvage patterns after upfront radiosurgery without whole brain radiotherapy for brain metastasis［J］. Ann Oncol，2018，29（2）：497-503.

［13］　Minniti G，Scaringi C，Paolini S，et al. Single-fraction versus multifraction（3×9 Gy）stereotactic radiosurgery for large（＞2 cm）brain metastases：a comparative analysis of local control and risk of radiation-induced brain necrosis［J］. Int J Radiat Oncol Biol Phys，2016，95（4）：1142-1148.

［14］　Patchell R A，Tibbs P A，Regine W F，et al. Postoperative radiotherapy in the treatment of single metastases to the brain：a randomized trial［J］. JAMA，1998，280（17）：1485-1489.

［15］　Patel K R，Burri S H，Boselli D，et al. Comparing pre-operative stereotactic radiosurgery（SRS）to post-operative whole brain radiation therapy（WBRT）for resectable brain metastases：a multi-institutional analysis［J］. J Neurooncol，2017，131（3）：611-618.

［16］　Routman D M，Yan E，Vora S，et al. Preoperative stereotactic radiosurgery for brain metastases［J］. Front Neurol，2018，9：959.

［17］　Serizawa T，Yamamoto M，Higuchi Y，et al. Local tumor progression treated with gamma knife radiosurgery:differences between patients with 2-4 versus 5-10 brain metastases based on an update of a multi-institutional prospective observational study (JLGK0901) [J]. J Neurosurg, 2019,132(5):1480-1489.

[18] Soliman H, Ruschin M, Angelov L, et al. Consensus contouring guidelines for postoperative completely resected cavity stereotactic radiosurgery for brain metastases[J]. Int J Radiat Oncol Biol Phys,2018,100(2):436-442.

[19] Suh J H, Kotecha R, Chao S T, et al. Current approaches to the management of brain metastases [J]. Nat Rev Clin Oncol,2020,17(5):279-299.

[20] Tsao M N, Rades D, Wirth A, et al. Radiotherapeutic and surgical management for newly diagnosed brain metastasis(es):an American Society for Radiation Oncology evidence-based guideline[J]. Pract Radiat Oncol,2012,2(3):210-225.

[21] Wiggenraad R, Verbeek-de Kanter A, Kal H B, et al. Dose-effect relation in stereotactic radiotherapy for brain metastases. A systematic review[J]. Radiother Oncol,2011,98(3): 292-297.

[22] Yamamoto M, Serizawa T, Shuto T, et al. Stereotactic radiosurgery for patients with multiple brain metastases (JLGK0901):a multi-institutional prospective observational study[J]. Lancet Oncol,2014,15(4):387-395.

[23] Zhang Y, Chang E L. Resection cavity radiosurgery for intracranial metastases:a review of the literature[J]. J Radiosurg SBRT,2014,3(2):91-102.

（龙　浩　钱大棣）

第二节　巨大脑转移瘤的放射外科治疗

一、巨大脑转移瘤的定义和分类

英语文献中通常将巨大脑转移瘤称为"large brain metastasis"。但关于其标准的定义目前尚未形成统一认识。主要定义依据有病灶直径和体积。关于直径有 2 cm、2.5 cm 和 3 cm 的不同标准;体积有 4 cm³、10 cm³ 的标准。由于病灶通常不是理想球形,而直径的测量有一定随意性,因此根据直径进行分类似乎不是很可靠的方法。即便在测量肿瘤体积时也要注意,现有技术条件下,体积的测量数值和扫描的层厚密切相关。层厚越薄,则体积测量越精确。对脑转移瘤使用 3 mm 无间隔扫描可获得增强轴位图像,从图像中得到的具体体积数值可能比较可靠。笔者比较倾向使用体积标准,4 cm³ 的肿瘤,其等效球形的直径约为 2 cm,根据 RTOG90-05 的报告,周边剂量可较高,因此 10 cm³ 作为划分巨大转移瘤的标准可能更为合理。同样要注意的是,转移瘤放射外科治疗中肿瘤区(GTV)通常小于计划靶区(PTV),部分学者甚至认为也要进行外放射治疗,这样一来,使用体积进行不良反应评估时更应该使用 PTV 而不是 GTV。

巨大脑转移瘤根据其内部结构的性质可以分为实体性和囊性;根据其所在部位可分为功能区和非功能区。肿瘤内部结构的性质决定了治疗策略上的差异,而肿瘤是否位于功能区又决定了开颅手术的必要性和可能性。当然,在任何情况下,都不能忽视原发病的种类,是否有相应的驱动基因突变,以及有无利于免疫治疗的相关因素。

二、巨大脑转移瘤的放射外科治疗策略

巨大脑转移瘤不同于小体积转移瘤,发生放射性不良反应的可能性更大。为了解决肿瘤控制和放射

性不良反应的矛盾关系，对于巨大脑转移瘤患者，可以考虑采用如下策略。

(一)低分割治疗

该方法是对传统放射治疗和放射外科治疗的综合改良。目前常用于直接治疗肿瘤和所谓"新联合"治疗(肿瘤术后的瘤腔照射)方案中。剂量分割常见方案为 27 Gy/3fx、30 Gy/3fx、23.1 Gy/3fx、(35～42) Gy/(8～10)fx。主体目标是 $BED_{10} > 50$ Gy。总体局部控制率一般为 56%～100%。与单次放射外科治疗比较，低分割治疗后 1 年的局部控制率由 69% 提高到 81.6%；1 年的总体生存率也由 47.2% 上升到 55.1%；在发生放射性坏死的比例方面，低分割治疗为 8%，而单次放射外科治疗为15.6%。对于不考虑手术的患者，低分割治疗可以作为首选治疗方案。

(二)分阶段治疗

分阶段治疗与低分割治疗的最大不同在于前者可以根据首次治疗后病灶体积的改变进行适应性调整，从而减少照射体积(如果肿瘤缩小)，理论上可以进一步降低放射性不良反应的发生风险；另一好处是可以改善肿瘤内部的缺氧状态，从而在第二次或者第三次治疗时提高生物等效剂量(BED)。长谷川等报道的二阶段法通常使用单次 10～13 Gy 的周边剂量，间隔 1～4 周进行治疗，三阶段法使用单次 10 Gy 的周边剂量，间隔 2 周。Dohm 等的方法：第一次使用 15 Gy，间隔 1 个月，第二次使用 14 Gy。目前关于分阶段治疗的方案尚无定论，初步研究并未发现二阶段法或者三阶段法在疗效和放射性不良反应发生率之间的差别。理论上单次 10 Gy 的 BED 为 20 Gy，3 次可以达到 60 Gy，考虑到间隔期的修复效应，实际 BED 应该小于 60 Gy。因此对于体积为 4～10 cm³ 的肿瘤，笔者建议使用 12～15 Gy 的二阶段法；而对于体积超过 10 cm³ 的肿瘤，应该使用更安全的 10 Gy 三阶段法。根据 Ginalis 等的报道，在第二阶段时肿瘤缩小 55.1%，体积由 9.58 cm³ 下降到 4.30 cm³；因此，多数患者需要根据病灶在第二阶段缩小的状况对治疗剂量和治疗计划进行调整。

据报道，目前分阶段治疗的肿瘤局部控制率在 80%～93.2%。相关文献中的放射性不良反应的发生率在 2%～4%。

(三)囊性肿瘤的联合治疗

对囊性脑转移瘤的治疗，首要目的是逐步减小病灶体积，常用方法是植入 Ommaya 储液囊。储液囊的安置方法取决于肿瘤上表面和脑皮质表面的距离，如果该距离超过 2 cm，骨孔成形相对较为自由；但如果该距离小于 2 cm，骨孔和目标点连线应该垂直于骨表面，否则留置的穿刺管并不会位于预先设计的位置。储液囊留置成功后，最好使用脑室外引流套件对囊液进行缓慢引流，不要使用针管直接抽液，避免快速抽液后脑组织回弹相对较为缓慢，造成空气进入囊腔内反而影响体积进一步缩小。抽液后体积平均缩小超过 50%，为伽马刀治疗创造了条件，再行放射外科治疗的控制率为 60.9%。不过，根据笔者经验，抽液后病灶形状往往为星芒状，对计划制订造成一定困难。

(四)放射外科治疗作为手术的辅助治疗

严格来说，手术和放射治疗的联合应用方式有三种，放射治疗可以在术前、术中和术后进行。由于术中放射治疗并非放射外科治疗，本书不予讨论，主要讨论术前和术后联合治疗。

现有的研究表明，术前联合放射外科治疗与单纯放射外科治疗比较，虽然局部控制率相同(均约为70%)，1 年的脑膜转移发生率却分别为 45% 和 19%。因此，理论上应该在手术前对患者进行放射外科治疗。患者如需进行手术治疗，通常颅内高压情况已经到了刻不容缓的程度，同时不是所有的中心都有放射外科治疗设备，因此在术前进行放射外科治疗的接受度目前在国内似乎并不高。目前大样本的研究表明，治疗前 1～3 天进行周边剂量 15 Gy 的照射后，患者在治疗后 1 年和 2 年的肿瘤控制率分别为 85%和 82.1%，脑膜转移发生率分别为 6.1% 和 7.6%，任何类型放射反应的发生率为 4.7% 和 6.8%。最常见的脑膜转移类型为经典的糖衣型，占 64.8%，其余为结节型。该方法的脑膜转移发生率较单纯手术(28%～45%)是明显下降的。

相比之下，术后残腔进行放射外科治疗的研究较多。治疗后的照射策略有单次照射也有低分割治疗。单次照射时,周边剂量给予 16 Gy;低分割治疗时,给予 24~30 Gy/3fx 或 30 Gy/5fx。总体而言,术后残腔进行放射外科治疗的局部控制率并不差,1 年的局部控制率通常在 80% 以上,甚至超过 90%,放射性不良反应的发生率也在较低的水平(10%~15%)。虽然有不同的发现,但术前肿瘤的大小似乎并不影响预后,与预后相关的因素有肿瘤在天幕上下的分布、病灶是否单发、有无驱动基因突变、患者一般情况、颅外病变等。

三、巨大脑转移瘤伴发其他脑转移瘤的处理

发现巨大脑转移瘤的同时,患者往往还伴发其他的脑转移瘤病灶。由于在治疗前都进行了相应的评估,颅内多发脑膜转移或者粟粒状多发病灶的情况不在本节讨论。剩余的主要可以分为以下两种情况。

(一)1~4 个小体积肿瘤

如果患者情况良好,能够耐受 1~2 h 的治疗时间,可以考虑使用 RTOG90-05 推荐剂量予以足量照射;如果患者情况较差,无法耐受长时间治疗,可考虑使用分阶段剂量分割的方法;如果患者尚在等待驱动基因的报告,可考虑暂时不予治疗,等驱动基因报告结果出来后再决定是否治疗小体积病灶。

(二)伴发其他巨大肿瘤

如患者没有明显的意识障碍和(或)脑萎缩,可以使用分阶段治疗或者联合应用低分割治疗。但如果患者最终决定选择使用放射外科治疗而不是开颅手术,在治疗后需要进行正规脱水治疗以降低颅内压,必要时可以考虑序贯或者同步使用贝伐珠单抗。

参 考 文 献

[1] Brun L,Dupic G,Chassin V,et al. Hypofractionated stereotactic radiotherapy for large brain metastases:optimizing the dosimetric parameters[J]. Cancer Radiother,2021,25(1):1-7.

[2] Dohm A,McTyre E R,Okoukoni C,et al. Staged stereotactic radiosurgery for large brain metastases:local control and clinical outcomes of a one-two punch technique[J]. Neurosurgery, 2018,83(1):114-121.

[3] Ginalis E E,Cui T,Weiner J,et al. Two-staged stereotactic radiosurgery for the treatment of large brain metastases:single institution experience and review of literature[J]. J Radiosurg SBRT, 2020,7(2):105-114.

[4] Gutschenritter T,Venur V A,Combs S E,et al. The judicious use of stereotactic radiosurgery and hypofractionated stereotactic radiotherapy in the management of large brain metastases[J]. Cancers (Basel),2020,13(1):70.

[5] Ito D,Aoyagi K,Nagano O,et al. Comparison of two-stage gamma knife radiosurgery outcomes for large brain metastases among primary cancers[J]. J Neurooncol,2020,147(1):237-246.

[6] Kerschbaumer J,Demetz M,Krigers A,et al. Risk factors for radiation necrosis in patients undergoing cranial stereotactic radiosurgery[J]. Cancers (Basel),2021,13(19):4736.

[7] Kubo K,Kenjo M,Doi Y,et al. MRI appearance change during stereotactic radiotherapy for large brain metastases and importance of treatment plan modification during treatment period[J]. Jpn J Radiol,2019,37(12):850-859.

[8] Lee E J,Choi K S,Park E S,et al. Single-and hypofractionated stereotactic radiosurgery for large (>2 cm) brain metastases:a systematic review[J]. J Neurooncol,2021,154(1):25-34.

[9] Lovo E E,Torres L B,Campos F J,et al. Two-session radiosurgery as initial treatment for newly diagnosed large,symptomatic brain metastases from breast and lung histology[J]. Cureus,2019,11 (8):e5472.

[10] Ma L,Tseng C L,Sahgal A. Possible overcoming of tumor hypoxia with adaptive hypofractionated

radiosurgery of large brain metastases：a biological modeling study［J］. Acta Neurochir Suppl，2021，128：107-112.

［11］ Marcrom S R，Foreman P M，Colvin T B，et al. Focal management of large brain metastases and risk of leptomeningeal disease［J］. Adv Radiat Oncol，2020，5（1）：34-42.

［12］ Martinage G，Geffrelot J，Stefan D，et al. Efficacy and tolerance of post-operative hypo-fractionated stereotactic radiotherapy in a large series of patients with brain metastases［J］. Front Oncol，2019，9：184.

［13］ Masucci G L. Hypofractionated radiation therapy for large brain metastases［J］. Front Oncol，2018，8：379.

［14］ Minniti G，Scaringi C，Lanzetta G，et al. Comparative effectiveness of multi-fraction stereotactic radiosurgery for surgically resected or intact large brain metastases from non-small-cell lung cancer（NSCLC）［J］. Lung Cancer，2019，132：119-125.

［15］ Navarria P，Pessina F，Clerici E，et al. Surgery followed by hypofractionated radiosurgery on the tumor bed in oligometastatic patients with large brain metastases. results of a phase 2 study［J］. Int J Radiat Oncol Biol Phys，2019，105（5）：1095-1105.

［16］ Pessina F，Navarria P，Cozzi L，et al. Role of surgical resection in patients with single large brain metastases：feasibility，morbidity，and local control evaluation［J］. World Neurosurg，2016，94：6-12.

［17］ Prabhu R S，Dhakal R，Vaslow Z K，et al. Preoperative radiosurgery for resected brain metastases：the PROPS-BM multicenter cohort study［J］. Int J Radiat Oncol Biol Phys，2021，111（3）：764-772.

［18］ Redmond K J，De Salles A A F，Fariselli L，et al. Stereotactic radiosurgery for postoperative metastatic surgical cavities：a critical review and international stereotactic radiosurgery society（ISRS）practice guidelines［J］. Int J Radiat Oncol Biol Phys，2021，111（1）：68-80.

［19］ Sadik Z H A，Hanssens P E J，Verheul J B，et al. Stereotactic cyst aspiration directly followed by gamma knife radiosurgery for large cystic brain metastases［J］. Acta Neurochir（Wien），2021，163（2）：343-350.

［20］ Serizawa T，Higuchi Y，Yamamoto M，et al. Comparison of treatment results between 3-and 2-stage gamma knife radiosurgery for large brain metastases：a retrospective multi-institutional study［J］. J Neurosurg，2018，131（1）：227-237.

［21］ Vargo J A，Sparks K M，Singh R，et al. Feasibility of dose escalation using intraoperative radiotherapy following resection of large brain metastases compared to post-operative stereotactic radiosurgery［J］. J Neurooncol，2018，140（2）：413-420.

［22］ Wang T J C. Hypofractionated radiation therapy or staged stereotactic radiosurgery for large brain metastasis［J］. Int J Radiat Oncol Biol Phys，2019，104（3）：484-485.

［23］ Zhong J，Ferris M J，Switchenko J，et al. Postoperative stereotactic radiosurgery for resected brain metastases：a comparison of outcomes for large resection cavities［J］. Pract Radiat Oncol，2017，7（6）：e419-e425.

［24］ Zindler J D，Schiffelers J，Lambin P，et al. Improved effectiveness of stereotactic radiosurgery in large brain metastases by individualized isotoxic dose prescription：an in silico study［J］. Strahlenther Onkol，2018，194（6）：560-569.

（吴瀚峰）

第十七章　脑胶质瘤的立体定向放射外科治疗

第一节　概　　述

脑胶质瘤是由神经外胚叶衍化而来的胶质细胞发生瘤变的一大类原发颅内肿瘤的总称,是发病率最高的颅内肿瘤,约占颅内肿瘤的 40%,其呈浸润性生长,并破坏正常脑组织,无法与正常脑组织区别开来,具有恶性程度高、生长快、病程短、术后易复发且致残率高等特点,被认为是神经外科治疗中棘手的难治性肿瘤之一。

根据世界卫生组织(WHO)定义的中枢神经系统肿瘤分级,脑胶质瘤可分为 Ⅰ～Ⅳ 级,Ⅰ、Ⅱ 级为低级别脑胶质瘤,Ⅲ、Ⅳ 级为高级别脑胶质瘤,随着级别的增加,肿瘤的恶性程度相应增加,预后也相应变差。

第二节　病因和发病机制

脑胶质瘤的发生机制目前尚未完全阐明,其可发生于任何年龄阶段、任何种族、任何性别,其可能与机体因素、外环境因素等有关,目前考虑脑胶质瘤的发生是一个由癌基因或抑癌基因等共同参与、联合作用的过程,其中暴露于高剂量电离辐射和与罕见综合征相关的高外显率基因遗传突变是目前确定的两个高危因素。另外,摄入亚硝酸盐食品、细菌感染等常见致癌因素也可能与脑胶质瘤的发生有关。

第三节　病　　理

世界卫生组织(WHO)于 2016 年 5 月 9 日在 *Acta Neuropathol* 杂志上发表了中枢神经系统(CNS)肿瘤的新分类方法(简称 2016 年版 WHO CNS 肿瘤分类),相较于 2007 年版分类是概念和实践上的双重改进,最主要的变化包括以下几个方面:①确立了在分子病理时代诊断 CNS 肿瘤的新概念;②弥漫性胶质瘤大范围重新分类,整合入基因诊断的新病种;③髓母细胞瘤大范围重新分类,整合入基因诊断的新病种;④其他胚胎性肿瘤大范围重新分类,整合入基因诊断的新病种,删除了部分不再与诊断和生物学相关的名称、变化和形式等。如胶质母细胞瘤,IDH 野生型;胶质母细胞瘤,IDH 突变型;弥漫性中线胶质瘤,H3 K27M 突变型;室管膜瘤,RELA 融合基因阳性;髓母细胞瘤-WNT 激活型和髓母细胞瘤-SHH 激活型等,详见表 17-1。

新的分类方法中变化较大的是对部分肿瘤(如髓母细胞瘤和星形细胞瘤)提出了分层诊断的概念,包括:①层次 1,组织学分类(histology classification);②层次 2,WHO 分级(WHO grade);③层次 3,分子信息(molecular information);④层次 4,整合诊断(integrated diagnosis)。

2016 年版 WHO CNS 肿瘤分类联合应用了组织表型和基因型,全面进入"整合诊断"时代,一些没有办法进行分子诊断检测的医学中心,可将缺乏 IDH 突变信息的一类肿瘤归为无特殊指定(NOS),其中就包括没有进行相关基因检测的肿瘤,以及那些虽然进行了基因检测,但是没有发现与诊断相关的基因型改变的肿瘤。

表 17-1　2016 版 WHO 中枢神经系统(CNS)肿瘤分类标准
（胶质瘤相关分类及分级(部分)）

肿瘤分类	WHO 分级	ICD-O 编码
弥漫性星形细胞和少突胶质细胞肿瘤		
弥漫性星形细胞瘤,IDH 突变型	II	9400/3
肥胖细胞型星形细胞瘤,IDH 突变型		9411/3
弥漫性星形细胞瘤,IDH 野生型	II	9400/3
弥漫性星形细胞瘤,NOS	II	9400/3
间变性星形细胞瘤,IDH 突变型	III	9401/3
间变性星形细胞瘤,IDH 野生型	III	9401/3
间变性星形细胞瘤,NOS	III	9401/3
胶质母细胞瘤,IDH 野生型	IV	9440/3
巨细胞型胶质母细胞瘤		9441/3
胶质肉瘤		9442/3
上皮样胶质母细胞瘤		9440/3
胶质母细胞瘤,IDH 突变型	IV	9445/3
胶质母细胞瘤,NOS	IV	9440/3
弥漫性中线胶质瘤,H3 K27M 突变型	IV	9385/3
少突胶质细胞瘤,IDH 突变和 1p/194 联合缺失型	II	9450/3
少突胶质细胞瘤,NOS	II	9450/3
间变性少突胶质细胞瘤,IDH 突变和 1p/194 联合缺失型	III	9451/3
间变性少突胶质细胞瘤,NOS	III	9451/3
少突星形细胞瘤,NOS	II	9382/3
间变性少突星形细胞瘤,NOS	III	9382/3
其他星形细胞肿瘤		
毛细胞型星形细胞瘤		9421/1
毛黏液样型星形细胞瘤		9425/3
室管膜下巨细胞型星形细胞瘤	I	9384/1
多形性黄色星形细胞瘤	II	9424/3
间变性多形性黄色星形细胞瘤	III	9424/3
室管膜肿瘤		
室管膜下瘤	I	9383/1
黏液乳头型室管膜瘤	I	9394/1
室管膜瘤	II	9391/3
乳头型室管膜瘤		9393/3
透明细胞型室管膜瘤		9391/3
伸长细胞型室管膜瘤		9391/3
室管膜瘤,RELA 融合基因阳性	II / III	9396/3
间变性室管膜瘤	III	9392/3

肿瘤分类	WHO 分级	ICD-O 编码
其他脑胶质瘤		
第三脑室脊索样型胶质瘤	Ⅱ	9444/1
血管中心型胶质瘤	Ⅰ	9431/1
星形母细胞瘤		9430/3

第四节　临床表现

胶质瘤的临床表现主要是颅内高压症状和病变的局灶症状。

(一)颅内高压症状

肿瘤的占位效应、出血、水肿、囊性变以及梗阻性脑积水等均可引起颅内压增高,肿瘤的生长部位以及生长速度决定了颅内高压出现的早晚、轻重和发展的速度。典型临床表现为头痛、呕吐和眼底视神经乳头水肿。头痛多为发作性,可进行性加重,咳嗽等动作可使头痛加重,严重者出现呕吐,视神经乳头水肿为颅内高压影响到视神经鞘而引起,早期可不出现视力下降,但视力视野检查及眼底检查可见生理盲点扩大。

(二)局灶症状与体征

1. 大脑半球症状　大脑半球的肿瘤如果发生在功能区或其附近,早期可出现神经系统定位体征。

(1)精神症状:患者可能出现反应迟钝、性格改变以及记忆力减退。包括胡言乱语、近期记忆力减退、空间判断能力减退以及人格改变,或抑郁或暴躁、易激动或欣快等。

(2)癫痫发作:可表现为先兆期癫痫、全身性大发作及局限性发作,如烦躁,或欣快,精神恍惚、恶心呕吐、肢体麻木、口角抽动,甚至意识丧失和全身抽搐发作。

(3)锥体束损伤:肿瘤对侧半身或单一肢体肌力下降甚至偏瘫。开始表现为一侧腹壁反射减弱或消失,继而出现肿瘤对侧的腱反射亢进、肌张力增高和病理反射阳性。

(4)感觉异常:主要表现为皮质觉障碍,如肿瘤对侧肢体的两点辨别觉、关节位置觉、实体感觉、图形觉障碍等。

(5)失语和视野改变:位于优势半球额下回后部和颞枕叶深部的胶质瘤,可引起相应失语或视野缺损等表现。

2. 第三脑室症状　第三脑室后部松果体区的肿瘤所引起的症状和体征主要为梗阻导致的颅内压增高所引起的症状及体征,肿瘤增大或向一侧发展时还可能引起局部体征。

(1)四叠体症状:双眼上视障碍,瞳孔对光反射及调节障碍。

(2)小脑体征:肿瘤向下发展,如压迫小脑蚓部可引起步态不稳、持物不稳以及眼球震颤等。

3. 颅后窝肿瘤　位于小脑半球、脑干、小脑蚓部和桥小脑角的胶质瘤可引起相应的临床表现。

(1)小脑半球症状:患者可出现共济失调,指鼻试验、跟-膝-胫试验不准,轮替试验缓慢、笨拙。

(2)小脑蚓部症状:患者可出现躯干性共济失调,如走路不稳、步态蹒跚等。

(3)脑干症状:患者可出现交叉性麻痹,即病变对侧肢体中枢性麻痹,病变侧颅神经周围性麻痹。

(4)桥小脑角症状:患者可出现病变同侧中后组颅神经症状,如面部麻木、疼痛、耳鸣、耳聋,声音嘶哑、饮水呛咳,以及病变侧小脑性共济失调等。

第五节　辅助检查

脑胶质瘤患者可行计算机断层扫描(CT)、磁共振成像(MRI)、数字减影血管造影(DSA)检查(术前了解肿瘤的血供)、脑脊液检查(可以鉴别颅内病变是胶质瘤还是炎性改变)、B型超声检查(患儿可帮助定位及观察有无脑积水),以及脑电图检查(适用于脑胶质瘤伴有癫痫的患者)等,其中关键的检查是影像学检查和病理检查。

(一)影像学检查

影像学检查是脑肿瘤的重要检查手段,脑胶质瘤患者应常规进行 CT 及 MRI 检查,平扫及增强扫描,必要时还可以行磁共振弥散加权成像(DWI)、磁共振弥散张量成像(DTI)、磁共振波谱成像(MRS)、磁共振灌注成像(PWI)、功能磁共振成像(fMRI)以及正电子发射计算机断层显像(PET-CT)等检查,对脑胶质瘤的鉴别诊断及治疗效果评估具有重要意义。

(二)病理检查

病理检查是诊断的金标准,通过对切除的肿瘤或活检获取标本进行组织和分子病理学检查,可以确定病理分级和分子亚型。脑胶质瘤病理报告应当标准化、规范化,内容应包括:①患者的基本临床信息;②肿瘤的部位;③免疫组织化学与分子病理学检测结果;④组织学类型、分级及分子病理学诊断和分级;⑤特殊情况备注等。

第六节 诊断与鉴别诊断

一、诊断

根据病史、临床表现、影像学检查结果及病理检查结果对脑胶质瘤进行诊断。

(一)病史及体格检查

1. 病史 患者因病变所在部位及性质不同而表现各异。一般来说,该病发展缓慢,但如果病变位于脑脊液通道附近,继发梗阻性脑积水,可导致病程相对较短,也可以因急性颅内压增高而急性发病,高级别胶质瘤卒中患者可有发作性突然颅内压增高的表现。

2. 体格检查 对患者进行神经系统检查时,可以发现患者存在眼底改变,视神经乳头可能会发生水肿,出现视野缺损,以及吞咽困难、言语功能异常、肢体力量下降、肢体针刺痛觉减退、认知功能下降、肢体抽搐等表现。

(二)专科检查

(1)脑电图检查。
(2)颅神经检查。

(三)影像学检查

神经系统的检查主要依靠影像学检查,影像学检查可以显示大脑解剖结构及肿瘤的形态学特征,帮助检查者了解病变的部位、大小、周围水肿情况以及病变与脑组织的关系等,目前常规检查主要包括计算机断层扫描(CT)及磁共振成像(MRI)检查。各型胶质瘤的影像学表现也各具特点,主要表现如下。

1. CT CT 主要显示的是脑胶质瘤病变组织与正常脑组织的密度差值,一些肿瘤出现特征性密度表现如钙化、出血及囊性变等,还可以显示病变累及的部位、周围水肿状况及占位效应等。胶质瘤的 CT 密度受肿瘤细胞的多少、分布是否均匀以及含水量多少的影响而不尽相同,此外还受到钙化、坏死、出血和囊性变的影响。

在低级别胶质瘤中,由于细胞分布均匀、间隔远、含水量高,CT 平扫表现为均匀或不均匀的低密度灶,大多边界不清,水肿及占位效应都不明显,当信号不均匀,伴有局部块状钙化时考虑少突胶质细胞瘤,增强后显示无或轻度强化。

而高级别胶质瘤多为不成熟的星形细胞瘤,且大小、形态不同,分布散乱,CT 平扫常常表现为不均匀的等或低密度灶,因其常有坏死、出血和囊性变等继发性改变,CT 上多表现为混杂密度,增强后明显强化,周围脑水肿及占位效应较明显,甚至可能因为颅内高压而导致中线移位。

2. MRI MRI 在图像信息上优于 CT,常规 MRI 扫描主要获取 T1 加权像、T2 加权像、液体衰减反转恢复(FLAIR)序列及采用 MRI 对比剂的增强扫描图像,必要时进行 MRS 扫描。脑胶质瘤呈浸润性生长,与周围脑组织边界不清,表现为均匀或不均匀的长 T1、长 T2 信号影,某些肿瘤出现钙化时则表现为长 T1、短 T2 信号,周边水肿轻重不一。

低级别脑胶质瘤在 MRI 上表现为长 T1、长 T2 信号影,周围边界不清,常出现周边轻度水肿影,局部占位征象较轻,若肿瘤邻近脑室,可致脑室轻度受压,中线移位不明显,脑池基本正常,很少有出血、坏死及囊性变等表现;增强扫描后极少数病变出现轻度异常强化影。

高级别脑胶质瘤在 MRI 上则表现为明显不均匀、高低混杂信号,T1 多表现为等或低信号,T2 和 FLAIR 常表现为高信号,周围出现明显水肿影;肿瘤的占位效应明显,如邻近脑室可致其受压变形,中线移位,脑沟、脑池受压;增强扫描后可出现明显花环状及结节样异常强化影。增强扫描反映的是微血管的通透性,因肿瘤对血脑屏障的破坏程度不同,增强扫描征象也不一样,所以对于肿瘤的分级是有一定帮助的。

3. 磁共振波谱成像(MRS) MRS 能够通过无创的方式测量人体某一区域组织内的化学成分,从细胞水平对患者进行检测,为临床医务人员提供患者代谢产物的变化信息,使脑胶质瘤分级的准确性提高,从而指导临床医务工作人员制订治疗方案及进行预后评估。

胶质瘤细胞不断分裂增殖,导致周围的神经细胞被破坏或被肿瘤细胞本身所替代,其 ^{1}H-MRS 的典型表现为胆碱(Cho)水平明显增高(图 17-1),N-乙酰天冬氨酸(NAA)水平明显下降,肌酸(Cr)水平轻到中度下降,高级别恶性胶质瘤还可见到脂质(Lip)和乳酸(Lac)水平的异常升高。

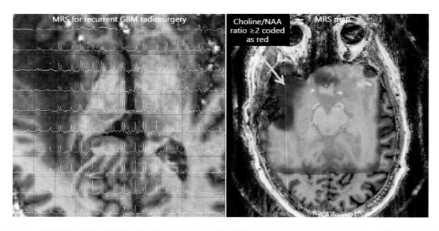

图 17-1 胶质母细胞瘤(GBM)的磁共振波谱成像(MRS)(左)和 MR 轴向成像(右)映射
的磁共振波谱成像(MRS),可用于放射外科治疗恶性肿瘤的剂量计划中。胆碱
(Cho)与 N-乙酰天冬氨酸(NAA)的比值大于 2,用红色表示

4. 正电子发射计算机断层显像(PET-CT) PET-CT 使用各种示踪剂来观察生物过程,不仅可以提供肿瘤的代谢与分子信息,还能以 CT 或 MRI 为基础提供形态学信息。PET-CT 通过利用正电子核素标记的分子示踪剂,并根据肿瘤对其吸收程度来反映肿瘤增殖、代谢和缺氧等代谢功能状态,在脑胶质瘤的诊断、分级、复发监测、鉴别术后复发还是坏死、制订治疗方案并监测治疗效果等方面具有重要意义(图17-2)。

(四)病理检查

脑胶质瘤的准确诊断对于患者选择最佳治疗方案及改善预后具有重要作用,其诊断及分级金标准是组织病理学。

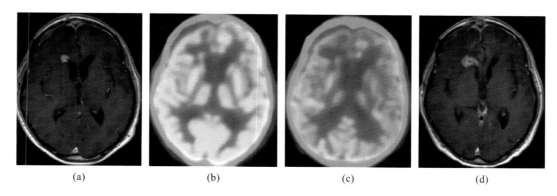

图 17-2 延迟 PET 确认肿瘤进展。60 岁男性,双额 WHO Ⅲ 级间变性少突胶质细胞瘤。切除手术和放化疗后
一年,钆剂对比增强后 T1 加权像显示,沿着切除瘤腔右侧下缘右额角强化(a)。PET 后 1 h 18F-FDG
给药后显示靶区病变局部摄取增加(b),延迟采集 4 h 显示,随着时间的推移 18F-FDG 摄取没有减少,
相对于正常的大脑结构(c),提示肿瘤复发而非假性进展,4 个月后确诊(d)

二、鉴别诊断

临床上单发转移瘤、淋巴瘤、脑脓肿易与高级别胶质瘤混淆,结合病史、年龄、临床表现,以及影像学
检查结果提示病灶的大小、累及的部位、增强表现等来综合判断,还需要与脱髓鞘疾病、病毒性脑炎、脑梗
死、脑出血、炎性肉芽肿等进行鉴别。

第七节 治疗选择

最新的诊疗规范明确指出,脑胶质瘤的治疗采取以手术切除为主,辅以放射治疗、化学治疗等的综合
治疗方法。手术的目的是改善临床症状,延长患者生存期,并获得足够肿瘤标本用以明确病理学诊断和
进行分子遗传学检测。手术治疗原则是最大范围安全切除肿瘤而不引发新的神经系统症状,而常规神经
导航、功能神经导航、术中神经电生理监测和术中 MRI 实时影像导航等新技术有助于实现最大范围安全
切除肿瘤。脑胶质瘤的切除范围直接影响患者的预后,而脑胶质瘤呈浸润性生长使肿瘤与正常脑组织分
界不清,导致手术很难做到完全切除,因此,术后辅助放化疗成为常规治疗方式。放射治疗可杀灭或抑制
肿瘤细胞,延长患者的生存期。常规分割外照射是脑胶质瘤的标准放射治疗方式。

随着临床分科越来越细,在促进专业化的同时,各科医生对疾病知识掌握的全面性也在降低,而脑胶
质瘤由于本身的特殊性,诊治非常复杂。肿瘤的类型不同,治疗阶段不同,不同的个体所需要的治疗方法
也不完全相同。因此,多学科诊疗模式(multiple disciplinary team,MDT)在脑胶质瘤的诊治过程中是必
要的,可有效地减少临床医生的主观偏差(如内科医生偏爱化学治疗,外科医生偏向手术切除,放射治疗
科医生擅长放射治疗),不仅能客观、规范地依据病情进程选择合适的治疗措施,还能加强团队合作、拓宽
个人的知识面。

第八节 立体定向放射外科治疗

脑胶质瘤好发于人脑重要功能区或其附近,呈侵袭性生长,与正常脑组织分界不清,手术难以将肿瘤
全切,术后的病死率、致残率及复发率均居高不下。因此,脑胶质瘤的治疗一直是一个世界性难题,也是
目前医学研究的重要课题之一。其复发不仅仅是肿瘤范围的扩大,还包括低级别向高级别进展。低级别
胶质瘤经手术、放化疗等综合治疗后复发率为 8%～45%,平均复发时间是 2.5 年;高级别胶质瘤复发时
间则更短,多数不超过 8 个月。对于复发脑胶质瘤的治疗,目前没有统一的治疗方案。挽救性治疗方法
是重复再手术,再程外放射治疗、化学治疗和应用贝伐珠单抗等,或这些治疗方法的组合。如果解剖结构

允许,在避免损失神经功能的情况下重复再手术可能是一个很好的选择,但可能出现术后相关并发症。第二次使用外放射治疗会引起放射性不良反应和高危险性的放射性坏死。近年来,伽玛刀放射外科(GKRS)作为挽救性治疗手段,普遍应用于被诊断为复发脑胶质瘤的患者。GKRS 治疗复发脑胶质瘤的目标是以最小负担提高患者的生存率。

目前放射治疗已从常规分割放射治疗进入非常规分割放射治疗时代,脑胶质瘤的复发通常发生在初次放射治疗区域内或周围浸润部位,立体定向放射外科(SRS)治疗和立体定向放射治疗(SRT)具有分次剂量高、靶区周边正常组织剂量小、治疗时间短、生物效应高等特点,被认为是复发患者的安全有效的治疗选择,其独特的聚焦方式和剂量学特点可以减少周围正常组织的受照剂量。常用的 SRT 设备包括伽玛刀、射波刀、X-刀等。对于复发脑胶质瘤的挽救性放射治疗,SRS 及 SRT 是可行的首选治疗方案。SRS 基于立体定向框架、准直器及放射源,在影像设备的辅助下,将高能的放射线聚焦于局限性靶灶组织上,从而达到类似于外科手术切除的放射性毁损效果,是单次聚焦的大剂量照射方式。

一、治疗目的

SRS 治疗脑胶质瘤,以尽量控制肿瘤生长,延长患者生存期,以最小负担提高患者的生存率。

二、伽玛刀适应证

伽玛刀治疗脑胶质瘤的适应证目前尚无统一的标准,一般认为符合以下情况者可行伽玛刀治疗。

①诊断明确,患者无颅内高压征象。

②复发肿瘤无法/不愿手术切除,或手术易造成严重残疾。

③大脑半球内局限性肿瘤,肿瘤直径<30 mm（良性肿瘤或非功能区病灶直径<40 mm）。

④肿瘤以实体为主,边界较清楚,无明显占位效应或严重中线移位。

⑤肿瘤位于大脑深部或重要功能区域,手术风险较大。

⑥患者年龄偏大,一般情况差或合并其他重要器官疾病无法耐受手术。

⑦行为状态（KPS）评分>60 分;年老体弱或 KPS 评分>50 分,但一般情况较好,无明显颅内压增高者。

⑧拒绝开颅手术者。

⑨手术后或放射治疗后残留、复发者。

三、治疗前准备

治疗前抽血查血常规（了解白细胞计数、血小板计数等）、输血全套（了解是否有 HIV 感染、梅毒等）并清洁头部（带框架定位者）,掌握患者是否有癫痫、高血压、糖尿病等并嘱其正规服药。让患者充分了解伽玛刀治疗的流程,避免患者情绪紧张,以确保治疗顺利进行。

四、定位扫描

除了装有心脏起搏器或者有金属植入物不能行 MRI 扫描的患者需要进行 CT 定位之外,常规行MRI 定位扫描,包括对比增强 T1 加权成像和液体衰减反转恢复（FLAIR）序列,以利于胶质瘤靶体积的勾画。有条件的可行磁共振波谱成像（MRS）、磁共振灌注成像以及正电子发射断层显像（PET）等检查,为制订治疗计划和监测提供额外的代谢、结构和血流动力学等信息（图 17-3）。

五、靶区勾画

由于脑胶质瘤向周围组织呈浸润性生长,而伽玛刀治疗属于聚焦性治疗,我们在做治疗计划时,等剂量曲线的边界在影像学上难以确定,特别是增强扫描时强化了的肿瘤并不能真实反映相邻肿瘤的真实浸润程度,而且亚致死的照射量甚至可能促进胶质瘤细胞的迁移和侵袭,因此,为了尽可能杀灭"不显影"的

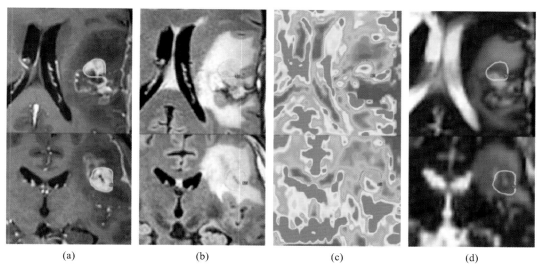

图 17-3　一例 44 岁男性复发性 WHO Ⅲ 级星形细胞瘤患者在多模式一线治疗和近期再次手术并进行最大限度的安全切除后，在伽玛刀治疗计划中整合先进 MRI 序列。轴位（上排）和冠状位（下排）对比度增强的 T1 加权像（a）和液体衰减反转恢复（FLAIR）（b）MRI 图像，与相对脑血容量（c）和表观扩散系数图（d）共同配准，显示不同序列如何识别不同体积的肿瘤。最终的靶区确定为 T1 加权序列对比后高强度，表观扩散系数图低强度，相对脑血容量映射灌注值升高的结节

胶质瘤细胞，根据手术前、后 MRI T2/FLAIR 异常信号区域，正确区分肿瘤残留、术后改变和复发等，可将包绕肿瘤的周边等剂量曲线向 CT 或 MRI 所显示的肿瘤边界外扩展 1~2 mm，恶性程度高时可外扩 2~5 mm（图 17-4）。在实际操作中还可参考术前 MRS、术后 MRS、PET-CT 等多模态影像学检查结果来正确区分肿瘤残留、术后改变、复发等。在临床实践中，伽玛刀医生应根据靶区位置、体积、有无水肿、是否分次、患者年龄以及 KPS 评分等因素综合考虑，平衡照射剂量、体积与放射性损伤之间的关系。

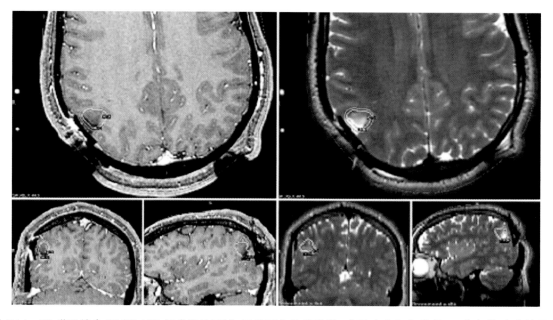

图 17-4　T1 增强结合 T2/FLAIR 异常信号区域，正确区分肿瘤残留、术后改变和复发等，可将包绕肿瘤的周边等剂量曲线向肿瘤边界外扩展 1~2 mm

六、处方剂量

目前,伽玛刀治疗脑胶质瘤的处方剂量没有绝对的标准,应根据患者的具体情况制订治疗方案,一般认为,在不考虑邻近正常组织耐受剂量的情况下,病灶的中心剂量多在 $25\sim55$ Gy,等剂量曲线可用 40% $\sim60\%$,平均 50%。还应根据肿瘤大小、有无瘤周水肿、是否做过放射治疗等具体情况给予不同周边剂量,病灶平均直径<20 mm 者,周边剂量为 $18\sim20$ Gy;病灶平均直径为 $20\sim30$ mm 者,周边剂量为 $15\sim$ 17 Gy;体积较大时剂量要相应降低,一般病灶直径>30 mm 者,周边剂量<15 Gy 或者采取分次治疗方案。总之,在制订个体化治疗方案时需考虑以下几个因素。

(1)肿瘤的体积,多发还是单发,多发灶肿瘤的总体积。

(2)是否伴瘤周水肿,水肿的程度。

(3)邻近视路、脑干等重要结构的耐受剂量。

(4)分次治疗:剂量分割或体积分割。

(5)之前是否做过全脑放射治疗,放射治疗的剂量,间隔的时间。

(6)肿瘤的分型,肿瘤对射线的敏感度。

七、并发症及处理

伽玛刀治疗脑胶质瘤后不良反应的发生率比较低,常见的不良反应是放射性水肿,其发生率各篇文献报道的均不一致,一般小于 25%;若出现放射性水肿,可进行脱水及激素治疗,绝大多数患者可在 $1\sim2$ 周缓解。部分患者会出现头晕、头痛、恶心、呕吐以及原有症状加重,但可较快缓解。此外,一些文献报道伽玛刀治疗还存在诱发其他肿瘤的风险。

八、后期随访和注意事项

伽玛刀治疗后,常规使用脱水、激素治疗 $2\sim3$ 天,并进行对症处理,复查时间在治疗后 $1\sim3$ 个月,主要行头部 MRI 平扫及增强检查,并对患者进行门诊和电话随访,详细记录患者肿瘤控制和神经功能恢复情况,并统计患者复发或疾病进展时间。

九、疗效评价及影响预后的因素

(一)疗效评价

当前对胶质瘤的治疗主要采取手术切除并辅以放射治疗、化学治疗的综合治疗方式,但预后仍然较差。伽玛刀治疗具有微创、安全性高、并发症少等优势,虽然目前对于采用伽玛刀治疗脑胶质瘤仍存在一定争议,但已经有不少研究提示采用伽玛刀治疗脑胶质瘤可显著延长患者复发时间,显示出伽玛刀在脑胶质瘤治疗领域的价值。

脑胶质瘤治疗效果的影像学评价参见神经肿瘤临床疗效评价方法(RANO 标准)(表 17-2)。

表 17-2 神经肿瘤临床疗效评价方法(RANO 标准)

项目	完全缓解 (CR)	部分缓解 (PR)	疾病稳定 (SD)	疾病进展 (PD)
MRI T1 增强	无	肿瘤体积缩小≥50%	肿瘤体积变化在 $-50\%\sim+25\%$	肿瘤体积增加≥25%
MRI T2/FLAIR	稳定或减小	稳定或减小	稳定或减小	增加
新发病变	无	无	无	有
激素使用	无	稳定或减少	稳定或减少	不适用[a]
临床症状	稳定或改善	稳定或改善	稳定或改善	恶化
需要满足的条件	以上全部	以上全部	以上全部	以上任意一项

注:[a] 在出现持续的临床症状恶化时,即为疾病进展,但不能单纯将激素用量增加作为判断疾病进展的依据。

（二）影响预后的因素

影响脑胶质瘤预后的因素主要有以下三类。

（1）个体因素：年龄、性别、KPS 评分等。

（2）肿瘤因素：肿瘤的大小、部位，肿瘤的分级，肿瘤的病理类型等。

（3）治疗因素：靶区的适形度、处方剂量、分次治疗、间隔时间等。

第九节　讨　论

　　脑胶质瘤的首选治疗方式是手术切除，术后辅以放射治疗、化学治疗，在大多数情况下是标准治疗方式。但对于肿瘤位于大脑深部、关键位置而不能手术或者不能耐受手术、不愿手术的患者，常选择放射治疗方式。并且，脑胶质瘤经常复发，其挽救性治疗方法是重复再手术，再程外放射治疗，化学治疗和新式疗法，或这些治疗方法的组合。

　　脑胶质瘤呈浸润性生长，而立体定向放射外科（SRS）治疗的特点是小野集束照射、剂量分布集中、靶区周边剂量梯度变化大、靶区周边正常组织受照剂量很小，使用 SRS 治疗该病似乎并不合适。自 1989年 Pozza 等首次将伽玛刀应用于脑胶质瘤的治疗以来，关于脑胶质瘤究竟适不适合采用伽玛刀治疗，一直以来是学者们争论的焦点。近几年来，伽玛刀治疗胶质瘤取得较好效果的报道不断增多，伽玛刀作为一种治疗手段，以其极高的精度、安全性和极低的不良反应发生率，越来越受到人们的关注。

一、低级别胶质瘤的立体定向放射外科（SRS）治疗

　　低级别胶质瘤是一组异质性肿瘤，其治疗目标包括延长生存期和降低并发症发生率。治疗选择因肿瘤的组织学特征、解剖位置、患者年龄和患者的一般状况不同而异，目前，最大范围手术切除仍然是可切除肿瘤的首选治疗手段，在病灶不可切除的情况下，可考虑行辅助放射治疗和化学治疗。近年来，有报道显示，在控制肿瘤生长和改善低级别胶质瘤患者生存率方面，SRS 治疗是安全和有效的。将 SRS 治疗作为多模态治疗的一部分治疗进展性、复发性或无法切除的毛细胞型或 WHO Ⅱ 级纤维性星形细胞瘤安全、有效（图 17-5），伽玛刀治疗低级别胶质瘤已获得越来越多的肯定。

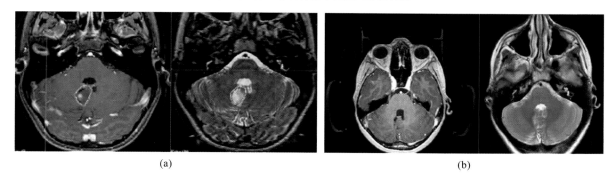

(a)　　　　　　　　　　　　　　　　　　　(b)

图 17-5　一例 13 岁女性患者曾在 15 个月大时被确诊患有累及小脑中脚的毛细胞型星形细胞瘤。患者接受开
　　　　颅手术并行切除术。随着时间的推移，她的病情出现进展。(a)放射外科治疗时，静脉注射对比剂后的
　　　　MRI 轴位 T1 加权像和 T2 加权像。MRI 显示小脑蚓部右上方卵圆形区域的 T2 延长和强化。多个等
　　　　中心伽玛刀治疗的计划覆盖不规则的三维几何形状，肿瘤体积大约 2.5 cm³，使用 15 Gy，50%等剂量曲
　　　　线。(b)两年后随访 MRI 轴位 T1 加权像和 T2 加权像，对比显示显著的反应（增强病灶完全消退）

　　李学文等报道，38 例接受伽玛刀治疗的低级别胶质瘤手术后患者，治疗后 3 个月内肿瘤缩小大于25%的比例为 76.3%（29/38），3～6 个月为 88.2%（30/34），6～12 个月为 80%（20/25），12～24 个月为70%（7/10）。治疗后 12 个月，有 40%（4/10）肿瘤消失，2 例出现症状性脑水肿。作者认为伽玛刀治疗是低级别胶质瘤手术治疗后一种有效、安全的治疗方法。

Szeifert 等报道了 17 例 WHO Ⅱ级星形细胞瘤患者中位随访 33 个月的结果,肿瘤控制率为 71%。作者推荐将 SRS 治疗作为一种替代或补充治疗方式用于病灶在大脑深部或重要位置的小体积低级别星形细胞瘤。

Kida 等报道了 39 例 WHO Ⅱ级星型细胞瘤患者。中位周边剂量为 15.7 Gy,肿瘤控制率为 87.2%。放射性脑水肿见于 41% 的患者,其中一半是症状性的,且需要注射皮质类固醇。

孙时斌等从 1995 年 1 月至 2000 年 4 月对 41 例脑胶质瘤患者实施了伽玛刀治疗并进行随访,结果发现,分化良好的 WHO Ⅰ级星形细胞瘤和毛细胞型星形细胞瘤,伽玛刀治疗效果显著,肿瘤可以明显缩小甚至消失,患者的生存期及生活质量明显提高,无严重的并发症发生,室管膜瘤、少突胶质细胞瘤及髓母细胞瘤的伽玛刀治疗效果明显好于分化差的星形细胞瘤及胶质母细胞瘤,肿瘤有较明显的缩小趋势,患者临床症状减轻,生存期延长,生活质量有较好改善。

Murphy 等进行了一项多中心的研究,该研究纳入了 1990—2016 年接受伽玛刀放射外科治疗的 141 例毛细胞型星形细胞瘤患者,发现 5 年和 10 年的总体生存率分别为 95.7% 和 92.5%,5 年和 10 年无进展生存率分别为 74.0% 和 69.7%。

二、高级别胶质瘤的立体定向放射外科(SRS)治疗

高级别胶质瘤包括胶质母细胞瘤(GBM)、间变性星形细胞瘤、间变性少突胶质细胞瘤以及罕见的间变性少突星形细胞瘤,是神经外科较具挑战性的疾病。高级别胶质瘤属于恶性胶质瘤。恶性胶质瘤的标准治疗方式是最大限度地切除,然后进行放射治疗和化学治疗。然而,肿瘤常在原发病灶 2 cm 内复发。因此,对肿瘤的局部控制至关重要。

伽玛刀治疗脑胶质瘤的效果一直存在争议。伽玛刀治疗脑胶质瘤具有位置准确、剂量分布梯度大、对周围组织影响小、成本低等优点。近年来伽玛刀治疗被用作手术后调强放射治疗和化学治疗的辅助治疗。

有学者对接受伽玛刀治疗的恶性胶质瘤患者进行研究。其中 108 例接受单次伽玛刀治疗,32 例至少接受 2 次伽玛刀治疗。中位肿瘤体积为 13.5 cm³,平均照射剂量为 14.35 Gy(6~18 Gy)。结果发现,治疗后 3 个月肿瘤的局部控制率为 61.4%,治疗后 6 个月为 25.0%,治疗后 12 个月为 7.1%。平均和中位无进展生存期(PFS)分别为 8.6 个月(95% CI 6.3~11.0 个月)和 4 个月(95% CI 3.5~4.5 个月)。伽玛刀治疗后总体生存期(OS)为 3~62 个月,平均为 16.7 个月(95% CI 14.6~18.9 个月),中位生存期为 13 个月(95% CI 12.1~13.9 个月)。1 年、2 年、5 年生存率分别为 51.4%、10.0% 和 2.9%,未发生严重并发症。作者认为伽玛刀治疗是恶性胶质瘤患者的有效治疗选择,具有微创、适用性广、治疗时间短、不良反应少等优点,在我国,这种治疗比再手术要经济得多。

许自强等对 284 例脑胶质瘤患者进行随访,其中 125 例高度恶性胶质瘤的影像复查结果如下:近期及远期有效率分别为 80% 和 45.6%,6 个月、12 个月和 24 个月生存率分别为 85.6%、69.6%、43.2%。107 例(37.7%)患者在治疗后出现放射性水肿。作者认为伽玛刀治疗脑胶质瘤,可延长患者生命、改善生活质量。对于体积较小的低级别胶质瘤,伽玛刀治疗的效果明确;对于高度恶性的脑胶质瘤,伽玛刀治疗可控制肿瘤生长,延缓肿瘤发展速度,但肿瘤易复发。

姚建国等对 2003 年 1 月至 2016 年 9 月收治的 164 例接受伽玛刀治疗的高级别脑胶质瘤患者进行回顾性分析,治疗后 1 年、3 年生存率分别为 68.75%、30.36%,中位生存期为 21 个月。其中 WHO Ⅲ级、Ⅳ级患者治疗后 3 年生存率分别为 39.05%、17.27%,中位生存期分别为 28 个月、15 个月,WHO Ⅲ级患者治疗后生存期较 WHO Ⅳ级显著延长($p<0.05$)。术后总体不良反应发生率为 28.05%(46/164),WHO Ⅲ级患者术后不良反应发生率较 WHO Ⅳ级显著降低(11.22% vs 53.03%,$p<0.01$)。

李鹏等对 2006 年 1 月至 2007 年 12 月间 13 例颅内多发占位的胶质母细胞瘤患者中 11 例患者行伽玛刀治疗,随访至肿瘤复发,结果发现伽玛刀治疗后最长复发时间为 28 个月,平均 11.2 个月。1 例患者于治疗后 2.5 个月出现头痛,MRI 检查发现肿瘤增大。其他 10 例患者在治疗后 3 个月首次复查,证实伽

玛刀治疗有效,其中肿瘤完全消失者 4 例,明显缩小者 6 例。术后 6 个月复查,其中 2 例患者出现新发病灶,考虑为肿瘤复发进展;有 6 例患者肿瘤完全消失,1 例患者肿瘤明显缩小,1 例患者与首次复查比较无明显变化。作者认为伽玛刀治疗可迅速控制胶质母细胞瘤生长,且并发症轻微,不失为一种有效的颅内多发胶质母细胞瘤治疗方法(图 17-6、图 17-7)。

Kim 等报道用伽玛刀联合替莫唑胺治疗复发胶质母细胞瘤患者,总体生存期(OS)、无进展生存期(PFS)和 6 个月的无进展生存率分别为 15.5 个月、6 个月、48.8%。伽玛刀联合替莫唑胺组中位治疗体积为 9.8 cm³。单独伽玛刀治疗组中位治疗体积为 11 cm³。中位处方剂量为 15 Gy。与单独伽玛刀治疗和单独替莫唑胺治疗相比,伽玛刀联合替莫唑胺治疗从统计学上来说,对提高生存率有益处。Contie 等报道,射波刀立体定向放射外科治疗与替莫唑胺联合使用可延长患者生存期,患者无进展生存率为 66.7%。

Minniti 等报道,在 SRS 联合替莫唑胺治疗作为挽救性治疗后,胶质母细胞瘤患者的总体生存期(OS)增加至 9.7 个月,无进展生存期增加到 5 个月,6 个月后的无进展生存率为 42%。同时,放射治疗联合化学治疗对高级别胶质瘤患者有放射增敏的协同作用。在这项研究中,SRS 联合替莫唑胺治疗组的生存率与单独 SRS 治疗组相比没有提高。这是因为患者少,化学治疗方案种类多,评估联合治疗的效果有困难。

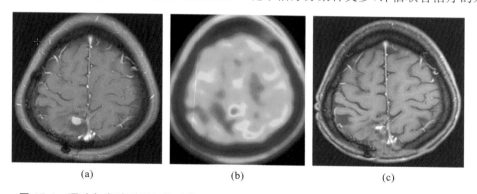

(a)　　　　　　　(b)　　　　　　　(c)

图 17-6　顶叶复发胶质母细胞瘤伽玛刀治疗后 2 年,随访复查提示强化病灶明显缩小

(a)伽玛刀治疗前顶叶增强结节;(b)伽玛刀治疗前 PET 显示,增强结节呈高代谢状态,提示肿瘤复发;(c)伽玛刀治疗后 2 年增强结节明显缩小

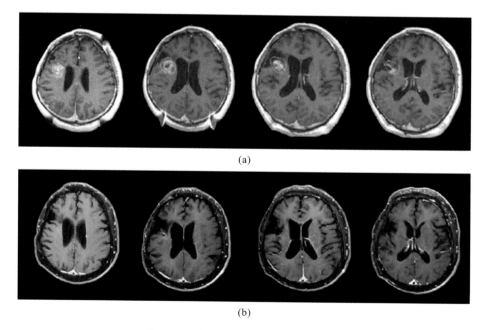

(a)

(b)

图 17-7　高级别胶质瘤行伽玛刀治疗

(a)MRI 提示高级别胶质瘤(WHO Ⅲ级)术后原位复发,给予伽玛刀治疗;(b)伽玛刀治疗后 6 个月强化病灶消失

三、不能手术的胶质瘤

放射治疗后推量也是一种可选择的参考治疗方案,对胶质母细胞瘤(GBM)患者进行推量 SRS 治疗(即分割放射治疗(FRT)后照射)有很大的益处。Shrieve 等使用推量 SRS(FRT 后和诊断后 14.2 周内)治疗了 78 例 GBM 患者,从疾病诊断开始计算的中位生存期为 19.9 个月,2 年总体生存率为 35.9%。无与 SRS 相关的严重急性并发症;39 例(50%)患者需要再次手术,19 例(24.3%)患者诊断为放射性坏死。Nwokedi 等比较了 FRT+推量 SRS 治疗($n=31$)和仅 FRT($n=33$)对复发 GBM 的影响。SRS 治疗在外放射治疗(EBRT)完成后 4 周内实施。FRT+推量 SRS 治疗组的总体生存期明显长于仅 FRT 组(25 个月 vs 13 个月)。

宋传臣等总结 2006 年 12 月至 2008 年 12 月间接受伽玛刀治疗的 57 例脑干胶质瘤患者,治疗后 6 个月内肿瘤控制率为 96.5%,无临床死亡病例;治疗后 26～50 个月总结,伽玛刀分次治疗脑干胶质瘤安全有效,且伽玛刀分次治疗不局限于小病灶,对弥漫型脑干胶质瘤同样有效。

四、术后复发和手术+放射治疗后复发的脑胶质瘤

目前,脑胶质瘤的治疗包括最大限度地手术切除、EBRT 和化学治疗。然而,脑胶质瘤经常复发。这些患者的预后较差。因此,在考虑治疗选择时,评估毒性和患者生活质量至关重要。挽救性治疗方法包括重复再手术、再程外放射治疗、化学治疗、新式疗法,或这些治疗方法的组合。作为挽救性治疗,重复再手术可能是一个很好的选择,但也可能出现术后相关并发症。使用再程外放射治疗可能会伴发放射性不良反应。近年来,伽玛刀放射外科(GKRS)作为挽救性治疗手段,被广泛应用于复发脑胶质瘤患者。伽玛刀治疗复发脑胶质瘤的目标是以最小负担提高患者生存率。

复发脑胶质瘤患者的挽救性治疗方法包括手术切除、再照射或全身药物治疗,但没有统一的标准。Sutera 等回顾性分析 2002—2012 年采用 SRS 治疗的 65 例复发脑胶质瘤患者,中位随访时间为 14.9 个月,1 年生存率为 47.3%,6 个月的局部控制率为 65.3%,表明 SRS 治疗可使患者获得较好的生存率和肿瘤局部控制率,且副作用较小。对于直径>3 cm 的实体病灶,有的学者推荐采用伽玛刀分次治疗,但具体方案各不相同。有学者采用 20～50 Gy/5 fx,每周 5 次的治疗方案,结果显示,32 例复发脑胶质瘤患者的中位生存期为 11 个月。有文献报道,SRS 治疗复发脑胶质瘤后,患者的中位生存期为 11.3 个月,中位无进展生存期为 3.2 个月,中位局部控制期为 7.5 个月;且 SRS 联合替莫唑胺辅助治疗,会提高患者的生活质量。

五、连续剂量分割立体定向放射外科(SRS)治疗

目前,对脑胶质瘤的伽玛刀治疗主要采取两种方案:单次大剂量放射治疗和分次小剂量放射治疗,后者主要针对肿瘤体积较大者。对于放射剂量的计划,目前国内外尚无统一标准。随着治疗技术的发展,伽玛刀设备的不断升级,更加先进的设备陆续运用于临床,现有的伽玛刀设备已经可以实现无框架固定,在线自适应剂量调控,大体积肿瘤或者肿瘤邻近重要结构的患者可采用连续剂量分割的 SRS 治疗技术。

六、立体定向放射外科(SRS)联合贝伐珠单抗治疗

近年来,贝伐珠单抗作为一种人源化的单克隆血管内皮生长因子(VEGF)抗体,联合立体定向放射外科(SRS)治疗已显示出良好的应用前景。SRS 联合贝伐珠单抗治疗的基本原理是贝伐珠单抗具有潜在的放射增敏作用和减少瘤周水肿的能力。贝伐珠单抗具有抗血管生成和抵抗辐射诱导的肿瘤细胞分泌 VEGF 作用,使血管正常化,从而改善肿瘤缺氧,增强辐射效果。Gutin 等研究 SRS 联合贝伐珠单抗治疗复发恶性胶质瘤患者的效果,结果显示,对于胶质母细胞瘤(GBM)患者,肿瘤的总体反应率为 50%,中位无进展生存期和总体生存期分别为 7.3 个月和 12.5 个月。

Abbassy 等进行了一项前瞻性研究,评估以较高的剂量进行 SRS 联合贝伐珠单抗治疗复发 GBM 的

安全性和有效性,9 例患者在 SRS 治疗后使用贝伐珠单抗,肿瘤体积缩小(从 4.7 cm³ 到2.86 cm³),中位无进展生存期为 7.5 个月,中位总体生存期为 13 个月。在这项研究中,贝伐珠单抗能减少肿瘤相关脑水肿的发生,并降低放射性不良反应的发生率。

尽管贝伐珠单抗治疗 GBM 时未显示患者有总体生存获益,但其有效减少瘤周水肿及皮质类固醇使用、缓解相关临床症状的作用已获得认可。

七、展望

立体定向放射外科(SRS)在颅脑疾病的治疗中发挥越来越重要的作用,其以亚毫米级精度、精确靶向、高剂量照射为特点,通常用于治疗位置较深的和(或)具有重要功能的脑部区域的小到中等体积的病灶。但对于浸润性疾病(如胶质瘤)的治疗,放射外科的体积限制和高度适形的治疗野,通常被认为是SRS 治疗的重要限制因素,而且,亚致死的照射剂量甚至可以促进胶质瘤细胞的迁移和侵袭。近年来,伽玛刀治疗作为挽救性治疗手段,被应用于复发脑胶质瘤患者。随着影像定位扫描技术的不断发展,靶区轮廓的勾画更为清晰,使接受 SRS 治疗的脑胶质瘤患者获益更多。

常规磁共振成像(MRI),包括对比度增强的 T1 加权成像和液体衰减反转恢复(FLAIR)序列,代表了目前脑胶质瘤靶体积勾画的标准成像模式;然而,常规的成像不能提供生物信息,如局部血容量和显微结构。常规 MRI 序列的局限性包括:①在区分治疗相关改变和既往治疗的胶质瘤疾病进展方面的能力有限;②对比度增强的 T1 加权成像中血脑屏障通透性的非特异性增加,这只能反映血脑屏障被破坏,而不能真正评估肿瘤的血管状况;③T2 加权成像信号异常的非特异性。

为了克服上述局限性,先进的基于生理学的 MRI 技术被开发用于脑胶质瘤的生物学表征,如磁共振波谱成像(MRS)、磁共振灌注成像(PWI)等,为制订治疗计划和监测提供相关的代谢、结构和血流动力学信息。放射性核素成像技术(如正电子发射计算机断层显像(PET-CT)),也被越来越多地用于原发性脑肿瘤的检查,其可以提供重要的诊断信息。

多种先进 MRI 技术的结合可能会增强放射治疗计划的实施,它们与剂量学的结合可能有助于识别有进展风险的体素,并允许体素水平的风险适应剂量递增至亚临床疾病,同时保留正常组织。

随着影像学检查技术、SRS 技术的发展,以及各种辅助治疗手段的联合应用,脑胶质瘤的微创治疗效率将会得到提高。

参 考 文 献

[1] 陈文娟,薛强,严晓娣,等.替莫唑胺联合立体定向放射治疗复发性脑胶质瘤的近期效果观察[J].交通医学,2019,33(6):623-625.
[2] 邓印辉,何咏,梁舜尧,等.伽玛刀治疗脑胶质瘤的临床分析(附 142 例临床报道)[J].立体定向和功能性神经外科杂志,2005,18(6):329-331.
[3] 国家卫生健康委员会医政医管局.脑胶质瘤诊疗规范(2018 年版)[J].中华神经外科杂志,2019,35(3):217-239.
[4] 黄润生,钱伟,房景玉,等.伽玛刀分次治疗胶质瘤的临床疗效分析[J].立体定向和功能性神经外科杂志,2005,18(6):358-359,376.
[5] 李学文,滕晓华,刘波,等.头部伽玛刀在低级别胶质瘤术后治疗中的应用[J].立体定向和功能性神经外科杂志,2010,23(6):335-337.
[6] 刘刚,步鹏,韩存芝.胶质纤维酸性蛋白、波形蛋白和细胞角蛋白 AE1/AE3 在脑胶质瘤和脑转移瘤中的表达及其临床意义[J].肿瘤研究与临床,2018,30(12):834-837.
[7] 刘铁军,郑英杰.DWI 及¹H-MRS 在脑胶质瘤伽玛刀治疗后疗效预测中的应用价值[J].微创医学,2016,11(4):579-581,585.
[8] 吕冬芳,武江,岳向勇.复发脑胶质瘤的诊断与治疗进展[J].临床误诊误治,2013,26(11):96-99.

［9］　孙时斌,刘阿力.伽玛刀治疗脑胶质瘤临床疗效的随访分析［J］.中华神经外科杂志,2000,16(6):391.

［10］　涂兰波,梁军潮,王伟民.伽玛刀治疗脑胶质瘤进展［J］.立体定向和功能性神经外科杂志,2005,18(6):374-376.

［11］　吴鹏昌,苏永永,谢江涛,等.脑胶质瘤术后放疗联合替莫唑胺与颈动脉灌注尼莫司汀同步化疗疗效对比分析［J］.陕西医学杂志,2016,45(9):1133-1135.

［12］　许自强,安全,李俊武.伽玛刀治疗脑胶质瘤284例［J］.中国实用医刊,2009,36(12):38-39.

［13］　姚建国,王志刚,彭维杰,等.低分次伽玛刀治疗164例高级别脑胶质瘤的效果和安全性评估［J］.南昌大学学报(医学版),2018,58(6):53-56.

［14］　张兆鑫,丛力宁.伽玛刀分次治疗脑胶质瘤临床分析［J］.河北医药,2011,33(7):1015-1016.

［15］　朱利峰,何占彪,王宏伟,等.伽玛刀剂量分割治疗脑胶质瘤82例疗效观察［J］.内蒙古医科大学学报,2012(0):302-304.

［16］　Guan Y,Xiong J,Pan M,et al. Safety and efficacy of hypofractionated stereotactic radiosurgery for high-grade gliomas at first recurrence:a single-center experience[J]. BMC Cancer,2021,21(1):123.

［17］　Gutin P H,Iwamoto F M,Beal K,et al. Safety and efficacy of bevacizumab with hypofractionated stereotactic irradiation for recurrent malignant gliomas[J]. Int J Radiat Oncol Biol Phys,2009,75(1):156-163.

［18］　Hadjipanayis C G,Niranjan A,Tyler-Kabara E,et al. Stereotactic radiosurgery for well-circumscribed fibrillary grade Ⅱ astrocytomas:an initial experience[J]. Stereotact Funct Neurosurg,2002,79(1):13-24.

［19］　Ho A L K,Jena R. Re-irradiation in the brain:primary gliomas[J]. Clin Oncol (R Coll Radiol),2018,30(2):124-136.

［20］　Louis D N,Ohgaki H,Wiestler O D,et al. The 2007 WHO classification of tumours of the central nervous system[J]. Acta Neuropathol,2007,114(2):97-109.

［21］　Minniti G,Muni R,Lanzetta G,et al. Chemotherapy for glioblastoma:current treatment and future perspectives for cytotoxic and targeted agents [J]. Anticancer Res,2009,29(12):5171-5184.

［22］　Murphy E S,Parsai S,Kano H,et al. Outcomes of stereotactic radiosurgery for pilocytic astrocytoma:an international multiinstitutional study[J]. J Neurosurg,2019,1-9.

［23］　Oermann E,Collins B T,Erickson K T,et al. Cyberknife enhanced conventionally fractionated chemoradiation for high grade glioma in close proximity to critical structures[J]. J Hematol Oncol,2010,3:22.

［24］　Ogura K,Mizowaki T,Arakawa Y,et al. Efficacy of salvage stereotactic radiotherapy for recurrent glioma:impact of tumor morphology and method of target delineation on local control [J]. Cancer Med,2013,2(6):942-949.

［25］　Pozza F,Colombo F,Chierego G,et al. Low-grade astrocytomas:treatment with unconventionally fractionated external beam stereotactic radiation therapy[J]. Radiology,1989,171(2):565-569.

［26］　Sutera P A,Bernard M E,Gill B S,et al. Salvage stereotactic radiosurgery for recurrent gliomas with prior radiation therapy[J]. Future Oncol,2017,13(29):2681-2690.

［27］　Szeifert G T,Massager N,Brotchi J,et al. Morphological redifferentiation in a malignant astrocytic tumor after gamma knife radiosurgery[J]. J Neurosurg,2002,97(5 Suppl):627-630.

（吴高峰　梁文能　唐　轶）

第十八章 脑室内肿瘤的立体定向放射外科治疗

第一节 概 述

脑室是脑中的腔隙,其内壁衬以室管膜上皮,包括侧脑室、第三脑室和第四脑室,脑室内有脑脊液,每个脑室均有脉络丛。脑室内肿瘤在颅内肿瘤中相对少见,其病理学类型多样,病灶多位于大脑深部,且邻近各种重要的神经血管组织,从而增加了治疗的潜在风险,给治疗带来很大困难。

20世纪70年代初,医疗技术的进步和发展使一些原先认为很危险的操作变得可以实施。外科手术是脑室内肿瘤最主要的治疗方式,但对于部分病理类型的脑室内肿瘤,如果无法全切,或存在手术禁忌,或病灶比较小,立体定向放射外科治疗也是很好的选择。

本章对脑室内肿瘤的类型和分布进行概述,并对这些肿瘤的立体定向放射外科治疗进行介绍。

第二节 流 行 病 学

脑室内肿瘤包括一组具有不同细胞学特征的异质性肿瘤。患者年龄、肿瘤部位和影像学资料(磁共振成像、CT和血管造影等)有助于诊断。根据病理学分类可将脑室内肿瘤分为脉络丛肿瘤、室管膜瘤、室管膜下瘤、脑膜瘤、室管膜下巨细胞性星形细胞瘤(SEGA)、中枢神经细胞瘤等(表18-1)。除了这些常见的实性肿瘤外,还有一些少见的肿瘤类型,如神经束膜瘤、血管外皮细胞瘤和孤立性纤维瘤等。

不同年龄的患者,肿瘤的发生存在差异,如儿童的脉络丛乳头状瘤多见于侧脑室,而成人多见于第四脑室;原发性神经外胚层肿瘤(PNET)常见于儿童,多位于额角。不同部位的脑室内肿瘤各有特点,如多数(85%)侧脑室肿瘤生长缓慢、低度恶性,包括低度恶性胶质瘤(占50%)、脉络丛乳头状瘤和脑膜瘤(二者合占35%),先天性肿瘤(畸胎瘤和室管膜瘤)和转移瘤各占约5%。肿瘤的发生部位对明确肿瘤的病理也有帮助。发生在侧脑室三角区的肿瘤约占50%,多为脑膜瘤,其次是脉络丛乳头状瘤。发生在侧脑室体部的肿瘤约占35%,常为胶质瘤和神经细胞瘤,也有脑膜瘤。发生在额角部位的肿瘤约占10%,主要是胶质瘤。发生在颞角部位的肿瘤较少见,约占5%,主要是脑膜瘤和室管膜瘤。脑室内的转移性肿瘤可来源于肾脏、肺、乳腺、结肠、胃肠、膀胱等不同的原发病灶。尽管肺癌和乳腺癌是目前较易发生颅内转移的癌症,但脑室内转移发生率最高的是肾细胞癌。钙化可见于脑膜瘤、脉络丛乳头状瘤、室管膜瘤、室管膜下瘤、中枢神经细胞瘤和室管膜下巨细胞性星形细胞瘤等多种类型的肿瘤。

由于脑室内脑脊液与肿瘤的对比,脑室内肿瘤在影像学上显示比较明显。MRI检查是主要的检查手段,但CT检查在初检、判断肿瘤有无钙化和评价脑积水方面有重要作用。不同的脑室内肿瘤的MRI各有其特点,如脑膜瘤、脉络丛乳头状瘤等肿瘤会表现出相对均匀的强化。中枢神经细胞瘤、室管膜瘤、室管膜下瘤表现为不均匀强化。此外,一些肿瘤与周围组织界限清楚,如室管膜下瘤(经常通过蒂样结构附着于脑室壁)、脑膜瘤和转移瘤。

表 18-1　脑室内肿瘤的好发部位和病理分级

肿瘤	好发部位	WHO 分级
室管膜瘤	第四脑室及侧脑室	Ⅱ级
室管膜下瘤	第四脑室和侧脑室边缘	Ⅰ级
室管膜下巨细胞性星形细胞瘤（SEGA）	室间孔	Ⅰ级
菊形团形成性胶质神经细胞瘤（RGNT）	第四脑室	Ⅰ级
颅咽管瘤（乳头状型）	第三脑室	Ⅰ级
毛细胞型星形细胞瘤	第三脑室,脑室周围,导水管周围	Ⅰ级
脉络丛肿瘤	侧脑室和第三脑室	Ⅰ（主要）～Ⅲ级
松果体实质肿瘤	松果体区	Ⅰ～Ⅳ级
中枢神经细胞瘤	侧脑室,接近室间孔	Ⅱ级
脑膜瘤	侧脑室三角区	大部分Ⅱ级
脉络膜胶质瘤	第三脑室	Ⅱ级
松果体区的乳头状肿瘤	松果体区	Ⅱ或Ⅲ级
髓母细胞瘤	第四脑室	Ⅳ级
非典型类横纹肌肿瘤	第四脑室	Ⅳ级
生殖细胞瘤	松果体区	恶性,未分级

第三节　临床表现

脑室内肿瘤的临床表现与其所在部位有关。侧脑室肿瘤的症状类似,大多数侧脑室肿瘤生长缓慢,出现症状的潜伏期较长。多数患者有单侧阻塞性脑积水,表现为头痛、步态不稳和智力改变。浸润性生长的肿瘤（如星形细胞瘤）可引起受累部位的局灶性症状。额角病灶常引起头痛和性格改变,起于丘脑的病灶常引起轻偏瘫和感觉障碍,三角区和枕角肿瘤常引起视觉障碍。

多数第三脑室肿瘤生长缓慢,产生症状的潜伏期较长。第三脑室前部肿瘤和后部肿瘤患者会出现不同的症状。几乎所有肿瘤都会引起脑积水,第三脑室后部肿瘤早期即出现脑积水。第三脑室后部肿瘤的直接压迫或者脑积水压迫第三脑室后部会引起患者上视麻痹、瞳孔扩大和上视时产生回缩性眼震（Parinaud 综合征）。第三脑室前部肿瘤患者表现为内分泌异常,如尿崩症和生长激素水平低下。第三脑室前部肿瘤一般不引起视觉障碍,如有视觉症状,提示肿瘤位于视路。第三脑室前部肿瘤可引起情感淡漠和近期记忆丧失。

第四脑室肿瘤早期即可出现颅内压增高,几乎所有患者的首发症状都是头痛伴恶心及呕吐,强迫头位。少数患者常因头位及体位的变动而使第四脑室底的神经核受刺激,产生相应的临床症状,如眩晕、头痛、呕吐、复视、眼球震颤及生命体征的改变等,甚至昏迷。当头位发生变动时,由于肿瘤在脑室内移动,突然阻塞脑脊液循环通路,患者可出现发作性颅内压增高,严重者将出现小脑危象和脑疝。当肿瘤向后生长压迫或侵犯小脑脚或小脑时,患者可出现小脑共济失调症状,表现为步态不稳,常向病侧和后方倾倒,肌张力减低,肢体姿势异常,患侧肢体出现粗大而不规则的震颤（即意向性震颤）。小脑受损者除以上症状外,常伴有眼球的水平、垂直及旋转性震颤。第四脑室底下部的肿瘤可压迫脑干而引起长束体征（感觉及运动障碍）,患者表现为两腿发软易跌倒,腱反射减退,有时可引出病理反射。

第四节　立体定向放射外科治疗

一、室管膜瘤

室管膜瘤是一种少见的中枢神经系统上皮性肿瘤,起源于脑室系统及脊髓中央管的室管膜细胞,其大约占颅内原发肿瘤的 2.1%。但在 3 岁以下儿童中的比例更高，约占所有颅内肿瘤的 30%。在成人患者中，幕下和脊髓室管膜瘤发生率几乎相同，而在年幼的儿童中幕下室管膜瘤占优势。颅内室管膜瘤常见于第四脑室、侧脑室和第三脑室。肿瘤在 CT 上呈等密度，有增强，约 50% 的肿瘤有钙化。在 MRI 扫描 T1 加权像上呈混杂信号、等信号或低信号，T2 加权像上为高信号。

由于室管膜瘤本身发生部位的多样性及肿瘤的异质性，患者预后存在较大的个体差异。近年来，随着分子生物学技术的发展，人们对室管膜瘤组织学及基因分型等有了新的认识。2016 年 WHO 中枢神经系统肿瘤分型中，首次将基因亚型列入室管膜瘤病理分型中，除了黏液乳头状室管膜瘤（WHO Ⅰ级）、室管膜下瘤（WHO Ⅰ级）、室管膜瘤（WHO Ⅱ级）和间变性室管膜瘤（WHO Ⅲ级）外，增加了 RELA 融合基因阳性室管膜瘤（WHO Ⅱ级或Ⅲ级）。RELA 融合基因阳性室管膜瘤为近年研究发现的一类特殊亚型，好发于儿童大脑幕上区，预后较其他幕上室管膜瘤差。

新诊断的室管膜瘤的标准治疗方法是手术切除，残留或转移性病灶行辅助放射治疗。对于复发性颅内室管膜瘤，目前尚无标准的挽救性治疗方案。再次手术和再次放射治疗似乎能提供较好的结果。已提出的各种化学治疗方案的效果还有待验证。自 20 世纪 90 年代以来，立体定向放射外科（SRS）已成为颅内室管膜瘤的多模式处理手段之一，许多文献证实了其作为辅助和挽救性治疗的有效性和安全性。Stafford 等报道 12 例复发性室管膜瘤患者（11 例曾接受手术切除和外照射治疗（46～56 Gy），1 例术后残留）共 17 个病灶采用伽玛刀治疗，中位周边剂量为 18 Gy（12～24 Gy），中位等中心个数为 4 个（1～14个），中位肿瘤体积为 3.2 cm³（0.3～15.5 cm³）。SRS 治疗后的中位生存期为 3.4 年（1.4～5 年），中位无进展生存期为 18 个月。在 17 个病灶中，14 个达到局部控制，3 年局部控制率为 68%。2 例患者照射野内复发，1 例患者肿瘤边缘复发，2 例患者远处复发。2 例患者出现放射性不良反应，其中 1 例接受了24 Gy 的补量治疗。作者认为 SRS 治疗为复发性颅内室管膜瘤患者提供了良好的局部肿瘤控制，并可能对生存率产生有利影响。Hodgson 等报道 25 例儿童复发性室管膜瘤患者接受立体定向放射外科（SRS）治疗，中位无进展生存期为 8.5 个月，3 年无进展生存率为 29%。Ernestus 等报道，与颅后窝肿瘤患者相比，幕上室管膜瘤患者生存率较高。Kano 等报道，25 例低级别室管膜瘤患者（34 个肿瘤）和 14 例间变性室管膜瘤患者（22 个肿瘤）接受 SRS 治疗，所有患者均行手术切除及术后放射治疗，14 例接受化学治疗。中位肿瘤体积为 3.6 cm³（0.1～36.8 cm³），中位周边剂量为 15 Gy（8～22 Gy）。SRS 治疗后 1 年、3 年、5年的总体生存率分别为 60%、36%、32%。SRS 治疗后 1 年、3 年、5 年的无进展生存率分别为 82%、46%、46%。作者认为，幕上的 WHO Ⅱ级室管膜瘤与较好的无进展生存率显著相关，较小的肿瘤体积在 SRS 治疗后的无进展生存率中也起一定的作用。Stauder 等认为，室管膜瘤的肿瘤体积>1.5 cm³ 与总体生存率较差相关。

以上研究均为单中心的研究，近来 Kano 等报道了一项国际多中心的回顾性研究。该研究纳入了 1988—2016 年 7 个伽玛刀中心的 89 例颅内室管膜瘤患者（共 113 个肿瘤，52 个 WHO Ⅱ级室管膜瘤，61个 WHO Ⅲ级间变性室管膜瘤），均使用伽玛刀进行治疗。其中男性 29 例，女性 60 例，中位年龄 16.3 岁（2.9～80 岁）。所有患者均接受过手术切除和放射治疗，66 例患者行病灶处的放射治疗，23 例行全脑全脊髓放射治疗，中位放射剂量为 54 Gy（22.4～72 Gy）。56 例（63%）行肿瘤全切术，32 例行次全切除术。其中 40 例还进行了化学治疗。中位肿瘤体积为 2.2 cm³（0.03～36.8 cm³），伽玛刀治疗的中位周边剂量为 15 Gy（9～24 Gy）。伽玛刀治疗后 1 年、3 年、5 年和 10 年的无进展生存率分别为 71%、56%、48% 和40%。伽玛刀治疗后 1 年、3 年、5 年和 10 年的总体生存率分别为 86%、50%、44% 和 34%。22 例（WHOⅡ级 9 例，WHO Ⅲ级 13 例）出现颅内或脊髓的新病灶。幕上肿瘤更多出现远处播散转移。伽玛刀治疗后肿瘤进展，再次伽玛刀治疗者 5 例，再次手术切除者 5 例，再次伽玛刀联合局部外放射治疗者 2 例，再次伽玛刀联合化学治疗者 1 例，再次手术联合局部外放射治疗者 1 例，再次伽玛刀联合全脑全脊髓放射治疗者 1 例。对于远处播散肿瘤病灶，10 例采用伽玛刀治疗，3 例采用手术切除治疗，1 例采用手术联合局部外放射治疗，2 例采用手术联合化学治疗，1 例采用局部放射治疗，1 例采用全脑放射治疗联合化学治疗。2 例患者分别在伽玛刀治疗后 15 个月和 18 个月因脑积水而行手术治疗。9 例患者出现放射性不

...

良反应,表现为头痛、共济失调等症状,均通过口服类固醇激素改善。作者认为,肿瘤体积较小的室管膜瘤患者采用伽玛刀治疗后,总体生存率增高,无进展生存期延长,肿瘤病理分级与伽玛刀治疗后无进展生存率无关,对于切除手术后和放射治疗后仍复发或肿瘤进展的颅内室管膜瘤,伽玛刀放射外科(GKRS)是一种安全、有效的治疗手段。

二、脉络丛肿瘤(choroid plexus tumor,CPT)

脉络丛肿瘤包括高分化乳头状瘤(choroid plexus papilloma,CPP)(WHO Ⅰ级)、非典型脉络丛乳头状瘤(atypical choroid plexus papilloma,ACPP)(WHO Ⅱ级),以及脉络丛乳头状癌(choroid plexus carcinoma,CPC)(WHO Ⅲ级)。常见于儿童,在成人脑肿瘤中占比不到1%。最常见的发病部位是第四脑室,其次是侧脑室和第三脑室。位置也可能因年龄而异,成人多位于第四脑室,儿童多位于侧脑室。脉络丛乳头状瘤源于脑室脉络丛上皮细胞,与室管膜瘤具有相同的胚胎起源,占脉络丛肿瘤的80%,占儿童脑瘤的2%~5%。位于脑室内的脉络丛乳头状瘤有沿脑脊液种植转移的趋势。非典型脉络丛乳头状瘤肿瘤细胞增生活跃,具有不同程度的恶性细胞特征:正常规则的乳头结构消失,呈浸润性生长,常侵犯邻近脑实质,有更高的脑脊液种植转移率,手术切除率低,预后较差。脉络丛乳头状癌是侵袭性肿瘤,病理特点是细胞密度高、多形核、局灶坏死、乳头状结构消失、侵入神经组织,肿瘤可侵入脑室外的脑实质中。

由于肿瘤的占位效应或脑积水,大多数脉络丛肿瘤患者表现为颅内压增高的症状。手术切除是主要的治疗方法,肿瘤全切除者有望治愈。然而,由于这些肿瘤的位置较深,邻近关键结构且血管密度高,全切除会很困难。残留或复发脉络丛肿瘤的治疗方案包括再次手术、化学治疗、放射治疗和立体定向放射外科(SRS)治疗。

目前多数研究为病例报道,且大多数研究中,SRS治疗的应用仅限于局部或远处复发病灶,或作为不完全切除术后的辅助治疗。Kim等报道了6例接受SRS治疗的复发脉络丛乳头状瘤患者的预后。共有11个局部或远处复发的肿瘤,在SRS治疗后,4个肿瘤病灶得到局部控制,无进展期分别为7个月、16个月、18个月和41个月,7个肿瘤发生进展。Koh等报道了23例脉络丛肿瘤患者(8例高分化乳头状瘤、7例非典型脉络丛乳头状瘤、8例脉络丛乳头状癌)的治疗分析,其中1例脉络丛乳头状癌患者因手术期间肿瘤大出血而接受了次全切除术,之后残留病灶进行了伽玛刀治疗,治疗后没有出现肿瘤复发或转移。另1例复发脉络丛乳头状癌患者接受了伽玛刀治疗,肿瘤局部控制良好。Faramand等报道了一项多中心研究,以评估伽玛刀放射外科作为WHO Ⅰ~Ⅲ级脉络丛肿瘤初始或辅助治疗的作用。该研究共纳入32例患者(女性20例),共43个肿瘤接受伽玛刀治疗。25例患者(78%)之前接受了切除手术。其中15例患者(47%)的肿瘤位于第四脑室。中位治疗病灶数为1个(1~5个)。中位治疗肿瘤体积为2.2 cm³(0.4~11.6 cm³),中位周边剂量为13 Gy(11~25 Gy),中位最大剂量为26 Gy(20~50 Gy)。结果显示,患者的肿瘤局部控制率为69%。低级别肿瘤患者的1年、3年和5年的无进展生存率分别为90%、77%和58%。高级别肿瘤患者的1年、3年和5年的无进展生存率分别为77%、62%和62%。低级别肿瘤组和高级别肿瘤组的局部肿瘤控制率无显著差异。13例患者(41%)需要额外治疗以处理新发或复发病灶,3例患者需要手术切除肿瘤后再行伽玛刀治疗,9例患者直接行挽救性伽玛刀治疗,3例患者发生脊髓转移,需要化学治疗联合放射治疗。首次伽玛刀治疗和重复治疗之间的中位间隔时间为16个月(4~145个月)。除2例需要进行第三次挽救性伽玛刀治疗的患者外,其余患者都实现了局部和远处肿瘤控制。6例(19%)患者出现新发远处脑转移灶。从首次伽玛刀治疗到检测到远处肿瘤的中位时间为22个月。统计发现,年龄、性别、肿瘤级别、治疗肿瘤体积、治疗病灶数、周边剂量和最大剂量、从手术到伽玛刀治疗的间隔时间、肿瘤切除程度与远处肿瘤的控制率好坏无关。伽玛刀治疗后共有15例患者(47%)症状没有变化,9例患者(28%)症状改善。8例(25%)有新的或恶化的症状,其中3例患者(9%)在治疗后11个月出现持续的有症状的放射性不良反应,1例患者在伽玛刀治疗后因肿瘤进展而出现脑积水。作者认为伽玛刀治疗是一种微创替代治疗策略,适用于影像学诊断或手术后复发的低级别和高级别脉络丛肿瘤患者。

总之,立体定向放射外科(SRS)治疗对于部分脉络丛肿瘤患者而言,是一种可行的治疗选择,可以安全有效地控制肿瘤进展或治疗新的远处复发病灶。

三、脑室内脑膜瘤(intraventricular meningioma,IVM)

脑室内脑膜瘤指起源于脑室系统的脉络丛组织或脉络膜基质的脑膜瘤,发病率低,属于少见的颅内脑膜瘤,占颅内脑膜瘤的0.5%~4.5%。其中大多数(80%)位于侧脑室,15%位于第三脑室,第四脑室脑膜瘤罕见,约占5%。由于三角区的脉络丛丰富,70%~80%的侧脑室脑膜瘤位于三角区,也可以向颞角、枕角和体部延伸,亦有报道称侧脑室三角区及其附近的脑膜瘤占侧脑室脑膜瘤的92%,少数位于室间孔周围。肿瘤常引起侧脑室颞角扩大和脉络丛钙化的移位。肿瘤边缘光整,不向周围脑组织内侵袭,很少伴有周围脑组织水肿。脑室内脑膜瘤多见于女性,虽然脑膜瘤在所有年龄段均可发生,但脑室内脑膜瘤主要发生于30岁以上人群,且左侧侧脑室脑膜瘤较右侧侧脑室脑膜瘤多见,病理类型上以纤维型脑膜瘤多见。脑室内脑膜瘤在CT上呈等密度,边界清晰,可有钙化和轻度增强。MRI扫描:T1加权像上病灶为稍低信号,T2加权像上病灶为等或稍高信号,强化明显。侧脑室脑膜瘤早期诊断比较困难,因为肿瘤多数为良性,生长缓慢,且侧脑室内空间相对较大,对肿瘤的逐渐生长有代偿作用,局部症状出现较少,一般病程较长。当肿瘤体积增大,引起脑脊液循环受阻时患者才会出现颅内压增高的表现。第三脑室、第四脑室内的脑膜瘤早期即可引起脑脊液循环障碍,因此颅内压增高、梗阻性脑积水等症状多出现较早,容易被发现而早期诊断。

目前手术是治疗脑室内脑膜瘤的主要方法,但有时由于肿瘤过大、位置较深或肿瘤血供丰富等原因无法全切,或患者不能耐受手术时,立体定向放射外科(SRS)也是一种治疗选择。SRS对其他部位脑膜瘤的治疗作用已经被广泛接受,许多研究表明SRS治疗脑膜瘤的长期控制率超过95%。然而,很少有研究报道脑室内脑膜瘤SRS治疗后的效果(表18-2)。Terada等报道了1例采用超选择性栓塞供血动脉联合伽玛刀治疗的左侧侧脑室内脑膜瘤患者,周边剂量为12 Gy,50%等剂量曲线,伽玛刀治疗后2年病灶体积稳定,患者无神经功能缺失。Kim等报道了9例采用伽玛刀治疗的脑室内脑膜瘤患者。患者平均年龄为51岁(14~81岁),其中3例患者为手术后复发,1例患者将伽玛刀治疗作为次全切除术后的辅助治疗,其他5例患者中,伽玛刀治疗被用作初始治疗方法,其中2例通过活检证实为脑膜瘤。中位肿瘤体积为3.9 cm³(0.8~11.8 cm³)。中位周边剂量为16 Gy(14~22.5 Gy)。平均随访64个月,没有出现脑积水或与治疗相关的并发症。伽玛刀治疗后的无进展生存期平均为60个月(7~160个月)。4例患者肿瘤体积缩小,2例保持不变,3例患者肿瘤进展,1例接受了再次伽玛刀治疗,最终有7例患者获得了脑膜瘤的局部控制。作者认为,对于手术后残留或不适合手术的脑室内脑膜瘤患者而言,SRS治疗可能是一种微创治疗选择。Samanci等报道了6例接受单次伽玛刀治疗的脑室内脑膜瘤患者,平均年龄为41.3岁(30~71岁)。SRS治疗的中位周边剂量为12 Gy(11~13 Gy),靶体积范围为1.2~9.5 cm³,5例患者将SRS治疗作为初始治疗,1例患者作为术后辅助治疗。中位随访时间71.5个月,所有患者的肿瘤体积都缩小(中位值为59.6%)。1例患者出现治疗后瘤周水肿,在短期类固醇激素治疗后缓解。平均无进展生存期为117.5个月(81~154个月)。所有患者的神经症状和体征都有改善。作者认为,对于小体积的脑室内脑膜瘤患者,伽玛刀治疗是一种可行的治疗方案,且有较低的并发症发生率。

表18-2 脑室内脑膜瘤伽玛刀治疗文献汇总

项目	作者和年份				
	Terada等, 1999年	Kim等, 2009年	Nundkumar等, 2013年	Mindermann等, 2020年	Samanci等, 2020年
病例数	1	9	2	4	6
女性比例	100%	33%	100%	100%	67%

项目	作者和年份				
	Terada 等，1999 年	Kim 等，2009 年	Nundkumar 等，2013 年	Mindermann 等，2020 年	Samanci 等，2020 年
平均年龄（范围）	58 岁	51 岁（14～81 岁）	49.5 岁（49～50 岁）	63 岁（50～81 岁）	41.3 岁（30～71 岁）
主要症状	头晕（100%）	头痛（33%）	头痛（100%）	视野缺损（50%）	头痛（83%）
伽玛刀治疗时机	辅助治疗	初始（55.6%） 复发（33.3%） 辅助（11.1%）	初始（100%）	初始（100%）	初始（83%） 残留（17%）
伽玛刀治疗前病理确诊	0	67%	0	0	17%
肿瘤位置	左侧（100%）	右侧（55.6%） 左侧（33.3%） 中线（11.1%）	左侧（100%）	左侧（75%） 右侧（25%）	左侧（67%） 右侧（33%）
中位肿瘤体积/cm³	13.4	3.9（0.8～11.8）	3.3（2.2～4.4）	4.7（2.5～14.1）	5.45（1.2～9.5）
中位周边剂量/Gy	12	16（14～22.5）	18	13.5（12～15）	12（11～13）
中位等剂量曲线/（%）	50	50	50	50	50（40～60）
中位随访时间/月	24	64（7～161）	54.5（44～65）	157.5（45～240）	71.5（23～139）
平均无进展生存期/月	24	60（7～161）	12.5（8～17）	81.25（19～240）	74.3（24～139）
局部控制率/（%）	100	67	100	100	100
并发症	无	无	2 例瘤周水肿，类固醇激素治疗无效	4 例瘤周水肿，其中 2 例有症状	1 例瘤周水肿

　　放射性脑水肿是 SRS 治疗脑膜瘤后最常见的并发症。有研究认为 SRS 治疗三角区脑室内脑膜瘤后似乎有广泛的局灶性水肿形成趋势。Nundkumar 等报道，2 例三角区脑室内脑膜瘤患者接受先期单次伽玛刀治疗，中位周边剂量为 18 Gy，中位等剂量曲线为 50%，2 例患者在 SRS 治疗后 5 个月和 12 个月出现广泛的瘤周水肿。经类固醇激素治疗无效且神经系统症状逐步恶化，最终接受切除手术，手术后 3 年和 4 年，随访 MRI 均未显示肿瘤复发的证据。这一研究是较为早期的研究，2 例患者均采用了较高的周边剂量（18 Gy），广泛的瘤周水肿可能与此有关。Mindermann 等报道，4 例三角区脑室内脑膜瘤患者接受了单次放射外科治疗。患者接受了伽玛刀或射波刀治疗。中位周边剂量为 13.5 Gy，中位肿瘤体积为 4.7 cm³。4 例患者在平均 6.4 个月后出现瘤周水肿。其中 2 例患者有症状。4 例患者水肿消退，其中 1 例患者接受了两次针对同一处病灶的放射外科治疗。1 例脑水肿患者接受类固醇激素治疗，无患者需要行再次切除手术。有研究认为 SRS 治疗脑膜瘤后形成脑水肿的危险因素可能与肿瘤位置、大小和适形性指数（conformity index，CI）有关。大部分患者病灶周围脑水肿及继发神经功能障碍是暂时的，通过类固醇激素治疗可以缓解。从目前有限的病例数来看，单次 SRS 治疗脑室内脑膜瘤是安全有效的。

　　SRS 治疗脑室内脑膜瘤的其他罕见的并发症还有颞角圈闭。颞角圈闭以侧脑室颞角扩张为特征，是由脑脊液在三角区水平受阻所致。可继发于多种病理状态，包括感染、脑室内血肿、脑内寄生虫感染、动静脉畸形和脑室内肿瘤。Liu 等报道了 1 例继发于伽玛刀治疗后的颞角圈闭：52 岁女性患者，三角区脑膜瘤切除术后残留，行伽玛刀治疗，周边剂量为 16 Gy，等剂量曲线为 50%，伽玛刀治疗后 2 个月出现颞角圈闭，保守治疗无效，经手术治疗后症状缓解。作者推测颞角圈闭可能继发于伽玛刀治疗引起的放射性损伤。

　　对于较大或接近敏感结构的肿瘤，大分割放射外科（3～5 次）治疗已经成为单次分割 SRS 和传统分割放射治疗的替代方法。其在脑室内脑膜瘤的应用尚未见报道。

四、中枢神经细胞瘤(CN)

中枢神经细胞瘤是一种罕见的神经上皮肿瘤，占所有成人原发性脑部肿瘤的 0.1%～0.5%。根据 WHO 的分类，中枢神经细胞瘤属于 II 级肿瘤。常见于侧脑室室间孔附近。最初临床表现往往是头痛和梗阻性脑积水。主要发生于年轻人，CT 图像显示混杂高密度的强化的肿块。在 T1、T2 和对比增强的 MRI 上，典型的中枢神经细胞瘤分别表现为等信号、等高信号或中等度高信号。

中枢神经细胞瘤的治疗方法包括手术切除和(或)辅助外放射治疗或化学治疗，化学治疗仅适用于罕见的疾病复发、进展或播散的患者。手术全切除通常能达到治愈的，手术后 5 年生存率为 99%。然而，由于大多数中枢神经细胞瘤接近穹窿、胼胝体和其他中隔结构，在肿瘤附着到穹窿或向第三脑室纵深延伸的情况下，完全切除肿瘤往往是困难的。因此，对于不完全切除病灶，可以考虑将 SRS 治疗和分割放射治疗作为辅助治疗。在患者不能接受手术、肿瘤复发的情况下，或者肿瘤具有侵袭性时，也可以采用 SRS 治疗和放射治疗。最近的一项研究显示，次全切除术后接受辅助放射治疗或 SRS 治疗的患者的 5 年生存率为 88%，而不接受辅助放射治疗的患者 5 年生存率只有 71%。

其他一些研究也支持这一结果，研究者认为采用放射治疗后肿瘤的局部控制有显著改善，而且几项研究显示，与分割放射治疗相比，辅助 SRS 治疗中枢神经细胞瘤并发症较少，且肿瘤控制效果相当。Schild 等于 1997 年首次报道应用 SRS 治疗中枢神经细胞瘤患者。此后出现了多个病例报道和一系列综述研究。Chen 等应用伽玛刀治疗 14 例病理确诊的中枢神经细胞瘤患者。平均周边剂量为 12.1 Gy (11～13 Gy)，平均肿瘤体积为 19.6 cm³(3.5～48.9 cm³)，中位随访时间为 65 个月(30～140 个月)，MRI 随访结果显示，所有患者的肿瘤缩小，平均体积缩小 69%。所有病例均未出现肿瘤进展、放射性或辐射相关毒性。所有患者的神经功能均稳定，无恶化。Matsunaga 等报道，使用相对低的剂量 13～18 Gy，就能提高肿瘤局部控制率，因此建议达到有效肿瘤控制的周边剂量至少为 13 Gy。

Karlsson 等报道了 42 例采用伽玛刀治疗的中枢神经细胞瘤患者。中位周边剂量为 13 Gy(11～25 Gy)。中位随访时间为 4.9 年(0.5～14.7 年)。11 例随访 5～10 年，9 例随访 10 年以上。除 1 例患者死于交通事故外，其余患者在研究结束时都存活。2 例患者出现局部肿瘤进展和远处肿瘤复发，5 年和 10 年肿瘤控制率分别为 91% 和 81%。无永久性并发症发生。尽管肿瘤控制率很高，但仍有 45% 的患者出现部分或整个脑室系统增大。2012 年 Park 等发表了第一个针对 SRS 治疗中枢神经细胞瘤的定量系统评价研究。该研究对 62 例患者的 64 个病灶进行了回顾性分析。4 例(6.5%)接受 SRS 治疗后肿瘤继续生长。肿瘤局部控制率为 91.1%，平均随访 59.3 个月，2 例局部复发。2017 年 Bui 等报道的系统分析更新了 Park 等的发现，Bui 等共分析了 10 项研究报道(150 例患者)。采用伽玛刀治疗的 146 例，直线加速器放射外科治疗的 4 例。125 例患者(83.3%)之前接受了手术，25 例(16.7%)首选放射外科治疗。平均周边剂量为 14.7 Gy(9～25 Gy)。平均肿瘤体积为 9.3 cm³(0.4～36.4 cm³)。平均随访时间为 62.4 个月(3～149 个月)，总体存活率为 98%，肿瘤局部控制率为 92.2%，肿瘤体积和平均剂量与肿瘤控制率显著相关。肿瘤体积较小，整体肿瘤局部控制率较好。同样，辐射剂量较高，相关的整体肿瘤局部控制率较好。治疗后并发症包括颅内出血(3 例)、脑水肿(3 例)、放射性脑损伤(2 例)。作者认为采用伽玛刀治疗中枢神经细胞瘤是安全有效的。Lee 等报道了采用立体定向放射外科(SRS)治疗中枢神经细胞瘤的国际多中心回顾性队列研究，共纳入 60 例患者，92% 的患者曾接受切除术或活检而确诊。中位肿瘤体积为 5.9 cm³(0.2～48.9 cm³)，中位周边剂量为 13 Gy(10～30 Gy)。中位随访时间为 61 个月，8 例患者(13%)发生 SRS 治疗后肿瘤复发。5 年和 10 年的肿瘤局部控制率分别为 93% 和 87%。5 年和 10 年的无进展生存率分别为 89% 和 80%。4 例患者出现放射性不良反应，仅有 1 例出现症状。2 例患者接受 SRS 治疗后的肿瘤切除术。

Bui 等的研究中，有 25 例患者将单次伽玛刀治疗作为首选治疗方法，局部控制率为 88.9%，与辅助放射外科治疗的患者的肿瘤局部控制率类似。Kim 等及 Karlsson 等的研究也证实了这一点。这些研究表明,SRS治疗在不适合外科手术切除肿瘤的患者中,可作为首选治疗方法。

SRS治疗后中枢神经细胞瘤存在一定比例的远处复发及脑脊液播散,但现有文献并不支持分割放射治疗在预防中枢神经细胞瘤远处复发及脑脊液播散方面更为有效的假设。在SRS治疗后,需对中枢神经细胞瘤患者进行严格的、长期的随访,以促进对远处复发的早期影像学识别。

参 考 文 献

[1]　段国升,朱诚.手术学全集:神经外科卷[M].北京:人民军医出版社,1994.

[2]　李学真,赵继宗.侧脑室三角区脑膜瘤的手术治疗[J].中华医学杂志,2006,86(33):2321-2323.

[3]　漆松涛,张喜安,彭玉平,等.三脑室脑膜瘤[J].中华神经外科杂志,2006,22(4):214-216.

[4]　王磊,于春江.四脑室内脑膜瘤1例[J].中国医学影像学杂志,2002,10(1):35.

[5]　王忠诚.王忠诚神经外科学[M].武汉:湖北科学技术出版社,2015.

[6]　Aggarwal R,Yeung D,Kumar P,et al. Efficacy and feasibility of stereotactic radiosurgery in the primary management of unfavorable pediatric ependymoma[J]. Radiother Oncolog,1997,43(3): 269-273.

[7]　Aichholzer M, Bertalanffy A, Dietrich W, et al. Gamma knife radiosurgery of skull base meningiomas[J]. Acta Neurochir(Wien),2000,142(6):647-652;disscussion 652-653.

[8]　Anderson R C,Elder J B,Parsa A T,et al. Radiosurgery for the treatment of recurrent central neurocytomas[J]. Neurosurgery,2001,48(6):1231-1237;discussion 1237-1238.

[9]　Boström A, Boström J, Hartmann W, et al. Treatment results in patients with intracranial ependymomas[J]. Cent Eur Neurosurg,2011,72(3):127-132.

[10]　Bui T T,Lagman C,Chung L K,T et al. Systematic analysis of clinical outcomes following stereotactic radiosurgery for central neurocytoma[J]. Brain Tumor Res Treat,2017,5(1):10-15.

[11]　Chang J H,Chang J W,Choi J Y,et al. Complications after gamma knife radiosurgery for benign meningiomas[J]. J Neurol Neurosurg Psychiatry,2003,74(2):226-230.

[12]　Chen M C,Pan D H,Chung W Y,et al. Gamma knife radiosurgery for central neurocytoma: retrospective analysis of fourteen cases with a median follow-up period of sixty-five months[J]. Stereotact Funct Neurosurg,2011,89(3):185-193.

[13]　Choudhari K A,Kaliaperumal C,Jain A,et al. Central neurocytoma:a multi-disciplinary review [J]. Br J Neurosurg,2009,23(6):585-595.

[14]　Conforti P, Moraci A, Albanese V, et al. Microsurgical management of suprasellar and intraventricular meningiomas[J]. Neurochirurgia (Stuttg),1991,34(3):85-89.

[15]　Dohrmann G J,Collias J C. Choroid plexus carcinoma[J]. J Neurosurg,1975,43(2):225-232.

[16]　Ellenbogen R G, Winston K R, Kupsky W J. Tumors of the choroid plexus in children[J]. Neurosurgery,1989,25(3):327-335.

[17]　Ernestus R I,Schröder R,Stützer H,et al. The clinical and prognostic relevance of grading in intracranial ependymomas[J]. Br J Neurosurg,1997,11(5):421-428.

[18]　Faramand A,Kano H,Niranjan A,et al. Stereotactic radiosurgery for choroid plexus tumors:a report of the international radiosurgery research foundation[J]. Neurosurgery,2021,88(4): 791-796.

[19]　Fenchel M,Beschorner R,Naegele T,et al. Primarily solid intraventricular brain tumors[J]. Eur J Radiol,2012,81(4):e688-e696.

[20]　Gelabert-González M, García-Allut A, Bandín-Diéguez J, et al. Meningiomas of the lateral ventricles. A review of 10 cases[J]. Neurocirugia (Astur),2008,19(5):427-433.

［21］ Grabb P A,Lunsford L D,Albright A L,et al. Stereotactic radiosurgery for glial neoplasms of childhood[J]. Neurosurgery,1996,38(4):696-701;discussion 701-702.

［22］ Hodgson D C,Goumnerova L C,Loeffler J S,et al. Radiosurgery in the management of pediatric brain tumors[J]. Int J Radiat Oncol Biol Phys,2001,50(4):929-935.

［23］ Iwai Y,Yamanaka K,Shimohonji W,et al. Staged gamma knife radiosurgery for large skull base meningiomas[J]. Cureus,2019,11(10):e6001.

［24］ Jawahar A,Kondziolka D,Flickinger J C,et al. Adjuvant stereotactic radiosurgery for anaplastic ependymoma[J]. Stereotact Funct Neurosurg,1999,73(1-4):23-30.

［25］ Kano H,Niranjan A,Kondziolka D,et al. Outcome predictors for intracranial ependymoma radiosurgery[J]. Neurosurgery,2009,64(2):279-287;discussion 287-288.

［26］ Kano H,Su Y H,Wu H M,et al. Stereotactic radiosurgery for intracranial ependymomas:an international multicenter study[J]. Neurosurgery,2019,84(1):227-234.

［27］ Karlsson B,Guo W Y,Kejia T,et al. Gamma knife surgery for central neurocytomas[J]. J Neurosurg,2012,117(Suppl):96-101.

［28］ Kilday J P,Rahman R,Dyer S,et al. Pediatric ependymoma:biological perspectives[J]. Mol Cancer Res,2009,7(6):765-786.

［29］ Kim D G,Paek S H,Kim I H,et al. Central neurocytoma:the role of radiation therapy and long term outcome[J]. Cancer,1997,79(10):1995-2002.

［30］ Kim I Y,Kondziolka D,Niranjan A,et al. Gamma knife radiosurgery for intraventricular meningiomas[J]. Acta Neurochir (Wien),2009,151(5):447-452;discussion 452.

［31］ Kim I Y,Niranjan A,Kondziolka D,et al. Gamma knife radiosurgery for treatment resistant choroid plexus papillomas[J]. J Neurooncol,2008,90(1):105-110.

［32］ Kim M,Cho Y H,Kim J H,et al. Role of gamma knife radiosurgery for recurrent or residual World Health Organization grade Ⅱ and Ⅲ intracranial meningiomas[J]. Br J Neurosurg,2020,34(3):239-245.

［33］ Koh E J,Wang K C,Phi J H,et al. Clinical outcome of pediatric choroid plexus tumors:retrospective analysis from a single institute[J]. Childs Nerv Syst,2014,30(2):217-225.

［34］ Kollová A,Liscák R,Novotný J Jr,et al. Gamma knife surgery for benign meningioma[J]. J Neurosurg,2007,107(2):325-336.

［35］ Kondziolka D,Mathieu D,Lunsford L D,et al. Radiosurgery as definitive management of intracranial meningiomas[J]. Neurosurgery,2008,62(1):53-58;discussion 58-60.

［36］ Pajtler K W,Witt H,Sill M,et al. Molecular classification of ependymal tumors across all CNS compartments,histopathological grades,and age groups[J]. Cancer Cell,2015,27(5):728-743.

［37］ Hung Y C,Lee C C,Yang H C,et al. Stereotactic radiosurgery for central neurocytomas:an international multicenter retrospective cohort study[J]. J Neurosurg,2020,134(3):1122-1131.

［38］ Leenstra J L,Rodriguez F J,Frechette C M,et al. Central neurocytoma:management recommendations based on a 35-year experience[J]. Int J Radiat Oncol Biol Phys,2007,67(4):1145-1154.

［39］ Liu J,Long S R,Li G Y. Entrapment of the temporal horn secondary to postoperative gamma-knife radiosurgery in intraventricular meningioma:a case report[J]. World J Clin Cases,2019,7(18):2894-2898.

［40］ Louis D N,Perry A,Reifenberger G,et al. The 2016 World Health Organization classification of tumors of the central nervous system:a summary[J]. Acta Neuropathol,2016,131(6):

803-820.

[41] Majós C,Cucurella G,Aguilera C,et al. Intraventricular meningiomas:MR imaging and MR spectroscopic findings in two cases[J]. Am J Neuroradiol,1999,20(5):882-885.

[42] Mansouri A,Larjani S,Klironomos G,et al. Predictors of response to gamma knife radiosurgery for intracranial meningiomas[J]. J Neurosurg,2015,123(5):1294-1300.

[43] Matsunaga S,Shuto T,Suenaga J,et al. Gamma knife radiosurgery for central neurocytomas[J]. Neurol Med Chir (Tokyo),2010,50(2):107-112; disucussion 112-113.

[44] Menon G,Nair S N,Baldawa S S,et al. Choroid plexus tumors:an institutional series of 25 patients[J]. Neurol India,2010,58(3):429-435.

[45] Mindermann T,Heckl S,Mack A. High incidence of transient perifocal edema following upfront radiosurgery for intraventricular meningiomas[J]. Acta Neurochir (Wien),2020,162(9):2177-2182.

[46] Lobón M J,Bautista F,Riet F,et al. Re-irradiation of recurrent pediatric ependymoma:modalities and outcomes:a twenty-year survey[J]. Springerplus,2016,5(1):879.

[47] Mori Y,Tsugawa T,Hashizume C,et al. Gamma knife stereotactic radiosurgery for atypical and malignant meningiomas[J]. Acta Neurochir Suppl,2013,116:85-89.

[48] Nakamura M,Roser F,Bundschuh O,et al. Intraventricular meningiomas:a review of 16 cases with reference to the literature[J]. Surg Neurol,2003,59(6):491-503;discussion 503-504.

[49] Nundkumar N,Guthikonda M,Mittal S. Peritumoral edema following gamma knife radiosurgery as the primary treatment for intraventricular meningiomas[J]. J Clin Neurosci,2013,20(4):616-618.

[50] Park H K,Steven D C. Stereotactic radiosurgery for central neurocytoma:a quantitative systematic review[J]. J Neurooncol,2012,108(1):115-121.

[51] Park E S,Cho Y H,Kim J H,et al. Frontal transcortical approach in 12 central neurocytomas [J]. Acta Neurochir (Wien),2012,154(11):1961-1971; discussion 1972.

[52] Pendl G,Eustacchio S,Unger F. Radiosurgery as alternative treatment for skull base meningiomas[J]. J Clin Neurosci,2001,8(Suppl 1):12-14.

[53] Schild S E,Scheithauer B W,Haddock M G,et al. Central neurocytomas[J]. Cancer,1997,79 (4):790-795.

[54] Schroeder H W. Intraventricular tumors[J]. World Neurosurg,2013,79(2 Suppl):S17. e15-e19.

[55] Sethi D,Arora R,Garg K,et al. Choroid plexus papilloma[J]. Asian J Neurosurg,2017,12(1):139-141.

[56] Smith A B,Smirniotopoulos J G,Horkanyne-Szakaly I. From the radiologic pathology archives: intraventricular neoplasms:radiologic-pathologic correlation[J]. Radiographics,2013,33(1):21-43.

[57] Stafford S L,Pollock B E,Foote R L,et al. Stereotactic radiosurgery for recurrent ependymoma [J]. Cancer,2000,88(4):870-875.

[58] Stauder M C,Ni Laack N,Ahmed K A,et al. Stereotactic radiosurgery for patients with recurrent intracranial ependymomas[J]. J Neurooncol,2012,108(3):507-512.

[59] Terada T,Yokote H,Tsuura M,et al. Presumed intraventricular meningioma treated by embolisation and the gamma knife[J]. Neuroradiology,1999,41(5):334-337.

[60] Liu T T,Achrol A S,Mitchell L A,et al. Computational identification of tumor anatomic location associated with survival in 2 large cohorts of human primary glioblastomas[J]. Am J

Neuroradiol,2016,37(4):621-628.

［61］ Waldron J S,Tihan T. Epidemiology and pathology of intraventricular tumors[J]. Neurosurg Clin N Am,2003,14(4):469-482.

［62］ Samanci Y,Oktug D,Yilmaz M,et al. Efficacy of gamma knife radiosurgery in the treatment of intraventricular meningiomas[J]. J Clin Neurosci,2020,80:38-42.

［63］ Lin Y Y,Wu H M,Yang H C,et al. Repeated gamma knife radiosurgery enables longer tumor control in cases of highly-recurrent intracranial ependymoma[J]. J Neurooncol,2020,148(2): 363-372.

（童　鹰）

第十九章　孤立性纤维瘤的立体定向放射外科治疗

第一节　流行病学及分类

长期以来,孤立性纤维瘤(solitary fibrous tumor,SFT)和血管外皮细胞瘤(hemangiopericytoma,HPC)被认定为两种不同类型的实体肿瘤,二者均可发生于人体各个部位,躯干软组织相对多见,而中枢神经系统少见。

SFT 的概念早在 1870 年由 Wagner 提出,1931 年 Klemperer 和 Rabin 将 SFT 描述为分化的胸膜间皮细胞起源的肿瘤,直到 1996 年才由 Carneiro 等报道了首例发生于脑膜的 SFT。

脑膜血管外皮细胞瘤(meningeal hemangiopericytoma,M-HPC)是来源于间叶组织、肉瘤样的恶性侵袭性肿瘤。Stout 和 Murray 于 1942 年首次使用血管外皮细胞瘤(hemangiopericytoma)这一名称来描述这类肿瘤,1954 年 Begg 和 Garret 首次报道了发生于脑膜的血管外皮细胞瘤。M-HPC 的组织学分类为 WHO Ⅱ级(间变型 M-HPC 为 WHO Ⅲ级),起源于毛细血管外膜的 Zimmerman 细胞,肉眼所见为紫红色且血运丰富的肿瘤组织,常附着于硬脑膜,且易发生局部复发及颅内外远处转移。M-HPC 占颅内肿瘤的 0.4% 及影像学诊断脑膜瘤的 1.6%~2.5%。M-HPC 患者的发病年龄一般较脑膜瘤患者小,平均确诊年龄为 43 岁,多见于男性(男、女比例为 1.4∶1)。

1979 年 WHO 中枢神经系统肿瘤分类(第一版)将其列入脑膜瘤的第 7 型——血管外皮(母)细胞型脑膜瘤,仅限于细胞学分级在 WHO Ⅱ级以内偏良性者。在随后相当长的时间内,M-HPC 被认定为血管母细胞型脑膜瘤。由于 M-HPC 的临床表现及放射学特征,M-HPC 很难与血管母细胞型脑膜瘤相鉴别,故 1990 年 WHO 又将孤立性纤维瘤(SFT)及血管母细胞瘤归为脑膜瘤中的第 4 类(来源不明的肿瘤)。直到 1993 年 WHO 中枢神经系统肿瘤分类(第二版)在对脑膜瘤的亚型重新划分时,才把 M-HPC 单独划分出来,作为独立类型,确定 M-HPC 为来源于毛细血管外膜的间叶肿瘤(即肉瘤),归属于恶性肿瘤之列,而非来源于脑脊膜上皮组织,与脑膜瘤完全不同。WHO(1997 年)的分类中还含有脑膜瘤的"血管周细胞"亚型,但血管周细胞和脑膜是完全不同的两个组织,现在已将"血管母细胞型脑膜瘤"的概念去除。2000 年 WHO 中枢神经系统肿瘤分类(第三版)将 M-HPC(WHO Ⅱ~Ⅲ级)列入脑膜肿瘤中第二项间叶肿瘤里。2007 年 WHO 中枢神经系统肿瘤分类(第四版)进一步将 HPC 与 SFT 区分,并且依据病理形态学和免疫组织化学表现将 HPC 分为间变型 HPC 和分化型 HPC 两类,将分化型 HPC 定义为 WHO Ⅱ级,将间变型 HPC 定义为 WHO Ⅲ级,分级标准:WHO Ⅱ级的 Ki-67(MIB-1)指数明显偏低(较 WHO Ⅲ级);WHO Ⅲ级的 Ki-67(MIB-1)指数明显增高,且肿瘤细胞核分裂活跃(≥5 个/高倍视野),存在坏死、出血、核异型、细胞密度增大中 2 个以上的表现。在此前很长时期内,学者们普遍认为 SFT 的预后要好于 HPC,因此手术后病理学鉴别显得至关重要。但是在临床实践中,人们发现 SFT 与 HPC 在组织表型及生物学行为上具有一定的交叉,部分学者对 HPC 这个诊断提出了质疑。2012 年 Bouvier 等指出,HPC 的临床和病理形态学特点与 SFT 相似,他们还发现数例原发 HPC 术后复发为 SFT 或原发 SFT 术后复发为 HPC 的病例。分子病理学研究发现,SFT 及 HPC 是由相同位点的基因突变所致,肿瘤细胞核均表达 STAT6,有学者提出中枢神经系统 HPC 是 SFT 形态谱系的一个极端,即富于细胞型 SFT6。基于前述原因,2016 年 WHO 中枢神经系统肿瘤分类(第四版修订版)将 SFT 和 HPC 两者联合分类为 SFT/HPC,分级标准如下:Ⅰ级,胶原更多,细胞密度相对较低;Ⅱ级表现为细胞多,胶原少,并含有肥大的肿瘤细胞和鹿角样血管;Ⅲ级,更多地出现原间变型血管外皮细胞瘤的特征,即核分裂象≥5

个/10 个高倍视野和(或)明显异型性或坏死。2021 年 WHO 中枢神经系统肿瘤分类(第五版)则直接删除了分类中血管外皮细胞瘤的诊断,直接称之为孤立性纤维瘤(SFT),与软组织肿瘤的病理诊断术语保持一致,但孤立性纤维瘤的 WHO 分级还有其发病部位的特殊性,与其他中枢神经系统以外的孤立性纤维瘤有所区别。孤立性纤维瘤的典型基因变异为 NAB2-STAT6 融合。免疫组织化学染色结果显示,胞核表达信号传导与转录激活因子 6(STAT6)。

第二节 临床表现

中枢神经系统孤立性纤维瘤的临床表现与脑膜瘤相似,无明显特异性,主要为颅内压增高症状及肿瘤压迫所致的局灶体征,一般发生在小脑幕、硬脑膜静脉窦、颅底及大脑凸面等部位。由于肿瘤好发于幕上静脉窦旁和大脑镰旁,生长迅速,瘤体多较大,患者头痛、恶心呕吐、眼底水肿等颅内压增高症状多较明显,还可伴发癫痫及局灶性神经功能受损表现;病灶位于幕下者,则可有前庭功能受损表现。有别于其他中枢神经系统肿瘤,孤立性纤维瘤有明显的颅外转移倾向。中枢神经系统孤立性纤维瘤血供丰富,易发生局部复发及远处血行转移,主要转移部位为肺、肝和骨等,多见于男性(与脑膜瘤相反),而病程明显短于脑膜瘤。首都医科大学附属北京天坛医院于淑卿等总结了 111 例患者,发现他们平均病程不到 10 个月,而脑膜瘤的平均病程约为2.5年。

第三节 病理

手术中肉眼所见,肿瘤与脑组织一般界限清楚,部分似有包膜,为分叶状球形实质性肿瘤,表面紫红色,肿瘤切面灰白色或暗红色,质地中等或较韧,部分呈鱼肉样。部分肿瘤浸润周围脑组织,并可见出血、坏死,还可见多个血管腔。

光镜下所见,肿瘤组织中血管及血窦丰富,血管大小、形态不一,以血管为中心血管外膜细胞增生,血管管腔圆形或呈裂隙样,血管腔内衬扁平内皮细胞,其外有大量增生的外皮细胞,可见典型的鹿角窦状血管,为病理分级Ⅱ级表现。肿瘤细胞呈圆形或不规则形,大小形态较一致,轻度异型。肿瘤细胞呈放射状排列,偶尔排列呈不明显的涡轮状或编毯样,细胞核圆形或椭圆形,染色质较粗糙。病理分级Ⅲ级可见核分裂象,个别病例中可见多核巨细胞,并可见出血、坏死及脑组织浸润。以鹿角窦状薄壁血管为中心,大小形态较一致的肿瘤细胞高度密集,是其典型病理结构。

电镜下所见,肿瘤细胞散在分布于毛细血管周边,细胞间无桥粒和缝隙连接,细胞质相对丰富,细胞膜表面可见一层清晰的基板,胞质内可见线粒体,粗面内质网轻度扩张,细胞核形态不甚规则,可见核膜凹陷及异常形态的细胞核,核仁较大。

第四节 影像学特征

CT 表现为高密度或混杂密度病变,宽基底,类圆形或分叶状,边界清晰,肿瘤呈明显强化,与脑膜瘤相似,可伴有周围骨质破坏。MRI 征象表现为 T1WI 呈等信号或略低信号,T2WI 呈等信号或略高信号且不均匀,与肿瘤坏死、囊性变及肿瘤血管流空有关,增强后明显强化,但不均匀,多呈不规则分叶状,瘤内可见丰富血管流空信号,瘤周水肿多较明显,肿瘤附着骨质一般无反应性增生,而多发生局限性溶骨破坏,病灶内部极少钙化。吴伟等报道,在行 DSA 检查时可见肿瘤血管排列不规则,形成病理循环,血供来源复杂,大多接受双重血供,既可接受来自颈外动脉分支的供血,也可接受来自颈内动脉分支甚至基底动脉分支的供血,动脉晚期和毛细血管期肿瘤染色,部分病例可因肿瘤囊性变而出现缺乏血管的透光区。

陈谦等通过对颅内孤立性纤维瘤与脑膜瘤的 MR 影像对照研究发现,肿瘤呈分叶状,T2WI 呈等高混杂信号影和无硬膜尾征时,可以诊断为孤立性纤维瘤,反之则诊断为脑膜瘤。此外,HPC 与脑膜瘤可通过磁共振波谱(MRS)分析进行鉴别。鉴于孤立性纤维瘤的发病率明显低于脑膜瘤,在术前想要明确诊断孤立性纤维瘤仍很困难。

第五节　治　疗　策　略

目前外科手术切除对孤立性纤维瘤患者而言是首选的治疗手段,对预后起到关键性作用,手术后可得到明确的病理诊断。Kim 等认为,全切病例较近全切除病例,在延长复发及总体生存期方面均有获益,首次手术即行全切组的平均复发时间为 111 个月,而非全切对照组的平均复发时间仅为 43 个月,该两组 5 年未复发率分别为 72.7% 和 20.8%。手术切除时应先阻断肿瘤血供,尽可能完整切除肿瘤,若瘤体较大,可由外及内,一边阻断血供一边分块切除肿瘤,如果肿瘤基底硬脑膜或骨质有侵蚀,则可一并切除,再进行硬脑膜修补或颅骨重建。此外,术中除应追求全切肿瘤外,还应尽可能切除附着的硬脑膜、大脑镰及受累的颅骨等,切除附着的硬脑膜一般应超过附着部边缘 0.5 cm(基本包括肿瘤影像学上的硬膜尾征)。术前超选择性血管栓塞可减少术中出血,但其对预后的影响尚不确定。刘佰运等认为,如果怀疑肿瘤为孤立性纤维瘤,可采用术前血管造影了解肿瘤的供血情况,酌情采用选择性血管栓塞减少肿瘤血供。

化学治疗并不是孤立性纤维瘤的常用治疗手段,但对于经过手术和放射治疗干预后仍然复发的孤立性纤维瘤,化学治疗不失为一种选择。学界普遍认为传统化学治疗对脑膜孤立性纤维瘤的治疗效果不佳,但随着肿瘤分子病理学的发展,人们提出了肿瘤细胞的靶向药物治疗和肿瘤血管的靶向药物治疗观念,研究和利用抗肿瘤细胞及抗血管生成药物控制脑膜孤立性纤维瘤的远处转移取得一定成效。鉴于脑膜孤立性纤维瘤是富血管的恶性间质肿瘤,其组织学表现为以血管为中心的血管外膜细胞增生,肿瘤血管的生成对其生长及转移具有重要的意义。血管生成过程与内皮细胞、外膜细胞、血管的刺激因子及抑制因子均有关,一些与肿瘤血管有关的免疫标志物值得关注,如血管内皮生长因子(VEGF)、表皮生长因子受体(EGFR)、血小板源性生长因子(PDGF),以及基质金属蛋白酶 MMP-2 和 MMP-9。研究孤立性纤维瘤的免疫组织化学特征性表达,可以提供分子治疗的靶标,增加靶向治疗的准确性和有效性,从而控制肿瘤的复发及转移。临床上,干扰素、血管抑素等与血管生成有关的药物可以起到特异性靶向治疗作用。2003 年已有报道证实抗血管生成的靶向治疗对控制孤立性纤维瘤的复发与转移是有效的,耐药性低,且副作用少于传统的化学治疗。Chamberlain 和 Glantz 对复发患者采取序贯化学治疗,平均生存期 14 个月,提出对于复发的孤立性纤维瘤患者,α 干扰素为相对有效的化学治疗药物。α 干扰素可减慢内皮增生和迁移,并抑制两种血管生长因子(白介素-8、碱性成纤维细胞生长因子)的产生,具有抑制血管生长的作用。

目前,以伽玛刀放射外科为金标准的立体定向放射外科治疗是孤立性纤维瘤术后复发或残留的中小体积局部瘤灶再治疗的首选方法,相关章节会详述。术后放射治疗被多数学者所接受,但放射治疗对预后的影响仍存在争议。Schiariti 等通过其长达 24 年随访的报道提出,全切术后辅以放射治疗能延缓复发时间及延长患者生命。Kim 等认为,术后辅以预防性的放射治疗可降低术后复发率,延缓复发时间,从而延长总体生存期,并认为全切术后辅以 50 Gy 以上剂量的放射治疗可延缓复发时间;同时认为,对已经接受放射治疗的患者,若原始手术区或放射治疗部位以外出现新病灶,二次放射治疗似乎是一种合适的选择。Guthrie 等报道,开颅术后补充剂量大于 50 Gy 的外放射治疗可以明显降低局部肿瘤的复发率并延长患者生存期,未接受外放射治疗的肿瘤平均复发时间为 29 个月,接受外放射治疗的肿瘤平均复发时间为 74 个月。Dufour 等报道,术后外放射治疗可使局部复发率由 88% 降至 12.5%。Rutkowski 等总结发现,接受 50 Gy 以上剂量放射治疗的患者(平均生存期 4 年),相对于接受不高于 50 Gy 剂量的患者(平均生存期 18.6 年),预期生存期更差。而通过单纯全切者与全切＋放射治疗者的生存率对比,以及单纯部分切除者与部分切除＋放射治疗者的生存率对比,作者发现术后辅助放射治疗并不能明显延长生存期。因此推测,孤立性纤维瘤可能是一种对放射治疗相对不敏感的肿瘤,术后放射治疗可能造成放射性坏死及其他损伤,从而间接影响了预期生存期。根据笔者的长期临床经验,术后外放射治疗并不能完全阻止肿瘤的远处转移及局部的远期复发，术后复发时间及生存期亦无明显差别，但是开颅术后补充剂量大于 50 Gy 的外放射治疗目前仍为常规手段。

综上所述，对于孤立性纤维瘤，需进行显微外科手术、栓塞、分次放射治疗，包括伽玛刀治疗在内的立体定向放射外科治疗，以及化学治疗等综合治疗。

第六节　伽玛刀放射外科治疗

鉴于孤立性纤维瘤（SFT）的组织学特性以及生长部位的特点，部分肿瘤很难通过外科手段完全切除，在诸多术后残留或者复发者中，伽玛刀放射外科治疗成为主要的治疗手段之一，并表现出较高的肿瘤控制率，使患者的生存期延长。甚至一些学者认为，即使肿瘤全切，手术瘤腔也可能存在微观上残余的肿瘤细胞，故提倡对全切的肿瘤主动给予伽玛刀放射外科治疗。伽玛刀放射外科治疗的主要优势是可以对肿瘤区域高选择性地给予陡峭衰减的照射剂量，同时对邻近组织产生最小的辐射影响。

1. 局部肿瘤控制　1993 年 Coffey 等发表了第一篇伽玛刀放射外科治疗 M-HPC 的临床报道，11 个瘤灶的肿瘤控制率为 82%，并推测 M-HPC 对伽玛刀放射外科治疗良好的反应来源于其富血管的特性。之后 20 余年来自各中心的临床报道均证实，伽玛刀放射外科治疗可在相对短期内明显缩小瘤灶，甚至起到外科手术般的"去占位"作用，M-HPC 明显萎缩或基本消失的比例和速度明显高于脑膜瘤，说明该肿瘤较脑膜瘤具有更高的放射敏感性。

如表 19-1 所示，局部肿瘤控制率为 46.4%～93%，但随着随访时间的延长，局部瘤灶复发的概率有逐渐增高的趋势。我们从表 19-1 可发现，Copeland 等和 Olson 等的研究中肿瘤控制率较低（分别为 63% 和 46.4%），而两者的随访时间较长（平均随访时间分别为 70 个月和 68 个月）。第一次伽玛刀放射外科治疗后局部瘤灶复发，行反复伽玛刀放射外科治疗，可延长复发间隔时间和提高肿瘤控制率，但需权衡与开颅手术或其他放射治疗方法之间的利弊，并需防止周边脑组织出现放射性损伤。伽玛刀放射外科治疗可以作为 M-HPC 开颅术后复发或残留的中小体积局部瘤灶的首选治疗方法，有无放射治疗史一般不影响临床疗效。

国内最大一组病例报道来自首都医科大学附属北京天坛医院，22 例 M-HPC 患者的 58 个瘤灶在 1994 年 12 月至 2006 年 12 月间接受了伽玛刀放射外科治疗，所有病例的诊断均经病理证实。22 例患者中，13 例（59.1%）为男性，9 例（40.9%）为女性；接受首次伽玛刀放射外科治疗的平均年龄为 40.9 岁（16～64 岁），患者接受开颅手术的平均次数为 1.5 次（1～3 次），接受伽玛刀放射外科治疗的次数平均为 1.8 次（1～6 次）。12 例（54.5%）患者在伽玛刀放射外科治疗前接受了分次放射治疗，平均放射治疗剂量为 48.3 Gy（30～56 Gy）。瘤灶的平均体积为 5.4 cm³（0.1～37.2 cm³）。平均周边剂量为 13.5 Gy（10.0～20.0 Gy），平均中心剂量为 28.2 Gy（21.8～35.0 Gy）。平均随访时间为 26 个月（5.0～62.0 个月）。随访 MRI 显示 25 个瘤灶（43.1%）在伽玛刀放射外科治疗后基本消失，13 个瘤灶（22.4%）明显萎缩，14 个瘤灶（24.1%）变化不明显，6 个瘤灶（10.3%）明显增大。局部肿瘤控制率为 89.7%。平均生存期为 67.7 个月（7.0～192.0 个月）。本组中一例 28 岁女性患者，瘤灶位于右颞，第一次显微外科手术后 2 个月接受外放射治疗（54 Gy），第一次术后 32 个月、42 个月、58 个月、64 个月、69 个月及 78 个月因肿瘤局部反复复发共接受 6 次伽玛刀放射外科治疗，并于第一次术后 42 个月因复发的瘤灶体积过大而行第二次显微外科手术，肿瘤已延伸至右侧眶后和颅底并压迫脑干，PET 显示右侧胸第 2 肋和第 3 肋有浓聚点并伴有疼痛，但无病理证实为转移。

表 19-1　20 余年来主要的伽玛刀放射外科治疗 SFT/M-HPC 临床报道

作者	年份	病例数	瘤灶数/个	平均周边剂量（范围）/Gy	平均随访时间/月	局部肿瘤控制率/(%)
Coffey 等	1993	5	11	15.5（12～18）	14.8	82
Galanis 等	1998	10	20	NA（12～18）	36	90

作者	年份	病例数/个	瘤灶数/个	平均周边剂量(范围)/Gy	平均随访时间/月	局部肿瘤控制率/(%)
Payne 等	2000	10	12	14(2.8～25)	22	75
Sheehan 等	2002	14	15	15(11～20)	31.3	79
Chang 等	2003	8	8	20.8(16～24)	44	75
Ecker 等	2003	15	45	16(12～21)	45.6	93
Kano 等	2008	20	29	15.0(10～20)	37.9	72.4
Sun 等	2009	22	58	13.5(10～20)	26	89.7
Olson 等	2010	21	28	17.0(2.8～22)	68	46.4
Kim 等	2010	9	17	18.1(11～22)	33.8	82.4
Copeland 等	2014	22	64	15(12～21)	70	63
Tsugawa	2014	7	10	16.5(10～20)	52.1	92
Cohen-Inbar 等	2017	90	133	15 (2.8～24)	59	91.5

2. 推荐周边剂量　从表 19-1 可见各中心的周边剂量范围多为 10～22 Gy,瘤灶大小、有无手术史、有无放射治疗史和周边重要结构位置是确定周边剂量的重要影响因素。在允许的范围内尽量提高周边剂量,有助于降低肿瘤的局部复发率。Kim 等建议,周边剂量应大于 15 Gy,而且不少于 17 Gy 的周边剂量可以明显提高肿瘤局部控制率。Kano 等推荐,周边剂量不少于 14 Gy。笔者推荐,周边剂量为 15～18 Gy。对有剂量超过 50 Gy 放射治疗史的患者,适当降低周边剂量 2～4 Gy,可防止远期放射性水肿或坏死的出现。

3. 局部复发　由于肿瘤血运异常丰富,术中出血多较凶猛,且颅骨、硬脑膜及静脉窦易被肿瘤侵蚀,肿瘤不易被全切,从而导致开颅术后易发生局部复发,分次放射治疗和立体定向放射外科治疗也不能完全阻止局部肿瘤的远期复发。复发对患者的预后影响最大,需长期随访。Guthrie 等报道,M-HPC 开颅术后第 1 次复发的平均时间间隔为 47 个月。Kim 等报道放射治疗后距离初次复发的平均时间为 104 个月,术后 10 年未复发率为 33.6%。首都医科大学附属北京天坛医院报道,第一次开颅术后局部肿瘤复发的平均时间为 20.8 个月,伽马刀放射外科治疗后局部复发的间隔时间平均为 17.6 个月。

　　肿瘤切除的程度是决定肿瘤复发的关键因素,首都医科大学附属北京天坛医院刘佰运报道,一组 28 例 M-HPC 患者开颅术后均辅以分次放射治疗,全切者的肿瘤复发率为 6%(1/18),肿瘤近全切除者的复发率为 71%(5/7),肿瘤大部切除者的复发率为 100%(3/3)。肿瘤的生长部位和分级亦与预后及复发有关。Rutkowski 等发现,颅底部的 M-HPC 复发时间(术后平均复发时间 9.3 年)明显迟于非颅底部的 M-HPC(术后平均复发时间 3.9 年),这一现象一般存在于较高级别的 M-HPC 中。在对复发 M-HPC 的治疗分析中,Rutkowski 等提出,位于颅后窝的肿瘤发生二次复发的间隔时间较幕上肿瘤短,由此认为颅后窝 M-HPC 相对于其他部位 M-HPC 预后更差。其原因可能是颅后窝肿瘤的暴露相对困难,加之肿瘤较易侵犯周围神经,肿瘤全切较难。

4. 远处转移　通常颅内肿瘤很少发生颅外转移,而中枢神经系统以外部位的转移是 M-HPC 的一大特点。M-HPC 转移既可发生在颅内和椎管等部位,也可发生于骨骼肌、皮肤及软组织、浆膜、肾上腺、甲状腺、肝、胰腺、肾脏等中枢神经系统以外的部位,常见的转移部位是骨和肺部。

　　基于观察时间的不同,文献报道的肿瘤转移发生率有差别。Kim 等报道肿瘤发生转移距首次手术的平均时间为 107 个月,5 年和 10 年的转移发生率分别为 4.4% 和 24.9%。Guthrie 等报道,肿瘤发生颅外转移的平均时间为 99 个月,患者的平均存活时间为 84 个月,5 年、10 年和 15 年的转移发生率分别为 13%、33% 和 64%。Dufour 等认为脑膜孤立性纤维瘤(SFT)在神经系统内的转移一般发生于轴外,且一般位于非脑实质的部位,由此认为肿瘤是通过脑脊液播散的。但从笔者观察到的病例看,肿瘤在神经系统内的转移亦可发生于脑实质内，故笔者认为肿瘤的转移不一定是由脑脊液播散造成的，与血管因素可能更相关。

首都医科大学附属北京天坛医院报道 M-HPC 颅内转移和颅外转移的发生率分别为 31.8% 和 13.6%，颅外转移的部位有眶内、骨、肝、肺、腹膜和盆腔等，在 4 例死亡的患者中，除 1 例因肿瘤位于颅底发生局部复发压迫脑干而死亡外，另 3 例均因肿瘤发生全身转移而死亡。笔者观察到 3 例发生颅外转移的患者在第一次手术后均接受了外放射治疗，因此认为术后外放射治疗不能阻止肿瘤的远处转移，这与 Guthrie 等及 Dufour 等的观点一致。同样，伽玛刀放射外科治疗亦不能阻止肿瘤的远处转移，而且肿瘤的远处转移一旦发生，患者的生存期会大大缩短。

5.典型病例　患者，男，33 岁，右桥小脑角区血管外皮细胞瘤术后 2 个月。手术病理：血管外皮细胞瘤（WHO Ⅲ 级），伽玛刀放射外科治疗的周边剂量为 12 Gy，等剂量曲线为 50%（图 19-1）。

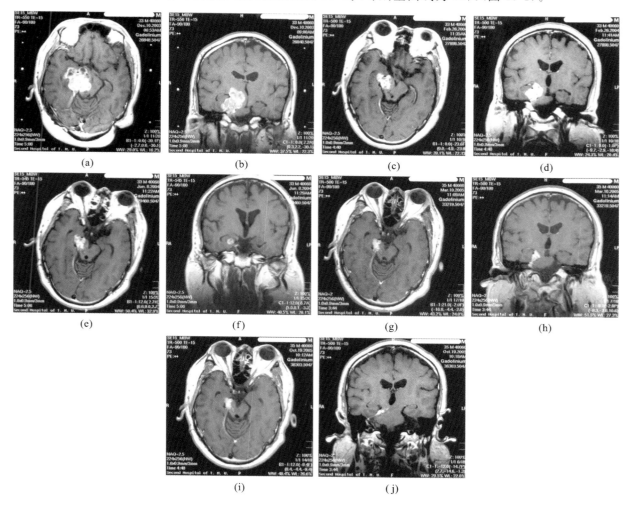

图 19-1　典型病例影像学表现

(a)伽玛刀定位强化 MRI 轴位；(b)伽玛刀定位强化 MRI 冠状位；(c)伽玛刀放射外科治疗后 3 个月复查强化 MRI 轴位；(d)伽玛刀放射外科治疗后 3 个月复查强化 MRI 冠状位；(e)伽玛刀放射外科治疗后 6 个月复查强化 MRI 轴位；(f)伽玛刀放射外科治疗后 6 个月复查强化 MRI 冠状位；(g)伽玛刀放射外科治疗后 15 个月复查强化 MRI 轴位；(h)伽玛刀放射外科治疗后 15 个月复查强化 MRI 冠状位；(i)伽玛刀放射外科治疗后 22 个月复查强化 MRI 轴位；(j)伽玛刀放射外科治疗后 22 个月复查强化 MRI 冠状位

(a)(b)血管外皮细胞瘤术后残留，伽玛刀定位增强 MRI；(c)(d)伽玛刀放射外科治疗后 3 个月复查增强 MRI，可见肿瘤明显缩小；(e)(f)伽玛刀放射外科治疗后 6 个月复查增强 MRI，可见肿瘤进一步缩小；(g)(h)伽玛刀放射外科治疗后 15 个月复查增强 MRI，肿瘤继续缩小；(i)(j)伽玛刀放射外科治疗后 22 个月复查增强 MRI，肿瘤控制良好

参 考 文 献

[1] 陈谦,戴建平,高培毅.颅内血管外膜细胞瘤与脑膜瘤的 MR 影像对照研究[J].中华放射学杂志,2003,37(6):519-524.

[2] 方静宜,罗麟,孙淑清,等.中枢神经系统血管外膜细胞瘤的组织学及免疫组织学化学研究[J].中华神经外科杂志,2002,18(2):87-90.

[3] 李敬军,王军梅,崔云.血管外膜细胞瘤 p53 和 Ki-67 的表达与肿瘤分级和复发的关系[J].中华神经医学杂志,2010,9(4):387-390.

[4] 林益光,王国开,刘晓民,等.中枢神经系统血管外皮细胞瘤的伽玛刀治疗[J].中国微侵袭神经外科杂志,2017,22(8):358-360.

[5] 刘佰运,陈谦,周国,等.60 例颅内血管外膜瘤诊断与治疗分析[J].中华神经外科杂志,2005,21(12):725-728.

[6] 孙异临,张懋植,曲宝清,等.颅内血管外膜细胞瘤与血管瘤型脑膜瘤的超微病理鉴别[J].首都医科大学学报,2009,30(6):845-848.

[7] 吴伟,史继新,王汉东,等.脑脊膜血管外皮细胞瘤的诊断和治疗[J].中华神经外科杂志,2007,23(8):599-601.

[8] 杨学军,江涛,陈忠平,等.世界卫生组织中枢神经系统肿瘤分类的演变:1979—2021 年[J].中国现代神经疾病杂志,2021,21(9):710-724.

[9] 杨阳,吴震,张俊廷.颅内血管外膜细胞瘤治疗策略的研究进展[J].中华神经外科杂志,2013,29(12):1286-1288.

[10] 于书卿,王集生,陆峥,等.中枢神经系统血管外膜细胞瘤的临床特点及其治疗[J].北京医学,2007,29(3):154-156.

[11] Begg C F,Garret R. Hemangiopericytoma occurring in the meninges:case report[J]. Cancer,1954,7(3):602-606.

[12] Bouvier C,Métellus P,de Paula A M,et al. Solitary fibrous tumors and hemangiopericytomas of the meninges:overlapping pathological features and common prognostic factors suggest the same spectrum of tumors[J]. Brain Pathol,2012,22(4):511-521.

[13] Chamberlain M C,Glantz M J. Sequential salvage chemotherapy for recurrent intracranial hemangiopericytoma[J]. Neurosurgery,2008,63(4):720-726;author reply 726-727.

[14] Chang S D,Sakamoto G T. The role of radiosurgery for hemangiopericytomas[J]. Neurosurg Focus,2003,14(5):e14.

[15] Coffey R J,Cascino T L,Shaw E G. Radiosurgical treatment of recurrent hemangiopericytomas of the meninges:preliminary results[J]. J Neurosurg,1993,78(6):903-908.

[16] Cohen-Inbar O,Lee C C,Mousavi S H,et al. Stereotactic radiosurgery for intracranial hemangiopericytomas:a multicenter study[J]. J Neurosurg,2017,126(3):744-754.

[17] Copeland W R,Link M J,Stafford S L,et al. Single-fraction stereotactic radiosurgery of meningeal hemangiopericytomas[J]. J Neurooncol,2014,120(1):95-102.

[18] Louis D N,Ohgaki H,Wiestler O D,et al. The 2007 WHO classification of tumours of the central nervous system[J]. Acta Neuropathol,2007,114(2):97-109.

[19] Dufour H,Métellus P,Fuentes S,et al. Meningeal hemangiopericytoma:a retrospective study of 21 patients with special review of postoperative external radiotherapy[J]. Neurosurgery,2001,48(4):756-762;discussion 762-763.

[20] Ecker R D,Marsh W R,Pollock B E,et al. Hemangiopericytoma in the central nervous system:

treatment，pathological features，and long-term follow up in 38 patients［J］. J Neurosurg，2003，98（6）：1182-1187.

［21］ Galanis E，Buckner J C，Scheithauer B W，et al. Management of recurrent meningeal hemangiopericytoma［J］. Cancer，1998，82（10）：1915-1920.

［22］ Guthrie B L，Ebersold M J，Scheithauer B W，et al. Meningeal hemangiopericytoma：histopathological features，treatment，and long-term follow-up of 44 cases［J］. Neurosurgery，1989，25（4）：514-522.

［23］ Jellinger K，Slowik F. Histological subtypes and prognostic problems in meningiomas［J］. J Neurol，1975，208（4）：279-298.

［24］ Kano H，Niranjan A，Kondziolka D，et al. Adjuvant stereotactic radiosurgery after resection of intracranial hemangiopericytomas［J］. Int J Radiat Oncol Biol Phys，2008，72（5）：1333-1339.

［25］ Kim J H，Jung H W，Kim Y S，et al. Meningeal hemangiopericytomas：long-term outcome and biological behavior［J］. Surg Neurol，2003，59（1）：47-53；discussion 53-54.

［26］ Kim J W，Kim D G，Chung H T，et al. Gamma knife stereotactic radiosurgery for intracranial hemangiopericytomas［J］. J Neurooncol，2010，99（1）：115-122.

［27］ Klemperer P，Coleman B R. Primary neoplasms of the pleura. A report of five cases［J］. Am J Ind Med，1992，22（1）：1-31.

［28］ Louis D N，Perry A，Reifenberger G，et al. The 2016 World Health Organization classification of tumors of the central nervous system：a summary［J］. Acta Neuropathol，2016，131（6）：803-820.

［29］ Louis D N，Perry A，Wesseling P，et al. The 2021 WHO classification of tumors of the central nervous system：a summary［J］. Neuro Oncol，2021，23（8）：1231-1251.

［30］ Olson C，Yen C P，Schlesinger D，et al. Radiosurgery for intracranial hemangiopericytomas：outcomes after initial and repeat Gamma Knife surgery［J］. J Neurosurg，2010，112（1）：133-139.

［31］ Payne B R，Prasad D，Steiner M，et al. Gamma surgery for hemangiopericytomas［J］. Acta Neurochir（Wien），2000，142（5）：527-536；discussion 536-537.

［32］ Rutkowski M J，Bloch O，Jian B J，et al. Management of recurrent intracranial hemangiopericytoma［J］. J Clin Neurosci，2011，18（11）：1500-1504.

［33］ Sheehan J，Kondziolka D，Flickinger J，et al. Radiosurgery for treatment of recurrent intracranial hemangiopericytomas［J］. Neurosurgery，2002，51（4）：905-910；discussion 910-911.

［34］ Sun S，Liu A，Wang C. Gamma knife radiosurgery for recurrent and residual meningeal hemangiopericytomas［J］. Stereotact Funct Neurosurg，2009，87（2）：114-119.

［35］ Shin D W，Kim J H，Chong S，et al. Intracranial solitary fibrous tumor/hemangiopericytoma：tumor reclassification and assessment of treatment outcome via the 2016 WHO classification［J］. J Neurooncol，2021，154（2）：171-178.

［36］ Stout A P，Murray M R. Hemangiopericytoma：a vascular tumor featuring zimmermann's pericytes［J］. Ann Surg，1942，116（1）：26-33.

（刘　东）

第二十章　功能性疾病的立体定向放射外科治疗

第一节　三叉神经痛

一、概述

三叉神经痛(trigeminal neuralgia，TN)又称面部痛性痉挛，是以面部发作性电击样或针刺样剧烈疼痛为典型表现的慢性神经性疼痛。其持续时间从几秒钟到几分钟不等，发作频率每日可达数百次。三叉神经痛通常单侧起病，常累及上颌神经和下颌神经。其可自发产生，也可由交谈、饮水、触摸脸颊、洗脸、刷牙等日常行为诱发，频繁地发作给患者造成了巨大的痛苦，同时患者发生焦虑、抑郁、睡眠障碍的风险增高，严重损害患者身心健康和社会功能。三叉神经痛的发病率为 0.03%～0.3%，女性较为常见，男女比例约为 1：3，37～67 岁的人群更易发病。三叉神经痛可能被不同专业的医生治疗，包括神经外科、神经内科、麻醉科、口腔科、全科医生，目前缺乏专业性管理。立体定向放射外科(SRS)运用于三叉神经痛已有半个多世纪的历史，随着人们对三叉神经痛认识的不断深入和技术的进步，立体定向放射外科已成为三叉神经痛的重要治疗手段。

二、分类和病因

根据三叉神经痛的发病原因，三叉神经痛可分为三种类型，包括经典型、继发性和特发性三叉神经痛。经典型三叉神经痛是最常见的类型，其是由颅内血管压迫三叉神经根入脑干区(REZ)而引起的。小脑上动脉为常见的责任血管，可占 80%，原始三叉动脉残留和基底动脉狭长也可造成三叉神经痛。责任血管导致三叉神经根发生形态学改变而造成疼痛。值得注意的是，在非三叉神经痛患者的尸检中发现，血管压迫三叉神经的占比可达 50%。继发性三叉神经痛是由确切的神经系统疾病所引起的，如桥小脑角区肿瘤、多发性硬化等，15% 的三叉神经痛患者属于此类。由肿瘤所引起的三叉神经痛，其症状通常为非典型的持续性疼痛，可伴有神经功能异常，如口角歪斜、感觉异常等，通常在青年时期起病。2% 的多发性硬化患者的脑干内形成斑块，继而引起三叉神经痛。此类患者常表现为双侧面部疼痛，行微血管减压的效果较差。部分三叉神经痛无法用确切的原因解释，但仍有典型的症状，此类称为特发性三叉神经痛，占总数的 10%。

三、病理生理机制

三叉神经在进入桥脑时，原本由施万细胞组成的外周性髓鞘转变成由少突胶质细胞组成的中枢性髓鞘，这个转换区域称为 REZ。REZ 的位置不是固定的，其距三叉神经脑干入口端 2～3 mm。REZ 较脆弱，容易发生脱髓鞘改变，导致髓鞘逐渐变薄。当髓鞘薄到足以让轴突中的离子跨膜通过时，轴突就不能及时泵出钠离子。由此产生的去极化使轴突过度兴奋，引起高频率放电，导致异位脉冲和纤维间的串扰。组织学证据表明，A-β 神经纤维最容易受损。起源于脱髓鞘部位的高频电信号，沿着 A-β 神经纤维传入脑干，脑干神经细胞接收后感知为阵发性疼痛。

目前关于伽玛刀治疗三叉神经痛的作用机制仍不明确。部分学者认为，神经细胞在接受射线照射后出现结构损伤是伽玛刀治疗起效的原因。一项关于灵长类动物接受伽玛刀治疗后组织学改变的研究发现，神经纤维在接受 80 Gy 的照射后出现轴突变性，在接受 100 Gy 的照射后会出现神经细胞坏死。Andrew 等报道了一例关于三叉神经痛的案例，该患者第一次接受伽玛刀治疗时受照剂量为 85 Gy，在 16

个月的缓解期后疼痛复发,第二次接受伽玛刀治疗时受照剂量为 70 Gy,治疗后疼痛未缓解,随后该患者接受了开颅手术并对一小段三叉神经进行病理活检,病理提示没有神经损伤的组织学表现。研究者认为三叉神经损伤是疼痛缓解的重要条件。目前较被人们认可的一种观点是,放射治疗通过电离辐射破坏神经细胞膜上的离子通道(主要是钠离子通道),进而产生传导阻滞,以此达到治疗目的。目前多数研究认为伽玛刀治疗的靶点应位于 REZ 远端,这类似于经皮手术作用于三叉神经的外周段,通过减少病理性区域的脉冲信号从而达到缓解疼痛的目的。

四、临床表现、查体及辅助检查

典型三叉神经痛的表现:①三叉神经分布区域电击样或针刺样疼痛;②呈阵发性反复发作,持续时间数秒到数分钟,有明确的间歇期,间歇期无异常表现;③有"扳机点"和明确的诱发动作;④三叉神经功能正常。

非典型三叉神经痛的表现:①疼痛时间延长或为持续性疼痛,可阵发性加重;②无"扳机点";③有三叉神经功能减退表现,如面部麻木、感觉减退、角膜反射迟钝、咀嚼肌无力和萎缩等。

病史采集需明确疼痛分布范围,确定三叉神经痛分支,询问有无扳机点。确定是否存在无痛间期及持续时间,若疼痛持续存在提示为非典型三叉神经痛;同时需询问有无过度流泪、面部痉挛、舌面疼痛、感觉缺失等其他症状。需了解有无疱疹、外伤病史等,以进行鉴别诊断。

大多数三叉神经痛患者的查体通常是正常的,若患者有阳性体征且既往无治疗史,应积极寻找是否有肿瘤等引起三叉神经痛的继发因素。对咀嚼肌、翼状肌、眼外肌功能进行评估是有必要的。

MRI 是诊断继发性三叉神经痛的首选方式,其可明确颅内是否存在肿瘤或多发性硬化斑。推荐三叉神经痛患者行颅神经 MR 水成像,以明确颅内血管与三叉神经根的关系,为治疗提供指导。

临床研究中常用巴罗神经学研究所疼痛缓解程度评分方法(BNI 评分)评估患者的疼痛程度。评分分为 Ⅰ～Ⅴ 级。Ⅰ 级:未用药物的情况下,完全无疼痛。Ⅱ 级:未用药物的情况下,疼痛偶然发作。Ⅲa 级:无疼痛,但在持续服药。Ⅲb 级:轻度疼痛,药物可以控制。Ⅳ 级:中度疼痛,药物不能完全控制。Ⅴ 级:剧烈疼痛,药物无法缓解。《三叉神经痛诊疗中国专家共识》中推荐联用疼痛缓解程度与并发症严重程度综合评估疗效,其评分项目包括疼痛缓解和手术并发症,总分 3～5 分为失败,2 分为一般,1 分为好,0 分为很好。

五、诊断与鉴别诊断

(一)诊断标准

三叉神经痛是一种临床诊断,需要依据详细的病史、查体和全面的辅助检查进行诊断,以避免误诊。2013 年国际头痛学会(IHS)头痛分类委员会在国际头痛疾病分类第三版(ICHD-3)中明确定义了三叉神经痛的诊断标准。2016 年国际疼痛研究协会(IASP)提出三叉神经痛的新型分类及分级诊断流程,其精简了诊断标准,同时将三叉神经痛分为经典型、特发性、继发性三种类型(表 20-1)。图 20-1 为 IASP 提出的三叉神经痛分类及分级诊断流程。

表 20-1　国际头痛疾病分类(ICHD)和国际疼痛研究协会(IASP)提出的三叉神经痛诊断标准汇总

	ICHD-3β	IASP
诊断标准	(1)至少三次符合(2)和(3)的单侧面部疼痛发作	(1)位于三叉神经分布区的口腔内或口面部疼痛
	(2)发生在三叉神经的一个或多个分支,三叉神经分布范围之外没有被累及	(2)疼痛呈阵发性发作
	(3)疼痛至少有以下四个特征中的三个:	(3)疼痛可有典型触发动作(有"扳机点")
	①反复出现阵发性疼痛,持续数秒至 2 min	
	②剧烈疼痛	
	③疼痛性质为电击样、枪击样、针刺样或尖锐的疼痛	
	④疼痛由无害的刺激引起	
	(4)没有明显的神经功能缺损	
	(5)没有另一个 ICHD-3 的诊断可解释	

	ICHD-3β	IASP
分类	（1）经典型三叉神经痛 　表现为阵发性的疼痛 　表现为持续性的疼痛 （2）症状性三叉神经痛 　三叉神经痛与多发性硬化相关 　三叉神经痛与颅内占位相关	（1）特发性三叉神经痛：没有确切原因 （2）经典型三叉神经痛：由血管压迫三叉神经根 　引起形态学改变 （3）继发性三叉神经痛：由肿瘤、多发性硬化等确 　切疾病引起

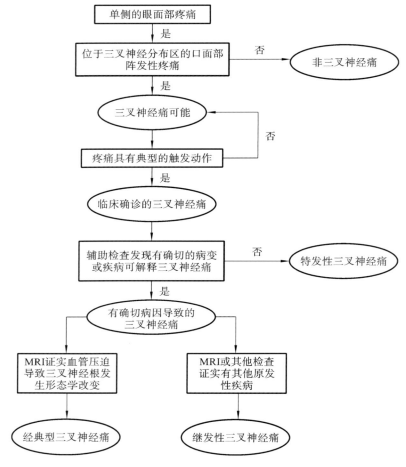

图 20-1　IASP 提出的三叉神经痛分类及分级诊断流程

（二）鉴别诊断

1. 舌咽神经痛　常为撕裂样疼痛，触发因素包括吞咽、咳嗽、打喷嚏等。疼痛位于舌咽神经和迷走神经分布区，喉和舌底较常累及，疼痛可放射至耳部和颈部。

2. 丛集性头痛　可引起眼眶、眶上或颞部疼痛，并伴有同侧明显的自主神经症状和不安。持续时间为 15～180 min。疼痛可以换侧。

3. 眶上神经痛和滑车上神经痛　疼痛常位于眶上神经分布区，伴有眶上切迹或神经走行区域的压痛，神经阻滞治疗后疼痛可缓解。

4. 疱疹后神经痛　急性带状疱疹引起的疼痛性三叉神经病变，可引起三叉神经分布区持续的灼烧感和刺痛，并伴有疱疹。常见刺痛感和神经功能异常。

六、治疗

三叉神经痛的治疗可谓百花齐放、百家争鸣。除了传统药物治疗、微血管减压术、伽玛刀治疗、经皮三叉神经根切断术治疗、甘油注入 Meckel 腔等治疗方式外，射频神经切断术、三叉神经节球囊压迫术、低温等离子消融等新兴技术也在蓬勃发展。然而，必须承认的是，没有哪一种治疗是一劳永逸的，无论何种治疗，其都会随时间的推移而在部分患者中失效，不同治疗方式需相互补充。

三叉神经痛治疗的目的是消除疼痛，同时不引起神经功能受损等并发症，颅神经的损害、面部感觉障碍及角膜反射迟钝是不期望出现的并发症。

(一)药物治疗

药物治疗是三叉神经痛的首选治疗方式，其可有效控制疼痛阵发性发作。近 90% 的患者可通过药物有效控制疼痛。目前的研究认为，抗癫痫药物(如卡马西平)可阻断电压门控钠离子通道，抑制神经细胞兴奋，从而抑制重复放电，以此达到缓解疼痛的目的。卡马西平(200～1200 mg/d)和奥卡西平(300～1800 mg/d)是长期治疗较有效的药物，在发病早期尤为适用。当患者对一线药物出现耐药或有明显不良反应时，其他药物(如拉莫三嗪、加巴喷丁、肉毒毒素、普瑞巴林、巴氯芬和苯妥英钠等)可以作为单一治疗药物或与一线药物联合使用。三叉神经痛的急性期疼痛症状频繁出现。由于饮水、咀嚼会诱发疼痛，患者可能会出现脱水和厌食等。在这种严重的情况下需住院治疗，静脉给予补液和抗癫痫药物以缓解症状。

(二)微血管减压术

微血管减压术(MVD)是经典型三叉神经痛的首选治疗方式。一项纳入 5149 例三叉神经痛患者的荟萃分析提示，在微血管减压术后 3～11 年，62%～89% 的患者疼痛不再发生。在并发症方面，严重的并发症(如死亡、水肿、出血、卒中、麻醉性晕厥、脑膜炎等)发生率低于 5%。一般并发症，如听力损伤(1.8%)、面部麻木(3%)等较为常见。Holste 等的一项荟萃分析提示，76% 的药物难治性三叉神经痛患者接受微血管减压术后可达到 BNI 评分 Ⅰ 级(未用药，无疼痛)，同时发现病程短(比值比(OR)=2.06)、有明确的血管神经压迫证据(OR=3.35)、典型的阵发性疼痛(OR=2.02)是微血管减压术后疼痛缓解的阳性预测因素。Zagzoog 等的一项荟萃分析比较了普通显微外科微血管减压术和内镜下微血管减压术的有效性和安全性，结果发现前者的疼痛缓解率为 81%，复发率为 14%，总体的并发症发生率为 19%，后者的疼痛缓解率为 88%，复发率为 9%，并发症发生率为 8%。该研究认为，相比于普通显微外科微血管减压术，内镜下微血管减压术的安全性更佳。

微血管减压术与伽玛刀治疗的比较：Gubian 等的一项荟萃分析中纳入了 8265 例接受微血管减压术的三叉神经痛患者和 5540 例接受伽玛刀治疗的三叉神经痛患者，平均随访时间为 44 个月，结果发现接受微血管减压术和伽玛刀治疗的三叉神经痛患者在短期(1～2 年)内疼痛缓解率相似，但在长期(5 年)的随访中，接受微血管减压术的患者的疼痛缓解率(84%)明显优于接受伽玛刀治疗的患者(64%)。接受微血管减压术的患者的复发率(11%)也明显低于接受伽玛刀治疗的患者(25%)。尽管该项研究存在偏倚，但三叉神经痛患者在微血管减压术后的疼痛缓解率和复发率均优于伽玛刀治疗后，因而，对于没有合并症的患者，微血管减压术是一种有效的一线治疗选择。对于外科手术风险和麻醉风险较高的患者，建议使用伽玛刀治疗。

(三)伽玛刀治疗

尽管本节的重点为三叉神经痛的立体定向放射外科治疗，但充分了解三叉神经痛的各个治疗方式仍是有必要的，这有助于临床医生在全面权衡利弊后选择最佳治疗方案。1951 年 Leksell 首次采用立体定向放射外科治疗原发性三叉神经痛，随后伽玛刀治疗因其满意的效果和安全性逐渐被广泛应用。伽玛刀的出现给临床医生和患者提供了一条新思路。

1. 伽玛刀治疗的适应证

（1）患者因身体状况较差不能耐受手术，如高龄（大于 70 岁），合并高血压、糖尿病、心脏病等慢性疾病，或者患者不愿接受手术。

（2）特发性三叉神经痛（非肿瘤、血管压迫等因素造成的），经一线药物（卡马西平、奥卡西平）治疗后不能满意地控制疼痛。

（3）其他类型的三叉神经痛，药物、其他外科治疗无效或治疗后复发的患者。

2. 靶点　伽玛刀治疗靶点的选择是一个逐渐探索的过程。1991 年，Lindquist 等将半月神经节作为靶点治疗了 46 例三叉神经痛患者，治疗 2 年后，18% 的患者疼痛仍缓解。1993 年，Rand 等开展了将三叉神经桥前池段作为治疗靶点的研究。该研究中，接受治疗的 12 例患者中有 7 例患者疼痛缓解。Lindquist 等随后又提出将 REZ 作为治疗靶点。现有文献报道的治疗靶点主要有四种，分别为三角丛区、三叉神经半月神经节后根区（RGZ）、REZ 及双准直器靶点（图 20-2）。靶点的解剖位置距三叉神经脑干入口端 0～8 mm 不等。

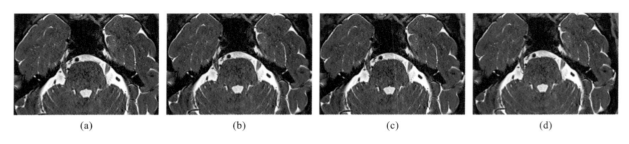

图 20-2　目前主要的靶点（模拟图）
(a)三角丛区；(b)双准直器靶点；(c)三叉神经半月神经节后根区（RGZ）；(d)三叉神经根入脑干区（REZ）

尽管报道的治疗靶点众多，但近 10 年来的讨论主要集中在 RGZ 和 REZ 区之间。2010 年，韩国的一项回顾性研究纳入了 16 例以 REZ 为治疗靶点的三叉神经痛患者（随访 33 个月）和 23 例以 RGZ 为靶点的三叉神经痛患者（随访 17 个月），前者的周边剂量为 80～90 Gy，后者的周边剂量为 83～90 Gy，结果发现前者的缓解率和并发症发生率分别为 87% 和 26.1%，后者分别为 93.8% 和 25%，同时发现前者的起效时间（6 个月）显著长于后者（4 个月）。该研究认为，相比于 REZ 靶点，使用 RGZ 靶点更加有效、安全且起效时间短。该研究也认为 RGZ 靶点比 REZ 更易识别，治疗的准确性更高。然而部分学者支持靶点靠近后方。徐志远等开展了一项回顾性研究，该研究中 36 人使用近端靶点（REZ），该靶点桥脑的等剂量曲线为 50%；匹配的 63 人使用远端靶点（RGZ），该靶点桥脑的等剂量曲线为 30%。两组均使用 80 Gy 的周边剂量。随访 33 个月后，近端靶点组第 1、2、4 年的疼痛缓解率分别为 96%、92%、82%，远端靶点组第 1、2、4 年的疼痛缓解率分别为 83%、69%、60%，但近端组的并发症发生率（56%）显著高于远端组（27%）。该研究更青睐近端靶点，认为近端靶点的疼痛控制率优于远端靶点。Matsuda 等也进行了类似的研究，认为近端靶点的有效性更佳。尽管有研究认为靶点距脑干越近疼痛缓解率越高，但近端靶点可能会增加面部麻木等并发症的发生风险。Tuleasca 等的一项荟萃分析比较了使用近端靶点（REZ）和远端靶点（RGZ）的疗效，结果发现两组在有效性上无统计学差异，但近端靶点（REZ）组的并发症发生率显著高于远端靶点组（HR=1.69，p=0.18）。Tuleasca 等更推荐远端靶点，他们认为远端靶点和近端靶点的有效性相似，并且通过使用远端靶点可以长期控制疼痛，发生面部麻木、感觉减退的风险较低，安全性更高。在治疗时应充分权衡各靶点的利弊，个性化地为患者制订方案。

增加三叉神经的治疗长度并不能显著提升有效率，反而会增加并发症发生风险。Massager 等随访了 109 例接受伽玛刀治疗的三叉神经痛患者，其中 49 例患者通过定制的射束通道阻断器减少了脑干的照射剂量，60 例患者未使用射束通道阻断器，结果发现前者的疼痛控制率高于后者（84% vs 62%），但前者的三叉神经功能障碍等并发症发生率也高于后者。该研究认为使用射束通道阻断会增加三叉神经的照射剂量,尽管在改善疼痛上有优势,但增加了三叉神经功能障碍的发生率,建议避免使用射束通道阻断器。笔者的一项回顾性研究比较了使用单一准直器和双准直器的疗效,中心剂量为 75～90 Gy,结果发现相比于单一准直器,双准直器并不能明显提高疼痛缓解率,反而增加了三叉神经功能障碍的发生率。建议尽量避免增加三叉神经的治疗长度,使用双准直器不会显著增加有效率,反而会引起较高的放射毒性反应,因此推荐使用单一准直器进行治疗。

3. 剂量　目前多数研究推荐的中心剂量为 70～90 Gy,但中心剂量的选择却是仁者见仁,智者见智。Kondziolka 等分析了 51 例接受伽玛刀治疗的三叉神经痛患者,结果发现,相比于中心剂量为 60 Gy 的患者,中心剂量为 70 Gy 者会有更高的疼痛缓解率。他们在随后的多中心研究中提出中心剂量是疼痛缓解的唯一相关因素。Kim 等回顾性分析了 104 例三叉神经痛患者,其靶点为三叉神经脑干入口端 2～4 mm,60 例患者接受的中心剂量为 80 Gy,44 例患者的中心剂量为 85 Gy,结果发现前者第 1、3 年的疼痛缓解率分别为 75％、61.2％,后者第 1、3 年的疼痛缓解率分别为 65.9％、60.3％,前后两者无统计学差异。该研究也发现中心剂量为 85 Gy 的患者起效时间更短。尽管中心剂量超过 90 Gy 者可能会有更高的疼痛控制率,但放射相关并发症的发生风险会增加。Tuleasca 等提出最小的有效中心剂量为 70 Gy,最大的中心剂量为 90 Gy。超过 90 Gy 时,疼痛缓解率保持不变,但并发症发生率会增加。

4. 伽玛刀的有效性和安全性　根据近 10 年关于伽玛刀治疗三叉神经痛的大宗病例报道,多数研究根据 BNI 分级评价伽玛刀治疗后的有效性。伽玛刀治疗后疼痛缓解(有或无药物诉求)率为 71％～98％,治疗后疼痛完全缓解(无药物诉求)率为 40％～66％。Régis 等的一项研究纳入 456 例三叉神经痛患者,无药物诉求的疼痛缓解率(BNI Ⅰ)在伽玛刀治疗后第 3、5、7、10 年分别为 71.8％、64.9％、59.7％和 45.3％。治疗至起效的时间为 2～8 周,多数为 4 周。但仍有少数患者的起效时间达 4 个月。一般来讲,起效时间越短提示预后越好。疼痛缓解后部分患者会出现疼痛复发,复发率为 14％～43％,通常随访时间越长,复发率越高。在长期随访后,患者的疼痛缓解率为 29％～66％。Marshall 等随访了 448 例接受伽玛刀治疗的三叉神经痛患者,发现桥前池段神经越长,预后越差。

伽玛刀治疗后放射相关并发症的发生率为 11％～42％。伽玛刀治疗后的放射相关损伤主要包括面部麻木、面部感觉异常、感觉迟钝、痛性感觉缺失、角膜反射障碍、干眼症、味觉受损、面部肿胀、视力障碍、吞咽障碍、咀嚼无力等。角膜反射障碍可能是普遍的并发症,患者有发生角膜炎的可能,严重时失明,必要时需行睑板修补术。Young 等随访了 315 例接受伽玛刀治疗的三叉神经痛患者,结果发现 35％的患者出现了新的疼痛,包括面部刺痛、钝痛、热/灼性疼痛。在以上并发症中,最常见的为面部麻木,但多数为对生活影响较轻的面部麻木,仅 0.5％～1％的患者会出现难以忍受的面部麻木症状。

5. 再次伽玛刀治疗　伽玛刀治疗后,0～52.2％的三叉神经痛患者会出现症状复发。再次伽玛刀治疗对于伽玛刀治疗后复发的三叉神经痛患者而言是一种有益的选择。再次伽玛刀治疗常以上次治疗靶点远端作为新治疗靶点,并实现与上次治疗靶点有约 50％的重叠(图 20-3)。再次伽玛刀治疗后疼痛缓解率为 65％～87％,放射相关损伤发生率为 5％～80％,其中面部麻木较为常见,占 11％～68％。初次伽玛刀治疗后症状有改善的三叉神经痛患者再次接受伽玛刀治疗后获益的可能性更大。

6. 多发性硬化继发三叉神经痛患者的伽玛刀治疗　继发于多发性硬化(multiple sclerosis,MS)的三叉神经痛的治疗一直是公认的难题。尽管伽玛刀治疗在多发性硬化继发三叉神经痛治疗中的作用仍不确定,但对于药物治疗无反应且无法耐受手术的患者,应告知伽玛刀治疗的可用性。Przybylowski 等的一项回顾性研究纳入了 42 例继发于多发性硬化的三叉神经痛患者,结果发现疼痛缓解率在伽玛刀治疗后第 1、3、5、7 年分别为 62％、29％、22％和 13％。伽玛刀治疗能为多发性硬化继发三叉神经痛患者带来短期的疼痛缓解,是一种可能的选择。

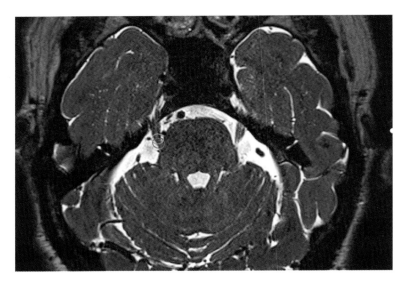

图 20-3　一位接受再次伽玛刀治疗的三叉神经痛患者,红圈为首次治疗时 50% 的
　　　　等剂量曲线(中心剂量为 80 Gy),蓝圈为再次治疗时 50% 的等剂量曲线
　　　　(中心剂量为 76 Gy),两靶点有约 50% 的重叠

第二节　其他功能性疾病

一、癫痫

(一)背景

癫痫(epilepsy)是一种常见的神经系统疾病,发病率约为 0.5%。目前癫痫的治疗仍以药物治疗为主,尽管近年来抗癫痫药物和药代动力学检测手段的发展进步都为癫痫的药物治疗提供了有利条件,但仍有约 30% 的患者无法通过药物来有效控制癫痫发作。难以控制的癫痫发作不仅会严重影响患者的生活质量,也会对患者的身体健康造成严重损害。外科手段能帮助其中部分患者实现疾病控制。多个来源的数据显示,55%～70% 接受颞叶切除的患者和 30%～50% 接受颞叶外癫痫病灶切除的患者能够获得永久的缓解。然而癫痫病灶切除手术具有严格的手术指征,这无疑在很大程度上限制了外科手术在癫痫治疗中的开展。

作为一种精度高、损伤性低的治疗手段,立体定向放射外科(stereotactic radiosurgery,SRS)的出现为癫痫的治疗提供了新的手段。早在 20 世纪末,研究者们在脑血管畸形和脑肿瘤的放射外科治疗中就观察到了 SRS 治疗控制癫痫发作的作用。随后 SRS 治疗开始作为传统显微外科手术的替代方案被用于内侧颞叶癫痫(medial temporal lobe epilepsy,MTLE)患者。虽然目前研究表明,对于 MTLE 和部分下丘脑错构瘤相关性癫痫(epilepsy associated with hypothalamic hamartoma)的患者,SRS 治疗能达到与传统手术相当的癫痫控制效果,但是现阶段我们还缺乏进一步的数据来评估 SRS 治疗在更多其他类型癫痫中的应用效果。

(二)作用机制

癫痫是多种原因导致的脑部神经细胞高度同步化放电所致的临床综合征,不是独立的疾病。根据病因的不同,癫痫可以分为三大类:①症状性癫痫(symptomatic epilepsy):由各种明确的中枢神经系统结构损伤或功能异常所致,如脑外伤、脑血管病、脑肿瘤、中枢神经系统感染、寄生虫病、遗传代谢性疾病、皮质发育障碍、神经系统变性疾病、药物和毒物等。能采取 SRS 治疗的癫痫多属症状性癫痫。②特发性癫痫(idiopathic epilepsy):病因不明,未发现脑部有足以引起癫痫发作的结构性损伤或功能异常,可能与遗传因素密切相关,常在某一特定年龄段起病,具有特征性临床及脑电图表现。如伴中央颞区棘波的良性儿童癫痫、家族性颞叶癫痫等。③隐源性癫痫(cryptogenic epilepsy):临床表现提示为症状性癫痫,但现有的检查手段不能发现明确的病因,其占全部癫痫的 60%~70%。

通过给予靶区致痫组织一定剂量的射线照射从而调节局部神经功能或引起组织缺血坏死是目前认为的 SRS 治疗应用于癫痫患者的作用机制。基于大鼠的动物研究表明,致痫组织或许具备不同于正常脑组织的放射反应,可能缺乏正常脑组织所具有的可塑性和损伤修复过程。使用更广泛的放射剂量(类似于传统的分割放射治疗)的其他实验也支持受照组织中神经发生和神经可塑性改变的假说。在首次报道 SRS 治疗 MTLE 之后,动物模型的研究提示癫痫灶的破坏并不是抗癫痫效果所必需的。例如,在红藻氨酸诱导的癫痫大鼠和电刺激癫痫大鼠中,尽管缺乏射线引起大体神经细胞损伤的证据,但癫痫发作次数的减少与射线之间仍存在剂量依赖性。SRS 这种非破坏性的作用被称作神经调节效应。这种神经调节效应或许可以解释非破坏剂量的射线所产生的抗癫痫作用。Grabenbauer 等采用分次 SRS 治疗颞叶癫痫的研究中,治疗方案为 21 Gy(7×3 Gy,6 例)或 30 Gy(15×2 Gy,6 例),随访 24 个月。虽然没有患者实现癫痫发作的完全控制,但平均 46% 的患者癫痫发作次数减少,没有患者癫痫发作加重。Jenrow 等的实验表明,射线作用于不同的神经环路可能产生不同的效应,这提示神经调节效应其实还具备一定的致痫作用。这一点在 Chang 等及 Vojtěch 等的人类研究中得到了印证。

不同于神经调节机制,有关动物模型和人类癫痫的其他研究表明,作为一种破坏性的外科手段,射线所引起的治疗靶区大体结构变化能更好地解释在其他的治疗方案中看到的抗癫痫效果。Barbaro 等的多中心研究和 Chang 等的研究数据显示,SRS 治疗后 12 个月,MRI 检查中所见的对比度增强体积和 T2 高信号与治疗效果密切相关。12 个月时 T2 加权成像中水肿体积小于 200 cm^3 的患者的癫痫在 24~36 个月间没有缓解。此外,磁共振波谱(MRS)显示了 SRS 靶区内明显的缺血灶。同样的,辐射也可以通过影响动物模型中的血管系统而导致缺血性改变。Kamiryo 等通过血管铸型的方法发现,对大鼠大脑用 75 Gy 的 SRS 治疗 3 个月后,血管密度显著降低。电子显微镜显示血管基底膜增厚。这些血管改变先于 SRS 靶区内的坏死出现。

(三)治疗指征

目前针对 SRS 治疗癫痫还没有一个明确的治疗指征。但多数观点认为,与传统的癫痫显微外科手术相似,SRS 在癫痫中的主要适应证是对药物耐受的局灶性癫痫患者,即:①癫痫灶大小局限,可以准确地界定;②SRS 治疗不会带来严重的功能损害;③癫痫发作难以完全被抗癫痫药物(AED)控制。大多数报道的有治疗意图而使用 SRS 的局灶性癫痫病例是 MTLE 患者,其次是下丘脑错构瘤相关性癫痫和一小部分颞叶外癫痫患者。在一些广泛性/双侧难治性癫痫患者中,SRS 是一种姑息性而不是根治性的治疗方法,目的是通过射线引起局部病变来切断癫痫的传播,如胼胝体前部照射。此外,SRS 可能会被提供给一些由于高风险的合并症而无法通过传统方法进行手术的癫痫患者。最后,SRS 也可以被用于一些癫痫手术失败后的患者。

(四)疗效

在 SRS 治疗癫痫的疗效方面,不同的研究结果不甚相同。在 Régis 等的研究中,在 SRS 治疗后 20 例 MTLE 患者癫痫发作频率明显下降,其中 13 例患者在 2 年的随访期内实现了完全的疾病控制,同时生活质量指标和神经心理测试均有明显的改善。值得一提的是,在 SRS 治疗后的 9~12 个月癫痫发作频率经历了一个上升阶段,随后才出现改善,这可能与之前提及的 SRS 神经调节效应的致痫作用有关。在 Barbaro 等的研究中,与接受 20 Gy 治疗的 MTLE 患者相比,接受 24 Gy 治疗的患者在更早的时间点实现疾病控制的比例更高(75% vs 60%),尽管这一差异在统计学上没有显著性。同样的,这一批患者在症状改善之前也经历了一段癫痫发作频率的上升期。Rheims 等的研究显示,SRS 在单纯 MTLE 患者中具有类似的治疗效果,然而在癫痫灶超出内侧颞叶结构的患者中,SRS 并未展现出有效的治疗作用,4/5 的患者并未从治疗中获益。Vojtěch 等的研究报道了极差的长期和短期疗效。他们的研究显示,14 例 MTLE 患者中没有人的病情得到缓解。

Régis 等的前瞻性研究显示,接受 SRS 治疗的下丘脑错构瘤(hypothalamic hamartoma,HH)相关性癫痫患者中有 60% 的患者癫痫得到有效控制,同时这些患者中还观察到了行为和睡眠模式的改善。Mathieu 等的前瞻性研究也得出了类似的数据,约 66% 的患者实现了病情缓解。此外,对于 SRS 治疗各种类型的颞叶外癫痫(extratemporal epilepsy)、海绵状血管瘤相关性癫痫(epilepsy associated with cavernous malformation)、难治性双侧癫痫(refractory bilateral epilepsy)等均存在部分病例报道,且展现了一定的治疗效果。

(五)不良反应与局限

总体说来,使用较大直径的准直器和较低的剂量体积比往往预示着较少的不良反应。不良反应的类型还与 SRS 治疗靶区位置有关。对于 MTLE 患者,常见的 SRS 相关不良反应包括视野缺损(45%~63%)、放射性脑水肿、放射性坏死等。应当注意的是,从接受 SRS 治疗到癫痫症状开始改善还需要一段疗效等待期,在此期间部分患者可能会经历癫痫发作频率的升高,因此在这段时期内癫痫发作造成的伤害或死亡也应视作 SRS 治疗相关的不良事件。

由于缺乏随机化前瞻性的研究结果,目前为止还没有一个明确的指南用于指导 SRS 应用于癫痫的治疗。但现有研究结果提示在一些类型的癫痫患者中,SRS 能够达到与手术相当的治疗效果。尽管存在治疗效果延迟和靶区周围神经组织放射性损害的风险,但不良反应的总体负担并未明显增加。关于治疗剂量的选择,现阶段的研究结果更倾向于采用高剂量的治疗方案,然而当下并没有高级别的证据来反映这两种治疗策略的优劣。相比于传统手术,SRS 在治疗精度、侵入性、可重复性方面具备明显的优势,可以用于一些重要结构如脑干、丘脑部位的治疗,相信随着研究的深入,SRS 将在癫痫治疗领域发挥越来越大的作用。

二、运动障碍

(一)背景

震颤(tremor)是成年人最常见的运动障碍,根据病因可以分为原发性震颤(essential tremor,ET)、帕金森病相关性震颤(Parkinson disease-related tremor)或多发性硬化相关性震颤(multiple sclerosis-related tremor)。深部脑刺激(deep brain stimulation,DBS)和射频丘脑切开术(radiofrequency thalamotomy,RFT)是治疗顽固性震颤的外科手段。DBS 已经是一种相对成熟的治疗技术,目前主要应用于帕金森病和特发性震颤的治疗,此外也在肌张力障碍、癫痫、精神疾病方面有着不同程度的应用。然而 DBS 涉及昂贵的治疗器材和术后繁杂的程控,对患者的经济条件及依从性要求高。对于手术风险较高、DBS 或 RFT 治疗失败的患者,SRS 治疗是缓解震颤的一种治疗选择。

放射外科丘脑切开术(RST)是使用射线对丘脑特定神经核团实施照射从而达到治疗目的的一种 SRS 治疗手段,常采用 130~140 Gy 的中心剂量。相比于传统的 RFT,RST 具有创伤小、手术风险低、患者术后恢复快的特点。丘脑腹侧中间核(ventralis intermedius nucleus,VIM)是外科治疗震颤的常用靶点。超过 90% 的患者在接受 VIM 的 RST 后,其震颤症状和生活质量均得到不同程度的改善。对于以震颤症状为主的帕金森病患者,VIM 的 RST 也是有效的。目前有关 RST 的研究主要集中在 VIM,其他核团行 RST 的效果还有待进一步探索。

(二)机制

VIM 是各种震颤形成过程中的一个关键结构,是手术消除各种震颤有效的部位之一。其属于背侧丘脑核团中的特异性中继核团,为背侧丘脑进化上较新的部分,其主要接收来自黑质纹状体和小脑齿状核的纤维,并且发出纤维投射至躯体运动中枢。大脑皮质、小脑、纹状体和黑质通过腹侧中间核和腹前核实现连接,从而调控躯体运动。VIM 是苍白球-丘脑-皮质环路中的重要核团,对 VIM 行 RST 可以阻断上述环路,降低基底核团的过度兴奋,减少该核团的过度输出,缓解基底节区的异常电生理活动,从而达到控制震颤的效果。

（三）治疗指征

目前对 VIM 行 RST 的适应证主要包括：①各种原因导致的致残性的震颤；②药物治疗无效的严重震颤；③具有 DBS 手术禁忌证，以及拒绝接受 DBS 手术的患者；④DBS 手术或 RFT 失败的患者。应当注意，由于 VIM 靠近皮质球束，对 VIM 行 RST 存在很多潜在的副作用，包括构音障碍、吞咽困难、瘫痪、共济失调、步态和平衡问题等。与 RFT 相同，RST 具有不可逆性，双侧 RST 可能带来严重的不良反应，因此双侧震颤的患者不建议同时对双侧 VIM 行 RST。尽管有研究发现，分期行双侧丘脑切开术能在一定程度上减少同期手术带来的不良影响，然而目前还没有高级别的证据支持这种治疗方式。

（四）疗效

Niranjan 等对 73 例采用放射外科丘脑切开术（RST）的难治性原发性震颤患者进行了评估。他们使用的中心剂量为 130～150 Gy，通过直径 4 mm 的准直器进行照射，使用 Fahn-Tolosa-Marin（FTM）临床震颤分级量表从震颤、书写、绘画和喝水能力等方面进行评分。在中位随访时间为 28 个月的随访期内，93% 的患者在 FTM 量表的至少一个项目评分上有改善，72.2% 的患者在 FTM 量表的 4 个项目评分上均有改善。平均震颤评分由治疗前的 3.19 分改善为治疗后的 1.23 分。从接受治疗到震颤缓解经历了 3.5～4.5 个月的疗效等待期。Young 等的研究对 172 例接受伽玛刀 RST 的原发性震颤患者进行了评估，照射的中心剂量范围为 140～150 Gy，大约 80% 的患者在绘画和书写项目评分上有改善。Ohye 等使用伽玛刀 RST 治疗 72 例患者（13 例原发性震颤患者），其中 81.1% 的患者震颤有改善。Witjas 等的研究随访了 50 例震颤患者（36 例原发性震颤患者），其中 76% 的患者功能改善。

许多研究也报道了 RST 在帕金森病相关性震颤治疗中的作用。Duma 等的研究发现，38 例接受了针对 VIM 的 RST 的帕金森病患者中有 35 例患者震颤症状得到了缓解。Raju 等的研究报道了 33 例接受针对 VIM 的伽玛刀 RST 的帕金森病患者，其中 70% 的患者震颤症状完全停止或几乎完全停止，94% 的患者震颤症状得到改善，27% 的患者震颤停止，书写、绘画和喝水方面的能力障碍得到缓解。大多数患者经历了 3 个月的疗效等待期。Ohye 等的研究使用帕金森病统一评分量表（unified Parkinson disease rating scale，UPDRS）对接受 RST 的 59 例帕金森病患者效果进行了评价，术后 UPDRS 评分出现缓慢的下降，并且这一变化具有统计学意义。其中 UPDRS 日常生活能力方面的评分下降最为明显。Pan 等报道了 6 例帕金森病患者在接受 RST 后症状得到明显缓解（图 20-4）。

（五）不良反应与局限

Niranjan 等的研究中，3 例患者（3.8%）经历了短暂的放射性不良反应（adverse radiation effect，ARE）。ARE 发生的中位时间为 7 个月（范围 6～8 个月）。1 例患者出现暂时性对侧偏瘫和面部无力。1 例患者出现对侧手麻木和暂时性语言障碍。1 例患者出现一过性语言障碍和对侧偏瘫。Raju 等的研究中 2 例（6%）患者经历了短暂的 ARE。1 例患者于术后 1 个月出现口周灼热感，并伴有左侧面部麻木（术后 7 个月消失）。另 1 例患者在术后 8 个月出现言语障碍和对侧偏瘫（术后 28 个月消失）。总的说来，VIM 行 RST 后 ARE 发生风险比较小，且多为暂时性的。

虽然将 RST 应用于震颤治疗的安全性和有效性已经得到了不同程度的验证，但正如之前所提到的，RST 是一种破坏性的治疗手段，其不可逆性很大程度上限制了这一治疗手段的应用。目前 RST 有关的研究成果主要集中在 VIM，其他的核团如丘脑底核（subthalamic nucleus，STN）等研究较少。STN 作为 DBS 治疗帕金森病靶点的地位是得到公认的，然而由于 STN 的 RST 引起运动障碍的发生率较高，有时甚至是永久性的，将 STN 的 RST 作为 DBS 的替代方案用于帕金森病患者的治疗需谨慎。

三、强迫症

（一）背景

强迫症（obsessive-compulsive disorder，OCD）是一种以反复持久出现的强迫观念或者强迫行为为基本特征的精神障碍。强迫观念是指以刻板的形式反复入侵患者意识的表象或意向，强迫动作则是反复出

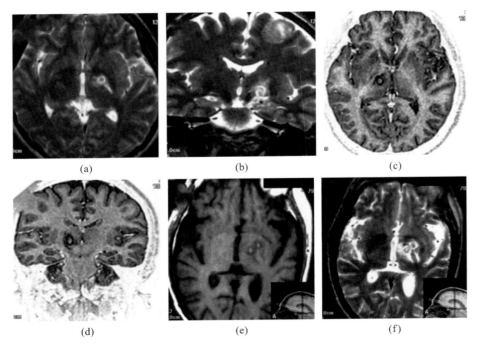

图 20-4　帕金森病患者行 RST 后

(a)(b)为一例以左侧苍白球内侧核(GPi)为毁损靶点的帕金森病患者;(c)(d)为一例以右侧 VIM 为毁损靶点
的原发性震颤患者;(e)(f)为一例以左侧 VIM 联合 GPi 为毁损靶点的帕金森病患者

现的刻板行为或仪式动作。OCD 是一种高致残性疾病,部分患者终生患病,对患者的婚姻、职业、情感、社会功能均有不同程度的影响。

　　作为一种传统意义上的精神心理疾病,OCD 的治疗以药物和行为认知治疗为主,60%~80%的患者的强迫症状可以通过以上治疗手段得到缓解。对于保守治疗无效的难治性强迫症患者,外科治疗常常作为最终的选择。外科治疗手段包括 DBS 以及各种类型的毁损手术(如扣带回前部切开术、内囊前肢切开术、尾状核下切开术及边缘叶白质切开术)。与传统的射频热凝手术相比,通过 SRS 实施毁损术具有显著的优势,可以预防开颅手术带来的许多并发症(如感染、出血等)。

　　(二)机制

　　目前认为,额叶-纹状体-丘脑-皮质(FSTC)回路的功能异常是强迫症的病理生理学基础。该回路存在易化运动功能(主观意愿的运动)的直接通路和抑制运动功能(非主观意愿的其他运动)的间接通路。许多研究发现,OCD 患者的强迫观念和强迫行为与直接通路的过度兴奋和间接通路的相对抑制有关。神经功能影像学研究发现,与正常人相比,OCD 患者在眶额叶皮质(COF)、扣带回和尾状核存在代谢高信号,由此认为上述结构在 OCD 的发病中扮演着重要的角色。因此,破坏上述结构的功能连接,破坏神经通路异常信号的传导是 OCD 外科治疗的病理生理学基础。SRS 通过对内囊前肢、扣带回或其他部位实施照射从而切断神经传导通路,阻断异常信号的传导而达到治疗目的。其中内囊前肢是最常用的治疗靶点。

　　(三)治疗指征

　　由于 SRS 治疗具不可逆性,必须在其他常用的精神疾病治疗方法(如药物治疗、行为治疗、心理治疗、电休克治疗等)无效的情况下才考虑使用,由于缺乏大样本的多中心随机对照研究基础,目前还没有公认的选择该治疗的指征。

　　(四)疗效

　　1976—1979 年,瑞典斯德哥尔摩卡罗林斯卡研究所的 Leksell、Backlund 和 Rylander 等使用了第一代伽玛刀治疗了 21 例焦虑症患者(其中 12 人患有强迫症)。1985 年,该研究所的 Minds 和 Lindquist 使用了第二代伽玛刀治疗了另一组 13 例患者,治疗靶点均是内囊前肢。该研究所的结果显示,36%~56%的患者获得了一定的临床益处。然而由于当时没有明确的纳入标准以及有效的 OCD 评分量表,研究者对该研究结果的解读是很有限的。

1993 年,Rasmussen 和 Lindquist 开始了美国的第一个伽玛刀内囊切开术(Gamma knife capsulotomy,GKC)治疗 OCD 的项目。15 例患者接受了照射,靶点位于内囊中央,其中 13 例患者接受了二次照射,靶点紧靠前一次照射焦点的腹侧,与腹侧纹状体相接。在第一批接受治疗的 15 例患者中,经过 9 个月的平均随访时间,只有 1 例患者有治疗反应。在耶鲁布朗强迫症状量表(Y-BOCS)评分或其他衡量总体改善情况的指标上,没有明显的提高。在接受二次照射的 13 例患者中,第 12 个月时,有 5 例患者取得完全缓解,2 例患者取得部分缓解。在整个队列中,强迫症症状、抑郁和焦虑有了显著的改善,并持续到第 3 年。总体功能评分在所有时间点也都有显著改善。随后该团队对 40 例患者实施了双侧照射。结果显示,照射后 12 个月时,22/40(55%)患者完全缓解,9/40(22.5%)患者部分缓解。所有这些患者的症状改善随后都得到保持,更多的患者在 12 个月后获得了完全缓解。36 个月时(最后一次随访),30 例(75%)完全缓解,5 例(12.5%)部分缓解。

匹兹堡大学的研究人员实施了一项包括 16 例患者在内的随机双盲对照试验。患者被随机分成两组,每组 8 例,对照组接受了假手术。治疗靶点为内囊前肢腹侧。随机接受伽玛腹内囊毁损术(GVC)的 8 例患者中有 2 例在 12 个月时获得了缓解,相比之下,假手术组的 8 例患者中没有人在 12 个月内获得缓解,这一差异并无统计学意义。然而,12 个月时 GVC 组的 Y-BOCS 评分中位数为 23.5 分,而假手术组为 31 分,差异有统计学意义。同一随访期内 Y-BOCS 评分减少在不同组之间也有显著差异。

弗吉尼亚大学 Sheehan 等对 5 例患者实施了双侧照射,靶点也是内囊前肢腹侧。该研究虽然提供了接受 GVC 前后的 Y-BOCS 评分,但没有说明正式的缓解标准。5 例患者中有 4 例(80%)被认为取得了"显著的临床改善"。在 24 个月的中位随访期中,这 4 例患者 Y-BOCS 评分下降的百分比为 59%~62%,符合传统的不少于 35% 的缓解标准。

（五）不良反应与局限

治疗的不良反应主要是照射局部脑组织的放射性水肿和放射性囊肿形成。由于照射部位的细微差异和治疗计划的不同,不同研究中的不良反应表现不尽相同,主要包括头痛、体重增加、精神症状发作等。在早期的研究中,个别患者出现了严重的放射性坏死,导致意识障碍,甚至需要外科手术干预。大多数不良反应随着时间的推移或者在接受药物治疗后得到有效缓解。

目前在综合考虑有效性、安全性、治疗成本的情况下,OCD 治疗领域并没有直接的证据表明 SRS、DBS 或者传统的立体定向射频热凝手术相较于其他手段具有绝对的优势,治疗 OCD 的不同神经外科技术很可能会长期共存,使用情况将取决于患者情况、医疗机构的条件和经验等多方面的因素,因此还需要进行大量的临床研究和探索。

参 考 文 献

[1] Barbaro N M,Quigg M,Broshek D K,et al. A multicenter,prospective pilot study of gamma knife radiosurgery for mesial temporal lobe epilepsy: seizure response, adverse events, and verbal memory[J]. Ann Neurol,2009,65(2):167-175.

[2] Bendtsen L,Zakrzewska J M,Abbott J,et al. European academy of neurology guideline on trigeminal neuralgia[J]. Eur J Neurol,2019,26(6):831-849.

[3] Burchiel K J. Abnormal impulse generation in focally demyelinated trigeminal roots[J]. J Neurosurg,1980,53(5):674-683.

[4] Chang E F,Quigg M,Oh M C,et al. Predictors of efficacy after stereotactic radiosurgery for medial temporal lobe epilepsy[J]. Neurology,2010,74(2):165-172.

[5] Chen Z F,Kamiryo T,Henson S L,et al. Anticonvulsant effects of gamma surgery in a model of

chronic spontaneous limbic epilepsy in rats[J]. J Neurosurg,2001,94(2):270-280.

［6］ Cruccu G,Finnerup N B,Jensen T S,et al. Trigeminal neuralgia:new classification and diagnostic grading for practice and research[J]. Neurology,2016,87(2):220-228.

［7］ Cruccu G,Di Stefano G,Truini A. Trigeminal neuralgia[J]. N Engl J Med,2020,383(8):754-762.

［8］ De Toledo I P,Conti Réus J,Fernandes M,et al. Prevalence of trigeminal neuralgia:a systematic review[J]. J Am Dent Assoc,2016,147(7):570-576. e2.

［9］ Duma C M,Jacques D,Kopyov O V. The treatment of movement disorders using gamma knife stereotactic radiosurgery[J]. Neurosurg Clin N Am,1999,10(2):379-389.

［10］ Dvorak T,Finn A,Price L L,et al. Retreatment of trigeminal neuralgia with gamma knife radiosurgery:is there an appropriate cumulative dose? Clinical article[J]. J Neurosurg,2009,111 (2):359-364.

［11］ Elaimy A L,Hanson P W,Lamoreaux W T,et al. Clinical outcomes of gamma knife radiosurgery in the treatment of patients with trigeminal neuralgia[J]. Int J Otolaryngol,2012:919186.

［12］ Foy A B,Parisi J E,Pollock B E. Histologic analysis of a human trigeminal nerve after failed stereotactic radiosurgery:case report[J]. Surg Neurol,2007,68(6):655-658.

［13］ Grabenbauer G G,Reinhold C h,Kerling F,et al. Fractionated stereotactically guided radiotherapy of pharmacoresistant temporal lobe epilepsy[J]. Acta Neurochir Suppl,2002,84:65-70.

［14］ Gorgulho A. Radiation mechanisms of pain control in classical trigeminal neuralgia[J]. Surg Neurol Int,2012,3(Suppl 1):S17-S25.

［15］ Gubian A,Rosahl S K. Meta-analysis on safety and efficacy of microsurgical and radiosurgical treatment of trigeminal neuralgia[J]. World Neurosurg,2017,103:757-767.

［16］ Hayashi M,Chernov M,Tamura N,et al. Stereotactic radiosurgery of essential trigeminal neuralgia using Leksell gamma knife model C with automatic positioning system: technical nuances and evaluation of outcome in 130 patients with at least 2 years follow-up after treatment [J]. Neurosurg Rev,2011,34(4):497-508.

［17］ Helis C A,Lucas J T Jr,Bourland J D,et al. Repeat radiosurgery for trigeminal neuralgia[J]. Neurosurgery,2015,77(5):755-761; discussion 761.

［18］ Hensley-Judge H,Quigg M,Barbaro N M,et al. Visual field defects after radiosurgery for mesial temporal lobe epilepsy[J]. Epilepsia,2013,54(8):1376-1380.

［19］ Holste K,Chan A Y,Rolston J D,et al. Pain outcomes following microvascular decompression for drug-resistant trigeminal neuralgia:a systematic review and meta-analysis[J]. Neurosurgery, 2020,86(2):182-190.

［20］ Jenrow K A,Ratkewicz A E,Zalinski D N,et al. Influence of ionizing radiation on the course of kindled epileptogenesis[J]. Brain Res,2006,1094(1):207-216.

［21］ Kihlström L,Guo W Y,Lindquist C,et al. Radiobiology of radiosurgery for refractory anxiety disorders[J]. Neurosurgery,1995,36(2):294-302.

［22］ Kihlström L,Hindmarsh T,Lax I,et al. Radiosurgical lesions in the normal human brain 17 years after gamma knife capsulotomy[J]. Neurosurgery,1997,41(2):396-401; discussion 401-402.

［23］ Kamiryo T,Lopes M B,Kassell N F,et al. Radiosurgery-induced microvascular alterations precede necrosis of the brain neuropil[J]. Neurosurgery, 2001, 49 (2): 409-414; discussion 414-415.

［24］ Karam S D,Tai A,Wooster M,et al. Trigeminal neuralgia treatment outcomes following gamma knife radiosurgery with a minimum 3-year follow-up[J]. J Radiat Oncol,2014,3(2):125-130.

[25] Kim Y H,Kim D G,Kim J W,et al. Is it effective to raise the irradiation dose from 80 to 85 Gy in gamma knife radiosurgery for trigeminal neuralgia? [J]. Stereotact Funct Neurosurg,2010,88 (3):169-176.

[26] Kimball B Y,Sorenson J M,Cunningham D. Repeat gamma knife surgery for trigeminal neuralgia:long-term results[J]. J Neurosurg,2010,113(Suppl):178-183.

[27] Kondziolka D,Lunsford L D,Flickinger J C,et al. Stereotactic radiosurgery for trigeminal neuralgia:a multiinstitutional study using the gamma unit[J]. J Neurosurg,1996,84(6): 940-945.

[28] Kondziolka D,Flickinger J C,Lunsford L D,et al. Trigeminal neuralgia radiosurgery:the university of Pittsburgh experience[J]. Stereotact Funct Neurosurg,1996,66(Suppl 1):343-348.

[29] Kondziolka D,Lacomis D,Niranjan A,et al. Histological effects of trigeminal nerve radiosurgery in a primate model:implications for trigeminal neuralgia radiosurgery[J]. Neurosurgery,2000,46 (4):971-976; discussion 976-977.

[30] Kondziolka D,Zorro O,Lobato-Polo J,et al. Gamma knife stereotactic radiosurgery for idiopathic trigeminal neuralgia[J]. J Neurosurg,2010,112(4):758-765.

[31] Leksell L. Sterotaxic radiosurgery in trigeminal neuralgia[J]. Acta Chir Scand,1971,137(4):311-314.

[32] Linskey M E,Ratanatharathorn V,Peñagaricano J. A prospective cohort study of microvascular decompression and gamma knife surgery in patients with trigeminal neuralgia[J]. J Neurosurg, 2008,109(Suppl):160-172.

[33] Longhi M,Rizzo P,Nicolato A,et al. Gamma knife radiosurgery for trigeminal neuralgia:results and potentially predictive parameters-part Ⅰ:idiopathic trigeminal neuralgia[J]. Neurosurgery, 2007,61(6):1254-1260; discussion 1260-1261.

[34] Lopes A C,Greenberg B D,Canteras M M,et al. Gamma ventral capsulotomy for obsessive-compulsive disorder:a randomized clinical trial[J]. JAMA Psychiatry,2014,71(9):1066-1076.

[35] Lucas J T Jr,Nida A M,Isom S,et al. Predictive nomogram for the durability of pain relief from gamma knife radiation surgery in the treatment of trigeminal neuralgia[J]. Int J Radiat Oncol Biol Phys,2014,89(1):120-126.

[36] Maesawa S,Kondziolka D,Balzer J,et al. The behavioral and electroencephalographic effects of stereotactic radiosurgery for the treatment of epilepsy evaluated in the rat kainic acid model[J]. Stereotact Funct Neurosurg,1999,73(1-4):115.

[37] Maesawa S,Kondziolka D,Dixon C E,et al. Subnecrotic stereotactic radiosurgery controlling epilepsy produced by kainic acid injection in rats[J]. J Neurosurg,2000,93(6):1033-1040.

[38] Mathieu D,Kondziolka D,Niranjan A,et al. Gamma knife radiosurgery for refractory epilepsy caused by hypothalamic hamartomas[J]. Stereotact Funct Neurosurg,2006,84(2-3):82-87.

[39] Matsuda S,Serizawa T,Nagano O,et al. Comparison of the results of 2 targeting methods in gamma knife surgery for trigeminal neuralgia[J]. J Neurosurg,2008,109(Suppl):185-189.

[40] Massager N,Lorenzoni J,Devriendt D,et al. Gamma knife surgery for idiopathic trigeminal neuralgia performed using a far-anterior cisternal target and a high dose of radiation[J]. J Neurosurg,2004,100(4):597-605.

[41] Massager N,Nissim O,Murata N,et al. Effect of beam channel plugging on the outcome of gamma knife radiosurgery for trigeminal neuralgia[J]. Int J Radiat Oncol Biol Phys,2006,65(4): 1200-1205.

[42] Marshall K,Chan M D,McCoy T P,et al. Predictive variables for the successful treatment of trigeminal neuralgia with gamma knife radiosurgery[J]. Neurosurgery,2012,70(3):566-572;discussion 572-573.

[43] McNatt S A,Yu C,Giannotta S L,et al. Gamma knife radiosurgery for trigeminal neuralgia[J]. Neurosurgery,2005,56(6):1295-1301;discussion 1301-1303.

[44] Niranjan A,Raju S S,Kooshkabadi A,et al. Stereotactic radiosurgery for essential tremor:retrospective analysis of a 19-year experience[J]. Mov Disord,2017,32(5):769-777.

[45] Niranjan A,Raju S S,Lunsford L D. Leksell radiosurgery for movement disorders[J]. Prog Neurol Surg,2019,34:279-288.

[46] Ohye C,Higuchi Y,Shibazaki T,et al. Gamma knife thalamotomy for Parkinson disease and essential tremor:a prospective multicenter study[J]. Neurosurgery,2012,70(3):526-535;discussion 535-536.

[47] Pan L,Dai J Z,Wang B J,et al. Stereotactic gamma thalamotomy for the treatment of parkinsonism[J]. Stereotact Funct Neurosurg,1996,66(Suppl 1):329-332.

[48] Park S H,Hwang S K,Kang D H,et al. The retrogasserian zone versus dorsal root entry zone:comparison of two targeting techniques of gamma knife radiosurgery for trigeminal neuralgia[J]. Acta Neurochir(Wien),2010,152(7):1165-1170.

[49] Park K J,Kondziolka D,Berkowitz O,et al. Repeat gamma knife radiosurgery for trigeminal neuralgia[J]. Neurosurgery,2012,70(2):295-305;discussion 305.

[50] Pollock B E. Comparison of posterior fossa exploration and stereotactic radiosurgery in patients with previously nonsurgically treated idiopathic trigeminal neuralgia[J]. Neurosurg Focus,2005,18(5):E6.

[51] Przybylowski C J,Cole T S,Baranoski J F,et al. Radiosurgery for multiple sclerosis-related trigeminal neuralgia:retrospective review of long-term outcomes[J]. J Neurosurg,2018,1-8.

[52] Régis J,Bartolomei F,Metellus P,et al. Radiosurgery for trigeminal neuralgia and epilepsy[J]. Neurosurg Clin N Am,1999,10(2):359-377.

[53] Régis J,Rey M,Bartolomei F,et al. Gamma knife surgery in mesial temporal lobe epilepsy:a prospective multicenter study[J]. Epilepsia,2004,45(5):504-515.

[54] Régis J,Scavarda D,Tamura M,et al. Epilepsy related to hypothalamic hamartomas:surgical management with special reference to gamma knife surgery[J]. Childs Nerv Syst,2006,22(8):881-895.

[55] Régis J,Tuleasca C,Resseguier N,et al. Long-term safety and efficacy of gamma knife surgery in classical trigeminal neuralgia:a 497-patient historical cohort study[J]. J Neurosurg,2016,124(4):1079-1087.

[56] Rogers C L,Shetter A G,Fiedler J A,et al. Gamma knife radiosurgery for trigeminal neuralgia:the initial experience of the Barrow Neurological Institute[J]. Int J Radiat Oncol Biol Phys,2000,47(4):1013-1019.

[57] Rand R W,Jacques D B,Melbye R W,et al. Leksell gamma knife treatment of tic douloureux[J]. Stereotact Funct Neurosurg,1993,61(Suppl 1):93-102.

[58] Raju S S,Niranjan A,Monaco E A Ⅲ,et al. Stereotactic radiosurgery for intractable tremor-dominant Parkinson disease:a retrospective analysis[J]. Stereotact Funct Neurosurg,2017,95(5):291-297.

[59] Rasmussen S A,Noren G,Greenberg B D,et al. Gamma ventral capsulotomy in intractable

obsessive-compulsive disorder[J]. Biol Psychiatry,2018,84(5):355-364.

[60] Speelman J D,Schuurman R,de Bie R M,et al. Stereotactic neurosurgery for tremor[J]. Mov Disord,2002,17(Suppl 3):S84-S88.

[61] Sheehan J P,Patterson G,Schlesinger D,et al. γ knife surgery anterior capsulotomy for severe and refractory obsessive-compulsive disorder[J]. J Neurosurg,2013,119(5):1112-1118.

[62] Truini A,Garcia-Larrea L,Cruccu G. Reappraising neuropathic pain in humans-how symptoms help disclose mechanisms[J]. Nat Rev Neurol,2013,9(10):572-582.

[63] Tuleasca C, Régis J, Sahgal A, et al. Stereotactic radiosurgery for trigeminal neuralgia: a systematic review[J]. J Neurosurg,2018,130(3):733-757.

[64] Verheul J B,Hanssens P E,Lie S T,et al. Gamma knife surgery for trigeminal neuralgia:a review of 450 consecutive cases[J]. J Neurosurg,2010,113(Suppl):160-167.

[65] Vojtěch Z,Malíková H,Syrůček M,et al. Morphological changes after radiosurgery for mesial temporal lobe epilepsy[J]. Acta Neurochir (Wien),2015,157(10):1783-1791; discussion 1791-1792.

[66] Witjas T,Carron R,Krack P,et al. A prospective single-blind study of gamma knife thalamotomy for tremor[J]. Neurology,2015,85(18):1562-1568.

[67] West S,Nevitt S J,Cotton J,et al. Surgery for epilepsy[J]. Cochrane Database Syst Rev,2019,6 (6):CD010541.

[68] Young R F,Li F,Vermeulen S,et al. Gamma knife thalamotomy for treatment of essential tremor:long-term results[J]. J Neurosurg,2010,112(6):1311-1317.

[69] Young B,Shivazad A,Kryscio R J,et al. Long-term outcome of high-dose γ knife surgery in treatment of trigeminal neuralgia[J]. J Neurosurg,2013,119(5):1166-1175.

[70] Zagzoog N,Attar A,Takroni R,et al. Endoscopic versus open microvascular decompression for trigeminal neuralgia:a systematic review and comparative meta-analysis[J]. J Neurosurg,2018,1-9.

[71] Zhang X,Li P,Zhang S,et al. Effect of radiation dose on the outcomes of gamma knife treatment for trigeminal neuralgia:a multi-factor analysis[J]. Neurol India,2014,62(4):400-405.

（王　伟）

第二十一章 质子治疗在颅内肿瘤中的临床应用

第一节 质子治疗在神经系统疾病中的临床应用优势

　　肿瘤的放射治疗历史已有100多年,提高放射治疗的增益比(肿瘤控制率和正常组织并发症发生概率之比),是放射治疗学界不懈追求的目标。质子的物理学特点明显优于光子,即使是单野照射,肿瘤前方的组织或重要结构也只受到相当于光子或电子照射50%的剂量,而靶区后方组织的受照剂量几乎为零,如果用质子的多野照射或三维适形,以及质子调强技术,可达到比光子和电子照射更满意的增益比。而且,质子的适形和调强治疗计划所用的照射野远远比光子和电子小,这样可极大减少放射治疗的低剂量区,由此而减小放射致癌的可能性,特别是儿童肿瘤和有望长期生存的年轻良恶性肿瘤患者。图21-1所示为目前常用的放射治疗方法,在适形性、靶区剂量和正常组织保护方面的比较。

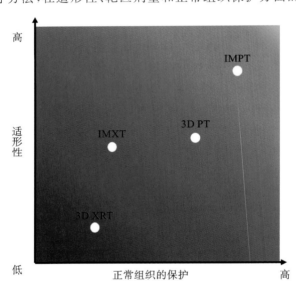

图 21-1 常用放射治疗方法,在适形性、靶区剂量和正常组织保护方面的比较

3D XRT 为 3D X 线放射治疗,IMXT 为调强 X 线放射治疗,3D PT 为 3D 质子放射治疗,IMPT 为质子调强放射治疗

　　所有适合常规外放射治疗的患者,都可以采用质子进行更准确、更有效的治疗,但因设备成本太高、资源不足,质子治疗的费用是光子治疗的数倍或 10 倍以上。虽然质子首程治疗的费用远大于光子治疗,但光子治疗所引起的并发症仍需继续治疗,所产生的费用总和可能与质子治疗的费用相差无几。因此,很多发达国家已将部分肿瘤的质子治疗纳入医保。

　　目前全世界质子治疗数量排名前四的疾病是眼底黑色素瘤、前列腺癌、脑瘤、脊索瘤/软骨肉瘤。如眼底的肿瘤,质子治疗在提高疗效的同时还可保留患者的视力。麻省总医院(MGH)曾报道 2069 例接受质子治疗的眼葡萄膜黑色素瘤患者,15 年局部控制率为 95%,保眼率为 84%;瑞士报道 2645 例接受质子治疗的眼葡萄膜黑色素瘤患者,10 年局部控制率为 94.8%,15 年保眼率为 83.7%。前列腺癌患者接受质子治疗时,肿瘤的受照剂量提高,质子治疗除疗效明显好于光子治疗外,对直肠、膀胱和股骨头的副作用甚小,特别是对患者的性功能没有太大影响。LLUMC(1990—2003 年)共治疗 8626 例患者,其中前列腺癌患者占 63.1%,剂量为 75 CGE/46fx,T1 型肿瘤的 5 年无生化复发率为 97%,T2b 型肿瘤为 88%。

因此,质子治疗的单病种中,眼葡萄膜黑色素瘤和前列腺癌的患者数量居前列。

Bolsi 等研究了光子三维适形放射治疗、SRS/SRT 治疗、光子调强放射治疗、质子束扫描和质子被动散射治疗颅内较小良性病灶的效果,结果显示,质子治疗在病灶内剂量均匀性和剂量适形度等方面均好于光子治疗的所有技术。考虑到良性脑瘤患者可能长期生存,正常脑组织可能发生晚期放射性损伤,特别是放射线引起第二原发肿瘤等风险,质子治疗应是最佳选择。

笔者曾在 2004—2009 年对 180 余例颅内良恶性肿瘤患者施行质子治疗,本章简要介绍几种常见颅内肿瘤采用质子治疗的方法和效果。

第二节 脊 索 瘤

颅底脊索瘤以侵袭性局部生长为主,邻近大脑、脑干、颅神经、血管等重要组织,手术切除难度大且术后易复发。术后常辅以传统光子治疗,但因颅底结构复杂,剂量限制在 60 Gy 以内,大部分患者死于局部肿瘤复发或进展。常规高能 X 线放射治疗后,患者复发率达 70%～100%。过去有学者认为,常规放射治疗效果较差不只与剂量偏低有关,也与当时影像学检查不能准确显示肿瘤侵犯范围有关。2000 年,Zorlu 等报道了 18 例斜坡脊索瘤患者应用现代先进的影像技术和放射治疗技术,采用 50～64 Gy 的照射剂量进行治疗,5 年无进展生存率和总体生存率分别为 23% 和 35%,强调了脊索瘤靶区高剂量照射的重要性。

多家质子治疗中心报道,单用质子治疗或联用光子治疗,剂量在 60～95 CGE,5 年局部控制率为 46%～59%,5 年生存率为 66%～80%。MGH 的 Munzenrider 和 Liebsch 报道了 290 例颅底脊索瘤患者的治疗结果,159 例男性,131 例女性,年龄为 1～80 岁(中位年龄 39 岁),54 例小于 18 岁,采用质子和光子混合治疗,处方剂量最高达 83 Gy(RBE),中位随访时间为 41 个月,最长 22 年,5 年和 10 年局部无复发,5 年和 10 年生存率分别为 80% 和 54%,而男性显著优于女性,分别是 80% vs 65%($p=0.035$)和 65% vs 42%($p=0.007$)。MHG 的数据在 LLUMC 得到证实,Hug 等报道了一组 33 例颅底和颈椎脊索瘤患者行质子治疗的结果,剂量为 64.8～79.2 Gy(RBE),平均 70.7 Gy(RBE),3 年粗算局部控制率为 76%,实际局部控制率为 67%。Johnson 报道了 78 例脊索瘤患者的治疗结果,5 年粗算局部控制率为 63.5%,实际总体生存率为 77.4%。Youn 等报道了 34 例脊索瘤患者的治疗结果,平均剂量为 69.6 Gy(RBE),5 年局部控制率为 87.3%,5 年总体生存率为 92.9%。Takagi 等报道了 11 例脊索瘤患者的治疗效果,平均剂量为 65 Gy,5 年局部控制率为 85%,5 年总体生存率为 86%。

尽管多家质子研究机构对质子和光子治疗脊索瘤的局部控制率和患者生存率进行了数据比较,回顾性研究表明提高放射剂量与疗效有一定的相关性,但目前尚没有提高剂量对疗效影响的前瞻性研究,也没有有价值的信息证明超过 72 Gy(RBE)的剂量可进一步提高预后差的脊索瘤患者的肿瘤控制率。对颅底和颈椎脊索瘤进行质子治疗,既能使肿瘤得到高剂量照射,同时正常组织得到最大限度的保护,已得到全世界神经外科和肿瘤放射治疗领域的医生公认,目前是手术后首选的治疗方法。

病例 1(图 21-2),男性患者,29 岁,诊断:斜坡脊索瘤。

图 21-2 中,(a)为治疗前 MR;(b)为质子治疗计划,DT:44 CGE/22fx/qd/5f-w/90%;(c)为缩野后 3.5 CGE×6/qd/90%,按 2 Gy 生物等效剂量换算,相当于 27 CGE,总剂量为 44+27=71 CGE;(d)为治疗后 0.5 年;(e)为治疗后 1.5 年;(f)为治疗后 4.5 年。

病例 2(图 21-3),男性患者,41 岁,诊断:脊索瘤。患者四肢乏力,右侧为著,双侧肩部沉重感,生活不能完全自理,2000 年 12 月 28 日行手术治疗,病理:脊索瘤。2002 年 11 月 5 日行 X 线放射治疗,包括第 1～4 颈椎病变,DT:4320 CGE/24fx/qd/90%,配合顺铂 30 mg,2f-w,2004 年 2 月可正常工作,2005 年 4 月再次出现上述症状,复查 MR 示肿瘤复发。

图 21-3 中,(a)为质子治疗前 MR;(b)(c)为质子治疗计划,50%～90% 等剂量曲线包绕肿瘤,DT:60 CGE/30fx/qd/5f-w,延髓和脑干<35%;(d)为治疗后 1 年(2006 年 7 月 3 日),MR 示肿瘤控制良好;

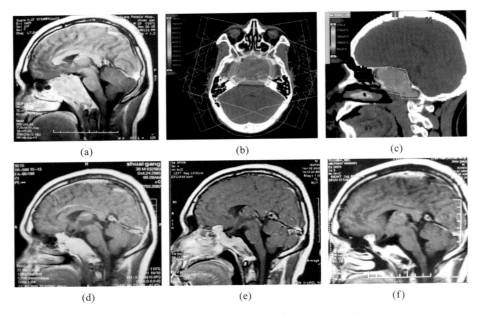

图 21-2　病例 1 脊索瘤质子治疗前后影像变化

（e）为 1.5 年后，患者无症状，复查 MR 示肿瘤复发；（f）为 2007 年 11 月 26 日第二次质子治疗计划，GTV 34.2 cm³，60 CGE/30fx/qd/5f-w/，延髓＜12.7 CGE；（g）为第二次质子治疗后 1.5 年（2009 年 6 月 22 日），肿瘤缩小；（h）为第二次质子治疗 7 年后（2014 年 11 月 24 日），患者逐渐出现颈肩部疼痛，上肢麻木，MR 复查示肿瘤第三次复发，患者行第二次手术治疗。现患者仍在随访中。

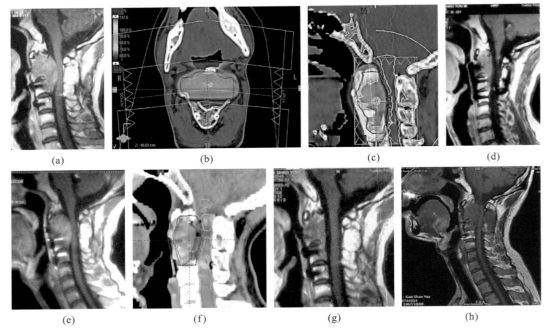

图 21-3　病例 2 脊索瘤质子治疗前后影像变化

第三节　垂　体　瘤

　　巨大垂体瘤术后残留或复发，常规选择普通放射治疗或单纯伽玛刀治疗，由于存在内分泌功能的差异，近年来相关报道有所不同，大多数学者认为伽玛刀治疗无功能的垂体大腺瘤，中心剂量为 40～50

Gy，周边剂量为 20～25 Gy。有报道显示，对催乳素型垂体瘤，给予中心剂量 60 Gy，周边剂量 30～35 Gy，可缩短催乳素水平下降的时间。垂体瘤的普通放射治疗，单次 1.8～2 Gy，两侧野和冠面照射野，有报道显示，垂体瘤患者给予 30 Gy 剂量后复发的占比为 56％，给予 30～40 Gy 后复发的占比为 11.1％，剂量在 45～50 Gy 是有效、安全的。两侧野 X 线照射剂量大于 54 Gy 时，有颞叶坏死的风险。质子治疗时采用两侧野照射，90％～95％的等剂量曲线包绕靶区，双侧颞叶仅有 10％～20％的等剂量曲线，最大剂量约为 12 Gy，几乎没有颞叶坏死的风险。在瘤体尚未挤压视神经时，给予 54 Gy 的照射剂量，因摆位误差在 1 mm，视神经的最大受照剂量小于 54 Gy，显然也是安全的。

2006 年 Loma Linda 报道了 47 例垂体瘤患者的质子治疗经验，包括功能性和非功能性垂体腺瘤患者，中位剂量为 54 CGE，采用常规分次治疗。中位随访时间为 47 个月，最短随访时间为 6 个月，在 21 例功能性垂体腺瘤患者中，86％的患者得到内分泌控制，71％的患者自觉症状减轻。

MHG 早期报道了质子治疗肢端肥大症的有效性，近年更新了质子治疗的结果。22 例顽固性肢端肥大症患者进行单次质子放射外科治疗，中位剂量为 20 CGE，治疗后 6 年随访结果：大于 95％的患者获得部分有效反应，50％的患者获得完全有效反应。38 例促肾上腺皮质激素型垂体腺瘤（库欣病）术后患者，行中位剂量为 20 CGE 的单次质子放射外科治疗后，79％的患者获得部分有效反应，50％的患者获得完全有效反应，中位反应时间为 14 个月。质子治疗常用 90％等剂量曲线包绕 98％的靶区。Wattson 等报道了 165 例接受质子治疗的垂体瘤患者，平均剂量为 20 Gy，平均影像随访时间为 48 个月，内分泌随访 52 个月，结果显示，末次随访时局部控制率为 98％，5 年的内分泌异常控制率为 59％。

病例 3（图 21-4），男性患者，19 岁，诊断为生长激素型垂体瘤。患者身高 209 cm，有肢端肥大面容，生长激素（2007 年 1 月 26 日）水平为 162.6 ng/mL（参考正常值＜10.1 ng/mL）。

图 21-4 中，(a)组为质子治疗前 MR；(b)组为质子治疗计划，DT：48 CGE/24fx/qd/5f-w；(c)组为治疗后 10 个月，MR 示肿瘤缩小，生长激素（2007 年 11 月 6 日）水平为 67.9 ng/mL；(d)组为治疗后 3 年 MR，生长激素（2010 年 6 月 17 日）水平为 31.9 ng/mL。

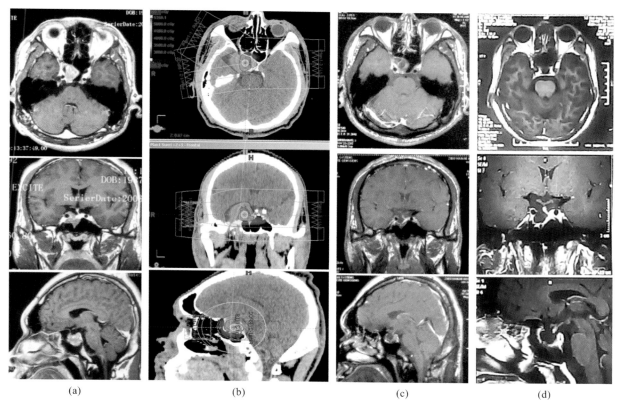

(a)　　　　　　　　　(b)　　　　　　　　　(c)　　　　　　　　　(d)

图 21-4　病例 3 垂体瘤质子治疗前后影像变化

病例 4，女性患者，21 岁，诊断为垂体瘤，促甲状腺激素（TSH）水平增高（TSH：9.781 μIU/mL，正常参考值为 0.4～5.53 μIU/mL）。患者行质子治疗前后影像变化及质子治疗计划如图 21-5 所示。

图 21-5 中，(a)为放射治疗前 MR（2004 年 11 月），病灶大小为 3.9 cm×3.7 cm；(b)为 X 线常规放射治疗后半年（2005 年 6 月），放射治疗剂量为 50 Gy，MR 示病灶大小为 4.1 cm×3.6 cm；(c)为放射治疗后 1.5 年（2006 年 8 月），MR 示病灶大小为 4.1 cm×4.3 cm；(d)为质子治疗计划剂量分布。

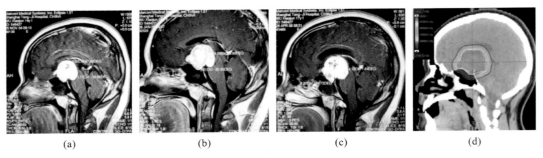

(a)   (b)   (c)   (d)

图 21-5 病例 4 垂体瘤质子治疗前后影像变化及质子治疗计划

图 21-6 为质子治疗的积分剂量体积直方图（DVH），肿瘤区（GTV）49.1 cm³，计划靶区（PTV）53.9 cm³，GTV 处方剂量：46 CGE/23fx/90%/qd/5f-w，最大剂量 4840.8 cGy，平均剂量 4631.4 cGy，脑干最大剂量 4688.1 cGy，视神经最大剂量 4628.7 cGy。

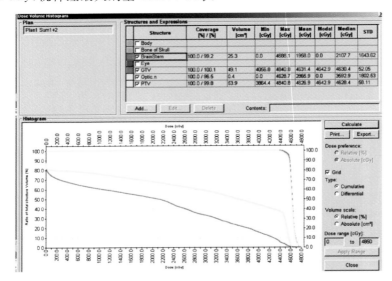

图 21-6 垂体瘤质子治疗的积分剂量体积直方图（DVH）

图 21-7 为质子治疗后影像变化。

图 21-7 中，(a)为质子治疗后 6 个月（2007 年 9 月 25 日）MR；(b)为质子治疗后 1.5 年（2008 年 11 月 5 日）MR；(c)为质子治疗后 3 年（2010 年 10 月 31 日），MR 示肿瘤大小为 3.4 cm×3.6 cm；(d)为质子治疗后 8 年（2015 年 9 月 17 日）MR，肿瘤明显缩小。

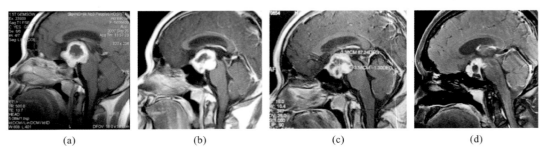

(a)   (b)   (c)   (d)

图 21-7 病例 4 垂体瘤质子治疗后影像变化

第四节　脑　膜　瘤

质子治疗脑膜瘤的剂量-时间分割方式多根据瘤体大小、部位和邻近重要结构选择,体积较大的肿瘤采用常规剂量模式,总剂量 50～54 CGE,瘤体较小并远离重要神经结构时,可采用低分割或单次治疗。与伽玛刀治疗相似,尽管分多次治疗,凸面脑膜瘤患者也可能出现顽固性脑水肿。MGH 报道了 46 例颅底脑膜瘤患者质子光子联合治疗的结果,中位剂量 59 CGE(53.1～74.1 CGE),5 年和 10 年的总体生存率分别为 93% 和 77%,无复发生存率分别为 100% 和 88%。有研究者用质子束治疗侵及颅底神经和血管的脑膜瘤,治疗总剂量为 24 CGE,分 4 次连续治疗,最短随访时间为 36 个月,19 例患者的肿瘤控制率为 100%,2 例出现脑水肿。Vernimmen 等报道了 23 例颅底脑膜瘤患者,根据肿瘤与周边重要结构的毗邻关系,其中 18 例采用低分割质子治疗,平均靶体积 15.6 cm³(2.6～63 cm³),平均中心剂量 20.3 CGE/3fx;5 例行常规分割质子治疗,平均靶体积 43.7 cm³(13.5～80 cm³),剂量为 54 CGE/27fx～61.8 CGE/16fx。平均随访时间分别为 40 个月和 31 个月,低分割治疗组中有 2 例出现肿瘤边缘复发,其余病例均得到局部控制;5 例采用常规分割治疗的患者均得到控制。Murray 等报道了 96 例脑膜瘤患者的质子治疗效果,其中 WHO Ⅰ级患者 61 人,WHO Ⅱ级 33 人,WHO Ⅲ级 2 人,WHO Ⅰ级中位治疗剂量为 54 Gy,WHO Ⅱ级及Ⅲ级中位治疗剂量为 62 Gy,中位随访时间为 56.9 个月,5 年总体局部控制率为 86.4%,其中 WHO Ⅰ级脑膜瘤的 5 年局部控制率为 95.7%,WHO Ⅱ级及Ⅲ级脑膜瘤的 5 年局部控制率为 68%。Vlachogiannis 等报道了 170 例 WHO Ⅰ级脑膜瘤患者的质子治疗情况,中位剂量为 21.9 Gy,中位随访时间为 84 个月,5 年无进展生存率为 93%,10 年无进展生存率为 85%。我国上海市质子重离子医院对 2015 年 5 月至 2018 年 10 月共 26 例接受质子治疗的脑膜瘤患者信息进行统计,中位等效剂量为 54 Gy,中位随访时间为 22.2 个月,结果显示,2 年无进展生存率及总体生存率均为 100%。结果表明,对于体积较大、不规则的颅底脑膜瘤,质子治疗是安全有效的,而且正常组织的受照剂量很低,可减轻远期并发症,对年轻患者而言尤为重要。

病例 5,女性患者,95 岁。有高血压、糖尿病史 30 余年,生活不能自理、神志模糊 1 年,且逐渐加重,行 MR 检查时发现右侧桥小脑角区脑膜瘤,入院治疗。质子治疗后患者意识渐恢复,可与家人进行言语交流。

质子治疗前后影像学表现见图 21-8。(a)治疗前 MR;(b)质子治疗计划:肿瘤体积 10.9 cm³,放射剂量 25 CGE/5fx/90%/qd;(c)治疗后 4 个月(2005 年 6 月 22 日)复查 MR,未见肿瘤缩小;(d)质子治疗后 9 个月(2005 年 11 月 4 日)复查 MR,肿瘤明显缩小。

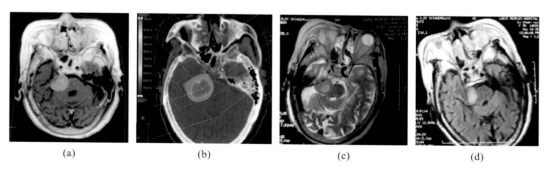

(a)　　　　　　　(b)　　　　　　　(c)　　　　　　　(d)

图 21-8　病例 5 脑膜瘤质子治疗前后影像学表现

病例 6,女性患者,42 岁,右鞍旁脑膜瘤开颅肿瘤切除术后 51 天。

治疗前后影像学表现见图 21-9。(a)MR 示肿瘤残留,与术前 MR 比较,肿瘤未见缩小;(b)质子治疗计划:GTV 为 14.2 cm³,DT:40 CGE/20fx/90%/qd/5f-w,脑干最大剂量为 45 CGE,视神经最大剂量为 42.8 CGE;(c)质子治疗后患者行伽玛刀补充治疗(6 Gy),50% 等剂量曲线包绕肿瘤,脑干受照剂量小于 4.3 Gy(36%);(d)治疗后 6 个月 MR,可见肿瘤缩小;(e)治疗后 3 年 MR,肿瘤明显缩小。

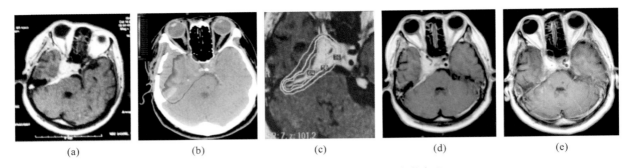

(a)　　　　　(b)　　　　　(c)　　　　　(d)　　　　　(e)

图 21-9　病例 6 脑膜瘤质子治疗前后影像学表现

病例 7,女性患者,66 岁。病史:1981 年 2 月因左侧蝶骨嵴脑膜瘤行第 1 次手术,1996 年 2 月因肿瘤复发行第 2 次手术,距第 1 次手术 15 年,两次手术后病理均为脑膜瘤。2 年前出现左眼失明,入院后查体示左侧眼球突出,运动受限,瞳孔 5.0 mm,对光反射消失,左眼无光感,视神经萎缩,右眼视力 1.2,余颅神经未见明显异常。

治疗前后影像学表现见图 21-10。(a)组:头颅 MR 示,左侧蝶骨嵴脑膜瘤术后,原病灶部位可见不规则团块状略长 T1、略长 T2 异常信号,边界尚清,并沿视神经管侵犯眶脂体,左侧视神经及外直肌受压,左侧颞叶脑实质内见片状长 T1、长 T2 异常信号,增强扫描后呈明显异常对比强化。(b)组:质子治疗剂量分布,病灶体积为 59.6 cm³,剂量:51 CGE/17fx/90%/qd/5f-w,脑干受照剂量小于 10.2 CGE,左眼晶状体及角膜受照剂量小于 5.9 CGE。(c)组:治疗后 3 个月复查 MR 示病灶缩小。(d)组:质子治疗后 22 个月,MR 示病灶周围明显水肿,范围超过放射治疗区(穿过等剂量曲线 1%包绕范围以外),无中线移位。

患者在质子治疗后 6 个月始出现头痛症状,MR 检查示水肿比较严重,遂开始脱水、降颅内压等治疗,至质子治疗 34 个月时患者无症状,停用脱水剂。

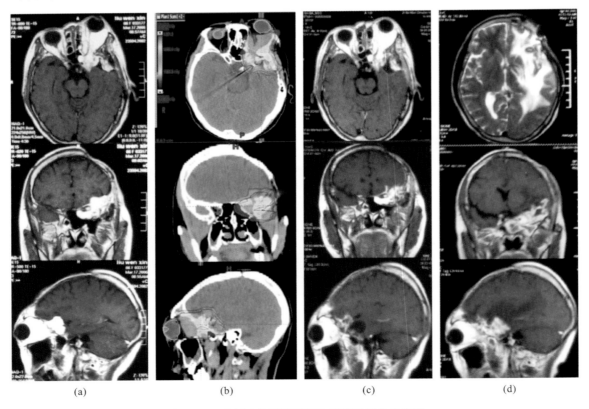

(a)　　　　　　　(b)　　　　　　　(c)　　　　　　　(d)

图 21-10　病例 7 脑膜瘤质子治疗前后影像学表现

病例 8,女性患者,29 岁。病史:2001 年因脑膜瘤行第 1 次手术,病理为脑膜瘤 WHO Ⅲ级,术后行常规放射治疗。2004 年因肿瘤复发行第 2 次手术,并行 X-刀单次治疗,中心剂量为 20 Gy,周边剂量为 16.75 Gy。2005 年 8 月肿瘤第 3 次复发,并行第 3 次手术。2006 年 3 月 MR 示肿瘤复发,入院时查体示,左眼视力 0.5,右眼视力 0.8,声音嘶哑,饮水呛咳,右眼外突,右耳可见瘤体突出,左下肢病理征阳性。

质子治疗前后影像学表现见图 21-11。(a)组为治疗前 MR;(b)组为质子治疗计划剂量分布,病灶体积为 110.8 cm³,剂量:42 CGE/21fx/90%/qd/5f-w。质子治疗第 3 次后,患者右眼外突减轻,质子治疗第 15 次后,患者右侧外耳道突出的瘤体自外耳道脱落,患者声音嘶哑和饮水呛咳症状消失。(c)组为质子治疗第 21 次后 MR 复查影像,并予以靶区缩野推量,缩野病灶体积为 93.8 cm³,剂量:16 CGE/8fx/90%/qd/5f-w。总剂量为 58 CGE。(d)组为质子治疗后 6 个月,MR 示肿瘤消失。(e)组为质子治疗后 2 年,MR 影像示瘤体囊性变,肿瘤未见强化,周边明显水肿,中线左移。患者头痛,左侧肢体肌力 3 级。行左侧肿瘤囊腔腹腔分流术,并予以脱水治疗,患者症状消失,左侧肢体肌力恢复正常。(g)组为质子治疗后 3 年(2009 年 3 月),肿瘤第 4 次复发,距第 1 次手术 8 年。(h)组为第二次质子治疗,病灶体积为 144.4 cm³,剂量:46 CGE/23fx/90%/qd/5f-w。

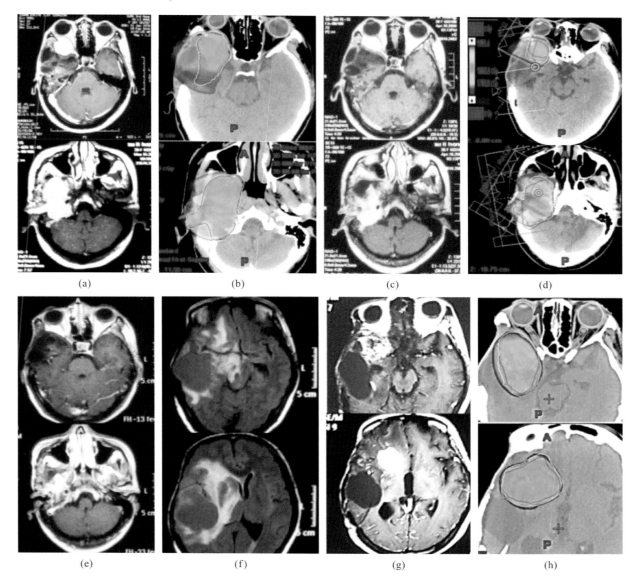

(a)   (b)   (c)   (d)

(e)   (f)   (g)   (h)

图 21-11 病例 8 脑膜瘤质子治疗前后影像学表现

第二次质子治疗后 1 年,患者再次出现头痛,复查 MR 发现右侧额叶及左侧丘脑广泛转移病灶,患者放弃治疗。

第五节　听神经瘤

　　直径小于 2.0 cm 的听神经瘤选择放射治疗方案时首先考虑伽玛刀治疗。对肿瘤直径在 2.0～4.0 cm,脑干受到挤压,特别是双侧听神经瘤的患者,如用光子治疗两个相近病灶,热点可能正位于脑干或高剂量区而不易避开脑干。此时质子治疗的优势较为突出,可轻而易举地解决这类难题。Weber 等报道了采用质子治疗的 88 例听神经瘤患者,肿瘤平均直径为 1.6 cm,平均剂量为 12 CGE,中位随访时间为 38.7 个月,结果显示,2 年和 5 年的生存率分别为 95.3％和 93.6％。5 年的影像学检查肿瘤缩小率为 94.7％,21 例有听力的患者中,7 例(33.3％)保留听力,面神经和三叉神经功能保留率为 91.1％,未见到其他颅神经损伤的并发症。Bush 等报道了 31 例接受质子治疗的听神经瘤患者的结果,肿瘤平均体积为 4.3 cm³,有听力患者的总剂量为 54 CGE,听力丧失患者的总剂量为 60 CGE,均为常规分割治疗,单次剂量为 1.8～2.2 CGE。平均随访时间为 34 个月(7～98 个月),所有肿瘤均未见进展,其中 11 例肿瘤消退;13 例具有听力的患者中 4 例保持有效听力,没有出现三叉神经或面神经治疗相关的并发症。Harsh 等报道了 61 例听神经瘤患者的质子治疗结果,平均剂量为 12 Gy(RBE),平均随访时间为 34 个月,2 年局部控制率为 94％,5 年局部控制率为 84％。

　　病例 9,女性患者,74 岁。右侧听力丧失 2 年,右侧肢体肌力逐渐下降 1 年,因跌倒行 MR 检查,诊断为右侧听神经瘤。

　　如图 21-12 所示,(a)为治疗前 MR;(b)为质子治疗计划,肿瘤体积为 14.5 cm³,剂量:54 CGE/27fx/90％/qd/5f-w,脑干受照剂量小于 54 CGE,右颞叶受照剂量为 32 CGE;(c)为质子治疗后 1 年(2007 年 3 月 12 日);(d)为质子治疗后 2 年(2008 年 6 月 16 日)。

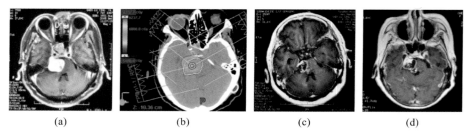

(a)　　　　　　(b)　　　　　　(c)　　　　　　(d)

图 21-12　病例 9 听神经瘤质子治疗前后影像学表现

第六节　颅咽管瘤

　　颅咽管瘤是上皮良性肿瘤,即使是肉眼所见肿瘤全部切除的患者,肿瘤复发的可能性也很大。因肿瘤靠近视神经和视交叉,需要高度适形的放射治疗。MGH 早期(1981—1988 年)使用质子和光子混合治疗 15 例颅咽管瘤患者,5 例为儿童,10 例为成人。接受治疗的患者中 6 例为术后复发患者,9 例行次全切除或活检,所有患者均接受首次放射治疗。肿瘤的中位处方剂量为 56.9 Gy(RBE),中位随访时间为 13.1 年,实际 5 年和 10 年的肿瘤局部控制率分别为 93％和 85％。2001—2006 年,17 例儿童患者接受质子和光子混合治疗,中位剂量为 52.2 Gy(RBE),中位随访时间为 45 个月,16 例肿瘤未进展,1 例死于颅内出血。

　　有学者对 3 例儿童颅咽管瘤患者分别做光子、光子和质子混合以及质子的三维适形治疗,并进行剂量学比较,结果显示,3 种治疗计划均达到满意的靶区剂量覆盖,在保证靶区剂量的基础上,单纯质子治疗体现出更强的优越性,可普遍减少颅内正常组织的受照剂量,并有肿瘤受照剂量进一步提升的可能性。2014 年一项多中心研究结果显示,21 例接受质子治疗与 31 例接受调强放射治疗的患者在生存期、肿瘤控制率以及晚期毒性方面并没有统计学差异。但 Boehling 等研究认为,相较于调强放射治疗,质子治疗时患者海马、齿状回、血管等结构的受照剂量明显减小。

病例 10,男性患儿,4.5 岁。因多尿行 CT、MR 检查,诊断为颅咽管瘤,开颅手术后 3 个月复查 MR 未见复发,手术后 1.5 年(2006 年 8 月 29 日)复查示肿瘤增大。

如图 21-13 所示,(a)术前 CT;(b)术前 MR;(c)术后 3 个月 MR;(d)术后 1.5 年复查 MR,未见肿瘤复发;(e)(f)质子治疗计划:GTV 体积为 10 cm³,剂量 50 CGE/25fx/90%/qd/5f-w,脑干受照剂量小于 39 CGE,视神经受照剂量小于 19 CGE;(g)质子治疗后 0.5 年(2007 年 4 月 30 日)复查 MR,未见肿瘤缩小;(h)质子治疗后 1.5 年(2008 年 4 月 17 日)复查 MR,肿瘤较 1 年前缩小。

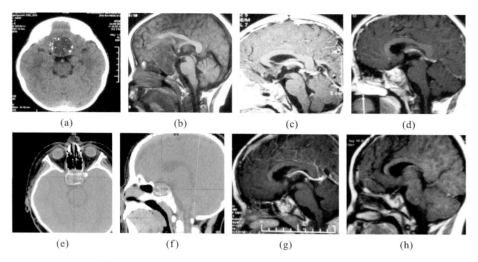

(a)　　　　(b)　　　　(c)　　　　(d)

(e)　　　　(f)　　　　(g)　　　　(h)

图 21-13　病例 10 颅咽管瘤质子治疗前后影像学表现

第七节　胶　质　瘤

与光子调强放射治疗相比,质子治疗胶质瘤的靶区剂量分布几乎无明显差异,主要差别是靶区外脑组织的低剂量受照范围要小很多,特别是对生存期稍长的患者,可以降低放射治疗引起的智力方面并发症发生率。由此可见,对于放射治疗后复发的胶质瘤患者,质子治疗可通过改变照射野入射方向,给予肿瘤较高的放射剂量,使肿瘤再次得到控制,从而进一步延长患者的生存期。在 2016 年发表的一项多机构回顾性研究中,74 例低级别胶质瘤患者接受了质子治疗,结果显示,关键结构的最大剂量、平均剂量和整体剂量显著降低,最重要的是,对侧大脑未检测到任何受照剂量。

病例 11,男性患者,45 岁。病史:2005 年 9 月 2 日因间断性头痛,行头颅 MR 检查,提示左顶占位性病变,未予以处理。2 年后因发作性抽搐,于 2007 年 8 月 14 日行头颅 MR 检查,示左顶占位性病变,诊断考虑胶质瘤。2007 年 8 月 30 日行活检,病理示间变性少突细胞瘤 WHO Ⅲ级。2007 年 9 月 15 日开始行质子治疗,治疗后 1 年患者出现头痛,右侧肢体感觉障碍,MR 检查发现右顶占位性病变,病灶不规则环形强化,周边大片水肿,未见中线移位,经脱水治疗症状缓解,停药后症状再次加重,多次复查 MR 后不能确定肿瘤是否复发。PET 检查提示右顶 MR 强化病灶区呈现葡萄糖代谢减低,考虑放射治疗后影像改变,肿瘤复发可能性较小。继续予以脱水、对症治疗,1 年后患者症状消失,MR 检查发现病灶明显缩小。

如图 21-14 所示,(a)(b)为治疗前 2 年 MR 影像;(c)(d)(e)为治疗前 MR 影像;(f)为质子治疗计划:PTV 体积 197.1 cm³,照射剂量:54 CGE/27fx/90%/qd/5f-w;(g)为质子治疗后 1.5 年(2009 年 3 月 27 日)MR 影像;(h)为 PET 检查影像;(i)为质子治疗后 2.5 年 MR 影像。

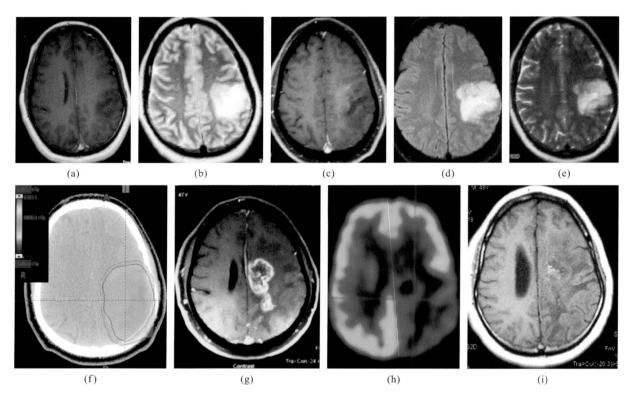

(a)   (b)   (c)   (d)   (e)

(f)   (g)   (h)   (i)

图 21-14　病例 11 胶质瘤质子治疗前后影像学表现

第八节　髓母细胞瘤

　　髓母细胞瘤对射线高度敏感,无论是术后患者,还是无法行手术切除的患者,都是放射治疗的绝对适应证。常规放射治疗方法:行全脑全脊髓照射 30 Gy 后,颅后窝增量至 50～55 Gy。使用光子治疗时,耳蜗受到较高剂量的照射可能导致听力减退或丧失,甲状腺、心脏和脊柱前方其他正常组织、器官受到不必要的照射,也可能出现相应的并发症。对于髓母细胞瘤患者,质子治疗可以减少耳蜗和脊柱前方其他正常组织和器官的受照剂量,因此可降低早、晚期正常组织不良反应以及第二原发肿瘤的发生率。如图 21-15 所示,采用质子治疗时,心脏未受到射线照射,而光子射线全程穿过人体,心脏将受到较多的放射影响。全脑全脊髓照射还涉及多野、相邻野衔接问题,质子治疗时,衔接区的剂量冷点和剂量热点不明显,如图 21-16 所示,光子治疗的相邻野在衔接区域内有可能出现剂量冷点或剂量热点,同时剂量热点也有可能出现在靶区以外的重要器官。

　　2016 年,Eaton 等对在 MGH 接受质子治疗的髓母细胞瘤患者($n=45$)和在埃默里大学接受光子治疗的髓母细胞瘤患者($n=43$)进行配对研究发现,疾病控制率几乎相同,质子治疗的 6 年无复发生存率为78.8%,光子治疗的 6 年无复发生存率为 76.5%($p=0.95$)。2013 年 Anderson 对 40 例接受颅脑脊髓照射的患者进行研究,其中 19 例接受质子治疗,21 例接受光子治疗,结果显示,质子治疗后患者出现食管炎(5% vs 57%,$p<0.001$)、体重减轻超过 5%(16% vs 64%;$p=0.004$)以及 2 级恶心呕吐并发症(26% vs 71%;$p=0.004$)的比例较光子治疗患者明显减小。

　　病例 12,男性患者,12 岁。病史:走路不稳伴头痛、呕吐 2 个月,行右侧脑室腹腔分流术。术后病理:脑脊液找见瘤细胞。影像学诊断:①第四脑室髓母细胞瘤,左颞转移;②梗阻性脑积水。质子治疗结束后予以常规化学治疗。

　　如图 21-17 所示,(a)为脑室腹腔分流术前(2005 年 11 月 10 日)MR 表现;(b)为脑室腹腔分流术前(2005 年 11 月 10 日)CT 表现;(c)为脑室分流术后(2005 年 11 月 27 日)MR 表现;(d)为 MR 检查发现

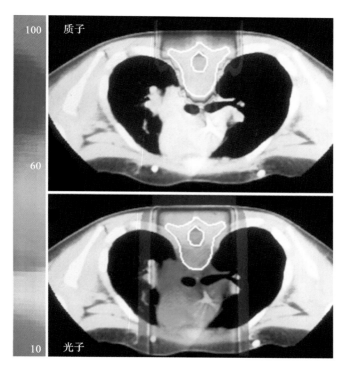

图 21-15　质子治疗与光子治疗对心脏的影响

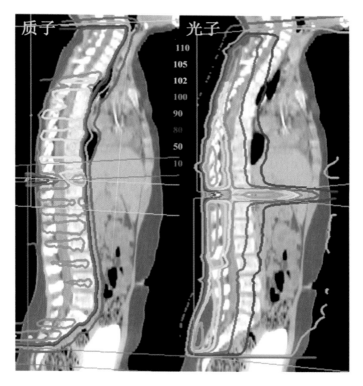

图 21-16　光子和质子照射野衔接区的剂量冷点和剂量热点比较

左颞叶转移灶（箭头所示）；(e)为质子治疗计划：全脑全脊髓照射，分 4 个相邻野照射，剂量 28.8 CGE/16fx/90%/qd/5f-w，颅后窝缩野后，增加剂量 25.2 CGE/14fx/90%/qd/5f-w，相邻野衔接区域未见剂量冷点和剂量热点，耳蜗受照剂量小于 30 CGE，甲状腺、心脏未受到射线照射。

治疗后随访 MR 的影像变化见图 21-18。(a)为质子治疗前（2005 年 11 月 10 日）MR 表现；(b)为质子治疗结束时（2006年1月6日）MR表现；（c）为质子治疗后1.5年（2007年8月21日）MR表现；（d）为质子治疗后3年（2009年6月8日）MR表现；（e）为质子治疗后9年（2015年10月23日）MR表现。

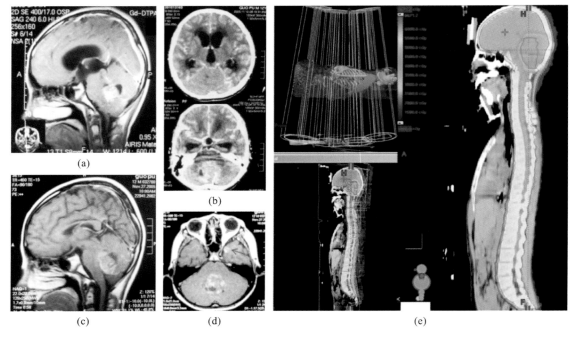

图 21-17　病例 12 髓母细胞瘤质子治疗前影像学表现和质子治疗计划

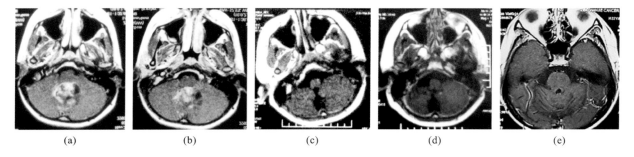

图 21-18　病例 12 髓母细胞瘤质子治疗前后影像变化

参 考 文 献

［1］　高晶,胡集祎,杨婧,等.26例脑膜瘤的质子放射治疗初步临床结果[J].中华放射医学与防护杂志,2020,40(4):302-307.

［2］　李新平,曾宪文,徐文玲,等.固定束质子治疗病人摆位系统的精确性评估:等中心旋转运动[J].中国辐射卫生,2005,14(3):170-172.

［3］　唐劲天,蔡伟明,曾逖闻.肿瘤质子放射治疗学[M].北京:中国医药科技出版社,2004.

［4］　肖平,贾少微.中国质子、重离子放疗装置建设现状[J].罕少疾病杂志,2014,21(2):1-5.

［5］　Bishop A J, Greenfield B, Mahajan A, et al. Proton beam therapy versus conformal photon radiation therapy for childhood craniopharyngioma: multi-institutional analysis of outcomes, cyst dynamics, and toxicity[J]. Int J Radiat Oncol Biol Phys,2014,90(2):354-361.

［6］　Boehling N S, Grosshans D R, Bluett J B, et al. Dosimetric comparison of three-dimensional conformal proton radiotherapy, intensity-modulated proton therapy, and intensity-modulated radiotherapy for treatment of pediatric craniopharyngiomas[J]. Int J Radiat Oncol Biol Phys,

2012,82(2):643-652.

[7] Brown A P,Barney C L,Grosshans D R,et al. Proton beam craniospinal irradiation reduces acute toxicity for adults with medulloblastoma[J]. Int J Radiat Oncol Biol Phys,2013,86(2):277-284.

[8] Eaton B R, Esiashvili N, Kim S, et al. Clinical outcomes among children with standard-risk medulloblastoma treated with proton and photon radiation therapy:a comparison of disease control and overall survival[J]. Int J Radiat Oncol Biol Phys,2016,94(1):133-138.

[9] Fitzek M M,Thornton A F,Harsh G 4th,et al. Dose-escalation with proton/photon irradiation for daumas-duport lower-grade glioma:results of an institutional phase Ⅰ/Ⅱ trial[J]. Int J Radiat Oncol Biol Phys,2001,51(1):131-137.

[10] Harsh G,Loeffler J S,Thornton A,et al. Stereotactic proton radiosurgery[J]. Neurosurg Clin N Am,1999,10(2):243-256.

[11] Suit H. The Gray Lecture 2001:coming technical advances in radiation oncology[J]. Int J Radiat Oncol Biol Phys,2002,53(4):798-809.

[12] Hug E B,Devries A,Thornton A F,et al. Management of atypical and malignant meningiomas:role of high-dose,3D-conformal radiation therapy[J]. J Neurooncol,2000,48(2):151-160.

[13] Hug E B,Slater J D. Proton radiation therapy for chordomas and chondrosarcomas of the skull base[J]. Neurosurg Clin N Am,2000,11(4):627-638.

[14] Igaki H,Tokuuye K,Okumura T,et al. Clinical results of proton beam therapy for skull base chordoma[J]. Int J Radiat Oncol Biol Phys,2004,60(4):1120-1126.

[15] Schippers J M,Lomax A J. Emerging technologies in proton therapy[J]. Acta Oncol,2011,50(6):838-850.

[16] Verburg J M,Seco J. Dosimetric accuracy of proton therapy for chordoma patients with titanium implants[J]. Med Phys,2013,40(7):071727.

[17] Kjellberg R N,Shintani A,Frantz A G,et al. Proton-beam therapy in acromegaly[J]. N Engl J Med,1968,278(13):689-695.

[18] Larsson B,Leksell L,Rexed B,et al. The high-energy proton beam as a neurosurgical tool[J]. Nature,1958,182(4644):1222-1223.

[19] Larsson B,Leksell L,Rexed B,et al. Effect of high energy protons on the spinal cord[J]. Acta radiol,1959,51(1):52-64.

[20] Leksell L,Larsson B,Andersson B,et al. Lesions in the depth of the brain produced by a beam of high energy protons[J]. Acta radiol,1960,54:251-264.

[21] Moteabbed M,Yock T I,Paganetti H. The risk of radiation-induced second cancers in the high to medium dose region:a comparison between passive and scanned proton therapy,IMRT and VMAT for pediatric patients with brain tumors[J]. Phys Med Biol,2014,59(12):2883-2899.

[22] Kirk M L,Tang S,Zhai H,et al. Comparison of prostate proton treatment planning technique, interfraction robustness,and analysis of single-field treatment feasibility[J]. Pract Radiat Oncol, 2015,5(2):99-105.

[23] Munzenrider J E,Liebsch N J. Proton therapy for tumors of the skull base[J]. Strahlenther Onkol,1999,175(Suppl 2):57-63.

[24] Murray F R,Snider J W,Bolsi A,et al. Long-term clinical outcomes of pencil beam scanning proton therapy for benign and non-benign intracranial meningiomas[J]. Int J Radiat Oncol Biol Phys,2017,99(5):1190-1198.

[25] Noël G,Bollet M A,Calugaru V,et al. Functional outcome of patients with benign meningioma

treated by 3D conformal irradiation with a combination of photons and protons[J]. Int J Radiat Oncol Biol Phys,2005,62(5):1412-1422.

[26] Noël G,Habrand J L,Mammar H,et al. Combination of photon and proton radiation therapy for chordomas and chondrosarcomas of the skull base: the centre de Protonthérapie D'Orsay experience[J]. Int J Radiat Oncol Biol Phys,2001,51(2):392-398.

[27] Ronson B B,Schulte R W,Han K P,et al. Fractionated proton beam irradiation of pituitary adenomas[J]. Int J Radiat Oncol Biol Phys,2006,64(2):425-434.

[28] St Clair W H,Adams J A,Bues M,et al. Advantage of protons compared to conventional X-ray or IMRT in the treatment of a pediatric patient with medulloblastoma[J]. Int J Radiat Oncol Biol Phys,2004,58(3):727-734.

[29] Suit H D. Protons to replace photons in external beam radiation therapy? [J]. Clin Oncol (R Coll Radiol),2003,15(1):S29-S31.

[30] Takagi M,Demizu Y,Nagano F,et al. Treatment outcomes of proton or carbon ion therapy for skull base chordoma:a retrospective study[J]. Radiat Oncol,2018,13(1):232.

[31] Jelen U,Bubula M E,Ammazzalorso F,et al. Dosimetric impact of reduced nozzle-to-isocenter distance in intensity-modulated proton therapy of intracranial tumors in combined proton-carbon fixed-nozzle treatment facilities[J]. Radiat Oncol,2013,8:218.

[32] Vernimmen F J,Harris J K,Wilson J A,et al. Stereotactic proton beam therapy of skull base meningiomas[J]. Int J Radiat Oncol Biol Phys,2001,49(1):99-105.

[33] Vlachogiannis P,Gudjonsson O,Montelius A,et al. Hypofractionated high-energy proton-beam irradiation is an alternative treatment for WHO grade Ⅰ meningiomas[J]. Acta Neurochir (Wien),2017,159(12):2391-2400.

[34] Wattson D A,Tanguturi S K,Spiegel D Y,et al. Outcomes of proton therapy for patients with functional pituitary adenomas[J]. Int J Radiat Oncol Biol Phys,2014,90(3):532-539.

[35] Weber D C,Lomax A J,Rutz H P,et al. Spot-scanning proton radiation therapy for recurrent, residual or untreated intracranial meningiomas[J]. Radiother Oncol,2004,71(3):251-258.

[36] Weber D C,Rutz H P,Pedroni E S,et al. Results of spot-scanning proton radiation therapy for chordoma and chondrosarcoma of the skull base:the Paul Scherrer Institut experience[J]. Int J Radiat Oncol Biol Phys,2005,63(2):401-409.

[37] Wenkel E,Thornton A F,Finkelstein D,et al. Benign meningioma:partially resected,biopsied, and recurrent intracranial tumors treated with combined proton and photon radiotherapy[J]. Int J Radiat Oncol Biol Phys,2000,48(5):1363-1370.

[38] Wilson R R. Radiological use of fast protons[J]. Radiology,1946,47(5):487-491.

[39] Youn S H,Cho K H,Kim J Y,et al. Clinical outcome of proton therapy for patients with chordomas[J]. Radiat Oncol J,2018,36(3):182-191.

[40] Zietman A L,DeSilvio M L,Slater J D,et al. Comparison of conventional-dose vs high-dose conformal radiation therapy in clinically localized adenocarcinoma of the prostate:a randomized controlled trial[J]. JAMA,2005,294(10):1233-1239.

[41] Zorlu F,Gürkaynak M,Yildiz F,et al. Conventional external radiotherapy in the management of clivus chordomas with overt residual disease[J]. Neurol Sci,2000,21(4):203-207.

(樊跃飞)

第二十二章　脊髓脊柱病变的立体定向放射外科治疗

脊髓脊柱病变包括脊髓脊柱良性肿瘤和脊髓脊柱恶性肿瘤。脊髓脊柱良性肿瘤的组织学类型多样，以脊膜瘤、神经鞘瘤、神经纤维瘤病、椎体海绵状血管瘤为主，常发生于硬脊膜下、硬脊膜外、椎旁、椎体等部位。显微外科手术是治疗脊髓脊柱良性肿瘤的主要手段，将肿瘤全切除后，肿瘤复发概率较小。然而，在一些特殊情况下，因为年龄、并发症、肿瘤容易复发的特性、病灶解剖位置等因素，部分患者可能不是理想的手术对象，还有一些患者术后肿瘤复发，再手术困难，对这些患者而言，放射外科是一种重要的治疗方式。脊髓脊柱恶性肿瘤主要是转移性肿瘤，此外还有少数脊索瘤和血管外皮瘤。

近 20 年来，以射波刀为代表的无框架图像引导放射外科技术，可以用于治疗全身肿瘤。颅外放射外科治疗脊髓脊柱恶性肿瘤的文献报道较多，而治疗脊髓良性肿瘤的文献报道相对较少。近 10 年来，脊柱放射外科成为脊髓良性肿瘤多学科治疗的一部分。

第一节　脊髓良性肿瘤的放射外科治疗

目前脊髓良性肿瘤行放射外科治疗的指征如下：肿瘤位于外科手术困难的部位，脊髓良性肿瘤术后复发，患者伴发严重合并症而影响外科手术。脊髓良性肿瘤行放射外科治疗的相对禁忌证如下：肿瘤没有明确边界，病灶压迫脊髓导致急性神经受损症状，传统手术能将肿瘤轻易切除。脊髓放射外科适用于肿瘤边界清楚、较少侵犯脊髓及神经根、生物力学稳定的病灶。脊髓放射外科的相对禁忌证包括脊柱明显不稳、骨性压迫导致神经功能受损、既往放射治疗已达到脊髓耐受剂量。

一、靶区勾画

在影像上精确显示肿瘤是放射外科勾画靶区和制订治疗计划的关键。正确勾画靶区对安全进行放射外科治疗十分重要。虽然硬脊膜下髓外良性肿瘤通常呈均匀强化，可以清楚显示，但当肿瘤体积大和形状不规则时，靶区勾画极具挑战性。磁共振成像（MRI）是诊断脊髓良性肿瘤的主要方法。然而，目前放射外科治疗仍然以 CT 为基础，使用 CT 图像进行计划制订和实施。脊髓外良性肿瘤在增强 CT 上通常能清晰显示，但多数情况下检查者将 MRI 和 CT 图像进行融合。图像融合可以帮助辨认脊髓肿瘤靶区，特别是在肿瘤不均匀强化的情况下。

脊髓的 MRI-CT 图像融合通常比颅内放射外科更具挑战性，要求患者 MRI 位置与预期治疗位置精确匹配。在 CT 图像上识别肿瘤，并与 MRI 图像进行精确图像融合，是确定放射外科治疗靶区的关键。大多数脊髓良性肿瘤强化明显，边界清楚，使靶区勾画直观易行。CT 脊髓造影是一种替代性的影像学检查，可以在一些硬脊膜下病例中更好地显示肿瘤和脊髓。

靶区的定义是肿瘤区（gross target volume，GTV），为影像学上的强化区域。良性肿瘤不需要勾画临床靶区（clinical target volume，CTV）。笔者的经验表明，如果不使用 MRI 融合，要想精确勾画脊髓良性肿瘤靶区几乎是不可能的。如果有器械植入，笔者通常选择 1.5 T 磁共振扫描脊柱，减少金属伪影。国外学者采用 CT 脊髓造影来解决肿瘤辨认的问题。

国际辐射单位和测量委员会给出了靶区勾画过程中三个不同靶区的定义：GTV 定义为影像学上显示的肿瘤区域；CTV 包括显微镜下肿瘤可能侵犯的附近解剖结构（如椎体等）；计划靶区（PTV）为 CTV

外扩一定边界后的区域,补偿因患者移动和治疗实施过程而造成的不准确性。因为脊髓良性肿瘤通常边界清楚且不发生转移,所以 CTV 与 GTV 基本相同,PTV 不外扩,即 CTV＝GTV＝PTV。

二、剂量选择

放射外科治疗脊髓良性肿瘤的目的是给予肿瘤较高照射剂量的同时,确保脊髓、马尾和周围器官(如肠、食管、肾脏、喉和肝脏)对受照剂量耐受。肿瘤压迫脊髓的程度可能会妨碍制订合适的放射外科治疗计划。与颅内肿瘤放射治疗剂量相似,脊髓和脊柱放射外科剂量一般为单次 12～14 Gy;复旦大学附属华山医院射波刀治疗中心通常采用低分割放射外科治疗方案,(21～22.5) Gy/3fx,大体积肿瘤采用 5 次分割,25 Gy/5fx。笔者采用线性二次方程和生物等效剂量(BED)比较各种剂量分割方案。

脊髓是放射外科治疗中对射线敏感的结构之一。大多数治疗中心在制订分次放射治疗计划时确保脊髓接受的剂量(最大剂量点)单次不超过 13 Gy,分次(3 次)不超过 21 Gy。与转移癌患者不同,椎旁良性肿瘤患者生存期更长,生活质量更好。因此在制订良性肿瘤放射治疗计划时宜降低脊髓受照剂量,以防发生放射性脊髓病。

三、治疗效果

1998 年 Chang 等最早报道了接受放射外科治疗的脊髓血管母细胞瘤病例。2001 年,斯坦福大学的研究人员报道了他们的初步经验,其中包括 2 例脊髓神经鞘瘤和 1 例脊膜瘤患者接受放射外科治疗后的效果。尽管开始采用立体定向放射外科治疗脊髓良性肿瘤的时间相对较早,但与脊髓恶性肿瘤相比,详细描述临床结果的报道依然较少。与脊髓恶性肿瘤相比,评估放射外科治疗良性肿瘤的效果需要更长的随访时间。

放射外科治疗的硬脊膜下髓外肿瘤主要为脊膜瘤、神经鞘瘤和神经纤维瘤。Ryu 等发表了第一篇放射外科治疗良性肿瘤的临床队列研究。斯坦福大学报道了射波刀治疗 15 例脊髓良性肿瘤患者的初步经验,随访 12 个月后未发现肿瘤进展。

Dodd 等报道了 55 例患者(30 例神经鞘瘤患者,9 例神经纤维瘤患者,16 例脊膜瘤患者)。总治疗剂量为 16～30 Gy,靶区体积为 0.136～24.6 cm³,分割 1～5 次。放射外科治疗后 1 年内,3 例患者(1 例脊膜瘤患者、1 例神经鞘瘤患者和 1 例神经纤维瘤患者)由于肿瘤未退缩或增大需要进行手术切除。这 3 例患者中 1 例病灶增大。在 55 例患者中,28 例随访超过 24 个月,平均随访 36 个月。所有患者病灶保持稳定(61%)或缩小(39%),无肿瘤体积增大的情况。下面按组织病理学分类,总结放射外科治疗脊髓良性肿瘤的临床结果。

(一)脊膜瘤

脊膜瘤来源于蛛网膜帽状细胞,发病年龄为 50～70 岁,女性多见,主要发病部位为胸段脊髓。肿瘤起源于中枢神经系统脑脊膜覆盖层的细胞,脑部发病率高于脊髓,比例约为 5:1。手术全切效果最好。一般来说,脊膜瘤预后明显好于颅内脑膜瘤。脊膜瘤在组织病理学上增殖率更低,其组织学表现更具惰性,基因和基因组表型与颅内脑膜瘤明显不同。Dodd 等报道了接受放射外科治疗的 16 例脊膜瘤(平均肿瘤体积 2.4 cm³,平均随访时间 27 个月)患者,结果显示,在 15 例有影像学随访资料的患者中,67% 的患者肿瘤稳定,33% 的患者肿瘤缩小。只有 1 例患者需要手术治疗,1 例患者出现了并发症。该研究中,70% 的患者症状稳定或改善。大多数患者在放射外科治疗后疼痛和肌力有改善。

Sachdev 等的研究证实,32 例脊膜瘤患者中位随访 33 个月(6～87 个月),影像学检查提示良性肿瘤都得到了控制。在最近一次随访中,47% 的患者肿瘤稳定,53% 的患者肿瘤体积缩小。Sahgal 等报道了接受放射外科治疗的 2 例脊膜瘤患者,平均剂量为 23 Gy,2 次分割,平均肿瘤体积为 1.6 cm³,影像学检查提示肿瘤未发生进展。Benzil 等及 De Salles 等也报道放射外科治疗脊髓良性肿瘤的长期随访结果较好。

(二)脊髓神经鞘瘤

脊髓神经鞘瘤和神经纤维瘤是常见的脊髓肿瘤。神经鞘瘤占原发性脊髓肿瘤的三分之一,而神经纤维瘤仅占 3.5%。脊髓神经鞘瘤通常起源于后外侧神经根。由于它们多位于脊髓或马尾的后部,通过切开椎板并彻底切除肿瘤简单易行。神经鞘瘤患者通常伴有局部疼痛、放射痛和(或)肢体无力,症状持续时间相对较长,从 6 周到 5 年以上不等。

尽管许多文献将神经鞘瘤和神经纤维瘤汇总在一起进行报道,但这两种肿瘤存在明显差异,因此需要对两种肿瘤进行单独讨论。神经鞘瘤最常见于背侧神经根,大多数(>80%)完全位于硬膜下,通常易于完全切除。神经纤维瘤更常见于腹侧神经根,易伴随多发肿瘤,与 NF-1 基因密切相关,66%患者的肿瘤同时位于硬膜下和硬膜外。这些肿瘤具有特征性的遗传缺陷。22 号染色体上的梅林/神经鞘蛋白基因与 NF-2 神经鞘瘤相关,而 17 号染色体上的神经纤维蛋白基因与 NF-1 神经鞘瘤和神经纤维瘤相关。NF-2 是一种常染色体显性遗传病,患者易患多发中枢和周围神经系统肿瘤。这些患者中常见的脊髓肿瘤是神经鞘瘤。与 NF-2 基因相关的肿瘤更具侵袭性,治疗后更易复发。一项研究回顾性分析了 87 例接受手术切除的脊髓神经鞘瘤患者,17 例是 NF-2 基因相关神经鞘瘤患者,手术后 9 年,这些患者都出现了复发。而非 NF-2 基因相关神经鞘瘤的 10 年复发率仅为 28%。术后复发的主要预测因素是部分切除、既往复发、NF-2 基因相关和高龄。

放射外科治疗颅内神经鞘瘤经验丰富。放射外科治疗听神经瘤的长期控制率为 95%~98%。脊髓神经鞘瘤的局部控制率也相仿。Dodd 等报道了 30 例接受放射外科治疗的肿瘤患者,平均剂量 19 Gy,平均肿瘤体积 5.7 cm³,平均随访 26 个月,除 1 例患者外,其余患者在放射外科治疗后肿瘤都得到了控制。三分之一的患者疼痛、无力或感觉功能有所改善,但 18%的患者在治疗后临床症状加重。

Selch 等回顾性分析了 20 例患者的 25 个神经鞘瘤病灶。4 例患者为 NF-1,4 例患者为 NF-2。在放射外科治疗前,7 例患者接受了肿瘤次全切除术,并得到组织病理学证实(4 例神经鞘瘤,3 例神经纤维瘤)。这些患者因影像学表现提示肿瘤增大或临床症状持续存在而接受了放射外科治疗。余下的 18 个病灶中,9 个病灶因外周其他部位神经肿瘤(5 个神经纤维瘤,4 个神经鞘瘤)切除而进行了推测诊断,9 个病灶未经组织病理学证实而是根据症状及影像学诊断进行了治疗。中位随访 12 个月,未出现局部复发。18 例肿瘤保持稳定,28%的肿瘤缩小超过 2 mm。

（三）脊髓神经纤维瘤

神经纤维瘤是一种良性的神经鞘膜瘤,起源于周围神经根或脊髓神经根。脊髓神经纤维瘤通常多发,主要发生在颈部,常与 NF-1 基因有关。脊髓神经纤维瘤较神经鞘瘤少见,仅占原发性脊髓肿瘤的 3.5%。大约 2%的 NF-1 患者会伴发有症状的脊髓肿瘤。多发性脊髓肿瘤并不少见。与其他神经鞘膜瘤一样,患者会出现疼痛和肢体无力。三分之二的神经纤维瘤发生在颈椎。神经纤维瘤既可在硬膜下也可在硬膜外生长。手术切除时要想完全切除病灶,通常需要切除起源神经根。

Sahgal 等报道了接受放射外科治疗的 11 例神经纤维瘤患者,平均剂量 21 Gy/3fx,平均肿瘤体积为 6.0 cm³。9 例患者行影像学检查,显示肿瘤得到控制。3 例患者为 NF-1 患者,其中 2 例患者疾病进展。在斯坦福大学发表的文章中,7 例 NF-1 患者的 9 个神经纤维瘤病灶(平均剂量 10.6 Gy,平均肿瘤体积 4.3 cm³)接受放射外科治疗,6 例(86%)患者的影像学检查显示疾病稳定。放射外科治疗后平均随访 20 个月,一半患者症状改善,另一半患者在最后一次随访时出现疼痛、虚弱或麻木加重。然而,所有患者的影像学检查都提示肿瘤稳定。作者认为,放射外科治疗神经纤维瘤的作用尚不明确,特别是很多 NF-1 患者在就诊时伴随脊髓病变症状。他们进一步指出,神经纤维瘤伴脊髓病变患者的最主要治疗目标是控制肿瘤,而不能期望症状会明显改善。

Gerszten 等报道了放射外科治疗 25 例神经纤维瘤、35 例神经鞘瘤和 13 例脊膜瘤(平均剂量 21.3 Gy,平均肿瘤体积 12.6 cm³)的初步经验。在随访中未发现有影像学证实的肿瘤进展,其中 21 例为 NF-1 患者,9 例为 NF-2 患者。13 例因疼痛接受放射外科治疗的患者中有 8 例(61.5%)的症状得到改善。疼痛没有改善的患者都是 NF-1 患者。这些结果与斯坦福系列研究相似,斯坦福系列研究发现,NF-1 基因相关神经纤维瘤患者接受放射外科治疗后疼痛控制效果较差。NF-1 患者的显微外科手术的疗效也较差。由于 NF-1 基因相关神经纤维瘤具有多样性,且神经纤维瘤患者通常伴有脊髓多发病变,通常很难确定症状进展是由治疗后改变引起，还是脊髓内其他神经纤维瘤病变导致的。此外，与其他髓外硬脊膜下脊髓良性肿瘤相比，神经纤维瘤呈浸润性生长，可能会造成不可逆的神经损伤，并增加神经根对显微外科手术和放射外科治疗的敏感性。未来的基因组研究可能会揭示 NF-1 基因相关神经纤维瘤的内在遗传差异。

Sachdev 等的研究中，平均随访 33 个月（范围 6~87 个月），82% 的神经纤维瘤稳定，18% 的肿瘤体积减小。如将疼痛视为一个单独观察结果，17% 改善，50% 略有好转，33% 恶化。基于这些结果，放射外科治疗神经纤维瘤的作用仍不明确，特别是大量 NF-1 患者在就诊时就伴随脊髓病变。该研究显示，放射外科治疗的临床疗效不理想，似乎与 Seppala 等的发现相似。Seppala 等观察到 15 例术后长期随访存活的患者中，只有 1 例症状完全改善。

（四）脊髓血管母细胞瘤

脊髓血管母细胞瘤是位于髓内靠近软脊膜表面的肿瘤。脊髓血管母细胞瘤通常是与希佩尔-林道病（VHL 病）相关的肿瘤。脊髓血管母细胞瘤可以是散发性的。Chang 等对 20 例患者的 30 个脊髓良性肿瘤进行评估，其中 8 例为脊髓血管母细胞瘤患者，3 个肿瘤与 VHL 病相关。所有肿瘤接受单次立体定向放射治疗，平均剂量为 25.8 Gy。随访时间为 50 个月（范围 23~72 个月）。该研究未评估疼痛。6 例患者在放射外科治疗前无症状，在放射外科治疗后仍无症状。1 例行走困难的患者症状得到改善。1 例神经功能受损的患者，神经功能检查结果为稳定状态。影像学评估显示 6 个肿瘤体积缩小、1 个进展、1 个处于稳定状态。未发生治疗相关并发症。

Moss 等对 31 例共 92 个颅内和脊髓病灶接受放射外科治疗的血管母细胞瘤患者进行了评估。在这些患者中，16 个肿瘤位于脊髓。血管母细胞瘤患者的中位随访时间为 37 个月，平均随访 37.2 个月。肿瘤剂量采用 1~3 次分割，范围为 20~25 Gy。临床靶区范围为 0.06~2.65 cm^3。16 个脊髓血管母细胞瘤中有 15 个保持稳定或改善。在随访期间，只有 1 例患者肿瘤体积增大。重要的是，接受放射外科治疗的 16 例脊髓血管母细胞瘤患者中，没有患者出现放射性脊髓炎相关症状。放射外科治疗脊髓血管母细胞瘤看起来安全有效，尤其是对于合并 VHL 病的患者。

四、毒副作用

在脊髓放射外科治疗中，脊髓和马尾是常见的限制靶区处方剂量的危及器官。脊髓损伤是放射治疗中最让人担心的并发症。无论是脊髓良性肿瘤还是脊髓恶性肿瘤，脊髓损伤的并发症一直以来限制了脊髓肿瘤的积极治疗。脊髓和马尾对立体定向放射外科治疗的耐受性备受关注，放射外科治疗脊髓良性肿瘤的并发症十分罕见。

Dodd 等报道了第一例接受放射外科治疗后发生放射性脊髓炎的脊髓良性肿瘤病例。该病例为 29 岁女性，患有颈胸椎脊膜瘤，接受放射外科治疗后 8 个月出现脊髓病变症状，治疗剂量为 24 Gy/3fx。接受 18 Gy 以上（3 次 6 Gy 以上）照射的脊髓体积相对较大（1.7 cm^3）可能是造成该并发症的原因。在剂量-体积分析中，与其他患者相比，该患者的脊髓受照体积较大。

斯坦福大学报道了接受放射外科治疗的 87 例患者，共 103 个肿瘤，平均随访 33 个月，只有 1 例在治疗后 9 个月出现短暂的放射性脊髓炎。该病例为 C_7~T_2 节段复发（既往行手术切除）脊膜瘤，无放射治疗史。肿瘤体积为 7.6 cm^3，剂量 24 Gy/3fx，肿瘤内最大剂量为 34.3 Gy。剂量为 8 Gy 以上的脊髓受照体积为 4.7 cm^3，27 Gy 以上的为 0.1 cm^3。脊髓最大剂量为 29.9 Gy。在发生放射性脊髓炎的过程中，患者出现脊髓神经功能障碍，但在接受皮质类固醇治疗后神经功能症状稳定。接受皮质类固醇治疗时肿瘤体积已经减小，末次随访时影像上仍显示肿瘤得到控制。最初影像上显示的水肿随时间延长而消失，该部位被脊髓软化所取代。

Sahgal 等报道了接受放射外科治疗的 19 例脊髓良性肿瘤患者，未出现晚期毒副作用，包括放射性脊髓炎。先前的研究表明，放射性脊髓炎相关风险因素是总剂量、分次、受照脊髓长度和治疗时长。迄今为止，放射外科治疗的脊髓良性肿瘤差异性较大，其中一些之前未接受治疗，另一些接受了手术和（或）外照射治疗。尽管放射外科治疗脊髓良性肿瘤后发生放射性脊髓炎的风险已经很小,但如果医生了解既往治疗(如显微外科手术)对脊髓放射耐受性的影响,就能进一步降低放射性脊髓炎的发生风险。

Gerszten 等的研究提示,在 73 例脊髓良性肿瘤患者中,2 例神经鞘瘤和 1 例脊膜瘤患者发生了放射相关脊髓损伤,在治疗后 5～13 个月表现为脊髓侧方压迫-脊髓半切综合征。这 3 例患者接受了皮质类固醇、维生素 E 和加巴喷丁联合治疗,1 例患者接受了高压氧治疗。3 例患者的共同点是既往接受过开放手术切除肿瘤,这可能导致脊髓易发生放射性损伤。

脊髓良性病变患者的预期寿命比恶性病变患者长。因此,进行放射外科治疗时,需特别关注迟发性放射性脊髓病发生的可能性。此外,脊髓良性肿瘤的独特临床表现、与脊髓的关系及对放射外科治疗的放射生物学反应,使安全和有效地实施放射外科治疗面临挑战。因为大多数患者的预期寿命与正常人群相同,而且放射性损伤可能需要数年才能显现,对脊髓良性肿瘤进行放射外科治疗仍存在着很多争议。尤其是对那些生存率更高、预期寿命更长的脊髓良性肿瘤患者,必须考虑迟发性放射性脊髓病发生的可能性。脊髓对放射线的耐受性低是放射外科治疗脊髓肿瘤的主要限制因素。

脊髓放射外科治疗的目标是给予靶区高度适形剂量照射,增加成功控制肿瘤的可能性,并将脊髓损伤的风险降至最低。脊髓良性肿瘤位于硬脊膜下,导致肿瘤靠近脊髓或马尾神经,这种解剖关系可能会影响神经毒性的发生。此外,由于脊髓良性肿瘤复发间隔时间长,脊髓迟发性放射性毒性可能需要数年才显现,因此评估放射外科治疗脊髓良性肿瘤的效果、安全性和持久性需要比脊柱转移瘤更长的随访时间。

第二节　脊柱转移瘤的放射外科治疗

骨骼是第三常见的恶性肿瘤转移部位,高达 70% 的恶性肿瘤患者在其疾病的自然进程中发生脊柱转移。脊柱转移的最常见症状为背痛。随着脊柱转移瘤的进展,由于硬膜外病灶和(或)脊髓的压迫,患者可能会出现局灶性神经症状。10%～20% 的脊柱转移瘤患者可发展成脊髓压迫。通常脊柱转移瘤采用常规分割外放射治疗(EBRT)结合或不结合手术的方法进行治疗,治疗指征通常为脊柱不稳定或脊髓压迫。EBRT 最大的缺点是保护危及器官(OAR)的能力相对较弱,其中最主要的危及器官就是脊髓。随着恶性肿瘤全身治疗的进步,迫切需要新的治疗方法以减轻危及器官的毒性反应。

在过去的 20 年中,体部立体定向放射治疗(SBRT)的发展和迅速投入应用,使得单次大剂量或低分割高剂量放射治疗能够在症状缓解和局部控制肿瘤中发挥作用。使用 SBRT 可以向肿瘤及其血管投照较高的放射剂量,以克服常规分割外放射治疗固有的放射抵抗,从而实现更好的肿瘤局部控制和疼痛缓解效果。

一、适应证

预期生存期长、卡氏评分(KPS 评分)高、放射抵抗组织学类型、有限数量的脊柱转移病灶、全身寡转移和系统性疾病控制良好等患者,通常被认为是更适合接受 SBRT 的人选。脊柱 SBRT 通常采用一次或几次的剂量分割,SBRT 已经成为治疗脊柱转移的良好手段。相对禁忌证包括脊髓受压严重、脊柱不稳定、急性结缔组织病和同一脊髓节段 SBRT 史等。在先前接受脊柱 SBRT 的背景下,可以考虑分次SBRT。根据我们中心的经验,对放射线敏感的肿瘤使用脊柱 SBRT 效果良好。脊柱 SBRT 的适应证和相对禁忌证详见表 22-1。国际立体定向放射外科学会于 2017 年发布了脊柱转移瘤 SBRT 的专家共识,但是由于采用的治疗技术不同,差异性较大。

表 22-1　脊柱体部立体定向放射治疗(SBRT)的适应证和相对禁忌证

适应证	相对禁忌证
预期生存期长	预期生存期短
放射抵抗组织学类型	KPS 评分 40～50 分
曾应用常规外照射治疗,肿瘤复发	放射敏感组织学类型

续表

适应证	相对禁忌证
有限数量的脊柱转移病灶	脊髓受压严重
距离脊髓不少于 3 mm	同一脊髓节段 SBRT 史
全身寡转移	多阶段或弥漫的脊柱转移
系统性疾病控制良好	脊柱不稳定
分离手术后肿瘤残留或术后复发	系统性疾病控制不佳
孤立病灶较大无法手术者为相对适应证	急性结缔组织病

二、治疗计划和剂量

脊柱 SBRT 需要具有丰富经验和专业知识的神经外科医生、放射肿瘤学医生、影像学医生、医学物理师和放射治疗师组成的多学科团队实施。考虑到脊柱 SBRT 中每次分割的高剂量和邻近脊髓,治疗精度必须达到 1～2 mm。为了安全有效地实施脊柱 SBRT,以下设备不可少:一个配备多叶准直器的直线加速器和集成锥形束 CT(CBCT)的图像引导系统、一个体部固定系统和一个复杂的治疗计划系统(或者使用射波刀治疗系统)。射波刀所采用的是动态的 X 线追踪系统,可做到实时追踪,精度达到 1 mm,治疗计划的等剂量曲线陡峭回落,提高肿瘤受照剂量的同时减少了脊髓的受照剂量。

(一)肿瘤靶区勾画

各医疗机构在靶体积定义和处方剂量方面存在相当大的差异。此外,不同医疗机构在用于勾画靶体积的图像模式上存在差异:一些医疗机构仅依赖 CT 图像,另一些医疗机构依赖 CT、MRI 融合图像。

我们的临床习惯包括获取模拟 CT(层厚 1 mm)图像和对感兴趣区域做高分辨率 MRI(2 mm 层厚)。如果有器械明显扭曲了 MRI 图像,则以增强 CT 图像为主。与颅内转移不同的是,椎体转移肿瘤呈浸润性生长。椎体转移肿瘤被认为有浸润性影,使整个椎体处于危险之中。因此,如果 GTV 涉及椎体的一小部分,CTV 将涉及整个椎体。Patel 等比较了部分椎体照射与全椎体照射的局部复发情况,全椎体照射后肿瘤的局部复发率略降低。因此,国际脊柱放射外科联盟建议 CTV 扩大到前方病变的整个椎体或整个棘突和双侧椎弓根。对整个椎体进行照射可能会降低复发率,并改善患者症状。

(二)危及器官勾画和剂量限制

脊柱 SBRT 中的主要危及器官是脊髓和马尾,因为放射性脊髓病可能是一种毁灭性的并发症。需要特别关注的是那些生长缓慢的脊髓肿瘤患者,如室管膜瘤有很长的自然病程。文献中对于勾画神经结构或脊髓、马尾神经的图像模式几乎没有共识。此外,不同医疗机构使用不同的脊髓和马尾剂量限制。

我们基于高分辨率 MRI 定义脊髓和马尾。我们将脊髓定义为椎体水平的脊髓,向头尾两端外放 1个椎体。由于马尾由漂浮在硬脊膜囊中的神经根组成,我们将马尾定义为椎体水平的整个硬脊膜囊,向头尾两端外放 1～2 个椎体。我们将剂量不小于 10 Gy 的脊髓体积限制在 5% 及以下,并将最大点剂量限制为小于单次 14 Gy。由于马尾是由具有潜在较高剂量耐受性的神经根组成的,我们将剂量不小于 12 Gy 的马尾体积限制在 5% 及以下,并将最大点剂量限制在小于 15 Gy。低分割照射时脊髓的限制剂量为 17.6 Gy/2fx 或 21 Gy/3fx。

治疗计划期间其他需要考虑的危及器官包括食管、肾脏和肠道。对颈椎和胸椎实施 SBRT 时食管是尤其需要注意的重要危及器官。虽然没有关于明确的食管剂量限制的文献发表,但是有 3～4 级食管毒性的报道。我们试图在可能的情况下将食管的最大剂量限制在 16.5 Gy/3fx 或 21 Gy/4fx。在制订计划时,减少肾脏的受照剂量也很重要。同样,肠道剂量最小化可以预防腰椎 SBRT 期间患者出现急性恶心、呕吐和腹泻。

(三)治疗剂量和分割方案

肿瘤治疗剂量是由肿瘤组织学和危及器官(脊髓和马尾神经)的耐受性来决定的,同时确定脊柱是否做过相关的放射治疗和正常脊髓接受的剂量。迄今为止，还没有关于脊柱放射外科或低分割放射外科治疗的大型临床试验，因此没有制订出脊柱放射外科治疗的最佳剂量、各类转移瘤的最佳剂量。不同机构间在最佳治疗剂量和分割次数方面存在着相当大的差异。单次或多次分割方案都有机构选择使用。单次方案的剂量范围倾向于 12～24 Gy，近年趋向于使用高剂量。单次放射外科治疗可以在一天内完成。低分割方案中，5 次分割的处方剂量为 25～30 Gy，2～3 次分割的处方剂量为 24 Gy，3 次分割的处方剂量为 27 Gy。有证据表明，单次分割剂量≥20 Gy 导致脊柱发生压缩性骨折（VCF）的风险增高。因此，支持多次分割方案的机构认为，与单次高剂量方案相比，低分割提供相似生物等效剂量（BED）的同时，最小化了压缩性骨折的发生风险。然而，当将多次分割方案与使用小于 20 Gy 剂量的单次分割方案进行比较时，没有证据表明局部控制情况或总体毒性反应有改善。某些治疗中心有选择性地将剂量从单次 16 Gy 提高至单次 18 Gy。复旦大学附属华山医院所采用的放射外科治疗中，脊髓的最大剂量点保持在（21～24）Gy/（3～4）fx，相当于单次 13 Gy 剂量。肿瘤处方剂量线是 65%～70% 的等剂量曲线，肿瘤周边剂量为（24～27）Gy/3fx（相当于单次 16～18 Gy），肿瘤控制良好，没有辐射引起的脊髓损伤。如果肿瘤范围大，我们通常照射 4～5 次射波刀，肿瘤的周边剂量为（26～32）Gy/（4～5）fx（相当于单次 15 Gy）。当然，为了指导未来的实践，仍然需要高质量的证据来比较单次和多次分割方案的疗效和副作用。

三、脊柱 SBRT 的疗效

Hamilton 等报道了他们使用刚性立体定向框架和直线加速器对 5 例患者进行治疗，关于脊柱 SBRT 的初步经验。然而，由于这种刚性固定技术是有创操作，脊柱 SBRT 没有被迅速接受。无创的近乎刚性固定技术的引入，特别是射波刀技术的出现，才使得脊柱 SBRT 的使用频率显著增加。

在最早的几个关于脊柱 SBRT 的报道中，Benzil 等描述了一组 22 例患者 26 个转移灶的病例。他们报道，94% 的患者在 72 h 内出现明显的疼痛缓解，持续达 3 个月。此外，63% 的患者神经功能缺损有所改善。这项研究为脊柱 SBRT 被接纳奠定了基础。

近些年，已经有许多回顾性研究报道发表（表 22-2）。总体而言，脊柱 SBRT 具有良好的影像学控制率和临床控制率（> 85%）。2004 年，Gerszten 等报道了用射波刀治疗 125 个脊柱节段（115 例患者）的初步结果。在 1 个月的随访期内，94% 的患者疼痛缓解，而 89% 的患者神经功能缺损不再加剧。影像学控制率同样出色（96%）。此后 Gerszten 等更新了他们的研究结果，并报道了 393 例患者 500 个脊柱节段，采用单次脊柱 SBRT 方案的结果。单次中位剂量为 20 Gy（范围 12.5～25 Gy）。1 年的影像学控制率为 89%，疼痛控制率为 86%，84% 的患者神经功能缺损得到改善。由于队列病例数量多，该研究构建了一种安全有效的治疗脊柱转移瘤的方法。

表 22-2　部分单次方案的脊柱 SBRT 结果

作者及时间	研究设计类型	病例数（节段个数）	中位剂量（范围）/Gy	影像学控制率	疼痛控制率
Ryu 等 （2013 年）	回顾性	49 例（61 个）	14（10～16）	96%	93%
Gerszten 等 （2012 年）	回顾性	393 例（500 个）	20（12.5～25）	89%	86%
Yamada 等 （2014 年）	回顾性	93 例（103 个）	24（18～24）	90%	NA
Garg 等 （2018 年）	前瞻性	61 例（63 个）	18（16～24）	88%	NA
Ryu 等 （RTOG 0631） （2015 年）	前瞻性（Ⅱ期）	44 例（55 个）	16	NA	NA

Ryu 等评估了他们在亨利福特中心治疗的 49 例共 61 个脊柱节段的脊柱转移瘤患者的经验。他们报道的疼痛控制率为 93%，治疗后的疼痛复发率为 7%。重要的是，他们报道了 5% 的邻近部位影像学进展率。Koyfman 等报道了 149 例患者 208 个脊柱节段行脊柱 SBRT 的结果，边缘失败率为 12.5%，中位复发时间为 7.7 个月。脊柱旁病灶和处方剂量<16 Gy 是边缘复发的两个危险因素。2011 年，Klish 等报道了 65 个脊柱节段（58 例患者）的前瞻性队列研究，病变节段与相邻节段一起照射。11% 的患者在相邻节段和多个其他脊柱节段出现肿瘤进展，只有 3% 的患者在相邻节段中出现复发。

Chang 等评估了单中心前瞻性研究中的失败模式。该研究纳入 63 例患者 74 个节段，中位随访 21.3 个月，1 年局部控制率为 84%。失败模式分析显示了两种主要的失败机制：肿瘤在先前治疗部位附近的骨骼中复发，以及在治疗节段脊髓附近的硬膜外复发。研究认为，硬膜外复发通常是为了满足脊髓剂量限制而对硬膜外病灶剂量进行相应降低所致。同样，Patel 等回顾性评估了一组 154 个节段（117 例患者）全椎体或部分椎体行脊柱 SBRT 的队列研究。与采用部分椎体治疗的患者相比，采用全椎体治疗的患者获得了更高的影像学局部控制率（89% vs 71%，$p=0.029$），以及较低的再治疗率（11% vs 19%，$p=0.285$），尽管后者没有统计学意义。

虽然许多回顾性的学术研究显示了良好的影像学控制率和疼痛控制率，但很少有研究专门评估剂量-反应效应。Yamada 等报道了他们在 93 例共 103 个节段的脊柱转移瘤患者中使用单次高剂量脊柱 SBRT 的初步经验。他们报道，尽管肿瘤组织学不是肿瘤局部控制的一个重要预后因素，但是与处方剂量<23 Gy 相比，处方剂量>23 Gy 与更好的肿瘤局部控制相关（95% vs 80%，$p=0.03$）。他们还评估了脊髓后减压和脊髓内固定装置中的剂量-反应关系。在一项对 21 例患者的小规模研究中，研究者发现 5 例接受低剂量放射外科治疗的患者中有 3 例（60%）出现局部失败，而 16 例接受高剂量放射外科治疗的患者中有 1 例（6.25%）出现局部失败。研究者估计高剂量（24 Gy）组 1 年累积局部失败发生率为 6.3%，低剂量（<24 Gy）组为 20%（$p=0.0175$）。其他因素（如肿瘤大小或组织学因素）与局部控制治疗失败无关。

Chao 等还总结了单次脊柱 SBRT 的经验，以评估与局部控制相关的剂量因素。共 189 例患者 256 个脊柱节段。中位处方剂量为 15 Gy（范围 8～16 Gy）。他们发现硬膜外病灶、多节段脊柱转移以及组织学类型为肺癌，与影像学失败存在相关性。他们还发现，靶区内较高的总剂量和最大剂量与改善疼痛有关。这些数据表明，在放射敏感组织学类型中存在剂量-反应关系，并表明增加剂量可能影响疗效，特别是在放射抵抗组织学类型中。目前只要满足危及器官的剂量限制，就会使用较高的治疗剂量。值得注意的是，尽管剂量的增加会提高局部控制率，但脊柱压缩性骨折的发生风险也会增加。这可能提示采用多次分割增加剂量，可以使每次分割剂量保持在较低水平，以将脊柱压缩性骨折的发生风险降至最低。

由于脊柱 SBRT 能够提高治疗的生物等效剂量，它常用于治疗肾透明细胞癌等放射抵抗肿瘤的脊柱转移。Nguyen 等报道了 48 例 55 处脊柱转移患者（中位随访时间为 13.1 个月）的脊柱 SBRT 效果。实际 1 年无进展生存率为 82.1%。脊柱 SBRT 后 1 个月和 12 个月的疼痛完全缓解率分别为 44% 和 52%（与 23% 的基线率相比）。Balagamwala 等报道了 57 例患者（共 88 个节段转移）接受单次脊柱 SBRT 治疗的效果。影像学控制失败和疼痛进展的中位时间分别为 26.5 个月和 26.0 个月。治疗后疼痛缓解的中位时间为 0.9 个月，脊柱压缩性骨折的发生率为 14%。Thibault 等评估了 37 例（71 个节段）肾细胞癌脊柱转移的患者，发现脊柱 SBRT 后椎体压缩性骨折的发生率为 16%。有趣的是，Sohn 等进行了配对分析，比较了脊柱 SBRT 与传统分割放射治疗对肾细胞癌脊柱转移的效果。他们发现接受脊柱 SBRT 的患者有更高的完全或部分的疼痛缓解率。

Chao 等对在他们医院接受脊柱 SBRT 的患者进行了递归分层分析（RPA）。他们评估了 174 例接受单次脊柱 SBRT 的患者，平均随访 8.9 个月。组织学类型分为放射敏感（乳腺癌和前列腺癌）、放射抵抗（肾细胞癌、黑色素瘤、肉瘤）和其他（所有其他组织学类型）。放射敏感组织学类型的中位生存期为 14 个月，放射抵抗组织学类型的中位生存期为 11.2 个月，其他组织学类型的中位生存期为 7.2 个月（$p=0.02$）。RPA 结果分为三级（$p<0.01$）。1 级定义为从原发性疾病开始的病程时间（TPD）大于 30 个月，

KPS 评分＞70 分。2 级定义为 TPD＞30 个月，KPS 评分≤70 分，或 TPD≤30 个月，年龄＜70 岁。3 级定义为 TPD≤30 个月，年龄≥70 岁。1 级的中位生存期为 21.1 个月，2 级为 8.7 个月，3 级为 2.4 个月。这项 RPA 确定了亚组患者，这些患者可能从脊柱 SBRT 中获益较多。

在评估姑息性治疗方案时，一个重要的因素是生活质量（QOL）。尽管近年来的临床试验采用了生活质量评价，但许多回顾性证据不包括生活质量评价。Degen 等采用健康调查量表 12（SF-12）定期报道脊柱 SBRT 后的生活质量结果。脊柱 SBRT 后 24 个月内，患者的生活质量无明显差异，提示脊柱 SBRT 能维持患者的生活质量。RTOG 0631 研究将常规放射治疗（单次 8 Gy）与脊柱 SBRT（单次 16 Gy 或 18 Gy）进行比较，旨在确定脊柱 SBRT 与常规放射治疗的安全性和疗效，同时也旨在确定放射治疗对患者生活质量的影响。这项二阶段研究最近公布了 44 例患者的结果，表明在严格的质量控制环境下，可行性成功率为 74%。第三阶段试验目前正在开展中，鼓励临床医生参与这项重要的试验。

四、毒副作用

（一）暴发痛

脊柱转移姑息性放射治疗的目标通常是短期疼痛缓解。随着脊柱 SBRT 的出现和采用根治性剂量照射肿瘤，不仅能够获得足够的疼痛缓解，而且有希望实现良好的局部控制。对于大分割、高剂量的放射治疗，需要关注暴发痛的发生，这是一种治疗部位骨痛加剧的暂时性变化。暴发痛发作通常发生在放射治疗后 1~2 周，并且皮质类固醇治疗效果好。在常规放射治疗中，暴发痛的发生率为 16%~41%。Chiang 等对 41 例接受多次分割脊柱 SBRT 的患者进行了前瞻性观察研究，总剂量为 24~35 Gy，分割 2~5 次。他们报道，暴发痛发生率为 68.3%，且在脊柱 SBRT 后第 1 天暴发痛发作最常见（29%）。接受地塞米松治疗后大多数患者疼痛得到很好缓解。KPS 评分较高、照射位置为颈椎或腰椎与较高的暴发痛发生率相关。考虑到暴发痛的高发生率，他们已经开始对所有接受脊柱 SBRT 的患者进行预防性地塞米松治疗。Pan 等回顾性评估在 MD 安德森癌症中心参加脊柱 SBRT 相关 I/II 期临床试验的患者，发现暴发痛的发生率为 23%。治疗到疼痛发生的中位时间是 5 天，多次分割脊柱 SBRT 与暴发痛的高发生率有关。Jung 报道单次分割 SBRT（14~16 Gy）暴发痛的发生率约为 15%，采用更高的剂量和多次分割方案，其发生率有所下降。

（二）脊柱压缩性骨折

由于脊柱 SBRT 每次投照的分割剂量高，一个主要的晚期毒副作用是脊柱压缩性骨折（VCF）。Rose 等总结了高剂量（18~24 Gy，单次）脊柱 SBRT 的经验，脊柱压缩性骨折发生率为 39%。他们发现，椎体溶骨性病变区域大于 40% 以及 T10 病变，更容易发展为脊柱压缩性骨折。同样，Boehling 等回顾性评估了 I/II 期试验中应用脊柱 SBRT 的患者，剂量为 18~30 Gy，分割成 1~5 次。他们报道的脊柱压缩性骨折发生率为 20%。在他们的研究中，年龄大于 55 岁、先前存在骨折和治疗前有疼痛与产生脊柱压缩性骨折的风险增加相关。Cunha 等利用脊柱肿瘤不稳定评分（SINS）系统对接受脊柱 SBRT 的患者发生脊柱压缩性骨折的危险因素进行更严格的分析。他们回顾性地评估了 90 例 167 个节段的患者，发现压缩性骨折的发生率为 11%。在压缩性骨折中，63% 是新生的，而 37% 是由原有骨折进展而来的。他们的分析表明，椎体排列、溶骨性病灶、肺和肝细胞转移，以及每次分割剂量＞20 Gy 是脊柱压缩性骨折的重要预测因素。

Sahgal 等对 252 例 410 个节段患者进行多中心回顾性研究，并评估压缩性骨折的发生风险。该研究也使用了 SINS 系统。中位随访 11.5 个月，压缩性骨折的发生率为 14%，压缩性骨折中位发生时间为 2.46 个月。在压缩性骨折中，47% 是新的骨折，53% 是由先前存在的骨折进展而来的。多因素分析显示，每次照射剂量、溶骨性肿瘤和脊柱畸形等可预测压缩性骨折。

（三）神经系统毒副作用

放射性脊髓病是脊柱放射治疗最令人恐惧的并发症。放射性脊髓病是脊柱 SBRT 的晚期神经系统毒副作用,治疗后 6 个月内很少发生,治疗后 3 年内几乎都会出现。脊柱 SBRT 后放射性脊髓病的发生率估计小于 1%。

Sahgal 等对 5 例脊柱 SBRT 后出现放射性脊髓病的患者进行多中心回顾性分析,并将其与 19 例无放射性脊髓病的患者进行比较。发生放射性脊髓病患者的硬膜囊接受的最大剂量如下:单次分割剂量分别为 10.6 Gy,或 13.1 Gy,或 14.8 Gy;2 次分割剂量为 25.6 Gy;3 次分割剂量为 30.9 Gy。分析显示,与没有发展成放射性脊髓病的患者相比,硬膜囊接受单次分割方案时最大剂量 10 Gy 是安全的。

在那些接受过传统分割放射治疗的患者中,脊髓的耐受剂量可能不同。Sahgal 等对 5 例放射性脊髓病患者进行了评估。他们认为,常规放射治疗 5 个月后,再接受脊柱 SBRT 而产生放射性脊髓病的风险很低;如果总的标准化生物等效剂量(nBED)不超过 70 Gy,且脊柱 SBRT 硬膜囊剂量不超过总 nBED 的 50%,则硬膜囊的 nBED 为 20～25 Gy。Sahgal 等发现,当硬膜囊最大限制剂量分别为单次分割 12.4 Gy、2 次分割 17.0 Gy、3 次分割 20.3 Gy、4 次分割 23.0 Gy 和 5 次分割 25.3 Gy 时,放射性脊髓病的发生率低于 5%。

参 考 文 献

[1] Benzil D L, Saboori M, Mogilner A Y, et al. Safety and efficacy of stereotactic radiosurgery for tumors of the spine[J]. J Neurosurg,2004,101(Suppl 3):413-418.

[2] Chang S D, Adler J R Jr, Hancock S L. Clinical uses of radiosurgery[J]. Oncology (Williston Park),1998,12(8):1181-1188,1191;discussion 1191-1192.

[3] Dodd R L, Ryu M R, Kamnerdsupaphon P, et al. Cyberknife radiosurgery for benign intradural extramedullary spinal tumors[J]. Neurosurgery,2006,58(4):674-685;discussion 674-685.

[4] Garg A K, Shiu A S, Yang J, et al. Phase 1/2 trial of single-session stereotactic body radiotherapy for previously unirradiated spinal metastases[J]. Cancer,2012,118(20):5069-5077.

[5] Gerszten P C, Quader M, Novotny J Jr, et al. Radiosurgery for benign tumors of the spine:clinical experience and current trends[J]. Technol Cancer Res Treat,2012,11(2):133-139.

[6] Gerszten P C, Burton S A, Ozhasoglu C, et al. Radiosurgery for spinal metastases:clinical experience in 500 cases from a single institution[J]. Spine (Phila Pa 1976),2007,32(2):193-199.

[7] Hamilton A J, Lulu B A, Fosmire H, et al. Preliminary clinical experience with linear accelerator-based spinal stereotactic radiosurgery[J]. Neurosurgery,1995,36(2):311-319.

[8] Klekamp J, Samii M. Surgery of spinal nerve sheath tumors with special reference to neurofibromatosis[J]. Neurosurgery,1998,42(2):279-289;discussion 289-290.

[9] Patel V B, Wegner R E, Heron D E, et al. Comparison of whole versus partial vertebral body stereotactic body radiation therapy for spinal metastases[J]. Technol Cancer Res Treat,2012,11(2):105-115.

[10] Ryu S, Pugh S L, Gerszten P C, et al. RTOG 0631 phase 2/3 study of image guided stereotactic radiosurgery for localized (1-3) spine metastases:phase 2 results[J]. Pract Radiat Oncol,2014,4(2):76-81.

[11] Ryu S, Rock J, Rosenblum M, et al. Patterns of failure after single-dose radiosurgery for spinal metastasis[J]. J Neurosurg,2004,101(Suppl 3):402-405.

[12] Ryu S I, Chang S D, Kim D H, et al. Image-guided hypo-fractionated stereotactic radiosurgery to spinal lesions[J]. Neurosurgery,2001,49(4):838-846.

[13] Sachdev S, Dodd R L, Chang S D, et al. Stereotactic radiosurgery yields long-term control for benign intradural, extramedullary spinal tumors [J]. Neurosurgery, 2011, 69 (3): 533-539; discussion 539.

[14] Sahgal A,Atenafu E G,Chao S,et al. Vertebral compression fracture after spine stereotactic body radiotherapy：a multi-institutional analysis with a focus on radiation dose and the spinal instability neoplastic score[J]. J Clin Oncol,2013,31(27):3426-3431.

[15] Sahgal A,Chou D,Ames C,et al. Image-guided robotic stereotactic body radiotherapy for benign spinal tumors：the university of California San Francisco preliminary experience[J]. Technol Cancer Res Treat,2007,6(6):595-604.

[16] Selch M T,Lin K,Agazaryan N,et al. Initial clinical experience with image-guided linear accelerator-based spinal radiosurgery for treatment of benign nerve sheath tumors[J]. Surg Neurol,2009,72(6):668-674;discussion 674-675.

[17] Thibault I,Chang E L,Sheehan J,et al. Response assessment after stereotactic body radiotherapy for spinal metastasis：a report from the SPIne response assessment in Neuro-Oncology (SPINO) group[J]. Lancet Oncol,2015,16(16):e595-e603.

[18] Yamada Y,Bilsky M H,Lovelock D M,et al. High-dose,single-fraction image-guided intensity-modulated radiotherapy for metastatic spinal lesions[J]. Int J Radiat Oncol Biol Phys,2008,71(2):484-490.

（王恩敏　王　鑫　诸华光）

第二十三章 立体定向放射外科治疗的并发症及其处理

立体定向放射外科(SRS)作为放射治疗的一种重要手段,应用于各类颅内疾病的治疗已逾数十年。它将放射线聚焦于靶区,让靶区组织在短时间内接受大剂量的放射线照射,从而达到毁损靶区、治疗病变的目的。然而,靶区周围正常的脑组织、神经或血管亦会受到一定程度的辐射暴露从而产生损伤,根据受损的程度可产生各种并发症。

SRS治疗后的并发症根据时间周期可分为急性期(数小时到数周)和迟发期(1个月至数年,甚至十余年)。这些并发症极大地影响了患者的生活质量,严重者甚至有生命危险。本章主要介绍SRS治疗后可能出现的各类并发症,并对这些并发症的防治提供一些建议。

一、急性期反应

1. 一般不良反应 主要发生在SRS治疗后的72 h内,症状主要包括头痛、恶心、呕吐、眩晕等,影像学上一般无明显异常,发生率为10%~15%。不良反应的发生与处方剂量、照射范围以及照射部位有关,处方剂量越高,照射范围越大,治疗区域越靠近脑干或丘脑等重要结构,治疗后出现不良反应的概率越高。小部分患者即便无上述因素,非功能区的小剂量照射仍然会引起严重的恶心、呕吐反应,考虑为个体对放射治疗的敏感性过高所致。

处理措施:卧床休息,术后予以20%甘露醇脱水及地塞米松治疗,症状可迅速缓解,大多于72 h内消失。

2. 急性反应性脑水肿 多发生于SRS治疗后的数天至数周,考虑为电离辐射引起血管损伤,血管通透性短暂性增加所致。临床表现为头痛、恶心、呕吐,甚至原有的神经功能障碍加重。

处理措施:20%甘露醇脱水治疗和地塞米松治疗一般可明显改善此类症状。行动态CT检查或MR检查观察水肿变化,根据水肿程度及患者的临床症状调整治疗方案。

3. 癫痫发作 部分患者治疗后出现癫痫发作,大多为出血或水肿所诱发。中央前回等区域的病变更容易引起此类并发症。

防治措施:对于易发生癫痫的病变或有癫痫病史者,SRS治疗前及治疗后需预防性使用抗癫痫药物。对于治疗后发生癫痫者,立即予以对症治疗控制癫痫发作,同时尽早行CT检查以明确有无出血或水肿。对于有急诊手术指征者应尽早安排手术治疗。无手术指征者予以20%甘露醇脱水、地塞米松治疗、抗癫痫治疗及其他各项对症支持治疗。监测患者内环境各项指标变化及患者生命体征。根据患者病情随时调整治疗方案。病情稳定出院后仍需长期服用抗癫痫药物。

二、迟发期反应

迟发期反应常见于白质,与持续性脱髓鞘、神经发生减少和神经干细胞分化改变、氧化损伤引起的炎症反应以及导致缺血和毒性神经兴奋的微血管破坏有关。

(一)颅神经损伤

对于神经源性病变或邻近颅神经的病变,SRS治疗后可出现相应的神经功能损伤。

1. 视神经损伤 视神经相较于其他颅神经更为脆弱,对于邻近视神经的病变,如巨大垂体瘤、鞍结节脑膜瘤、颅咽管瘤、眼眶内肿瘤等,因病变位置的原因,患者行SRS治疗后存在视通路受损、视力下降甚至失明的风险。

视通路受损者的临床症状由损伤部位决定。例如,视神经受损可导致同侧单眼视力丧失,而视交叉中部的交叉纤维受损可引起双眼颞侧偏盲。

国外一项对视神经和视交叉的剂量-体积的临床正常组织效应定量分析(QUANTEC)显示,当视神经受照剂量超过 12 Gy 时,发生视神经放射性损伤的风险明显上升。曾有学者报道,单次予以 10 Gy 剂量照射时,放射性视神经病变发生的风险约为 1%。

防治措施:对于邻近视神经的病变,制订治疗计划时,建议视神经受照剂量不超过 9.5 Gy。在因肿瘤过大、邻近或完全包裹视神经,无法实现所要求的处方剂量的情况下,可考虑剂量分割治疗,间隔时间为半年左右,这样能明显降低视神经受损风险。

此外,建议使用高分辨率磁共振成像,以清楚地勾画视通路的走行区域,尽可能降低视通路受损的可能性。

对于已出现视神经损伤的患者,可予以神经营养因子、激素等药物治疗。有研究表明,贝伐珠单抗对放射性视神经病变患者也有一定的视力改善作用。另外,早期行高压氧治疗,对视力的恢复也会有所帮助,但效果可能仅限于暂时的部分缓解。

2. 面神经、前庭神经和耳蜗损伤 面神经放射性损伤可引起面瘫,前庭神经和耳蜗放射性损伤可引起感音神经性耳聋。处方剂量与上述神经损伤的风险呈正相关。有研究表明,周边剂量超过 13 Gy 时,治疗后出现面瘫和听力受损的风险明显增加。耳蜗受照剂量超过 4.5 Gy 时,治疗后出现听力下降的风险亦会明显增加。

防治措施:对于面听神经相关的肿瘤,选择合适的处方剂量制订治疗计划,耳蜗受照剂量应不超过 4.5 Gy。对于体积过大的病变,可适当降低处方剂量,或进行剂量分割治疗。

对于已有面听神经功能受损的患者,可予以脱水、激素治疗及神经营养药物对症处理,必要时可早期行高压氧治疗。

3. 其他颅神经损伤 动眼神经、滑车神经、外展神经受损后患者可出现眼睑、眼球的活动障碍,伴上睑下垂、复视、斜视等症状。三叉神经受损者可出现面部感觉异常及咀嚼无力等症状。后组颅神经受损者会有声音嘶哑、饮水呛咳、吞咽困难等表现。

防治措施:按照神经鞘瘤的推荐剂量(周边剂量 12~13 Gy)制订治疗计划。对于体积过大者,可考虑适当降低处方剂量,或进行剂量分割治疗。对于已出现相应颅神经损伤症状者,可予以脱水、激素治疗及神经营养药物对症处理,必要时可早期行高压氧治疗。

(二)放射性坏死

放射性坏死一般发生在 SRS 治疗后的 6~24 个月,接受再程治疗后可较早出现,亦有治疗 10 余年后才出现放射性坏死的病例报道,但较为罕见。

目前尚不能完全阐明放射性坏死的病理生理机制,主要学说有血管损伤学说和胶质细胞学说。前者认为电离辐射破坏了血脑屏障,引起放射性坏死进展;后者认为电离辐射引起少突胶质细胞损伤和脱髓鞘病变,造成瘤周组织缺氧和水肿,从而导致放射性坏死进展。

1. 危险因素 SRS 治疗后出现放射性坏死的危险因素包括再程照射(既往接受过全脑放射治疗或 SRS 治疗)、处方剂量、靶区体积、靶区位置以及是否使用靶向药物和化学治疗药物等。

研究表明,病灶体积越大,SRS 治疗后出现放射性坏死的可能性越高。处方剂量与放射性坏死的风险呈正相关。对于体积过大的病灶,建议优先行外科手术切除病灶,术后如有残留再行 SRS 治疗。不愿接受外科手术者可行分割(剂量分割或容积分割)立体定向放射治疗。

接受再程治疗者相较于初次接受放射治疗者发生放射性坏死的风险明显增加,合理选择再程治疗的时间有助于降低放射性坏死的发生率。

使用免疫治疗或者靶向治疗亦是发生放射性坏死的危险因素。Colaco 等研究发现,同时接受 SRS 治疗和免疫治疗或靶向治疗的患者发生放射性坏死的比例相较于单独使用 SRS 治疗的患者更高。另有国外学者研究发现,在靶向治疗期间行 SRS 治疗,1 年内放射性坏死的发生率明显增加,而在使用血管内皮生长因子受体酪氨酸激酶抑制剂(VEGFR-TKI)和表皮生长因子受体酪氨酸激酶抑制剂(EGFR-TKI)时,尤其明显。同步化学治疗也可增加原发性脑肿瘤和转移性肿瘤发生放射性坏死的风险。

2.放射影像学特点　放射性坏死的诊断一直是 SRS 的难点,它在影像学上很难与肿瘤复发区分。事实上,有相当一部分病例并不能完全划分为放射性坏死或肿瘤复发,而是居于二者之间,以某一种表现为主。放射性坏死在磁共振 T1 增强序列上通常表现为不规则的花环样强化(图 23-1),边缘不规则,T2WI 上可见明显的瘤周水肿。磁共振灌注和波谱分析对鉴别放射性坏死和肿瘤复发有一定的价值。此外,通过选择不同的示踪剂,PET 在二者的鉴别诊断上也表现出了良好的应用前景。

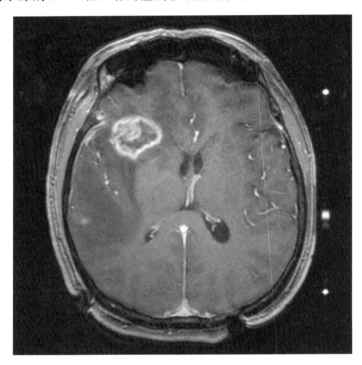

图 23-1　脑转移瘤伽玛刀治疗半年后复查见靶区放射性坏死

3.病理生理学　放射性坏死主要由放射治疗所致的血管损伤和脑实质损伤引起。

血管内皮细胞在放射治疗中受到损伤,引起神经酰胺表达水平上调,后者可诱导内皮细胞凋亡。这一过程中还会出现毛细血管密度降低、直径增加以及基膜增厚等变化。此外,电离辐射还可引起活性氧增加,诱发炎症反应,释放血管内皮生长因子(VEGF)、TNF-α 等细胞因子,最终引起小血管纤维素样坏死,导致脑实质缺血和脑细胞死亡。

放射治疗还会直接损伤脑实质内的少突胶质细胞和星形胶质细胞,导致白质脱髓鞘和坏死。这些坏死的细胞不易被清除,会进一步加重炎症反应并刺激血管,导致周围组织水肿。

4.防治措施　对于体积过大的病灶,建议优先手术切除或行分割治疗,不同病灶的分割方式需根据病灶的实际特点及与邻近重要结构的关系而定。

对于已接受靶向治疗、免疫治疗或化学治疗的转移瘤患者,建议将处方剂量设定为比正常剂量略低。

再程治疗的再次治疗时间仍需慎重,过早的再次干预将增加放射性坏死的风险。

对于已出现放射性坏死的病例,首先予以甘露醇脱水和地塞米松对症治疗,如改善不明显,可予以甲强龙冲击治疗,一般可在短期内缓解症状,然而远期效果一般不佳。对于甘露醇和激素效果不佳的放射性坏死病例,可考虑使用贝伐珠单抗。

VEGF 抑制剂贝伐珠单抗目前已被广泛应用于放射性坏死的治疗。贝伐珠单抗具有抗血管生成和抑制辐射诱导的细胞分泌 VEGF 的作用,使血管正常化并改善组织缺氧情况。国内外已有众多病例报道证实,合理使用贝伐珠单抗可让放射性坏死患者获益,无论是症状还是影像学表现上均有明显改善。然而需要注意的是,受限于适应证,目前贝伐珠单抗在转移瘤以外的病种中的应用仍然受限,需警惕使用后可能出现的并发症,在使用前需向患者及其家属交代可能出现的并发症,并签署知情同意书。

（三）囊性变

SRS 治疗后出现囊性变是一种并不少见的远期并发症。囊性变的形成机制目前尚不完全清楚,一般认为与放射治疗所致的瘤内反复微出血以及血管壁的通透性增加有关。有学者认为病灶的性质以及靶区的反复照射与囊性变的形成亦有相关性。

防治措施:SRS 治疗后发生的囊性变,若引起明显的占位效应,患者出现临床症状加重,建议外科手术干预,条件允许时也可通过置入 Ommaya 囊或穿刺置管抽液改善症状。

（四）脑干损伤

邻近脑干的肿瘤在接受 SRS 治疗后有发生脑干损伤的风险,可在治疗后数月至数年发生,很难与疾病进展进行区分。根据受影响部位的不同,对脑干的放射性损伤可导致颅神经出现暂时或永久性的功能障碍,延髓功能受损甚至可能引起呼吸和循环功能障碍而危及生命。一旦发生严重的脑干损伤,其后果往往是致命的,因此在制订治疗计划时需密切注意脑干的受照剂量。临床正常组织效应定量分析（QUANTEC）建议脑干的最大受照剂量为 12.5 Gy。国外有研究表明,分割立体定向放射外科治疗有助于降低脑干损伤的发生率。

防治措施:单次治疗时建议正常脑干受照剂量不超过 12 Gy,对于转移瘤等需要高处方剂量的病变,可考虑进行剂量分割以降低单次治疗时脑干损伤的发生风险。已发生脑干放射性损伤的患者,予以甘露醇和激素对症治疗,效果不佳者可尝试使用贝伐珠单抗。

（五）垂体功能减退

垂体功能减退是垂体腺瘤等鞍区病变接受 SRS 治疗后的一种常见并发症。在发生垂体功能减退并发症的患者中,约 60.5% 伴有单项激素缺乏,约 39.5% 伴有多项激素缺乏。常见的激素改变为皮质类固醇、促甲状腺激素、促性腺激素、生长激素和抗利尿激素缺乏。

国外一项伽玛刀治疗垂体腺瘤后垂体功能减退的多中心研究显示,治疗后 1 年、3 年、5 年、7 年和 10 年的垂体功能减退发生率分别为 7.8%、16.2%、22.4%、27.5% 和 31.3%。研究也分析了相关危险因素,如较低的等剂量曲线、整个鞍区作为靶区、肿瘤类型为功能性垂体腺瘤等。这些危险因素也间接地表明,对鞍区进行范围过大和剂量过高的照射将增加治疗后发生垂体功能减退的风险。然而,更高的照射剂量有利于实现功能性垂体腺瘤更高的内分泌缓解率和肿瘤控制率,因此,如何选择合适的剂量和靶区,在控制肿瘤、实现内分泌缓解与避免发生垂体功能减退之间寻找一个平衡点,对 SRS 治疗医生而言是一个挑战。

防治措施:①建议使用高分辨率磁共振成像,联合影像学专家,准确判断出肿瘤和正常垂体的范围。②根据肿瘤的性质,选择合适的处方剂量及等剂量曲线。③如非必要,尽可能避免对全鞍区进行照射。④在对接受鞍区病变 SRS 治疗的患者随访期间,应定期监测垂体功能。已发生垂体功能减退者,需予以激素对症治疗。

（六）卒中

SRS 治疗后出现卒中者并不少见,尤其见于动静脉畸形（AVM）及部分恶性肿瘤的治疗后。AVM 患者在接受 SRS 治疗后出现卒中,原因可能为引流静脉闭塞,血流动力学发生改变,灌注压升高,破裂风险增加。此外,供血动脉闭塞后,新生脆弱的血管可引起反复的出血,这也可能是颅内肿瘤患者接受 SRS 后发生卒中的原因。国内有研究表明,有高血压病史、肿瘤卒中史、肿瘤血供丰富或肿瘤恶性程度高均为 SRS 治疗后发生卒中的高危因素。

防治措施:①制订 AVM 治疗计划时需尽可能避开引流静脉,避免引流静脉过度照射而引起早期闭塞。②有高血压病史者需控制好血压。③嘱患者保持良好的生活作息,禁烟禁酒,避免劳累、激动。④患者治疗后需终生随访,定期复查,如有不适及时复查。⑤对于已发生卒中者,根据患者的实际病情选择保守治疗或外科手术干预。

(七)继发恶性肿瘤

继发恶性肿瘤是 SRS 治疗后的一种潜在远期并发症,较为罕见。诊断标准目前认为是肿瘤发生在照射野内、有足够的潜伏期、组织学类型上与原发肿瘤不同、无其他相关病理表现。SRS 诱发恶性肿瘤的发病机制被认为是多个方面的,目前尚未完全阐明。部分学者认为是辐射所致的癌基因激活及抑癌基因失活,亦有专家认为是放射治疗引起细胞内 DNA 损伤和修复过程中发生突变所致,另外,遗传的易感性以及机体自身的免疫功能亦被认为与之有关。

国内外已有良性脑膜瘤治疗后出现恶变的较多病例报道,神经鞘瘤恶变以及垂体瘤治疗后继发垂体癌的病例亦有少量报道。脑膜瘤、神经鞘瘤等颅内良性肿瘤本身存在自发恶变的倾向,国外有多项研究统计分析对比肿瘤的自发恶变率与 SRS 治疗后的恶变率,但是其结果存在争议。目前主流的观点仍然认为 SRS 治疗的确会在一定程度上增加肿瘤恶变的风险。

防治措施:对于 SRS 治疗后出现的继发恶性肿瘤,目前尚无规范的治疗指南。一旦肿瘤发生恶变,大多提示预后不良。接受 SRS 治疗的患者需坚持终生随访和定期复查。继发恶性肿瘤与肿瘤原位复发的鉴别一般较为困难,当治疗区域的病灶与原肿瘤在影像学上表现出较大差异时需高度警惕,条件允许时可通过外科手术取得病理结果,以达到早期诊断、早期治疗的目的。

(八)脱发

相较于全脑放射治疗,SRS 治疗可将剂量集中控制在靶区内,靶区外的受照剂量极小,治疗后出现脱发的情况较为少见,且大多为可逆性。

防治措施:制订治疗计划时,头皮的受照剂量建议不超过 9 Gy。嘱患者出院后注意休息,加强营养。

三、总结

随着临床治疗经验的积累以及各项研究的不断深入,SRS 在颅内疾病的治疗中发挥着越来越重要的作用,然而治疗后可能出现的各项并发症仍然不可忽视。这些并发症若不能得到有效的控制,患者的生活质量和日常功能亦会受到极大的影响。

在实施 SRS 治疗之前,必须充分考虑和讨论其风险和获益,对于可能出现的并发症制订一套防治预案。值得注意的是,放射治疗后的病理生理变化过程是极为复杂和多变的,应该仔细评估何种治疗方案对患者最为合适,不能一概而论,需在随访过程中根据病情变化随时调整治疗方案。

随着贝伐珠单抗等药物在 SRS 中的应用越来越广泛,曾经难以治疗的各类严重并发症(如放射性坏死和放射性水肿)的控制率越来越高。这使得放射外科医生能够更加大胆地探索更加有效的治疗方案。尽管大多数并发症难以避免,但是可以选择合适的治疗方案帮助患者减轻症状,有效提高患者的生活质量。

参 考 文 献

[1] 潘炎炎,陈应瑞,李伟雄.甲强龙冲击治疗放射性脑病的临床研究[J].实用医学杂志,2001,17(11):111-112.

[2] Boothe D,Young R,Yamada Y,et al. Bevacizumab as a treatment for radiation necrosis of brain metastases post stereotactic radiosurgery[J]. Neuro Oncol,2013,15(9):1257-1263.

[3] Chen N,Du S Q,Yan N,et al. Delayed complications after gamma knife surgery for intractable epilepsy[J]. J Clin Neurosci,2014,21(9):1525-1528.

[4] Dhanachai M,Theerapancharoen V,Laothamatas J,et al. Early neurological complications after stereotactic radiosurgery/radiotherapy[J]. J Med Assoc Thai,2001,84(12):1729-1737.

[5] Ganz J C. Complications of gamma knife neurosurgery and their appropriate management[J]. Acta

Neurochir Suppl,2013,116:137-146.

［6］ Hafez R F,Morgan M S,Fahmy O M. An intermediate term benefits and complications of gamma knife surgery in management of glomus jugulare tumor[J]. World J Surg Oncol,2016,14(1):36.

［7］ Majhail N S,Chander S,Mehta V S,et al. Factors influencing early complications following gamma knife radiosurgery. A prospective study[J]. Stereotact Funct Neurosurg,2001,76(1):36-46.

［8］ Vachhrajani S,Fawaz C,Mathieu D,et al. Complications of gamma knife surgery:an early report from 2 Canadian centers[J]. J Neurosurg,2008,109(Suppl):2-7.

［9］ Williams B J,Suki D,Fox B D,et al. Stereotactic radiosurgery for metastatic brain tumors:a comprehensive review of complications[J]. J Neurosurg,2009,111(3):439-448.

（姚东晓　王飞跃　赵洪洋）

第二十四章 立体定向放射外科治疗中小概率的大问题

立体定向放射外科(SRS)临床实践中产生副作用是小概率事件,但其给患者造成的医源性损伤往往是个大问题,甚至会危及生命,并给医患心理留下较深的创伤。要充分认知这些小概率事件,尽量避免它们发生。本章与第二十三章同是讨论放射外科的并发症,但本章侧重点是介绍笔者在临床实践中遇见的一些个案,目的是再次警醒医者小心用好伽玛刀治疗这个高科技的治疗手段。

伽玛刀治疗的副作用是指与放射线相关的不良影像学和病理生理学改变,引发新的症状,或使原有临床症状和体征加重。虽说伽玛刀治疗能精准聚焦、杀伤靶区内病变组织,靶区外的放射线能量急剧衰减,从而保护周边脑组织的功能,但是,对一些体积较大或靶区内有正常组织的病灶,或紧邻放射敏感组织的病灶,放射治疗都可能增加治疗副作用的发生风险。传统上按时间划分,放射治疗的副作用包括:①急性型,发生在治疗期间至治疗后 1 个月;②早期迟发型,发生在治疗后 1~6 个月;③晚期迟发型,发生在治疗结束 6 个月后。放射性脑损伤多采用美国国家癌症研究所-不良事件通用术语标准(NCI-CTCAE)进行分级,可分为 6 级:0 级,无症状;1 级,症状轻微;2 级,中等症状,日常生活能力受限;3 级,严重症状,生活自理能力受限;4 级,出现威胁生命的并发症,需要医疗手段介入;5 级,死亡。

第一节 放射线对正常组织的损伤

10%~20%的患者在 SRS 治疗结束后发生急性型放射反应,程度多在 NCI-CTCAE1~2 级,经休息及药物对症治疗,治疗次日午后逐渐好转,恢复正常。早-晚期迟发型放射反应包括脑水肿、坏死、迟发囊性变等;据大宗病例报道,永久性、不低于 3 级的毒性反应发生率为 5%~10%(治疗参见第二十三章)。

颅内神经、血管对放射线的耐受能力是不同的,如何在控制肿瘤的同时,保护好正常组织的功能是治疗成功的关键所在。为此,笔者在临床实践中特别关注一些"特定部位"和"特定病变",特定部位包括蝶鞍上区、海绵窦区、脑干等处,特定病变指一些功能性组织本身的病变,如垂体腺瘤、听神经瘤等。

蝶鞍上有垂体柄、下视丘和视交叉等重要组织结构,伽玛刀治疗时若这些结构受损,患者会在治疗后 1~2 年出现不可逆的视力减退、垂体功能减退等;下丘脑受损时,如不及时有效治疗则会危及生命。视路被认为是所有颅神经中对放射线最敏感的神经,其对放射线的一次接触剂量不大于 9 Gy,其直接受损的概率小于 1%;垂体柄一次受照 15~17 Gy 可能会增加垂体功能减退的发生率;下丘脑耐受剂量并不清楚,但治疗功能性垂体瘤时,较高周边剂量或设备误差等因素,可导致下丘脑放射性损伤,引发严重临床症状(图 24-1、图 24-2)。海绵窦外侧壁有第Ⅲ、Ⅳ、Ⅴ对颅神经,海绵窦内有第Ⅵ对颅神经和颈内动脉通过。文献报道伽玛刀治疗后血管、神经受损的概率为 0~5%。笔者近 30 年的经验证实,海绵窦外侧壁的处方剂量不大于 15 Gy 时,患者未发生相应颅神经永久性损伤。脑干纵向分为中脑、桥脑及延髓,前后向划分为腹侧(主要为锥体束走行)和背侧(颅神经核团所在),脑干有脑中之脑的称谓,该区域病变的治疗极具挑战性。SRS 治疗的临床实践证实,颅神经中特殊感觉神经对放射线最敏感,如视神经和听神经,其次为躯体感觉神经,再者是运动神经。视神经一次受照剂量为 8~10 Gy,相对安全;治疗听神经瘤时,面神经一次接受 14 Gy 以下的剂量可以很好地保护面神经功能,并能长期有效控制肿瘤。对于运动神经,一次承受不大于 18 Gy 的照射剂量,一般不会造成神经功能障碍。颅神经受损的风险与神经受照射的时间长短紧密相关,小体积肿瘤与相关颅神经接触少,可以选择允许范围内较大的处方剂量;反之,则用较小的处方剂量。对于特定病变,在治疗的同时也可能会影响其正常功能,如垂体腺瘤患者在放射治疗后发生远期垂体功能减退,听神经瘤患者在放射治疗后发生听神经损伤,一些包含正常脑组织的AVM病灶在放射治疗后出现远期副作用(图 24-3),都会加大治疗副作用的发生风险,制订治疗计划时要高度警觉。放射线对神经的直接损伤往往是难以恢复的。

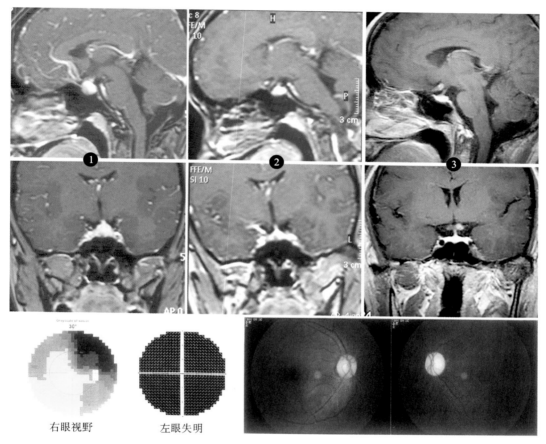

右眼视野　　　　左眼失明

图 24-1　放射线相关视神经损伤病例:患者,女,26 岁;因垂体腺瘤接受伽玛刀治疗(设备及治疗计划不详),治疗 3 年后双眼视力下降,至左眼失明;上图分别为治疗前①、治疗后 2 年②和 4 年③的 MRI 矢状位、冠状位图像,图③可见视交叉左侧强化信号;下图为治疗 4 年后的眼科检查资料,左眼视神经萎缩、失明;可能与放射性损伤相关

　　伽玛刀治疗后的大血管损伤虽罕见,但不断有零星报道;一般在治疗后数月至数年(4 年后)出现受照区域的血管狭窄/闭塞,和(或)增生性病变(血管畸形/动脉瘤)。颈内动脉(ICA)狭窄/闭塞一般发生在累及海绵窦的脑膜瘤或垂体腺瘤等治疗后,迄今报道不超过 20 例。一项专项分析表明,Hirsch 2～3 级的海绵窦脑膜瘤,在伽玛刀治疗后 5 年和 10 年的 ICA 狭窄/闭塞的发生率分别为 7.5% 和 12.4%,而 5 年和 10 年症状性缺血性卒中的发生率均为 1.2%;ICA 狭窄发生的中位时间为治疗后4.8年;因为侧支循环的代偿,大多数患者并未出现临床症状。SRS 治疗导致血管损伤的因素可能包括患者年龄、自身状况、治疗剂量、肿瘤的生长方式等。在处方剂量范围内的剂量学影响因素尚不是十分清楚,但多数作者仍建议,治疗海绵窦区病变时,要尽量降低 ICA 受照剂量(<20 Gy),并保证靶点热区的避让。伽玛刀治疗对中、小脑血管的损伤不时可见,是由多因素决定的,要特别警惕并发高血压、糖尿病、高脂血症等基础病变,且放射治疗病灶位于脑干等重要部位的中老年患者,见图 24-4。

　　血管增生性病变包括原有血管增生和新生血管形成,其病理表现为海绵状血管畸形样改变,甚至可以有烟雾状血管形成。动脉瘤可发生在放射线波及的血管上,一般呈梭形,并可破裂出血,或在手术中被发现。笔者所在中心治疗了 1700 例听神经瘤患者,其中 1 例患者在伽玛刀治疗后 5 年出现患侧的三叉

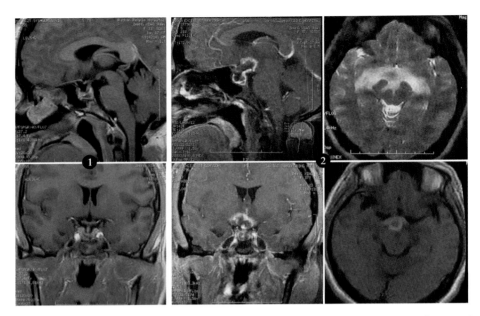

图 24-2   放射线相关下丘脑损伤病例：患者，女，36 岁；因垂体腺瘤（GH 型）术后（图①）生长激素
水平仍明显高于正常，接受两次伽玛刀治疗（设备及治疗计划不详）；治疗后 3.5 年（图
②）MR 矢状位、冠状位和轴位图像显示，蝶鞍上和下丘脑区域呈花斑样强化，伴周围大
片水肿；患者失明及体温调节功能紊乱，肢端肥大症状亦未得到满意控制

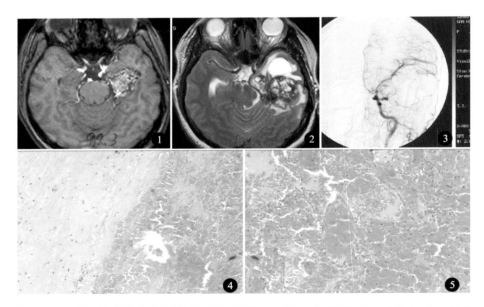

图 24-3   伽玛刀治疗脑动静脉畸形（AVM）的远期副作用，病灶局部包裹性出血，伴囊性变

神经痛症状，在随后的随诊影像上发现肿瘤腹侧的小脑前下动脉（AICA）动脉瘤形成，并逐渐增大，伽玛
刀治疗后 13 年，动脉瘤形成明显的占位效应，但患者拒绝有创性的干预治疗，伽玛刀治疗后 16 年的随诊
影像显示，动脉瘤体积自行缩小，见图 24-5。

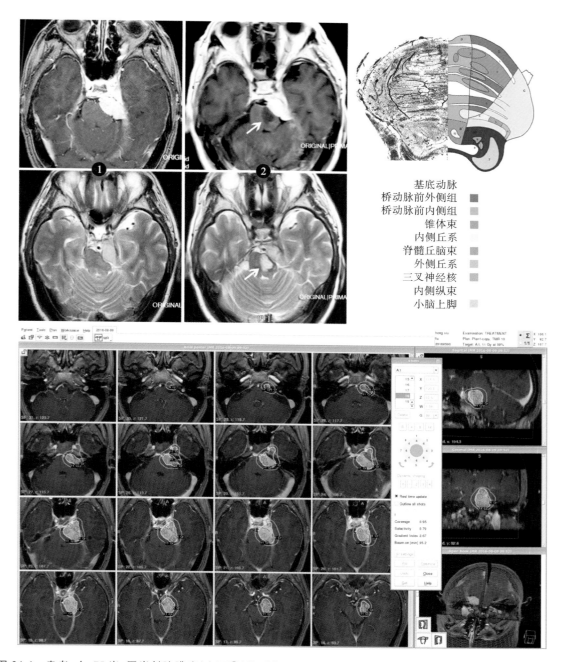

图 24-4　患者，女，75 岁；因岩斜脑膜瘤（上图①）接受伽玛刀治疗，下图为伽玛刀治疗计划：处方剂量 11 Gy，等
剂量曲线 50%，梯度指数（GI）2.67；治疗 5 年后发生脑干（桥动脉分布区域）梗死（上图②白箭头指示
处）

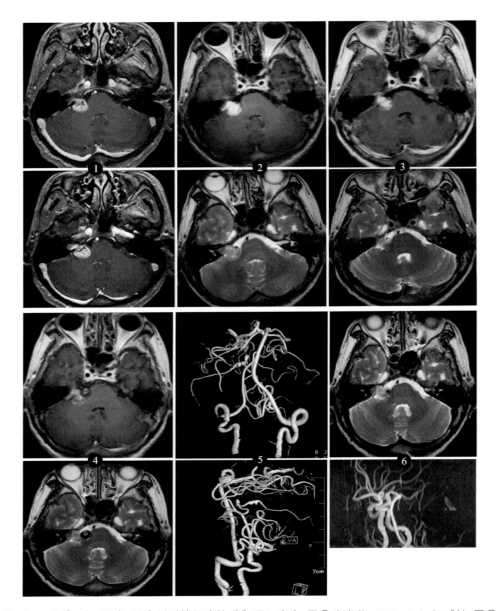

图 24-5　患者,女,45 岁;因右侧听神经瘤接受伽玛刀治疗,图①为定位 MRI,13 Gy(45％);图②
③④分别为治疗后 8 年、12 年和 13 年的随诊 MRI 影像,显示肿瘤控制尚可,患者一直
主诉发作性右面部痛;复查的影像表明,肿瘤腹侧有一扩张的血管,逐渐形成动脉瘤样
改变,图⑤为治疗后 13 年的 DSA 影像,显示右侧小脑前下动脉梭形动脉瘤;治疗后 16
年,未经任何干预治疗,动脉瘤自行缩小(图⑥)

第二节　治疗相关的间接并发症

治疗相关的间接并发症是指非放射线直接损伤、病变控制过程中发生的一些不良事件,如 AVM 疗
效等待期的再出血、肿瘤卒中和肿瘤假性进展等,造成临床症状加重。由于伽玛刀治疗并未真正将病变
取出,如 AVM 患者行伽玛刀治疗后,从血管内皮损伤、增生,至畸形血管腔完全闭塞需要 1 年以上的时
间,在此期间,AVM 仍然存在自发性出血的可能性,理论上伽玛刀治疗并不会促进畸形血管团出血,随
畸形血管腔的逐渐闭塞,出血的程度应该减轻;但只要畸形血管腔没有完全闭塞,就依旧存在出血风险。
肿瘤接受放射线照射后还会长期存在于颅内,一些未被直接杀死的肿瘤细胞,以及逐渐缺血死亡的肿瘤细胞依旧会遵循肿瘤自身的发展规律,产生继发性病理学改变,如肿瘤卒中、影像学上明显的出血等,患者的症状往往会突然加重,甚至需要手术干预。又如神经鞘瘤等经常反复发生微出血、微囊性变,甚至造成肿瘤"假性进展",若患者不伴有明显的临床症状,无须过多干预,在后续的随诊中肿瘤还会继续皱缩。

第三节 放射线诱发新肿瘤或恶变

所有放射治疗都存在辐射暴露随机效应,伽玛刀治疗也不例外。SRS 治疗精准聚焦,靶区体积小,散射线也少,对病灶产生致死性杀伤作用,相较于多次、低剂量、较大范围照射的常规放射治疗,SRS 治疗明确降低了放射线的致畸效应。目前放射治疗诱发新肿瘤的定义仍采用 CAHAN 的标准:①发生在照射野中;②放射治疗前不存在;③诱发肿瘤的组织学类型有别于原发者;④没有已知的继发恶性肿瘤的遗传倾向。关于放射线引发肿瘤恶变定义的标准如下:①放射治疗前,必须有非恶性肿瘤的病理或影像学证据;②恶变必须发生在放射治疗的范围内;③在放射治疗与恶性肿瘤引发临床表现之间必须有一个较长的无症状潜伏期,比 5 年"治愈"期要长;④恶性肿瘤必须得到组织学证明。

迄今世界范围内接受过伽玛刀治疗的患者已超过百万例,治疗诱发新肿瘤的报道不过数十例,估计诱发新肿瘤的概率在 SRS 治疗后的 5~30 年不超过 1‰。至于治疗引发肿瘤恶化的问题,笔者曾对伽玛刀治疗前后的 9 个病理标本进行了增殖指数的比较,并对 21 例伽玛刀治疗后再手术的患者的病理标本行病理学形态分析,未见到放射治疗后肿瘤细胞增殖更活跃的迹象。一组国际多中心的专项队列研究显示,与伽玛刀治疗相关的颅内恶性肿瘤的总发生率为每年 6.80/10 万患者,或 10 年以上的累积发病率为 0.00045%;这与欧美国家统计的普通人群的原发中枢神经系统恶性肿瘤的发病率(每年(3.1~9.1)/10 万患者)相似。有资料表明,伽玛刀治疗后 15 年脑膜瘤恶变率为 2.4%;然而 WHO Ⅰ级脑膜瘤自身发生恶性进展的可能性为 0.16%~5%。分子病理学研究表明,这些去分化的肿瘤细胞的恶变与其本身的基因特征相关,包括 TERT 启动子突变和 CDKN2A/B 缺失等。

关于听神经瘤,2014 年 Seferis 等对散发性听神经瘤恶变的病例进行荟萃分析,按 CAHAN 标准估算,放射治疗后 20 年听神经瘤发生恶变的风险为 15.6/10 万患者,约 10 倍于自然发生的风险((1.09~1.74)/10 万患者)。2019 年,有研究者将伽玛刀治疗后恶变的听神经瘤患者分为 2 组,第一组 9 例,伽玛刀治疗为首选方法,未得到病理证实。第二组 10 例严格按 CAHAN 标准评判,发生恶变的中位潜伏期为 76 个月(范围 24~156 个月),中位生存期仅 10 个月(范围 1~13 个月)。实际上同期接受伽玛刀治疗的听神经瘤病例超过 10 万例,虽然尚不能准确估算伽玛刀治疗引发听神经瘤恶变的概率,但事实足以证明这是个风险极低的事件。尽管如此,治疗前也要充分告知,使患者意识到这个潜在的致命风险。笔者认为,对于放射治疗诱发新肿瘤和(或)肿瘤恶变的问题,既不能掉以轻心,更不能因噎废食,与其他治疗颅内肿瘤的方法相比,伽玛刀治疗是相当安全的。

第四节 治 疗 失 控

伽玛刀治疗后肿瘤失控、继续生长,或血管畸形出血、囊性变等,需要开颅手术再治疗的病例也并不多。笔者所在中心近 30 年的伽玛刀治疗实践中,这个概率约为 5%。关于伽玛刀治疗会增加开颅手术难度的问题,不能一概而论;如果伽玛刀治疗后 1 年左右,由于放射治疗副作用,患者临床症状加重,需开颅切除肿瘤,手术难度会增加;但若伽玛刀治疗数年后,由于肿瘤真性复发,或囊性变、出血等,需要开颅干预,手术难度未必一定会增加,尤其是对于伽玛刀治疗前已历经数次手术的患者。选择好伽玛刀治疗的适应证,再加上手术"真功夫"的保驾,即使不幸发生了肿瘤失控,多学科给予诊疗意见,也可让患者得到进一步安全、有效的治疗。

笔者将影响伽玛刀治疗副作用的因素分为可控因素和不可控(未知)因素。前者包括适应证的选择,治疗时机的选择,对病变的认知,患者的需求,优良的治疗计划,以及定期的随诊;而不可控因素是我们尚不十分了解的疾病自然发展史、病变本身的复杂性、患者的个体差异,和当前的技术不可及处。在临床工作中,要认真对待每一个可控因素,并用我们的学识和技能尽量弥补不可控因素,将并发症的发生风险降至更低,要充分认识伽玛刀治疗的效果并非立竿见影,放射线对肿瘤的生物学效应甚至会伴随患者终生,需要长期的临床随诊。应做好治疗前的医患沟通,签署治疗知情同意书。如果放射性损伤的发生率大于病变本身的风险,不要选择 SRS 治疗,尤其是青少年良性病变患者;实践、认识、再实践、再认识,让放射外科治疗使患者获益最大化。

参 考 文 献

[1] Al-Mefty O，Kadri P A，Pravdenkova S，et al. Malignant progression in meningioma: documentation of a series and analysis of cytogenetic findings[J]. J Neurosurg，2004，101(2): 210-218.

[2] Wolf A，Naylor K，Tam M，et al. Risk of radiation-associated intracranial malignancy after stereotactic radiosurgery:a retrospective,multicentre,cohort study[J]. Lancet Oncol,2019,20(1): 159-164.

[3] Seferis C，Torrens M，Paraskevopoulou C，et al. Malignant transformation in vestibular schwannoma:report of a single case, literature search, and debate[J]. J Neurosurg，2014，121 (Suppl):160-166.

[4] Goutagny S,Nault J C,Mallet M,et al. High incidence of activating TERT promoter mutations in meningiomas undergoing malignant progression[J]. Brain Pathol,2014,24(2):184-189.

[5] Graffeo C S,Link M J,Stafford S L,et al. Risk of internal carotid artery stenosis or occlusion after single-fraction radiosurgery for benign parasellar tumors[J]. J Neurosurg,2019,25:1-8.

[6] Pollock B E，Link M J，Stafford S L，et al. The risk of radiation-induced tumors or malignant transformation after single-fraction intracranial radiosurgery:results based on a 25-year experience [J]. Int J Radiat Oncol Biol Phys,2017,97(5):919-923.

[7] Riemenschneider M J,Perry A,Reifenberger G. Histological classification and molecular genetics of meningiomas[J]. Lancet Neurol,2006,5(12):1045-1054.

[8] Patel T R,Chiang V L. Secondary neoplasms after stereotactic radiosurgery[J]. World Neurosurg, 2014,81(3-4):594-599.

(刘阿力)

第二十五章　放射外科的计划设计

本章主要针对医科达公司的 Leksell 伽玛刀剂量计划系统(LGP)的计划设计进行介绍。关于其他系统下的计划设计参看相关书籍和计划系统附带手册。

计划制订的主要步骤包括靶区识别、勾画(delineation)、计划设计(treatment planning)。靶区识别主要包括治疗靶区和危及器官(OAR)的识别,而这些区域的自动识别是近年来的研究热点之一。在识别和勾画相应的区域后,即可进行计划设计。当前的计划设计主要方法有基于手工的正向计划和基于计算机自动计算的逆向计划。理论上,一旦识别靶区和 OAR 区,计算机可以自动进行计划设计。因此,近年来很多研究聚焦于靶区自动识别和自动计划设计,这将为放射外科治疗带来本质上的飞跃。

第一节　治疗靶区的识别

放射外科治疗计划制订的第一步是治疗靶区的识别和危及器官的识别,但是否预先勾画靶区,则需要根据各个治疗中心的习惯,LGP 也并未强制要求。近年来几乎所有的文献都在强调靶区的预先勾画。LGP 同样提供了方便的勾画方法。

治疗靶区和真正的病灶并不能完全等同。治疗靶区根据其在影像学上的表现可以分为"占位型""混杂型"和"功能型"三大类。常见的听神经瘤、脑膜瘤和转移瘤等多数可以归为"占位型"靶区,因为多数病灶边界较为明确,与正常组织并不混杂。而"混杂型"靶区有动静脉畸形(AVM)、脑胶质瘤等,上述病灶要么和正常组织混合在一起(如 AVM),要么边界不清很难单独依靠常规 MRI 检查明确(如脑胶质瘤);而癫痫病灶和三叉神经痛等"功能型"靶区通常没有影像学上可以直接分辨的界限,需要根据指南/共识的经验性指导意见进行设定。

一、"占位型"靶区识别

对于"占位型"靶区,在不考虑影像学检查技术差异的情况下,一般将 MRI 或者 CT 增强后强化的区域作为靶区(垂体瘤除外),即所谓肿瘤区(gross target volume,GTV)。但实际的靶区识别往往很困难,需要更多的信息,否则可能发生真实剂量分布的漂移。即便是所谓的清晰"边界",有时并非真正的边界,只是单纯的血脑屏障破坏区域,该现象常见于转移瘤。病灶真实边界的识别需要多种方法联合使用,尤其是在有明显囊性变的听神经瘤等病灶中。近年来关于靶区机器识别的研究也取得了进展。这些研究发现,机器学习在使用多 MRI 序列定位下可以较为准确识别 GTV,并且可以识别其中囊性和实体性的部分。

在某些特殊情况下,判定 RTV 还要考虑生物活性靶区(biological target volume,BTV),由于计算机技术的进步,图像可以自动进行识别。但靶区究竟使用 BTV 还是 GTV 仍然需要临床医生自己做出判断,这在治疗后复发的肿瘤中更需要特别注意,这种情况下,靶区内往往是肿瘤和坏死组织的混合物。

二、"混杂型"靶区识别

"混杂型"靶区的勾画一直非常困难,尤其是动静脉畸形(AVM)病灶。AVM 血管巢中必定有正常脑组织。放射外科治疗时 AVM 血管巢中的脑组织不可避免地被照射。畸形血管本身有供血动脉和引流静脉,在静态的 MRI 图像上,供血动脉很难显示,而混杂的引流静脉有出血风险增加的可能(参看本书相关章节)。因此,如何准确识别需要治疗的靶区一直是亟待解决的问题。近年来,有很多研究进行了探索,多数研究发现,对 DSA 技术的改良或者 CTA 技术的改良,可使病灶准确识别率提高。研究同样表明,联用上述方法可以有效提高对 AVM 靶区的准确识别率。基于计算机技术的算法也为 AVM 靶区的自动勾画创造了有利条件,但目前尚无商品化的软件可以直接使用。

此外,由于 AVM 血管巢中包含脑组织,因此,对于其中的传导束也要进行识别,甚至使用 DTI 技术将其设为 OAR,以避免损伤皮质脊髓束而造成运动功能损伤。使用 DTI 技术识别锥体束,可在某些功能性疾病的治疗中减少并发症。经过处理的 3D-MRS 图像在某些恶性肿瘤的 SRS 治疗中可能也非常重要,该图像可以显示代谢异常的区域,有助于判断"真实"的边界,同时也更符合 BTV 的概念。

三、"功能型"靶区识别

"功能型"靶区在 LGP 的计划设计中比较常见的有三叉神经(治疗三叉神经痛)和颞叶中线硬化导致的内侧颞叶癫痫(MTLE)病灶。治疗三叉神经痛时对靶区的识别应非常慎重,部分有微血管减压手术史的患者神经显示不清,最好进行 AC-PC 矫正后根据对称原则参考对侧神经根查找。靶区设置可以是三叉神经桥前池内的任何一段或者全部,也可以使用神经入脑干区。通常使用所谓"重 T2"(CISS)序列可以清晰显示三叉神经,FEISTA 等扫描层厚非常薄的序列也可以获得三叉神经的解剖形态。

MTLE 目前也是功能放射外科治疗中比较常见的疾病,靶区通常为海马旁区前部,邻近副沟和鼻沟的内嗅区,海马头部,海马体前部,杏仁核复合体的杏仁核。MRI 平扫和 T2/FLAIR 序列可以显示大致的靶区,但对于核团的清晰显影,通常需要对参数进行调整。而就 SRS 治疗计划系统对病灶治疗的参数而言,似乎基于 VMAT 的放射外科较伽玛刀治疗和其他放射外科方法在治疗 MTLE 时的各种参数更好。

第二节　危及器官的界定

需要进行界定的主要危及器官(OAR)有视神经、视交叉、垂体柄、垂体、脑干、耳蜗和其他颅神经。除其他颅神经外的 OAR 的界定可以参考 ESTRO 的指南。

视神经和视交叉:在没有直接破坏鞍区的病变中,完整的视神经和视交叉在 T2 加权像上最容易识别,在视神经管内段,骨质的 MRI 信号可能会对视神经的界定造成干扰,但可以通过逐层定位法找到相应层面的神经走行,即在视神经路径显示清楚的层面确定其前后两级,随后在相应的上下层面找到与之对应的视神经部分。但即便可以使用 LGP 方便地追踪视神经走行,也不是所有的患者都能清晰显示,尤其是在病灶挤压视神经,使其行进路线发生改变时,在这种情况下只能通过视交叉反过来追踪视神经。CT-MRI 双定位可能有助于精确判断视神经位置。视交叉可以通过垂体柄确定,但部分患者可能由于种种原因而出现视交叉下疝,并不能清晰显示,或者形态怪异。可以通过冠状位或者矢状位来显示视交叉,但用轴位重建的图像可能有点困难。视神经和视交叉的剂量限量根据预期的并发症发生率决定,如严格控制在 8 Gy 以下,单次治疗发生神经功能障碍的可能性小于 3%;而剂量为 8～12 Gy 时的发生率为 10%。如果病灶性质为侵袭性,可能需要适当提高剂量,而对于非侵袭性病灶,使用 8 Gy 还是比较合理的选择。

垂体柄的界定主要依靠增强后的 T1 加权像,多数并不困难,而垂体并不一定如此。正常垂体组织在术后往往由于瘢痕、填充物和手术本身损伤等因素而很难鉴别,甚至部分肿瘤和垂体混杂生长,更加难以界定,常常需要辅以冠状位 T1 增强和改良的 MRA 增强序列来辅助诊断。

第三节　放射外科治疗计划的基本原则

任何放射外科治疗在原则上都应该只治疗病变组织而保护正常组织,但由于受限于现有的任何治疗设备和检查手段而无法做到上述要求,因此,现实世界的放射外科治疗应该在尽可能高的精度和尽可能小的治疗范围的前提下治疗病变组织并保护正常组织。不同于多数 LINAC 为基础的治疗设备，伽玛刀并不强调计划内的剂量均匀分布，而是强调在处方剂量线上的剂量锐减。计划的优劣可通过 ICRU 推荐的下列参数进行评估。但必须注意的是，参数的好坏不能完全等同于计划的优劣。疗效和副作用才是判定的最终标准。

治疗体积参数：肿瘤区（gross target volume，GTV），其定义据不同类型的影像学表现而不同，参见上文。

临床靶区（clinical target volume，CTV）：考虑病灶在周边正常组织内的微侵袭的体积，根据病灶具体性质决定外放的标准。

处方等剂量线体积（prescription isodose volume，PIV）即原先所谓的治疗体积（treated volume），为处方剂量线所包绕的靶区体积，也就是实际治疗体积。

治疗靶区（treated target volume，TTV）：原先的命名较为混乱，ICRU 建议统一使用 TTV，通常指靶区被 PIV 覆盖的部分体积。

值得注意的是，ICRU 的推荐标准术语中将伽玛刀和以 LINAC 为基础的放射外科治疗分开讨论，ICRU 报告认为伽玛刀治疗中由于有框架治疗是刚性固定的，很多参数并不需要考虑。但伽玛刀治疗只是 SRS 治疗的一个特例，不应该有特殊的定义，否则很难和其他方法进行比较。应该把伽玛刀治疗放在更大的构架中考虑。

覆盖指数是指靶区被 PIV 覆盖的部分，即 TTV/GTV，覆盖的完整性是病灶良好控制的前提。但不是所有的病灶都可以得到 100% 覆盖，覆盖的完整性取决于很多因素：病灶的形态，对适形性的兼顾，周边 OAR 的存在等。目前的标准建议，要达到 90% 的覆盖率，周边无 OAR 的靶区应尽可能做到 100% 覆盖。

选择性，其定义为 TTV/PIV 值，建议超过 0.9。若要尽可能提高上述参数比值的数值，必须先对靶区进行"精确勾画"，随意地勾画靶区但较为认真地制订计划是无法产生准确的参数的。必须注意，一般情况下不同的医生勾画的靶区是不同的，基于更多的序列和机器学习的计算机自动勾画可能才是最终解决之道。

对于计划优劣的评判，常用的简易评判指标有 Paddick 适形性指数（Paddick conformity index，PCI）：$TTV^2/(PIV \times GTV)$，理论上等于 1 是最佳状态，但几乎不可能达到，ICRU 建议 PCI 要超过 0.85；PCI 的倒数为新适形性指数（new conformity index，NCI），建议不低于 1.18。如前所述，计划制订的参数仅能作为参考，不能作为判断计划优劣的唯一标准。

此外，常用参数还有梯度指数和均一性指数（homogeneity index）。梯度指数是 $PIV_{0.5}/PIV$，即处方剂量的半量的体积和处方等剂量线体积的比值，建议不超过 3，衡量剂量在处方等剂量线附近锐减的趋势。均一性指数的定义为 $(D_{2\%} \sim D_{98\%})/D_{50\%}$，此处 $D_{n\%}$ 指的是覆盖病灶内 $n\%$ 的体积的剂量。均一性评价指标较多，此处定义仅供参考。

计划系统还能提供照射时间、剂量率和靶点数这些指标，上述数据均与生物等效剂量（BED）相关，而 BED 是否有利于预测疗效仍有争议。

周边剂量和等剂量曲线是伽玛刀放射外科计划重要的指标。处方剂量也可以理解为控制或者达到治疗目的所需要的最小有效剂量。目前使用的处方剂量多为经验数值，并没有很强的理论基础，伽玛刀的 BED 计算方式目前多借用放射治疗的线性二次方程，但是否合适仍有争议，可参考本书放射生物学章节。近年来的研究已经推导出基于伽玛刀的 BED 计算公式，可以通过预先计算好的指数或者线性简化方程进行 BED 计算。伽玛刀的等剂量曲线传统上使用 50%，但如要剂量锐减最佳，等剂量曲线约为 40%（平均 38%），等剂量曲线的设定也是较为灵活的，并无硬性规定。

目前的伽玛刀系统可以使用面罩等方法进行剂量分割治疗，目前剂量分割的主要目的是减少副作用和提高疗效。剂量分割的次数以 3~5 次居多，但目前尚未形成统一意见，可以参考 ESTRO/ACROP 的指南。

第四节　正　向　计　划

正向计划即手工计划,可以事先定义靶区和OAR,也可以不定义,但必须先定义剂量矩阵和算法。剂量矩阵在LGP中可通过手工设置位置和大小,也可以通过事先定义靶区由计划系统自动生成。算法目前默认为TMR10算法,新版本的计划系统不可以使用TMR算法,原先使用TMR算法的计划可以进行校正后转化为TMR10算法,便于比较。也可以使用卷积算法。相较于TMR10算法,卷积算法精度更高,但由于现有的SRS治疗数据多来自TMR算法或者TMR10算法,使用卷积算法时是否要进行剂量调整仍有疑问,但使用卷积算法需要进行头部CT,同时对计划系统事先要进行电子密度校正;而且目前的工作站的运算能力在进行卷积算法的剂量计划时速度仍然较为缓慢,每布置一个靶点仍需要很长时间进行运算,而TMR10算法的运算几乎是即刻的。

正向计划可以简单分为两类:第一类,靶区可以被某个尺寸的准直器完全覆盖。该类靶区又可以根据是否可以包含小于上一准直器大小的准直器再分为两类。例如,某病灶可以被16 mm准直器完整覆盖,同时又可以完全包含8 mm准直器,可将其定义为ⅠA类靶区,多见于凸面脑膜瘤和转移瘤;如某病灶仅能被4 mm准直器覆盖,但采用50％等剂量曲线时包含的正常组织仍较多,可以将其定义为ⅠB类靶区,多见于脑内微小转移瘤。第二类,靶区无法被某个特定大小的准直器完全覆盖,仍有部分靶区露在病灶外。第二类靶区通常较大,或者形态不规则,又可以根据在冠状位(重建冠状位也可)上是否平行于轴位分为ⅡA类(平行于轴位),多数肿瘤属于此类;ⅡB类,不平行于轴位,常见的有天幕、海绵窦或者岩斜区脑膜瘤等。

靶区分类主要是由于LGP多靶点时的正态化特性。根据Cheng等的研究,正态化效应可以被靶点合适的权重调整、距离调整和相邻靶点相对扇区使用较小准直器来改善。此外,近年来流行的靶点套叠(也称为虚拟靶点)也可用于分类后的靶区计划,实例可参考图25-1。

正向计划时ⅠA类靶区可以通过SWS技术转化为ⅡA类。常用的方法是使用16 mm和4 mm的同心SWS技术,通过调整4 mm准直器的权重,获得最优化覆盖(在不影响选择性的前提下,尽可能覆盖多的靶区)。随后在没有被处方剂量线覆盖的区域使用合适的准直器(8 mm或者8 mm/16 mm,8 mm/4 mm混合扇区)进行覆盖。使用SWS技术的一大好处是,在SWS的基础上,放置其他准直器通常更容易,正态化效应不明显,多数情况下可以缩短照射时间。

ⅠB类靶区通常通过提高等剂量曲线来提高选择性,或者转化为ⅠA类靶区。原生ⅡA类靶区与ⅠA类转化而来的靶区其实并不相同,原生ⅡA类靶区的正态化效应通常非常明显。可以借鉴Cheng等的研究,也可以降低处方剂量线到40％～45％,使正态化效应减低,从而使计划制订更为简单。但由于ⅡA类靶区通常体积较大,对这类靶区使用逆向计划可能更为简便。

ⅡB类靶区是伽玛刀放射外科制订治疗计划时最为困难的靶区,由于在冠状位上靶区为屋脊样形态,水平面上靶点设置通常为叠瓦状,即便如此,仍然可能出现靶点覆盖时某个层面合适、上下层面却又不足或者过多的情况。需要在框架安装时就考虑到,必要时左右倾斜基础环以使病灶长轴尽量与基础环平行。但由于Leksell框架的特性,左右倾斜的幅度有限,这种情况下选择合适的放射外科治疗方法(如射波刀治疗),可能更为合理。

近年来,低分割或者分阶段放射外科治疗的病例报道越来越多。

正向计划中另一重要参数是伽玛角,伽玛角通常为90°,在矢状位上如病灶长轴与基础环的夹角是前低后高(如视神经走向),伽玛角通常选择70°;如果夹角是前高后低(如顶枕部矢旁脑膜瘤)可考虑使用110°。在立柱和螺钉尾部测量的情况下,Perfexion系统中碰撞现象已经较为少见,但部分极端情况下仍然可能要使用特定的伽玛角来避免碰撞。

Perfexion型号以上的准直器的选择理论上有$4^8-1=65535$种。原则上扇区上混合准直器的差异越大,形态越不规则。灵活使用不同扇区准直器组合目前并无指南,正向计划时使用混合扇区更为困难,

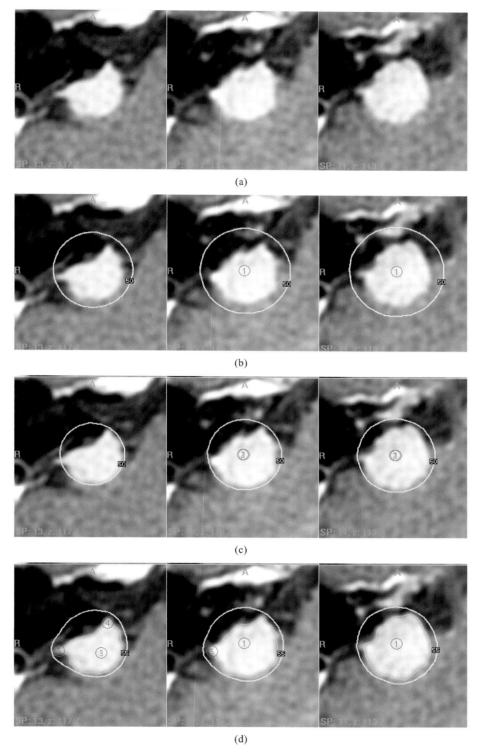

图 25-1　正向计划举例

(a)显示的是 T1 增强图像,可见右颅后窝、内听道后方的脑膜瘤;(b)单个 16 mm 准直器可以完全覆盖病灶,但范围较大,适形性很差;(c)在 16 mm 准直器中使用了同心的 4 mm 准直器,产生了直径介于 16 mm 与 4 mm 之间的一个虚拟准直器;(d)对硬膜尾征部分进行小准直器微调,最后多数可以撤出同心的 4 mm 准直器,调整合适的等剂量曲线后即可制订出满意的计划往往取决于计划制订人员的经验,但逆向计划可通过高效的迭代计算逼近预设方程而较为方便获得。

第五节　逆 向 计 划

基于 LGP 的逆向计划可以通过外挂的第三方软件进行,也可以直接使用计划系统自带的逆向计划 (inverse plan,IP)功能进行。现有的关于逆向计划的研究非常多,这可能是 SRS 治疗计划自动化的趋势使然。

第三方软件有瑞士的 IntuitivePlan(官网 https://intuitivetherapeutics.com),该软件研发于 2019 年,目前版本为 1.0 版本。Paddick 等的研究认为,该逆向计划系统在 AVM 的计划制订中"优于"有经验的人员制订的正向计划,但该系统国内尚未引进。

逆向计划对于靶区和 OAR 的准确勾画要求较高,笔者的经验是在勾画完靶区后可以使用"Margin"功能略外放靶区 0.5 mm,产生较为"宽松"的靶区。随后可以使用全自动和"半自动"的逆向设计。

全自动的逆向设计即使用"fill"功能,"fill"功能唯一可选项为准直器大小,默认值为 50%,即最大和最小准直器的中间值,其意义并非使用 16 mm 或者完全使用 4 mm 的准直器,系统仍然会自动选择不同的准直器扇区组合,制订计划时可以根据病灶大小适当进行调整。最初的计划中靶点数往往非常多,治疗时间也很长,覆盖和选择性很差。随后使用"optimize"功能进行优化。优化时需要勾选删除权重很小的靶点选项,并设定覆盖/选择性的强弱。Xu 等"经验性"建议,使用覆盖参数 0.68,选择参数 0.32,GI 参数选为 0.19,实际工作中笔者多分别设为 0.7、0.3、0.25。对于希望缩短照射时间提高效率的中心,可以将照射时间选项选为 0.5。随后计算机会自动进行方程逼近的迭代计算。由于迭代中计划不一定向着预想的方向进行,可以用"plan"功能多保留几个迭代计算中的计划以便进行比较,挑选较为优化的方程演算计划。通常在目标方程数值不再明显增加时停止迭代,但"不再明显增加"仍然没有确切数值。逆向计划实例可参考图 25-2。

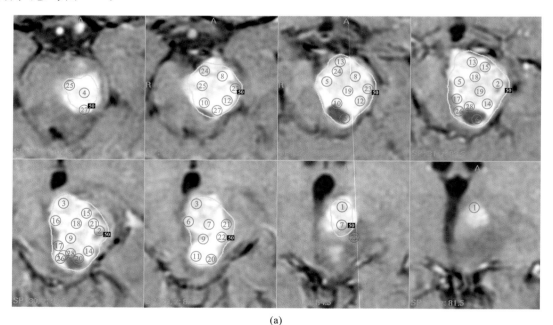

(a)

图 25-2　逆向计划举例

(a)使用"fill"功能后的计划,可见靶点数非常多,且覆盖和适形性也不佳,治疗的照射时间需要 60 min 以上;(b)进行优化,迭代将近 20000 次后,函数值稳定在 0.80 附近,此时靶点数已明显减少,照射时间也缩短到 34 min;(c)为手动优化后的计划,靶点数进一步减少,照射时间缩短到 26 min。整个过程只有 5 min,极大提高了计划效率

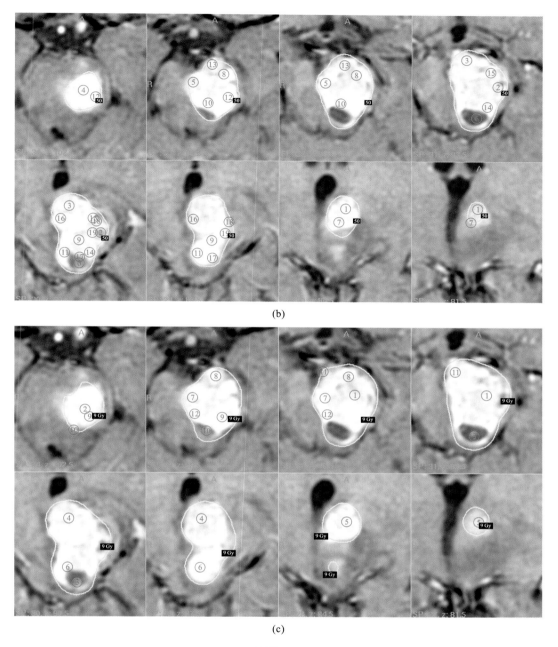

(b)

(c)

续图 25-2

参 考 文 献

［1］ 吴瀚峰,丁建波,潘力,等.CT-MRI 联合定位对立体定向放射外科治疗垂体腺瘤计划制定的影响［J］.中华神经外科杂志,2014,30(10):1008-1011.

［2］ AlKhalili K,Chalouhi N,Tjoumakaris S,et al. Staged-volume radiosurgery for large arteriovenous malformations:a review［J］. Neurosurg Focus,2014,37(3):E20.

［3］ Antończyk-Szewczyk K,Kozłowska B. Analysis of treatment planning parameters in the gamma knife® technique for different prescription isodoses and volumes of meningiomas［J］. Appl Radiat Isot,2021,172:109653.

［4］ Chen K K,Guo W Y,Yang H C,et al. Application of time-resolved 3D digital subtraction angiography to plan cerebral arteriovenous malformation radiosurgery[J]. Am J Neuroradiol, 2017,38(4):740-746.

[5] Cheng H W,Lo W L,Kuo C Y,et al. Forward treatment planning techniques to reduce the normalization effect in gamma knife radiosurgery[J]. J Appl Clin Med Phys,2017,18(6):114-122.

[6] Chung H T,Park J H,Chun K J. Verification of dose profiles generated by the convolution algorithm of the gamma knife® radiosurgery planning system[J]. Med Phys,2017,44(9): 4880-4889.

[7] Cifarelli C P,Vargo J A,Tenenholz T,et al. Gamma knife radiosurgery for arteriovenous malformations using a four-dimensional dynamic volume computed tomography angiography planning system as an alternative to traditional catheter angiogram[J]. Cureus,2018,10 (6):e2788.

[8] Combs S E,Baumert B G,Bendszus M,et al. ESTRO ACROP guideline for target volume delineation of skull base tumors[J]. Radiother Oncol,2021,156:80-94.

[9] Derkaoui Hassani F,Melhaoui A,Dif Y,et al. Integration of three-dimensional magnetic resonance imaging spectroscopy with the Leksell gammaplan radiosurgical planning station for the treatment of brain tumors[J]. Cureus,2019,11(10):e5946.

[10] Eaton D J,Lee J,Patel R,et al. Stereotactic radiosurgery for benign brain tumors:results of multicenter benchmark planning studies[J]. Pract Radiat Oncol,2018,8(5):e295-e304.

[11] Fallows P,Wright G,Bownes P. A standardised method for use of the Leksell gammaplan inverse planning module for metastases[J]. J Radiosurg SBRT,2019,6(3):227-233.

[12] Fallows P,Wright G,Harrold N,et al. A comparison of the convolution and TMR10 treatment planning algorithms for gamma knife® radiosurgery[J]. J Radiosurg SBRT,2018,5(2):157-167.

[13] Gomes J G,Gorgulho A A,de Oliveira López A,et al. The role of diffusion tensor imaging tractography for gamma knife thalamotomy planning[J]. J Neurosurg,2016,125(Suppl 1): 129-138.

[14] Gutschenritter T,Venur V A,Combs S E,et al. The judicious use of stereotactic radiosurgery and hypofractionated stereotactic radiotherapy in the management of large brain metastases[J]. Cancers(Basel),2020,13(1):70.

[15] Hasegawa H,Hanakita S,Shin M,et al. Integration of rotational angiography enables better dose planning in gamma knife radiosurgery for brain arteriovenous malformations[J]. J Neurosurg, 2018,129(Suppl 1):17-25.

[16] Higuchi Y,Yamamoto M,Serizawa T,et al. Modern management for brain metastasis patients using stereotactic radiosurgery:literature review and the authors'gamma knife treatment experiences[J]. Cancer Manag Res,2018,10:1889-1899.

[17] Huss M,Barsoum P,Dodoo E,et al. Fractionated SRT using VMAT and gamma knife for brain metastases and gliomas-a planning study[J]. J Appl Clin Med Phys,2015,16(6):3-16.

[18] Ilyas A,Chen C J,Ding D,et al. Volume-staged versus dose-staged stereotactic radiosurgery outcomes for large brain arteriovenous malformations:a systematic review[J]. J Neurosurg, 2018,128(1):154-164.

[19] Johnson P B,Monterroso M I,Yang F,et al. Clinical evaluation of shot-within-shot optimization for gamma knife radiosurgery planning and delivery[J]. World Neurosurg,2019,123:e218-e227.

[20] Jones B,Hopewell J W. Modelling the influence of treatment time on the biological effectiveness of single radiosurgery treatments:derivation of "protective" dose modification factors[J]. Br J

Radiol,2019,92(1093):20180111.

[21]　Kataria T,Sharma K,Subramani V,et al. Homogeneity index:an objective tool for assessment of conformal radiation treatments[J]. J Med Phys,2012,37(4):207-213.

[22]　Kawasaki K,Matsumoto M,Kase M,et al. Quantification of the radiation dose to the pyramidal tract using tractography in treatment planning for stereotactic radiosurgery[J]. Radiol Phys Technol,2017,10(4):507-514.

[23]　Lee M H,Kim K H,Cho K R,et al. Volumetric changes of intracranial metastases during the course of fractionated stereotactic radiosurgery and significance of adaptive planning[J]. J Neurosurg,2019,133(1):129-134.

[24]　Lee W K,Wu C C,Lee C C,et al. Combining analysis of multi-parametric MR images into a convolutional neural network:precise target delineation for vestibular schwannoma treatment planning[J]. Artif Intell Med,2020,107:101911.

[25]　Levivier M,Carrillo R E,Charrier R,et al. A real-time optimal inverse planning for gamma knife radiosurgery by convex optimization:description of the system and first dosimetry data[J]. J Neurosurg,2018,129(Suppl 1):111-117.

[26]　Ma L,Tseng C L,Sahgal A. Possible overcoming of tumor hypoxia with adaptive hypofractionated radiosurgery of large brain metastases:a biological modeling study[J]. Acta Neurochir Suppl,2021,128:107-112.

[27]　McGonigal A,Sahgal A,De Salles A,et al. Radiosurgery for epilepsy:systematic review and International Stereotactic Radiosurgery Society (ISRS) practice guideline[J]. Epilepsy Res,2017,137:123-131.

[28]　Millar W T,Hopewell J W,Paddick I,et al. The role of the concept of biologically effective dose (BED) in treatment planning in radiosurgery[J]. Phys Med,2015,31(6):627-633.

[29]　Mori Y,Kaneda N,Hagiwara M,et al. Dosimetric study of automatic brain metastases planning in comparison with conventional multi-isocenter dynamic conformal arc therapy and gamma knife radiosurgery for multiple brain metastases[J]. Cureus,2016,8(11):e882.

[30]　Narayanasamy G,Morrill S,Cousins D,et al. Radiosurgery for mesial temporal lobe epilepsy following ROSE trial guidelines-A planning comparison between gamma knife,eclipse,and brainlab[J]. J Appl Clin Med Phys,2019,20(10):134-141.

[31]　Paddick I,Grishchuk D,Dimitriadis A. Intuitiveplan inverse planning performance evaluation for gamma knife radiosurgery of AVMs[J]. J Appl Clin Med Phys,2020,21(9):90-95.

[32]　Paddick I,Lippitz B. A simple dose gradient measurement tool to complement the conformity index[J]. J Neurosurg,2006,105(Suppl):194-201.

[33]　Peng S J,Lee C C,Wu H M,et al. Fully automated tissue segmentation of the prescription isodose region delineated through the gamma knife plan for cerebral arteriovenous malformation (AVM) using fuzzy C-means (FCM) clustering[J]. Neuroimage Clin,2019,21:101608.

[34]　Redmond K J,De Salles A A F,Fariselli L,et al. Stereotactic radiosurgery for postoperative metastatic surgical cavities:a critical review and International Stereotactic Radiosurgery Society (ISRS) Practice Guidelines[J]. Int J Radiat Oncol Biol Phys,2021,111(1):68-80.

[35]　Rundo L,Stefano A,Militello C,et al. A fully automatic approach for multimodal PET and MR image segmentation in gamma knife treatment planning[J]. Comput Methods Programs Biomed,2017,144:77-96.

[36]　Sjölund J,Riad S,Hennix M,et al. A linear programming approach to inverse planning in gamma

knife radiosurgery[J]. Med Phys,2019,46(4):1533-1544.

[37] Stieler F,Wenz F,Abo-Madyan Y,et al. Adaptive fractionated stereotactic gamma knife radiotherapy of meningioma using integrated stereotactic cone-beam-CT and adaptive re-planning (a-gkFSRT) [J]. Strahlenther Onkol,2016,192(11):815-819.

[38] Tian Z,Yang X,Giles M,et al. A preliminary study on a multiresolution-level inverse planning approach for gamma knife radiosurgery[J]. Med Phys,2020,47(4):1523-1532.

[39] Torrens M,Chung C,Chung HT,et al. Standardization of terminology in stereotactic radiosurgery:report from the standardization committee of the international Leksell gamma knife society:special topic[J]. J Neurosurg,2014,121 (Suppl):2-15.

[40] Tuleasca C,Faouzi M,Maeder P,et al. Biologically effective dose correlates with linear tumor volume changes after upfront single-fraction stereotactic radiosurgery for vestibular schwannomas[J]. Neurosurg Rev,2021,44(6):3527-3537.

[41] Vandewouw M M,Aleman D M,Jaffray D A. Robotic path-finding in inverse treatment planning for stereotactic radiosurgery with continuous dose delivery[J]. Med Phys,2016,43(8):4545.

[42] Villafuerte C J,Shultz D B,Laperriere N,et al. Radiation dose rate,biologically effective dose, and tumor characteristics on local control and toxicity after radiosurgery for acoustic neuromas [J]. World Neurosurg,2021,152:e512-e522.

[43] Wangerid T,Benmakhlouf H,Grane P,et al. Implication of using MRI co-registered with CT in Leksell gamma knife® dose planning for patients with vestibular schwannoma[J]. Clin Neurol Neurosurg,2015,138:10-15.

[44] Xu Q,Kubicek G,Mulvihill D,et al. Tuning-target-guided inverse planning of brain tumors with abutting organs at risk during gamma knife stereotactic radiosurgery[J]. Cureus,2020,12 (8):e9585.

[45] Xu Q,Luo D,Mulvihill D,et al. Dosimetric comparison of inverse and forward planning for gamma knife stereotactic radiosurgery of brain metastases[J]. Med Dosim,2020,45(4):317-320.

[46] Xu Q,Xue J,Kubicek G,et al. Improved dose conformity for adjacent targets:a novel planning technique for gamma knife stereotactic radiosurgery[J]. Cureus,2018,10(7):e3057.

（吴瀚峰）

第二十六章 立体定向放射外科治疗的质量保证与控制

放射治疗应遵循可合理达到的最低量(as low as reasonably achievable,ALARA)原则,在达到治疗或控制肿瘤目的的同时,减少一切不必要的照射,以实现放射防护最优化。立体定向放射外科治疗的靶区定位和摆位非常准确,照射野具有高斯形的剂量分布,在空间内进行集束照射后,具有剂量分布集中、靶区周围剂量梯度变化较大、靶区内和靶区周边剂量分布不均匀、靶区周围正常组织受照剂量很小的特点。因此,立体定向放射外科治疗计划要正确实施,质量保证(QA)与质量控制(QC)程序极其重要。本章内容主要介绍医科达公司的 Leksell 伽玛刀剂量计划系统(LGP)。其他放射外科治疗设备的质量保证和质量控制参看相关书籍和设备自带参考手册。

质量保证可以减少治疗计划、设备性能、治疗实施的不确定性,降低事故和错误发生的可能性,并且在治疗期间对患者可能发生的照射意外予以保护,给靶区精确治疗剂量的同时,避免一切不必要的照射,降低靶区周围正常组织的受照剂量。质量控制是质量保证得以严格执行的措施,通过监视和检测,消除各个环节可能对质量保证产生的影响。立体定向放射外科治疗的质量保证与质量控制应包含以下几个方面。

第一节 靶区位置精度的质量保证与质量控制

靶区位置精度的质量保证与质量控制包含治疗前靶区三维坐标的确定及治疗中靶区位置精度的质量保证与质量控制。

一、治疗前靶区三维坐标的确定

影响靶区三维坐标确定的因素包含定位影像设备的空间分辨率和坐标线性、基础环、定位框架、摆位框架。基础环应在使用前检查有无变形、是否为正方形,可用专业工具测试。检查定位框架与基础环的贴合程度,定位框架内应有充足的显像材料,使其构成"N"形或"V"形,用以准确计算靶区位置的三维坐标。医科达公司伽玛刀的定位框架固定在治疗床头,又称患者导入设备。

二、治疗中靶区位置精度的质量保证与质量控制

(一)伽玛刀装置的等中心精度

使用医科达公司伽玛刀质量保证工具(图 26-1)与程序进行测试。质量保证工具的中间沿 Z 轴方向有一个中心杆,中心杆的内部有对放射线敏感的二极管,质量保证工具通过框架调节器装在患者导入设备上,执行聚焦精度测试程序,此时中心杆位于治疗床的机械中心,执行测试后,治疗床向预设的测试位置移动,系统将测量并记录二极管的信号电平,记录最大电平时治疗床的坐标,将此坐标与治疗床机械中心坐标比对,测得等中心精度误差,显示为 X 轴、Y 轴、Z 轴三个方向,如果测得结果在允许的范围内则显示通过。

(二)图像引导系统的质量保证

带基础环的框架式治疗时的靶区精度只与基础环、连接基础环的框架调节器和患者导入设备有关。无框架式治疗中,射波刀是利用各 45°角的 X 线图像,每 15~150 s 进行采集并自动配准靶区三维坐标;

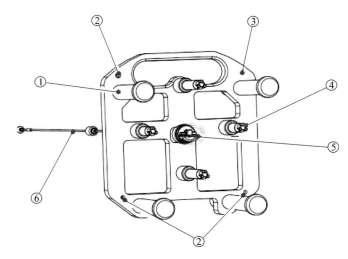

图 26-1　质量保证工具
①支柱；②固定框架调节器的插销孔；③底板；④钢珠；⑤中心杆；⑥电缆

Icon 伽玛刀热塑面罩治疗是在治疗前进行 CBCT 检查，与定位用 CBCT 图像进行对比验证，进行三维坐标配准的。治疗过程中用高分辨率红外线摄像机持续监测患者鼻子上的反光标记与头部支架上的四个反射标记的相对位置，可以直观地看到时间(s)-偏离(mm)曲线，使整个治疗过程在设定的允许偏离值内完成，一般为 0.5～2 mm，如果治疗过程中实际偏离值大于设定的偏离值，则治疗暂停，若在 30 s 内偏离值未回归至设定范围之内，或者单次照射中启用门控 5 次，则治疗床会退出，需重新进行 CBCT 检查，并进行三维坐标配准。应每日进行 CBCT 图像精度测试(图 26-2)，执行 CBCT 图像精度测试程序。质量保证工具通过框架调节器装在患者导入设备上，对质量保证工具上的四个钢球进行扫描，扫描出的坐标与初始调试值进行比较，若偏离值在允许的范围内，则显示测试通过，误差应小于 0.5 mm。此外，还需每月验证 CBCT 图像质量。

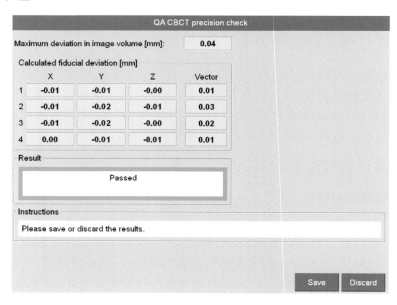

图 26-2　CBCT 图像精度测试

第二节　剂量学的质量保证与质量控制

一、输出剂量校准

伽玛刀利用球形模工具测量,球形模由可变换位置的插片和框架构成,有两块插片预置有靶点测量杆和测试电离室插孔,另一块插片有胶片测量暗盒和热释光测量片盒。可以用电离室或热释光测试片盒准确测得输出剂量,并对 LGP 中的剂量进行校准。球形模还可以用胶片测得不同准直器的半影宽度,与初始调试时的半影宽度比对,以此来确定 LGP 数学计算模型的准确性。

二、伽玛刀计时器的准确性与线性

伽玛刀计时器有三个,即主计时器、辅助计时器和备份计时器,在治疗时只显示主计时器与辅助计时器,扇区开启与关闭的时间以主计时器为准,扇区开启时系统同时检测主计时器与辅助计时器,如果误差大于 0.1 min 或 10%,则扇区关闭,此时同时调用三个计时器的数据,以确定已照射的时间。计时器可用秒表进行测量。

第三节　设备使用安全的质量保证与质量控制

紧急情况警报(emergency alarm)测试:执行"emergency alarm"程序,程序运行时,应有蜂鸣声警报,控制面板上的紧急情况警报指示灯开始闪烁。

紧急停止按钮测试:在任意测试治疗开始时,按下紧急停止按钮,检查所有活动是否立即停止,并旋转重置。

暂停(pause)按钮测试:当按下暂停按钮时,射束关闭,治疗床退出到原始位置,关闭屏蔽门。

伽玛刀联动装置:验证系统清单(system' checklist)中的患者导入设备、两侧保护互锁装置、治疗室屏蔽门互锁装置功能是否正常。

手动控制按钮测试:检查功能是否正常。

视听设备功能测试:检查功能是否正常。

间隙工具测试:执行间隙工具测试(clearance tool test)程序,使用质量保证工具和间隙工具测试 16 个坐标的间隙测试能否被正确识别。

医疗 UPS 电池检测:关闭 UPS 设备主机按钮,使系统仅靠电池供电,20 min 后测量输出电压,如果低于预设水平,则需更换电池。

办公 UPS 电池检测:检查功能是否正常。

目前国内尚未制定相应的质量保证和质量控制标准,但美国医学物理师协会(American Association of Physicists in Medicine,AAPM)完成了较为完整的 AAPM 178 工作组报告,该报告几乎涵盖了伽玛刀放射外科治疗的质量保证的方方面面,可以作为国内同行参考标准,并在此基础上完善国内的质量保证和质量控制的共识或指南。AAPM 178 工作组推荐的质量保证内容包括基于胶片的剂量校准、设备检测和治疗时质量保证。其中治疗时的质量保证内容非常值得国内借鉴,虽然都是日常工作必做的,但作为标准化流程进行表单式的确认(表 26-1),可为真正的质量保证打下良好基础。

表 26-1　伽玛刀设备的质量保证与质量控制表格

监测项目	监测频率	误差指标
伽玛刀联动装置	每月	功能正常
手动控制按钮	每月	功能正常
视听设备功能	每月	功能正常

续表

监测项目	监测频率	误差指标
CBCT 精度测试	每日	<0.5 mm
聚焦精度测试	每日	<0.3 mm
CBCT 图像空间分辨率	每月	≥6 lp/cm
CBCT 图像对比度-噪声比（CNR）	每月	CTDI 6.3 mGy 时大于 0.8 CTDI 2.5 mGy 时大于 0.5
CBCT 图像均匀性	每月	<21%
绝对剂量校准	每半年	校准
紧急停止	每月	功能正常
暂停按钮测试	每月	功能正常
紧急情况警报	每月	功能正常
间隙工具测试	每月	功能正常
伽玛刀计时器准确性与线性测试	每月	1%,0.5%
框架调节器	每月	功能正常
医疗 UPS 电池检测	每月	功能正常
办公 UPS 电池检测	每月	功能正常

参 考 文 献

[1] 陈炳桓.立体定向放射神经外科学[M].北京:北京出版社,1994.

[2] 王瑞芝.肿瘤放射治疗学[M].北京:人民卫生出版社,2005.

[3] Berndt A,van Prooijen M,Guillot M. COMP report:CPQR technical quality control guidelines for gamma knife radiosurgery[J]. J Appl Clin Med Phys,2018,19(5):365-367.

[4] Petti P L,Rivard M J,Alvarez P E,et al. Recommendations on the practice of calibration, dosimetry,and quality assurance for gamma stereotactic radiosurgery:report of AAPM task group 178[J]. Med Phys,2021,48(7):e733-e770.

（魏立晨　吴瀚峰）